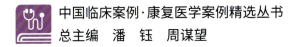

中国临床案例·康复医学案例精选丛书

总主编　潘　钰　周谋望

# 神经康复案例精选

潘　钰　胡昔权　单春雷　**主　编**

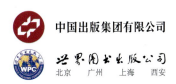

中国出版集团有限公司

世界图书出版公司

北京　广州　上海　西安

**图书在版编目（CIP）数据**

神经康复案例精选 / 潘钰，胡昔权，单春雷主编 .
北京 : 世界图书出版有限公司北京分公司 , 2025. 3.
ISBN 978-7-5232-2009-2

Ⅰ. R741.09

中国国家版本馆 CIP 数据核字第 2025B9H393 号

| | | |
|---|---|---|
| 书　　名 | 神经康复案例精选 | |
| | SHENJING KANGFU ANLI JINGXUAN | |
| 主　　编 | 潘　钰　胡昔权　单春雷 | |
| 总 策 划 | 吴　迪 | |
| 责任编辑 | 刘梦娜 | |
| 特约编辑 | 张玲玲 | |
| 出版发行 | 世界图书出版有限公司北京分公司 | |
| 地　　址 | 北京市东城区朝内大街 137 号 | |
| 邮　　编 | 100010 | |
| 电　　话 | 010-64033507（总编室）　0431-80787855　13894825720（售后） | |
| 网　　址 | http://www.wpcbj.com.cn | |
| 邮　　箱 | wpcbjst@vip.163.com | |
| 销　　售 | 新华书店及各大平台 | |
| 印　　刷 | 长春市印尚印务有限公司 | |
| 开　　本 | 787 mm×1092 mm　1/16 | |
| 印　　张 | 25 | |
| 字　　数 | 440 千字 | |
| 版　　次 | 2025 年 3 月第 1 版 | |
| 印　　次 | 2025 年 3 月第 1 次印刷 | |
| 国际书号 | ISBN 978-7-5232-2009-2 | |
| 定　　价 | 298.00 元 | |

# 《神经康复案例精选》
# 编委会

王雅惠　北京清华长庚医院

毛雅君　浙江中医药大学附属第一医院

龙佳佳　广西壮族自治区民族医院

申利坊　郑州大学第五附属医院

朱　宁　宁夏医科大学总医院

江玉娟　沧州市中心医院

曲玉娟　山东大学齐鲁医院

芦海涛　中国康复研究中心

李　哲　郑州大学第五附属医院

张　一　苏州大学附属第三医院（常州市第一人民医院）

张　谦　贵州医科大学附属医院

张桂青　石河子大学第一附属医院

张晶晶　上海交通大学医学院附属同仁医院

张锦明　哈尔滨医科大学附属第一医院

陈　曦　中山大学附属第一医院

陈　娜　南方医科大学珠江医院

陈尚杰　深圳大学第二附属医院

英小倩　北京清华长庚医院

侯　莹　南京医科大学附属苏州医院／苏州市立医院

姚永坤　石河子大学第一附属医院

倪学翊　北京清华长庚医院

郭　韵　北京清华长庚医院

陶　陶　贵州省人民医院

程　翔　北京清华长庚医院

谢　荣　新疆医科大学第六附属医院

翟晓雪　北京清华长庚医院

潘钰，主任医师，教授，博士生导师。现任北京清华长庚医院康复医学科主任。

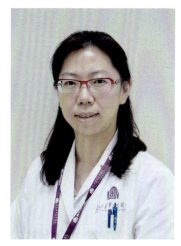

兼任中华医学会物理医学与康复学分会常务委员和神经康复学组组长，中国康复医学会理事，中国康复医学会远程康复专业委员会主任委员及中国康复医学会运动疗法专业委员会副主任委员，中国残疾人联合会神经康复专业委员会和康复评定专业委员会副主任委员，中国康复辅助器具协会康复工程专业委员会副主任委员，北京康复医学会副会长和疼痛康复专业委员会主任委员，北京医学会物理医学与康复学分会副主任委员。

国家重点研发计划项目负责人，康复医学国家级重点专科建设项目负责人，承担国家级、省部级课题 18 项。获"北京市优秀人才""人民好医生"称号及中国康复医学会优秀康复医师和优秀科普个人奖。

发表高水平国内外期刊论文 60 余篇，获专利授权 13 项。主编及参编著作 18 部。发布《脑卒中重症康复指南》团体标准，主持和参与指南及专家共识 12 项；获中国康复医学会科技进步一等奖、中国设备管理协会技术类一等奖、2024 年日内瓦发明银奖。

担任《中华物理医学与康复学杂志》《中国老年保健医学杂志》《反射疗法与康复医学杂志》及《机器人外科学杂志》编委等。

# 第二主编简介

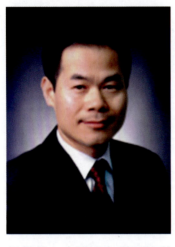

胡昔权，医学博士，一级主任医师，二级教授，博士生导师。现任中山大学附属第三医院康复医学科主任、岭南医院管理委员会主任。广东省医学领军人才，国家重点研发计划项目首席专家。

兼任中华医学会物理医学与康复学分会副主任委员，中国康复医学会康复评定专业委员会主任委员，中国康复医学会神经康复专业委员会副主任委员，中国医师协会康复医师分会常务委员，中国医师协会毕业后医学教育康复医学科专业委员会副主任委员，中国研究型医院学会系统康复专业委员会副主任委员，广东省医师协会康复科医师分会主任委员，广东省康复医学会副会长兼神经康复分会会长等。

主持国家重点研发计划项目 1 项、国家自然科学基金面上项目 5 项等，各级科研课题共计 20 余项。发表论文百余篇，其中 SCI 论著 40 余篇。牵头执笔《中国脑卒中后认知障碍康复专家共识》。以第一完成人获 2018 年中国康复医学会科学技术奖一等奖、2021 年广东医学科技奖二等奖、2023 年广东省科技进步奖二等奖。主编、副主编《神经疾患康复治疗技术》《神经康复学》《神经康复评定与治疗技术操作规范》《脑卒中康复治疗》等 9 部专著／教材。

单春雷，中科院认知神经科学博士，主任医师，二级教授，博士生／博士后导师。现任上海交通大学医学院附属同仁医院康复中心主任，上海交通大学医学院源申康复研究院院长，上海中医药大学中医智能康复教育部工程研究中心副主任、上海交通大学国家语言与健康研究中心副主任。

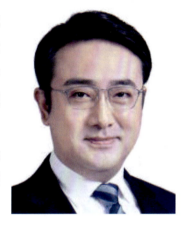

兼任中国康复医学会副会长，亚洲大洋洲神经康复学会传统补充整合康复专业委员会主席，中国康复医学会脑机接口与康复专业委员会主任委员，脑功能检测与调控康复专业委员会首任主任委员。

国际英文期刊 Brain Network and Modulation 主编。主持 WHO 脑卒中康复项目、国家重点研发计划项目课题、国家自然科学基金面上项目共 6 项。发表论文 230 余篇，SCI 论文 100 余篇。作为主编／副主编著有《脑卒中康复治疗》（第二版）、《语言康复学》《中国脑卒中防治报告 2023》等著作 15 部。上海领军人才。以第一完成人获中国康复医学科学技术奖一等奖、教学成果奖一等奖、中华医学科技奖三等奖、华夏医学科技奖三等奖、上海医学科技奖一等奖、上海市优秀教学成果奖一等奖、上海康复医学科技奖一等奖、上海市浦东新区科技进步奖一等奖。

# 前　言

　　神经康复主要是针对神经疾病所致的运动、感觉等功能障碍的康复评定和康复治疗。在临床实践中神经康复的对象是神经系统疾病本身造成的障碍及继发引起的障碍，如意识障碍、认知障碍、失语、失认、失用、失写、吞咽障碍、肢体运动障碍、共济失调等，以及肌肉萎缩、关节挛缩、足下垂、足内外翻、下肢外展外旋等。神经康复的目的是减轻已产生的原发障碍，并预防继发障碍的发生，以充分发挥患者的残存功能和潜在能力，尽可能提高患者的生活质量。面对这种现状，我们神经康复科的同道们却愿意知难而上，从临床和患者的需求出发，既坚持了相关的基础研究，同时关注搜集疑难病例，采用各种常规或先进的检查、治疗、康复手段，给予患者恰当的诊断和治疗。

　　《中国临床案例·神经康复案例精选》一书由北京清华长庚医院潘钰教授、中山大学附属第三医院胡昔权教授、上海交通大学医学院附属同仁医院单春雷教授组织，并由我国各地知名医院的中青年专家、医师共同编写，展现了神经康复科近年收集的典型病例。这些病例有多种合并症和并发症，造成了康复困难。专家们针对每一个病例，不仅详细描述了病例的基本情况和诊治过程，而且对各个病例的疾病特点也进行了深入探讨，总结不同类型疾病的康复经验，以便读者更快、更深刻地了解神经康复的临床诊疗思维，从而提高神经损伤的诊治水平。

　　参与本书编写的专家在神经诊治及康复领域长期从事临床实践工作，有着丰富的一线诊疗经验。每一位提供病例的专家老师都对病例做了详尽的解析，诊疗思路明确，脉络清晰，给大家呈现了凝练的神经康复知识及宝贵的治疗经验。同时，我们也邀请相关专家对这些病例的诊治过程做了精彩的点评，指出了病例中的治疗亮点及不足之处，以便医务工作者能够从中学到精华，弥补工作中的不足。

希望本书能够帮助从事神经康复专业的医生培养和锻炼临床思维能力，为其提供宝贵的临床经验，这将对他们今后的临床实践有所裨益。同仁这种临床研究精神尤为可贵，相信有更多的疑难疾病会被不断攻克，更多的患者从中受益。

由于时间仓促，且书中作者均承担着繁重的临床工作，因此文中难免会有纰漏和瑕疵，希望广大同仁能够海涵并斧正。

编　者

2024 年 5 月

# 目　录

# 病例1　脑梗死恢复期合并偏侧空间忽略的康复

## 一、病历摘要

患者男性，65岁，右利手，小学文化水平。

**主　诉：**左侧事物忽略伴左侧肢体活动不利2周。

**现病史：**患者2023年1月17日于家中无明显诱因下突然倒地，当时意识清楚，言语含糊，反应迟钝，左侧肢体无自主活动。家属发现后即刻就诊于外院。头颅磁共振成像（magnetic resonance imaging，MRI）示：右侧颞顶叶急性梗死灶，左侧侧脑室旁小缺血灶。住院给予抗血小板聚集、控制血压、稳定斑块等治疗，患者病情稳定后出院。于1月31日就诊于我科拟行康复治疗。入院时患者反应迟钝，但很容易被右侧的人和事物吸引，而忽略左侧的人和事物，如餐盘中的饭菜总是剩下左侧的。左侧肢体活动不利，左侧上肢近端可见肌肉收缩，远端无自主活动，下肢可主动抬离床面，不能独自站立及行走，进食、穿衣、转移、如厕、入浴等日常生活活动作大部分需要他人辅助。患者自发病以来无发热，无咳嗽咳痰，无胸闷气短，无腹痛腹泻。精神尚可，情绪低落，饮食正常，睡眠正常，大小便正常，体重无明显下降。

**既往史：**心房颤动（房颤）20年，高血压10年。无吸烟、饮酒史。

**家族史：**否认家族遗传病史及类似疾病史。

**体格检查：**体温36.3℃，脉搏80次/分，呼吸18次/分，血压120/70 mmHg。神志清楚，营养中等，轮椅推入病房。双肺呼吸音清，未闻及干、湿性啰音，心脏及腹部检查未见明显异常。

**专科检查：**神志清，精神可，言语含糊。定时力、定向力、注意力、记忆力、计算力下降。复述正常，命名正常。颈软，无抵抗。眼动充分，未见眼震及复视。双侧瞳孔等大等圆，直径≈3 mm，直接、间接对光反射灵敏，面部痛、触觉对称正常。双侧额纹对称，左侧鼻唇沟变浅，示齿口角右偏，伸舌左偏。洼田饮水试验2级。徒手肌力检查：左上肢近端肌力1级、远端肌力0级，左下肢肌力3级，右侧肢体肌力5级。运动功能评定（Brunnstrom 分期）：左上肢Ⅱ期，左手Ⅰ期，左下肢Ⅲ期。双侧肢体针刺觉、轻触觉、振动觉对称无减退，关节位置觉正常。左侧肱二头肌腱反射、肱三头肌腱反射、桡骨膜反射（+），左侧膝腱反射、跟腱反射（+），左侧 Babinski 征（+），左侧踝阵挛（-）。共济检查不能配合。功能评定：左侧偏侧空间忽略，行为学忽略测验（behavioral inattention test，BIT）总分127分，常规测验82分，行为测验45分；蒙特利尔认知评估量表（Montreal cognitive assessment，MoCA）评分14分（其中视空间与执行0分、命名2分、注意1分、语言2分、抽象0分、延迟回忆3分、定向5分，患者小学文化水平，再加1分，总分14分）；坐位平衡2级，立位平衡0级；改良巴氏（Barthel）指数评分25分，日常生活不能自理。

**辅助检查**：头颅 MRI 示右侧颞顶叶急性梗死灶，左侧侧脑室旁小缺血灶（病例1图1）。

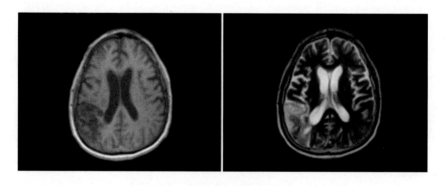

病例1图1　头颅磁共振成像（$T_1$、$T_2$）

**疾病诊断**：①脑梗死恢复期；②房颤；③高血压3级（极高危）。

**功能诊断**：①左侧偏侧空间忽略；②认知障碍；③左侧偏瘫；④日常生活活动能力受限；⑤社会参与能力下降。

## 二、诊疗经过

患者入院后完善三大常规，以及 C- 反应蛋白、心肌酶谱、肝肾功能、电解质、凝血功能、心电图检查，明确一般情况。Ⅰ级护理，脑卒中宣教，戒烟、限酒宣教，良姿位管理，预防跌倒，低盐、低脂、优蛋白饮食管理，监测血压。针对基础疾病，予以利伐沙班片 15 mg，口服，每日 1 次，抗凝；非洛地平缓释片 5 mg，口服，每日 1 次，降压；阿托伐他汀钙片 20 mg，口服，每晚 1 次，降脂；泮托拉唑钠肠溶片 40 mg，口服，每日 1 次，护胃。入院后通过详细的康复评估，发现患者本次就诊，康复方面的主要问题包括左侧偏侧空间忽略、认知功能下降、左侧偏瘫。整体康复目标分为短期和长期，短期康复目标重在通过治疗改善左侧偏侧空间忽略，改善注意力、记忆力功能，诱发偏瘫侧上肢肌肉张力；长期目标着重于恢复患者的日常生活自理能力及社会参与水平。在常规康复治疗基础上，采用针对性的康复方案：左侧偏侧空间忽略方面，予以视扫描阅读训练、镜像神经元疗法联合无创脑功能调控技术（经颅磁刺激、经颅直流电刺激）治疗。康复前后的评估显示，BIT 评分总分由原来的 127 分升至 186 分，显著改善了偏侧空间忽略的症状；同时进行注意力、记忆力训练，MoCA 评分也由原来的 14 分升至 23 分（其中视空间与执行 4 分、命名 3 分、注意 4 分、语言 2 分、抽象 1 分、延迟回忆 3 分、定向 5 分，患者小学文化水平，再加 1 分，总分 23 分）。偏瘫侧肢体功能方面：经颅磁刺激高频重复模式刺激患侧皮质运动区，患侧上肢远端肌力较前增加，上肢远端可部分抓握，下肢辅助下可迈步行走。改良 Barthel 指数评分由入院时的 25 分提升至 65 分，表明患者在日常生活活动能力上的显著进步。

## 三、病例特点及讨论

在对患者进行诊疗时，注意鉴别偏侧空间忽略和偏盲，这是两种不同的病症，其发病机制、症状、治疗方式及预后都有所不同：①在症状方面，偏盲是指单眼或双眼的半侧视野内视力部分或完全丧失，仅限于视觉；而偏侧空间忽略则表现为受损对侧肢体感知觉缺失，且忽略对侧视觉、听觉、触觉的刺激，伴空间定位等行为能力的异常。②在病变部位方面，偏盲主要由于视神经、视觉传导束或枕叶视皮质受损所致，具体可以分为视觉性偏盲、感觉性偏盲、运动性偏盲和混合性偏盲；而偏侧空间忽略的病变部位则主要在大脑顶下小叶和额下回后部皮质及皮质下核团。③在治疗方式方面，对于偏盲，治疗需要根据病因，如视神经炎、脑梗死等，采取相应的药物治疗或手术治疗。而偏侧空间忽略的治疗则主要是康复干预，包括注意力训练、感知训练和神经调控等。④在预后方面，一般来说，偏盲的预后取决于病因和治疗方式，如果及时诊断和治疗，部分患者的视力可以得到改善或恢复。而偏侧空间忽略的预后则相对较好，部分患者可以自发恢复。

大多数患者经过康复训练后，可以逐渐恢复对侧肢体的感知和定位能力。临床中约50%的偏侧忽略症患者同时伴有偏盲，故需要兼顾考虑。

在处理脑卒中患者的偏侧空间忽略时，综合分析和针对性治疗是关键。针对该患者的偏侧空间忽略，我们选择BIT测验进行测试。BIT是一项与偏侧空间忽略相关的较定量的行为测试，包括15项标准化套表，其中6项常用的笔纸测验（短线划销、字母划销、小星划销、临摹图形、双分线、自由绘画）、9项行为学测试（图片扫视、打电话、读菜单、读文章、告诉并设定时间、硬币分类、抄写地址和句子、地图导航、卡片分类）。BIT总分227分，＜196分为异常；常规笔纸测试总分146分，＜129分为异常（典型的笔纸测验异常可见病例1图2）；行为学测试总分81分，＜67分为异常。针对评估项目的薄弱项，进行针对性训练，不仅改善了患者的偏侧空间忽略，而且提高了生活质量。此案例强调了脑梗死合并偏侧空间忽略进行个性化评估和治疗方案制订的重要性，为进一步的康复治疗和管理提供了宝贵的经验和依据。在今后的康复过程中，持续的监测和必要的调整将对维持治疗效果和进一步提高生活质量至关重要。

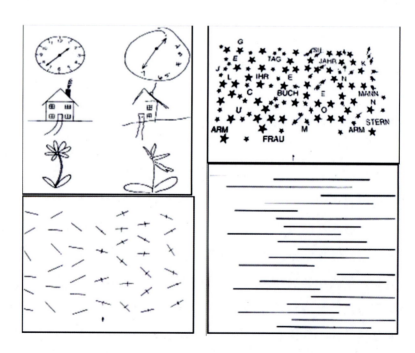

病例1图2　偏侧空间忽略患者进行临摹图形、二等分线段、短线划销、小星星划销典型表现

## 四、相关问题及分析

根据以上病例资料，我们总结了关于脑梗死恢复期康复的具有代表性的几方面问题进行讨论，希望有助于提高对类似病例的诊治水平和服务质量。

1. 针对脑梗死恢复期患者，如何进行有效的康复治疗提高其功能恢复水平？

脑梗死恢复期是指在脑梗死发生后的半年以内。在这个阶段，患者的病情相对稳定，但仍可能存在头痛、呕吐、浑身乏力、四肢麻木或眩晕等后遗症。

脑梗死恢复期的康复治疗主要集中在功能恢复和日常生活活动能力的提高上。首先，进行全面的康复评估，涵盖患者的认知能力、肢体功能、言语能力、吞咽功能、日常生活活动能力及社会参与水平等多个方面。基于评估结果，为患者量身定制一个康复计划，要考虑到患者独特的需求和康复目标。康复计划的执行需要一个跨学科团队的合作，该团队应包括康复医师、物理治疗师、作业治疗师、言语（吞咽）治疗师、护士、社会工作者及患者和家属等。

除了康复治疗，患者还需注意药物治疗和调整生活方式。遵医嘱按时服药，控制血糖、血压、血脂等危险因素，防止脑卒中复发。同时，保持健康的生活方式，包括戒烟、限酒、合理饮食、适量运动等。

总之，脑梗死恢复期的康复治疗需要综合多种方案，结合患者的具体情况制订个性化的治疗方案。患者应积极配合医生的治疗建议，坚持康复训练，以改善功能和提高生活质量。

2. 偏侧空间忽略发生的神经机制是什么？

偏侧空间忽略是脑卒中后常见的一种功能障碍，40%～85%来自右侧半球损伤和15%～65%来自左侧半球损伤。患者的各种初级感觉可以完好无损或轻度损伤，却不能对大脑损伤灶对侧身体或空间呈现的刺激（视觉、躯体感觉、听觉及运动觉刺激）做出反应。小部分偏侧空间忽略患者可在发病后几周内自然恢复，还有部分患者其症状则可持续数月或数年。

目前用来解释偏侧空间忽略症的发生机制主要基于注意系统损伤学说。Helang等人认为注意和定向反应的加工通路为，自网状结构，经边缘系统至皮质。每一侧半球都有自己的网状结构-边缘系统-皮质通路，但大脑左半球仅仅注意来自对侧（右侧）的刺激，而右半球同时注意来自双侧的刺激。因此，右半球被认为是空间注意控制的优势半球。左侧大脑损伤时，右侧大脑仍然能够通过继续注意来自同侧（右侧）的刺激代偿左侧脑损伤，故不会引起明显的右侧忽略。但是，右脑损伤时由于左半球缺乏同侧注意机制而引起左侧单侧忽略。

脑血管病是偏侧空间忽略的常见病因，脑肿瘤等其他疾患也可以引起。大多数偏侧空间忽略由右侧半球损伤引起。损伤部位涉及皮质和皮质下结构。大脑右半球顶下小叶和颞叶上部是引起左侧偏侧空间忽略的重要损伤部位；额叶（额下回后部）、丘脑、基底节病变也可引起左侧偏侧空间忽略。偏侧空间忽略严重影响患者康复进程，寻求积极有效的康复措施至关重要。

3. 偏侧空间忽略的临床表现如何？康复评估方法有哪些？

偏侧空间忽略的症状表现轻重不一。症状轻者可以不影响功能活动，仅在检查中被发现。检查时患者可以表现为对病灶对侧空间的刺激无反应或反应缓慢，或者患者可以对单独来自对侧的刺激做出反应，但在接受同时来自双侧的刺激时就会出现对侧忽略问题（被称为消退现象）。症状重者，不仅检查明显可见，日常生活和学习活动，如吃饭、穿衣、梳洗、走路、阅读等，也会受到显著影响。以左侧偏侧空间忽略为例，典型表现如下。

（1）坐位时，头、眼和躯干明显向健侧倾斜。

（2）在与他人交流中，尽管可以听见和听懂谈话，但并不注视坐在左边与其谈话的人。

（3）进餐时，患者吃完盘中右半边的饭菜，剩下盘中左半边的饭菜，此时患者并未吃饱。症状严重者，吃饭时将整个身体远离患侧向右倾斜并逐渐将盘子推向右边。患手可能会在不注意的情况下放到左边的汤碗或菜碗里。

（4）无论穿衣还是梳洗时，不注意或不使用放在左侧视野内的物品。穿上衣时，只穿健侧的袖子，不穿患侧袖子便接着去做其他事情。梳洗时，仅梳右半边的头发，仅刮右半边胡子或者仅描右半边眉毛。

（5）无论患者驱动轮椅还是行走，都可能会撞到位于左边视野的门框或家具。

（6）从床边转移到椅子上，由于患者只顾及健侧而使椅子的右半边空着，左半边身体悬空于椅子外。

（7）阅读时，常常从页面的中线开始阅读而不是从左边开始，因此患者不能理解所读文章。写字时，从纸的中线或偏右侧开始向右写下去。

偏侧忽略症的表现还可以分为基于空间的忽略和基于物体的忽略。基于空间的忽略最常见，就是对于病灶对侧空间的事物不注意、不反应；而基于物体的忽略是无论物体在病灶侧空间还是对侧空间，都是对于物体的左侧部分忽略。

除了对于外界事物的感觉（视、听、触）刺激忽略外，偏侧忽略还存在表征性忽略，即使在患者主观想象某个熟悉的地点或空间时，如患者一边回想一边口头描绘熟悉的天安门广场，也会忽略广场左侧空间的机构、建筑等。

另外，患者有时还存在运动性忽略，是指患者不能或者减少对病灶对侧（多为左侧）的事物或刺激产生运动，即使患者可能意识到该刺激的存在，此运动执行障碍不能被初级运动障碍或肌肉无力来解释。运动性忽略症还可表现为运动幅度下降、运动启动延迟及运动执行时的异常缓慢。

偏侧忽略患者除了有病灶对侧空间忽略现象外，有时还伴有视空间加工障碍，如主观视觉垂直线向忽略侧（即逆时针）倾斜，而主观正前方向非忽略侧（即顺时针）倾斜。

偏侧空间忽略的康复评估主要通过量表和问卷评估功能情况及生活质量。其中偏侧空间忽略功能简易评估方法主要包括：①二等分线段测验：在一张白纸上，平行排列三组水平线段，每组含 6 条线段，长度分别为 10 cm、12 cm、14 cm、16 cm、18 cm、20 cm。患者挺胸坐立，嘱其用笔将每条线在中点处做一标记，等分为二。最后计算出患者的平均偏离百分数。②划销测验：在一张 26 cm×20 cm 的白纸上，有 40 条线段，每条长 2.5 cm。要求患者划销所看到的线段，最后分析未被划销的线条数目及偏向。③临摹测验：患者临摹一条直线或一个简单的图形，观察其是否能够准确地复制。④自由画检查：患者自由画出一些简单的图形，观察其画出的图形是否对称。除了简易方法外还有成套测试，如前面提及的 BIT 测验，包括 15 项标准化测试，其中 6 项常用的笔纸测验、9 项行为学测试。除了以上评估方法，还可以通过观察法来评估偏侧忽略，例如观察患者的头、眼是否偏向健侧，是否忽略站在其患侧的人等。

生活质量评估是一种评估患者生活质量的工具，通常借助量表，了解患者在生活、工作、学习等方面的表现和满意度：①生理功能，评估患者的身体状况和日常活动能力，如饮食、睡眠、运动等方面；②心理状态，评估患者的情绪和心理健康状况，如焦虑、抑郁、自尊心等方面；③社会功能，评估患者的人际关系和社会交往能力，如家庭关系、社交活动等方面；④物质生活，评估患者的经济状况和居住环境，如收入、住房、工作等方面。其中比较常用的量表包括 SF-36 健康状况调查问卷（36-item short form health survey，SF-36）、生活质量（quality of life，QOL）评定等。

4. 脑梗死合并偏侧空间忽略的治疗方法有哪些？

偏侧空间忽略的治疗方法包括药物治疗和非药物治疗。

药物治疗如多巴胺和去甲肾上腺素能激动剂或促胆碱能制剂已经应用于卒中后偏侧空间忽略的治疗，但仍然需要大型随机对照试验评估和验证药物治疗的安全性及疗效。

非药物治疗包括"自下而上"和"自上而下"的康复干预。"自下而上"的康复措施包括常规作业疗法（让患者从右向左跨越中线操作物品）、视动训练（注视从右向左移动的靶目标）、颈部振动疗法（100 Hz 或数百赫兹颈部左侧振动）、功能性电刺激或经皮神经电刺激（刺激患侧上肢）、前庭刺激（外耳道冷／热水刺激）、半边透光眼镜（遮住双侧眼镜的右半边，强迫患者看左视野）、棱镜适应（戴上向右 10°～20° 折光棱镜眼镜，并让患者做指物训练）等（病例 1 图 3）；"自上而下"的康复措施包括视扫描阅读、脑电生物反馈（提取右顶下小叶特定脑电，通过游戏去强化有益的脑电成分促进注意网络脑重塑）、灯塔策略（想象自己是灯塔，左右全范围扫视）等。诸多干预措施可以触发或改善与多感觉整合和空间表征有关的大脑可塑性过程。

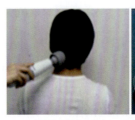 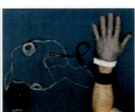 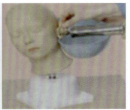

颈部震动疗法　　　　　　　　电刺激　　　　　　　　　　前庭刺激

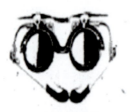 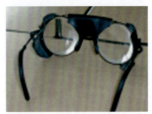

半边透光眼镜　　　　　　　　棱镜适应

**病例 1 图 3　物理康复疗法（1）**

近年来，有前景的康复治疗方法包括无创神经调控技术经颅直流电刺激、经颅磁刺激和镜像神经元疗法，逐步应用于偏侧空间忽略的临床康复治疗中（病例1图4）。无创神经调控技术通过下调健侧半球后顶叶皮质兴奋性和（或）上调患侧半球后顶叶皮质兴奋性，恢复双侧大脑半球被打破的平衡，从而改善偏侧空间忽略症状。镜像神经元，是指人们在观察他人动作时，引起自身执行该动作的脑皮质神经元激活。镜像神经元系统主要位于双侧额下回后部、前运动皮层腹侧、顶下小叶和颞上沟皮质等部位，其中额下回后部和顶下小叶与偏侧空间忽略关键病灶重合。基于镜像神经元理论的手动作观察训练，可以激活镜像神经元，通过促进关键的空间注意神经网络重塑，提高偏侧忽略患者的空间注意功能。

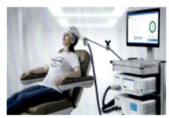 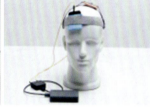 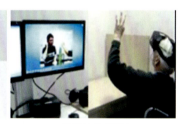

经颅磁刺激　　　　　　　经颅直流电刺激　　　　　　镜像神经元疗法

**病例1图4　物理康复疗法（2）**

需要注意的是，这些方法并不是所有人都适用，需要根据患者的具体情况制订个性化的治疗方案。同时，治疗过程中也需要密切观察患者的反应和疗效，及时调整治疗方案。

## 五、病例点评

脑梗死后恢复期的康复在临床上较常见，容易忽视个性化治疗的重要。每个患者的身体状况、康复需求和生活环境都有所不同，个性化的康复计划能够更好地满足患者的特殊需求，全面促进患者的康复。此外，个性化康复计划会设定明确的康复目标，能够为患者提供专业的康复指导和支持，帮助患者更好地理解和应对康复过程中的问题和挑战。这有助于患者和康复团队明确努力的方向，从而提高工作效率。因此，我们要设计个性化康复方案，更好地满足患者的特殊需求，全面促进患者的康复，提高工作效率。

该病例为脑梗死合并偏侧空间忽略，在诊断方面，要明确患者的病因和病情，避免误诊或漏诊，注意鉴别偏盲。在治疗方面，偏侧空间忽略的治疗需要综合多种方法，包括药物治疗、物理治疗、康复训练等，应根据患者的具体情况选择合适的治疗方法。另外，在治疗过程中，要密切观察患者的病情变化，定期复查，评估治疗效果，及时调整治疗方案。患者家属要关注患者的日常生活护理，注意饮食、睡眠等方面的调节，保持舒适的生活环境。偏侧空间忽略患者往往存在心理问题，家属和医护人员要给予患者心理支持，帮助其树立信心，积极配合治疗。需要注意的是，偏侧空间忽略的诊疗是一个长期的过程，需要患者和医护人员密切合作，坚持治疗，才能取得最佳的治疗效果。同时，患者和家属也要保持积极的心态，关注患者的心理健康和日常生活护理。

（病例提供者：张晶晶　上海交通大学医学院附属同仁医院）

（点评专家：单春雷　上海交通大学医学院附属同仁医院）

# 参考文献

[1]Arya KN, Pandian S, Pandey D, et al.Task-based and Magnified Mirror Therapy for Unilateral Spatial Neglect among post-stroke subjects： Study protocol for a randomized controlled trial[J].PloS one, 2024, 19（1）：e0296276.

[2]Azouvi P, Jacquin-Courtois S, Luauté J.Rehabilitation of unilateral neglect： Evidence-based medicine[J].Ann Phys Rehabil Med, 2017, 60（3）：191-197.

[3]Guilbert A.Clinical assessment of unilateral spatial neglect dissociations and heterogeneities： A narrative synthesis[J].Neuropsychology, 2024, 37（4）：450-462.

[4]Durfee AZ, Hillis AE.Unilateral spatial neglect recovery poststroke[J].Stroke, 2023, 54（1）：10-19.

[5]da Silva TR, de Carvalho Nunes HR, Martins LG, et al.Non-invasive Brain Stimulation Can Reduce Unilateral Spatial Neglect after Stroke：ELETRON Trial[J].Annals of neurology, 2022, 92（3）：400-401.

[6] Li L, Huang H.Noninvasive neuromodulation for unilateral neglect after stroke: a systematic review and network meta-analysis[J].Neurological Sciences, 2022, 43(10): 5861-5874.

[7] Terruzzi S, Albini F, Massetti G, et al.The Neuropsychological Assessment of Unilateral Spatial Neglect through Computerized and Virtual Reality Tools: A Scoping Review[J].Neuropsychology Review, 2023, 4(2): 63-401.

[8] Umeonwuka C, Roos R, Ntsiea V.Current trends in the treatment of patients with post-stroke unilateral spatial neglect: a scoping review[J].Disability and rehabilitation, 2020, 44(11): 21-28.

[9] Zhao Y, Li W, Huang D, et al.The therapeutic effect of transcranial direct current stimulation combined with cognitive training on patients with unilateral neglect after stroke[J].NeuroRehabilitation, 2023, 52(3): 477-483.

[10] 王萍, 单春雷, 王健. 单侧空间忽略的康复研究进展[J]. 中国康复理论与实践, 2020, 26(01): 59-61.

[11] Gammeri R, Iacono C, Ricci R, et al.Unilateral Spatial Neglect After Stroke: Current Insights[J].Neuropsychiatric disease and Treatment, 2020, 16: 131-152.

[12] Wang W, Zhang X, Ji X, et al.Erratum: Mirror neuron therapy for hemispatial neglect patients[J].Sci Rep, 2015, 5(1): 12654.

# 病例 2　肉毒毒素注射联合足踝脑机接口改善后遗症期脑梗死步行功能

## 一、病历摘要

患者男性，15 岁。

**主　诉**：左侧肢体活动不利 16 个月余。

**现病史**：患者 2022 年 4 月 27 日考试时突感剧烈头痛，伴恶心、呕吐，非喷射性，呕吐物为少量胃内容物，随后口吐白沫，牙关紧闭，四肢抽搐，数分钟后意识丧失，后急送到北京某医院，完善头颅计算机断层扫描（computed tomography, CT）及 CT 血管造影（CT angiography, CTA），提示右侧额颞顶叶脑出血、动脉瘤破裂，急行"开颅血肿清除术、右侧大脑中动脉动脉瘤夹闭术及去颅瓣减压术"。术中出血 2000 mL，予对症输血，术后昏迷状态，气管插管转至重症监护室（intensive care unit，ICU）予抗癫痫、脱水降颅压、补液等对症支持治疗。术后第8天拔除气管插管。术后15天患者意识转清，可简单交流，左侧肢体活动不能。病情平稳后行综合康复治疗，现患者可正常交流，左上肢可抬举过肩，左手指小范围主动屈曲，伸展不能，左手腕屈曲，伴足下垂、内翻，监护下步行，进食、穿衣、转移可自理，如厕、入浴等日常生活动作部分需要他人辅助。患者二便正常，饮食、睡眠尚可，体重无明显变化。

**既往史：** 否认其他慢性病病史，否认肝炎、结核、疟疾等传染病史。曾有输血史，无不适反应。否认其他手术史及外伤史。对头孢曲松钠过敏，对蛋白、动物毛发过敏。预防接种史不详。2022年8月行右侧颅骨修补术，术后恢复良好。

**家族史：** 否认家族遗传病史。

**体格检查：** 体温36.3℃，脉搏74次/分，呼吸20次/分，血压125/70 mmHg。查体合作，心、肺、腹查体未见异常。

**专科检查：** 神清语利，自发语言流畅，听理解能完成三步指令，复述正常，命名正常，定向力、记忆力、计算力正常。眼动充分，未见眼震及复视。双瞳孔等大等圆，直径≈3 mm，直接、间接对光反射灵敏，面部痛、触觉对称正常。双侧额纹对称，鼻唇沟对称，示齿口角居中，咽反射存在，伸舌居中。被动关节活动度（PROM）：左肩前屈140°、外展100°，前臂旋前45°、旋后45°，屈腕70°、伸腕20°，左踝背屈-10°、跖屈40°，无疼痛。肌力：左上肢近端肌力3级、远端1+级，左下肢近端肌力4级，左胫骨前肌肌力2级，左小腿三头肌肌力4级。肌张力评定（改良Ashworth分级）：屈肘肌群1+级，前臂旋前肌群1+级，屈腕肌群2级，踝跖屈肌2级。Brunstrom分期：左上肢Ⅲ期，左手Ⅲ期，左下肢Ⅳ期。左侧肱二头肌腱反射、肱三头肌腱反射、桡骨膜反射活跃，左侧膝腱反射、跟腱反射亢进。左侧踝阵挛（+），左侧Babinski征（+）。双侧肢体轻触觉、针刺觉正常，双侧音叉振动觉正常，左侧关节位置觉、精细感觉粗测减退。左侧指鼻、轮替试验不能配合，坐位平衡3级，立位平衡3级，Berg平衡量表（Berg balance scale，BBS）评分46分；Fugl-Meyer运动功能评分量表（Fugl-Meyer assessment，FMA）评分44分（上肢20分/下肢24分）；改良Barthel指数评分量表（MBI）评分90分，左手实用性判定为辅助手C。

**辅助检查：**

1. 头部 CT（2022 年 4 月 27 日）（病例 2 图 1）　右侧额颞顶叶脑出血。

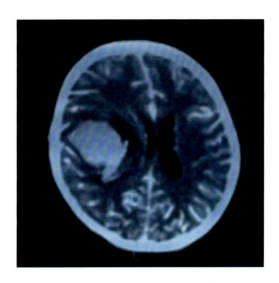

病例 2 图 1　2022 年 4 月 27 日头部 CT

2. 头部 CT（2022 年 5 月 1 日）（病例 2 图 2）　右侧额颞顶叶颅内血肿清除、去颅瓣减压术后改变。

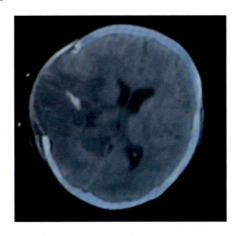

病例 2 图 2　2022 年 5 月 1 日头部 CT

3. 头部 CT（2022 年 11 月 16 日）（病例 2 图 3）　脑出血慢性期，右侧颅骨修复术后。

4. 头部CTA（2022年11月16日） 右侧大脑中动脉血管畸形夹闭术后改变；分支血管稀疏。

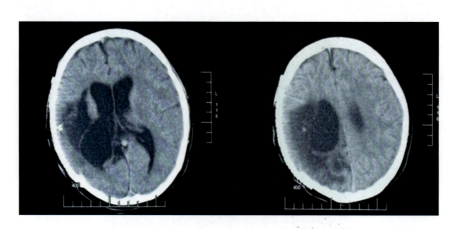

病例2图3 2022年11月16日头部CT

**疾病诊断**：①脑出血康复；②症状性癫痫；③右侧颅骨修补术后、大脑中动脉畸形夹闭术后。

**功能诊断**：①左侧偏瘫；②痉挛；③异常步态；④日常生活能力受限；⑤社会参与水平减退。

## 二、诊疗经过

1. 物理疗法 手法训练诱发分离运动；强化肌力和核心肌群控制训练，包括悬吊训练等；改善肢体协调训练，包括运动认知训练等；提高步行能力训练，包括减重及步行机器人训练等。

2. 作业疗法 手法牵伸治疗减轻痉挛；上肢协调能力训练；日常生活活动能力训练；进行心理支持治疗，指导学业规划及家庭改造。

3. 物理因子治疗 痉挛肌群行冲击波治疗，改善痉挛；行腕背伸和踝背屈生物反馈治疗，改善神经肌肉控制能力。

4. 器械治疗 功能性电刺激踏车训练；腕手机器人牵伸腕关节，降低肌张力；行镜像手机器人、上肢脑机接口治疗，诱发主动运动，提高神经重塑功能。

5. 超声引导下肉毒毒素注射治疗 患者表现为左侧上肢屈肌痉挛伴足下垂、内翻，影响康复进程，于2023年8月22日超声引导下行肉毒毒素注射治疗，具体注射方案为：腓肠肌内侧头 70 U、腓肠肌外侧头 30 U、比目鱼肌 100 U、胫骨后肌 100 U、趾长屈肌 60 U。

6. 基于运动想象足踝脑机接口治疗　该训练由专门的治疗师对训练流程和要点进行讲解，想象任务包括患侧踝关节背屈、握拳运动两种共 100 次，分 4 组，每组 25 次，组间休息 2 分钟；每个试次包含视听觉引导 2 秒，想象 4 秒，踝足机器人被动运动刺激和视觉 / 声音反馈 2 秒（运动想象正确给予踝足机器人被动屈曲，错误则无踝足机器人反馈），休息 1 ～ 2 秒。

7. 治疗后康复评定结果

（1）治疗后评定（4 周后）。改良 Ashworth 分级：屈肘肌群 1 级，前臂旋前肌群正常，屈腕肌群 1 级，踝跖屈肌 1+ 级。被动关节活动度：左踝背屈 15°，跖屈 50°。肌力：左下肢近端 4+ 级，左胫骨前肌 4 级，左小腿三头肌 5 级。Brunstrom 分期：左上肢Ⅲ期，左手Ⅳ期，左下肢Ⅳ期。FMA 评分 50 分（上肢 23 分 / 下肢 27 分）；BBS 评分 53 分，左手实用性判定为辅助手 B；MBI 评分 95 分，可独立步行。日常生活大部分自理。回归家庭及社会。

（2）脑功能评估。①功能磁共振成像（functional magnetic resonance imaging，fMRI）：健侧脑区存在广泛激活，且脑区间功能连接增强；患侧小脑与对侧半球功能连接增强（主要包括运动区、语言区、听觉区、高级认知区域等）；脑区间的连接强度和效率均提高（涵盖运动区、语言区、听觉和视觉皮层、扣带回、小脑等）。②基于相位滞后（phase lag index，PLI）脑电分析：半球间的脑电信号功能连接增加，特别是涉及中央区的高频段 PLI，推测与下肢代表区功能恢复相关。具体表现为：高频 γ 波、β 波，半球间途径中央区的功能连接增加；健侧半球功能连接增加；高频 α 波，中央区与健侧枕叶、颞叶功能连接增加。

## 三、病例特点及讨论

脑卒中后足下垂、内翻痉挛模式是导致异常步态的重要因素，纠正踝关节异常模式也是康复治疗的难点和重点。卒中后痉挛是脑卒中后常见的上运动神经元病损，其由于脊髓和脑干的反射而导致肌张力异常升高，约 90% 脑卒中患者在患病 3 个星期左右会出现肌张力增高情况。相关资料表明，85% 的脑卒中偏瘫患者主要的康复意愿为进一步改善或恢复步行功能，而卒中后下肢肌痉挛常会引起足内翻畸形、步行平衡稳定性下降、步行能力障碍。

目前，针对卒中后肢体痉挛的常规治疗包括药物治疗和非药物治疗，这两种治疗都已被证明是有效的。其中药物治疗常用口服巴氯芬及A型肉毒毒素注射；而卒中后肢体痉挛的物理治疗方法较为多元化，主要包括经颅磁刺激技术、经颅直流电刺激技术、冲击波、肌电生物反馈疗法等多种治疗方法。2018年JAMA杂志发表"Guidelines for Adult Stroke Rehabilitation and Recovery"，提出肉毒毒素注射治疗改善下肢痉挛的证据等级为IA，同年发表的《中国肉毒毒素治疗应用专家共识》指出，A型肉毒毒素注射为治疗卒中后下肢痉挛的一线治疗方法。A型肉毒毒素主要通过防止神经末梢突触前膜内乙酰胆碱的释放而阻滞神经肌肉接头处神经冲动传递，进而达到降低肌张力的目的。A型肉毒毒素注射治疗有多种定位方法，如徒手定位、电刺激定位、肌电引导、超声引导等，但近年来超声引导下肉毒毒素注射治疗因其精准、安全、有效且耐受性好等诸多优点，而在临床广泛开展。已有相关研究显示，超声引导下的A型肉毒毒素注射不仅能缓解卒中后下肢痉挛，同时也能促进步行功能的改善及日常生活活动能力的提升。该患者遗留明显足下垂、内翻，因既往合并癫痫病史，未口服降肌张力药物，传统降肌张力治疗效果欠佳，因此选择肉毒毒素注射治疗，治疗后评估结果显示痉挛较前明显缓解。而痉挛改善后，如何进一步诱发踝背屈等运动，又成为康复训练的重点。

目前，脑卒中后常用的足踝康复技术包括主动型治疗技术、功能性电刺激（functional electrical stimulation，FES）、被动牵伸、振动等辅助器械训练、足踝矫形器等，均存在一定局限性，如手法训练需要治疗师反复、持续的引导，治疗效率低下，费力费时，个体效果差异大，其效果可能不能持久；FES通常针对具有一定步行功能的患者，患者需佩戴或局部植入起搏器，对电刺激反应欠佳的患者不适用；足踝矫形器限制踝关节活动度，不能模拟正常步行时踝关节运动等；足踝机器人可以有效减轻小腿肌肉痉挛，提高步行功能，但无法诱发主动踝关节运动。此外，以上技术均集中于患者的外周治疗，而非对患者大脑的直接干预。以脑功能重塑为目标的脑机接口技术（brain-computer interface，BCI）是近年来脑卒中康复领域非常有应用前景的新方法。脑机接口是指不依赖常规大脑信息传出通路，脑与外界环境建立直接联系进行信息交换，从而实现"中枢－外周－中枢"闭环训练的目的。基于运动想象的足踝机器人－脑机接口训练系统，相对于传统康复治疗，足踝脑机接口帮助患者建立大脑运动意图信息与外界足踝机器人的紧密交互联系，提高了患者参与康复训练的主动意愿，极大改善了患者运动想象时的注意力。该系统基于视、听、触觉多感官融合反馈的足踝运动模式，促进形成"中枢－外周－中枢"的闭环康复训练范式。该患者完成20次足踝BCI训练，其下肢运动、平衡及步行功能均显著改善，日常生活活动能力提高，治疗前后脑功能分析提示半球间的功能连接较前增强，患侧半球内激活程度增加，进一步验证其高效重塑神经功能作用。

### 四、相关问题及分析

根据以上病例资料，我们总结了关于脑卒中后下肢痉挛康复的具有代表性的几方面问题进行讨论，希望有助于提高对类似病例的诊治水平和服务质量。

1. 什么是痉挛症？治疗措施包括哪些？

痉挛症是上运动神经元受损后所产生的一种运动控制障碍症，导致各种间歇或持续的非自主肌肉活动，包括牵张反射亢进、协同运动、联合反应、屈肌反射增强和痉挛性肌张力障碍等，其特征是与检查速度相关的过强的肌肉张力合并肌腱反射增强。肌肉在自主活动或被动牵张，患者身体产生的不自主反应会阻碍动作完成，而检查者牵拉的速度越快，肢体产生不自主阻力就越大。痉挛症常发生于脑卒中、脊髓损伤、脑性瘫痪、多发性硬化症等中枢神经系统疾患。痉挛症的治疗方法包括物理治疗、辅具固定、口服药物、巴氯芬鞘内给药、肉毒毒素注射、选择性后根神经切除术、骨科手术等，各种治疗方法的适用条件不同。

2. 肉毒毒素的作用是什么？A型肉毒毒素治疗的适应证有哪些？

在体内，肉毒毒素主要是通过与外周神经系统运动神经元突触前膜受体结合，作用于神经细胞中的特异性底物蛋白，阻止神经介质乙酰胆碱的释放，阻断胆碱能神经传导的生理功能，引起随意肌肌肉松弛性麻痹。此外，肉毒毒素还可与突触前膜结合，阻断神经细胞膜的钙离子通道，干扰细胞外钙离子进入神经细胞内触发胞吐和释放乙酰胆碱的能力。临床使用的注射用A型肉毒毒素治疗的适应证包括眼睑痉挛、面肌痉挛、肌张力障碍、斜视、脑卒中、颈部痉挛、偏头痛、背痛、多汗症等，也被用于治疗面部的皱纹。

3. BCI的定义及组成部分有哪些？

BCI是指不依赖于脊髓和外周神经系统，建立一种新的脑与外部环境的信息沟通与控制通道，实现脑与外部设备的直接交互。每一个脑机接口技术都有4个主要组成部分，即神经信号采集、信号解码、动作执行、神经反馈。神经活动的记录通过电极采集脑电信号来完成，可根据记录位置的不同将电极分为置入式和非置入式电极。从神经活动中提取行动信息的过程叫作神经解码。神经性假体作为效应器，接受并完成脑机"中枢"发出的指令。反馈过程通过感觉系统或多元闭合环路完成。

## 五、病例点评

肢体痉挛是脑卒中后较为严重且难以处理的常见并发症之一，尤其是下肢痉挛产生的异常运动模式严重影响卒中患者的下肢运动功能、步态稳定性及日常生活能力。因此，针对脑卒中后肢体肌痉挛患者，缓解痉挛是促进肢体功能恢复的关键。超声引导下肉毒毒素注射治疗具有创伤小、不良反应小、精准有效的优势，对缓解卒中后痉挛效果显著。脑卒中后足踝功能康复是重点及难点之一。基于运动想象的足踝脑机接口治疗能有效提高脑卒中患者下肢运动及平衡功能，并改善踝关节主动运动功能。脑机接口和康复机器人结合的闭环神经康复技术有望成为脑卒中足踝康复革新性的技术手段，但其推广应用仍存在一定难度，需广大医务人员和技术工作人员合作攻克技术难题，最终实现脑机接口技术的落地转化应用。

（病例提供者：翟晓雪　北京清华长庚医院）

（点评专家：潘　钰　北京清华长庚医院）

# 参考文献

[1]Kjörk EK, Gustavsson M, El-Manzalawy N, et al.Stroke-related health problems and associated actions identified with the post-stroke checklist among nursing home residents [J].BMC Cardiovasc Disord, 2022, 22（1）: 50.

[2]Candelise L, Gattinoni M, Bersano A, et al.Stroke-unit care for acute stroke patients: an observational follow-up study [J].The Lancet, 2007, 369（9558）: 299-305.

[3]Balaban B, Tok F. Gait disturbance.doi: 10.1016/j.pmrj.2013.12.017.

[4]He YL, Gao Y, Fan BY.Effectiveness of neuromuscular electrical stimulation combined with rehabilitation training for treatment of post-stroke limb spasticity [J].Medicine, 2019, 98（39）: e17261.

[5]孙彤,贾子善,戈含笑,等.脑卒中后肢体痉挛的物理治疗研究进展[J].中国康复理论与实践,2019, 25（5）: 497-505.

[6]Gittler M, Davis AM.Guidelines for Adult Stroke Rehabilitation and Recovery [J].JAMA, 2018, 319（8）: 820-821.

[7] 万新华，胡兴越，靳令经．中国肉毒毒素治疗应用专家共识 [J]．中华神经科杂志，2018，51（10）：779-786.

[8] 中华医学会神经病学分会帕金森病及运动障碍学组，中华医学会神经外科学分会功能神经外科学组，中国神经科学学会神经毒素分会，等．肌张力障碍治疗中国专家共识 [J]．中华神经外科杂志，2020，53（11）：868-874.

[9] Ding XD, Zhang GB, Chen HX, et al. Color Doppler ultrasound-guided botulinum toxin type A injection combined with an ankle foot brace for treating lower limb spasticity after a stroke [J]. Eur Rev Med Pharmacol Sci, 2015, 19 (3): 406-411.

[10] Tao W, Yan D, Li JH, et al. Gait improvement by low-dose botulinum toxin A injection treatment of the lower limbs in subacute stroke patients [J]. J Phys Ther Sci, 2015, 27 (3): 759-762.

[11] Conner BC, Remec NM, Michaels CM, et al. Relationship between ankle function and walking ability for children and young adults with cerebral palsy: A systematic review of deficits and targeted interventions[J]. Gait Posture, 2022, 91: 165-178.

[12] Theis N, Korff T, Kairon H, et al. Does acute passive stretching increase muscle length in children with cerebral palsy ? [J] Clin Biomech, 2013, 28 (9-10): 1061-1067.

[13] 荣积峰，吴毅，顾玲，等．脑卒中患者足下垂和足内翻康复研究进展 [J]．中国康复，2015，30（01）：45-48.

[14] Zhai X, Wu Q, Li X, et al. Effects of Robot-Aided Rehabilitation on the Ankle Joint Properties and Balance Function in Stroke Survivors: A Randomized Controlled Trial[J]. Front Neurol, 2021, 12: 719305.

[15] Hussain S, Jamwal PK, Vliet PV, et al. Robot Assisted Ankle Neuro-Rehabilitation: State of the art and Future Challenges[J]. Expert Rev Neurother, 2021, 21 (1): 111-121.

# 病例 3 脑梗死偏瘫整体姿势调整康复治疗

## 一、病历摘要

患者男性，58 岁。

**主　诉**：右侧肢体无力 2 个月余。

**现病史**：患者于入院前 2 个月余活动时出现右侧肢体无力，无法持物及行走，伴饮水呛咳，无意识障碍、二便失禁、头痛及呕吐。急行头颅 MRI 示：左侧侧脑室旁急性梗死，予抗血小板、稳定斑块、降压等对症治疗。病情稳定 48 小时后在当地医院给予康复治疗 1 个半月，患者肢体无力改善，可以行走，但上肢活动范围受限，步态明显异常，日常生活部分依赖，为进一步康复收入我科。患者自发病以来无发热，精神尚可，饮食正常，睡眠正常，大小便正常。

**既往史**：6 年前发现血压高，曾不规则服用降压药 1 年。

**体格检查**：体温 36.7℃，脉搏 76 次 / 分，呼吸 23 次 / 分，血压 126/80 mmHg。神志清楚，查体配合，营养中等，双肺呼吸音清，未闻及干、湿性啰音，心脏及腹部检查未见明显异常。

**专科检查**：神清语利，右侧鼻唇沟浅，伸舌偏右。右上肢肌力 3+ 级，右下肢肌力 4- 级，右侧膝反射亢进，右侧 Babinski 征（+）。右侧偏身痛觉、触觉减退，右侧膝关节压痛。康复评定：Brunnstrom 分期：右上肢Ⅳ期，右手Ⅴ期，右下肢Ⅳ期。改良 Ashworth 分级：右上肢屈肘肌群 1+ 级，右下肢伸膝肌群 1 级。坐位平衡 3 级，站立平衡 3 级。Holden 步行能力 3 级。手功能分级：实用手 B。日常生活活动能力（activities of daily living，ADL）评分 60 分，中度依赖。右膝关节视觉模拟评分法（visual analogue scale/Score，VAS）评分 7 分。

整体姿势评估：

1. 视诊　立位视诊（病例 3 图 2）。正面：颈椎左侧屈右侧旋转，左肩高右肩低，右侧肩关节内旋，右侧肘关节伸展，右侧前臂旋前，右侧腕关节背伸，躯干右侧屈右侧旋转，骨盆向左侧偏移，右侧髋关节屈曲、外旋，右侧膝关节不负重屈曲，右侧足内翻。后面：颈椎左侧屈右侧旋转，左肩高右肩低，躯干与肘关节有一定距离，右侧肩胛骨翼状肩，右侧髋关节外展、外旋，右侧足内翻。侧面：头前倾，胸椎后凸，右侧髋关节外旋，右侧膝关节不负重。坐位视诊（病例 3 图 3）。前面：左肩高右肩低，腰椎右侧屈,右足相对左足靠前。侧面:胸椎后凸,肘关节自然垂于体侧,骨盆后倾,髋关节外旋。

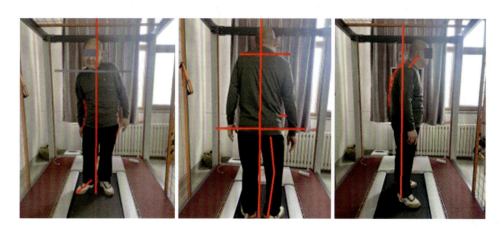

病例 3 图 2　立位视诊

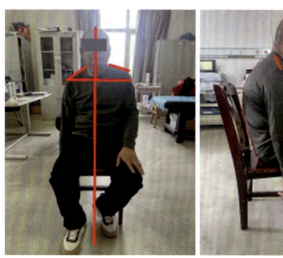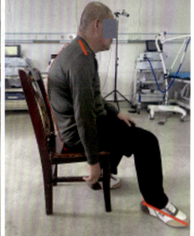

病例 3 图 3　坐位视诊

2. 静态触诊

(1)肩胛骨位置触诊(病例 3 图 4)

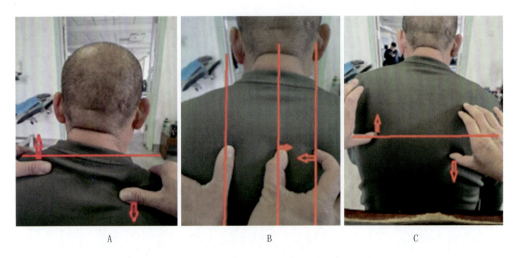

A B C

病例 3 图 4　肩胛骨触诊

注：A. 右侧肩胛骨上角低于左侧上角；B. 肩胛骨内侧缘至脊柱棘突不等长；C. 右侧肩胛骨下角低于左侧下角。

（2）腰方肌触诊（病例 3 图 5）

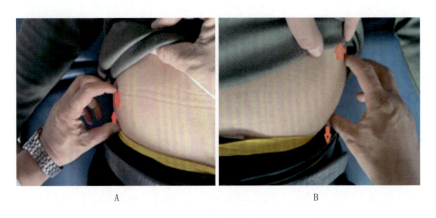

A B

病例 3 图 5　腰方肌触诊

注：右侧腰方肌变短。

（3）骨盆触诊（病例 3 图 6）

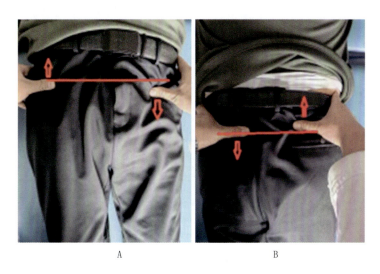

A　　　　　　　　　　　B

病例 3 图 6　骨盆触诊

注：A. 右侧髂前上棘比左侧髂前上棘高；B. 右侧髂后上棘比左侧髂后上棘高。提示：右侧髂骨整体上移。

（4）骶髂关节触诊（病例 3 图 7）

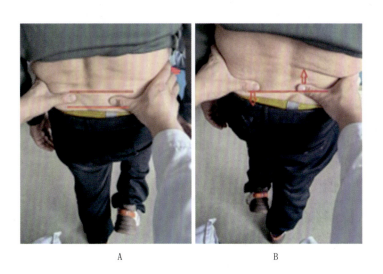

A　　　　　　　　　　　B

病例 3 图 7　骶髂关节触诊

注：A. 抬右腿时髂后上棘活动度少；B. 抬左腿时髂后上棘活动度正常。提示：右侧骶髂关节活动度差。

（5）踝关节触诊（病例3图8）

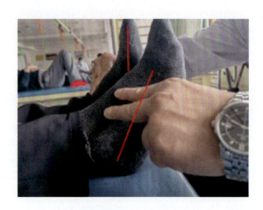

病例3图8　踝关节触诊

注：右侧踝关节背伸受限。

**辅助检查：**头颅核磁（病例3图1）　左侧侧脑室旁急性梗死病灶［弥散加权成像（diffusion weighted imaging，DWI）＋表观弥散系数（apparent diffusion coefficient，ADC）］。

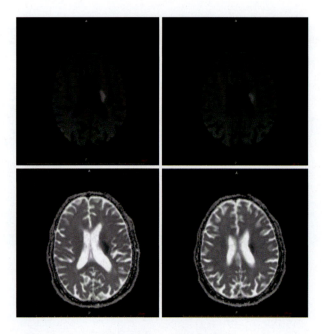

病例3图1　头颅核磁

**疾病诊断：**①脑梗死恢复期。②高血压 3 级（极高危）。

**功能诊断：**右侧偏瘫、运动功能障碍、整体姿势异常、日常生活活动能力受限、社会参与能力下降。

## 二、诊疗经过

患者入院后，经过诊治流程，详细地询问病史，了解患者的发病情况和治疗经过，发起治疗前的小组讨论，对患者进行相关的专科查体，发现患者存在运动功能障碍、整体运动模式（包括上肢的日常活动能力，躯干的控制及步行中髋关节、膝关节、踝关节运动策略）均异常，同时存在明显的整体姿势异常，包括颈部、上肢、肩胛骨位置、胸腰部、骨盆及下肢，这些异常的姿势导致了患者关节异位、主动肌和拮抗肌的不平衡。讨论后小组成员认为脑卒中后由于脑组织的损伤，神经支配的缺失和之前康复过程中对整体姿势管理的忽视，导致患者目前出现明显的整体姿势异常，异常的姿势导致了运动模式异常，各个关节运动范围受到限制，出现分离运动的不充分，同时由于姿势异常导致右侧膝关节受力异常，膝关节周围主动肌和拮抗肌力量不平衡，出现膝关节的疼痛，进一步出现步态的保护动作，异常模式加重。根据讨论结果，制订训练计划，在进行常规训练的基础上，着重加强整体姿势的调整，针对姿势调整的治疗原则，先调整关节位置，再改善肌肉的不平衡，最后做本体感觉的统合治疗，具体如下。

1. 调整患者异常姿势，对患者进行肩胛骨位置的调整，颈椎侧屈旋转调整，胸椎后凸调整，腰椎侧屈、旋转的调整，骶骨的调整和骨盆后倾调整（病例 3 图 9）。

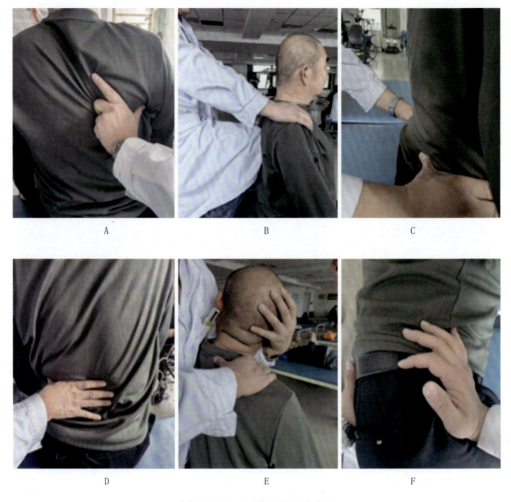

病例 3 图 9　调整患者异常姿势

注：A. 肩胛骨位置调整；B. 胸椎后凸调整；C. 骨盆后倾调整；D. 腰椎调整；E. 颈椎调整；F. 骶髂关节调整。

2. 对患侧腰方肌、内收肌、髂腰肌、梨状肌、股四头肌、小腿三头肌进行牵伸训练，对患侧腘绳肌、臀大肌、胫骨前肌进行力量训练，通过对这些骨骼、关节和肌肉调整，使患者躯体处于正常姿势的状态（病例 3 图 10）。

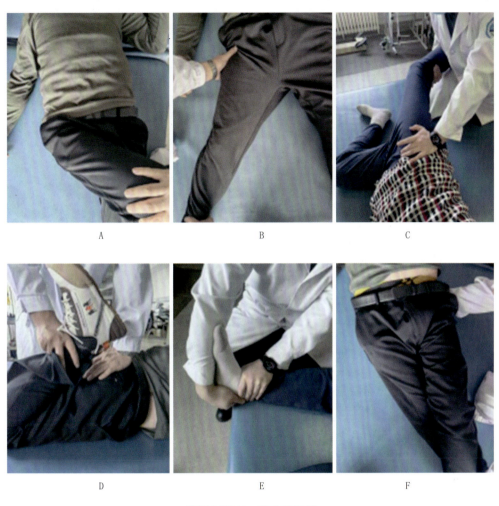

**病例 3 图 10　肌力量训练**

注：A. 梨状肌拉伸；B. 内收肌拉伸；C. 髂腰肌拉伸；D. 股四头肌拉伸；E. 小腿三头肌拉伸；F. 腰方肌拉伸。

　　3．在调整患者异常姿势基础上，强化深层的固定肌，使之可以稳定躯干姿势，然后通过调整浅层的躯干肌肉，使之达到平衡（病例 3 图 11）。

　　4．最后再给予患者感觉统合运动，促进本体感觉的恢复，增强神经对躯体姿势的控制，从而改善偏瘫患者四肢运动功能。

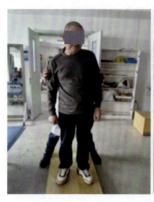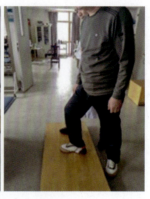

A          B

**病例 3 图 11 感觉统合训练**

注：A. 平衡板本体感觉恢复训练；B. 平衡板膝关节控制训练。

  经过整体姿势的调整，患者功能障碍的改善比较明显，各关节分离运动相对充分，步态各个关节的控制比较稳定，膝关节疼痛明显减轻，日常生活能力明显好转，主动运动的分离动作比较充分。量表评定右侧偏瘫肢体运动功能评定（Brunnstrom 分期）：上肢 5 期，手 5 期，右下肢 5 期。肌张力评定（改良 Ashworth）：右侧肢体屈伸肌张力 0 级。三级平衡检测法：坐位平衡 3 级，站立平衡 3 级。Holden 步行能力分级：5 级。手功能分级：实用手 A。ADL 评分 95 分。

  治疗后姿势的评估：

  （1）视诊（病例 3 图 12、病例 3 图 13）

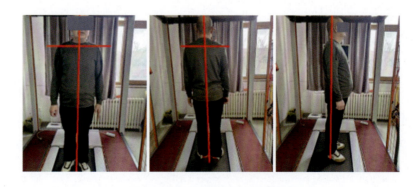

**病例 3 图 12 治疗后立位视诊**

注：正面：治疗后患者躯干右侧倾明显减少，头部回到正常位置；后面：治疗后患者接近中立位；侧面：治疗后侧面观站立姿势良好。

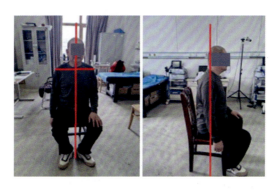

**病例 3 图 13　治疗后坐位视诊**

注：前面：治疗后坐位下姿势位于中立位；侧面：治疗后坐位下侧面观，胸椎和骨盆恢复到中立位。

（2）静态触诊

1）肩胛骨位置触诊（病例 3 图 14）

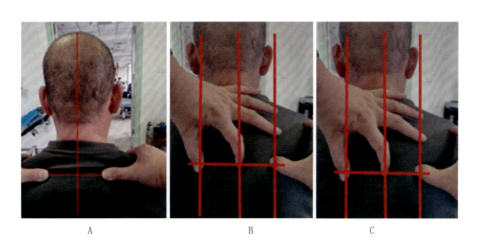

A　　　　　　　　　B　　　　　　　　　C

**病例 3 图 14　治疗后肩胛骨触诊**

注：A. 治疗后肩胛骨两侧上角位置相对平齐；B. 两侧内侧缘距离相等；C. 肩胛骨两侧下角平齐。

2）腰方肌触诊（病例 3 图 15）

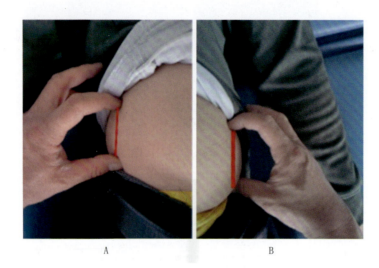

A       B

**病例 3 图 15　治疗后腰方肌触诊**

注：A. 右侧腰方肌长度；B. 左侧腰方肌长度。提示：两侧腰方肌距离基本相等。

3）骨盆触诊（病例 3 图 16）

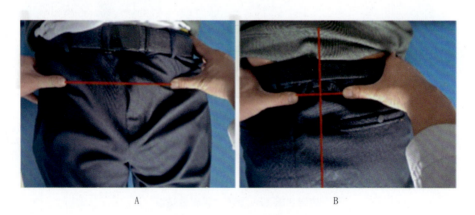

A       B

**病例 3 图 16　治疗后骨盆触诊**

注：A. 两侧髂前上棘平齐；B. 两侧髂后上棘平齐。

4）骶髂关节触诊（病例 3 图 17）

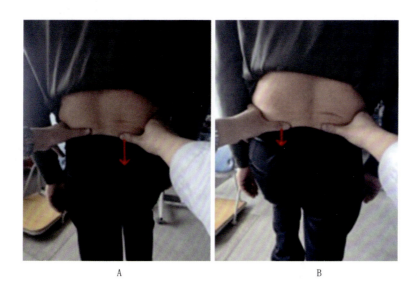

A　　　　　　　　　　　　B

病例 3 图 17　治疗后骶髂关节触诊

注：A. 抬右腿时髂后上棘活动度正常；B. 抬左腿时髂后上棘活动度正常。提示：右侧骶髂
关节活动度正常。

5）踝关节触诊（病例 3 图 18）

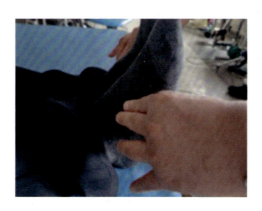

病例 3 图 18　治疗后踝关节触诊

注：两侧踝关节背伸正常。

### 三、病例特点及讨论

患者脑卒中存在典型的偏侧运动障碍，日常生活能力及社会参与度低，给予相关的神经促通技术、关节松动术、日常生活能力训练等治疗，患者功能障碍较治疗前有所改善，但是进一步通过应用相同的治疗方法，功能改善不再明显，这到底是什么原因导致治疗进入瓶颈期呢？经过小组讨论，进行细致的评估后，发现患者存在明显的整体姿势异常，经过考虑，认为是由于异常的姿势导致患者各个关节受力异常，进行运动动作时做功增加，容易产生疲劳，同时出现主动肌和拮抗肌的不平衡，在主动用力时容易产生异常模式，导致患者的肌张力增加，关节的分离运动不充分；另外，关节受力异常和肌肉的不平衡，导致关节和肌肉的疼痛。所以，在评估的基础上，治疗重点我们放在整体姿势的调整和姿势控制上，经过两周的治疗，患者姿势的调整和控制得到了明显好转，同时各种功能障碍也得到了提高，治疗前的近期和远期目标基本实现。通过此病例的治疗和讨论评估，以及后期经过调整治疗、患者功能障碍的改善，我们认为，在脑卒中的康复治疗中，不能只关注运动功能障碍、日常生活能力等常规的治疗内容，同时也要关注异常姿势对脑卒中功能恢复的影响，应该把整体姿势的调整作为脑卒中康复治疗的主要内容。

### 四、相关问题及分析

脑卒中是我国常见的致残疾病之一，主要有肢体偏瘫、吞咽功能障碍、语言功能障碍等，其中偏瘫最为常见。脑卒中偏瘫患者会出现肢体和躯干的姿势异常、不能自主移动、步态异常、步态迟缓及姿势稳定性差等问题，这些问题会限制卒中患者的功能恢复、降低其日常生活能力，最终将限制他们参与社会活动。对患者进行早期的姿势调整和必要的康复训练可促进其神经及肢体功能的恢复。

1. 脑卒中对姿势的影响有哪些？

中枢神经系统（central nervous system，CNS）通过调节来自其他系统的感觉输入信息，从而产生足够的运动输出来保持受控的直立姿势，这种调节方式被称为姿势控制。姿势控制是动态调节的过程，受到神经肌肉、本体感觉及躯干稳定的影响，且在不同程度上受到年龄、心理、认知功能等的影响。目前有研究表明，当人体保持姿势平衡时，会受到预期性姿势调节（anticipatory postural adjustments，APAs）和代偿性姿势调节（compensatory postural adjustments，CPAs）两种方式的调整。CNS对APAs及CPAs进行调控。前者通过视觉、听觉、本体感觉和运动意图等感知和认知神经信息，发出神经冲动，预先激活相关肌肉活动，以实现对肌肉活动优化控制；而后者是在姿势干扰后发生，即在干扰开始后，原发动肌和姿势肌依据外界干扰引起的感觉反馈（视觉、前庭觉、本体感觉）而产生的姿势控制。一方面卒中患者由于失去了大脑高级中枢的控制，从而导致平衡反射功能出现紊乱，感觉、运动、肌张力与肌群之间协调能力下降，肢体肌群间出现肌力、肌张力的异常，进而造成躯体的异常姿势，主要表现在身体重心偏移及患侧肢体负重能力与稳定性均有不同程度的下降；另一方面，目前研究发现视觉、前庭觉和躯体感觉系统也参与调控姿势控制和平衡。Shen J等对卒中患者进行了多感官综合动态运动训练，发现患者的平衡能力和下肢肌肉力量都有显著改善。由此证明，不仅中枢神经系统受损会导致卒中患者的姿势异常，卒中患者的本体感觉、视觉、平衡系统、认知等出现障碍，也会在一定程度上导致卒中患者姿势出现异常。

2. 异常姿势对脑卒中患者的影响有哪些？

由于脑卒中偏瘫患者的手臂、手功能受限及腿部和躯干的姿势控制障碍，患者会表现为偏瘫侧的负重不对称、姿势摆动增加、关节运动异常，进而不能调整自身的姿势，导致其难以进行日常活动。具体如下：①卒中患者偏瘫侧的上肢在肘部弯曲并靠近躯干，下肢伸展并保持跖屈。此体态会增加患者跌倒的风险，从而导致骨折、扭伤和瘀伤的发生。②由于卒中患者肩关节周围肌肉无力或痉挛会导致肩关节部分脱臼的发生，随后出现疼痛。③由于卒中患者关节周围肌肉痉挛或无力导致髋关节屈曲挛缩。挛缩会引起疼痛并限制活动能力，使其难以进行日常活动。④由于患者躯干肌肉无力或痉挛，而身体前倾的姿势出现躯干屈曲的表现。⑤卒中后由于背部肌肉力量不平衡，患者会出现不同程度的脊柱后凸及侧弯。因此，卒中患者会出现不同程度的运动障碍影响其日常生活能力。

姿势控制是一个由多种机制参与的复杂过程，中枢神经受损会导致运动功能障碍、感觉丧失、知觉缺陷和空间认知改变等，多种因素影响造成脑卒中患者的平衡障碍及姿势异常。脑卒中后姿势异常患者大多存在头部、肩部、髋部等躯干的姿势异常，进行躯干异常姿势调整治疗更有益于提高患者的四肢运动功能的恢复,目前的康复治疗忽略了对起关键作用的整体姿势的康复训练。在今后的治疗中,对患者的脊柱屈伸、肩关节、骨盆等躯干姿势异常进行分析后,针对存在的问题进行精准康复训练,加强对躯干姿势的纠正,促进患者四肢运动功能的恢复,应该是脑卒中康复中的一个重点。

## 五、病例点评

这个病例是一个常见的脑卒中恢复期的康复治疗患者,在前期的康复治疗中,患者功能障碍较发病时好转,但是后期存在一个瓶颈期,转入我院后,经过细致的病史询问和详细的查体,并且经过小组讨论,认为除了目前存在的肢体运动功能障碍,整体姿势异常的管理也是患者功能恢复瓶颈的一个主要因素,后期在我院通过整体姿势的调整治疗,患者的功能有了很明显的改善,经过实践也验证了我们的判断。通过这个病例也提醒我们,在脑卒中患者的康复中要认识到,脑卒中患者由于功能的丧失可以引起整体姿势的明显异常,而姿势的异常可以导致脑卒中患者各种功能障碍的加重,也影响患者功能障碍的恢复,所以在脑卒中的康复治疗中应该把对异常姿势的康复作为重要的内容。

(病例提供者:张　军　包头市中心医院)

(点评专家:王宝军　包头市中心医院)

# 参考文献

[1]《中国脑卒中防治报告 2019》编写组.《中国脑卒中防治报告 2019》概要 [J]. 中国脑血管病杂志,2020,17(05):272-281.

[2]Kim WS, Choi H, Jung JW, et al.Asymmetry and variability should be included in the assessment of gait function in post-stroke hemiplegia with independent ambulation during early rehabilitation[J]. Arch Phys Med Rehabil,2020,102(4):611-618.

[3] 倪朝民. 神经康复学 [M]. 北京:人民卫生出版社,2018.

[4] 孙李慧子,王诚,姚金佳,等. 影响脑卒中后日常生活活动表现的运动功能分析 [J]. 中国康复医学杂志,2021,36(07):904-908.

[5] 尹群辉，张皓. 脑卒中偏瘫患者预期性姿势调节的研究进展 [J]. 中国康复理论与实践，2017，23（11）：1250-1253.

[6] 张芷，王健. 神经肌肉下意识前馈与反馈控制的知觉线索效应 [J]. 心理学报，2014，46（01）：50-57.

[7] 万青，吴伟，刘慧华，等. 脑卒中患者偏瘫步态的时空及关节运动学参数分析 [J]. 中国康复医学杂志，2014，29（11）：1026-1030.

[8] Jessy PV, William RS, William EM. Activity in functional cortical networks temporally associated with postural instability [J]. Neuroscience, 2019, 401: 43-58.

[9] Shen J, Ma L, Gu X, et al. The effects of dynamic motion instability system training on motor function and balance after stroke: A randomized trial [J]. NeuroRehabilitation, 2023, 53 (1): 121-130.

[10] 潘顺丹，阮传亮. 脑卒中后姿势控制障碍的康复研究进展 [J]. 神经损伤与功能重建，2020，15（09）：522-527.

[11] 刘光维，胡鸾娇，刘国纯. 脑卒中偏瘫病人主动康复训练理论研究与实践 [M]. 重庆：重庆大学出版社，2022.

[12] 陈琳，李庆兵，朱晓委，等. 肌内效贴对脑卒中患者后肩痛和上肢功能障碍影响的 meta 分析 [J]. 现代医药卫生，2024，40（02）：258-265.

[13] 汪晴，荣积峰，孙天宝，等. 卒中患者膝过伸的原因、诊断及康复治疗方法研究进展 [J]. 中国民康医学，2023，35（24）：4-7.

[14] 王晓君，王利春，史美超，等. 治疗性体位摆放对脑卒中偏瘫患者姿势控制和平衡能力的影响 [J]. 中国康复理论与实践，2023，29（11）：1353-1358.

[15] 温敏，臧博文，王宝军，等. 偏瘫患者的躯干异常姿势康复治疗对其运动及功能能力恢复的影响 [J]. 包头医学院学报，2020，36（04）：1-6.

# 病例 4　卒中后倾斜综合征的康复

## 一、病历摘要

患者女性，59 岁 7 个月。

**主　诉**：左侧肢体无力伴言语含糊 2 个月余。

**现病史**：患者 2 个月余前无明显诱因出现左侧肢体无力，伴头晕、恶心，进行性加重至完全活动不能，伴构音不清、恶心呕吐。头颅磁共振血管成像（magnetic resonance angiography，MRA）＋ MRI 检查示：右侧颈内动脉闭塞、右侧大脑中动脉供血区梗死，行脑动脉取栓治疗，病情稳定后行康复训练。目前患者左上肢可抬至胸部水平，左手抓握不能，左下肢可抬离床面，独坐及独站不能，构音欠清，大小便、修饰、如厕、吃饭、转移活动、穿衣、洗澡等日常生活动作需部分依赖。为进一步康复治疗，门诊以"脑梗死康复"为诊断收入院。

**既往史**：有高血压 3 级（极高危）、2 型糖尿病、糖尿病性周围神经病、高脂血症、睡眠障碍、过敏性皮炎、便秘病史。

**体格检查**：体温 36.1℃，脉搏 76 次 / 分，呼吸 20 次 / 分，血压 136/71 mmHg。心律齐，双肺呼吸音清，腹软，无压痛，双下肢不肿。

**专科检查**：构音障碍，听理解完成两步指令，复述正常、命名正常、近期记忆力正常、远期记忆力正常、计算力减退，时间、地点、人物定向力正常。眼动充分，未见眼震及复视。双瞳孔等大等圆，直径 ≈ 4 mm，直接、间接对光反射灵敏，左侧面部触觉减退。双侧额纹对称，咽反射灵敏，伸舌左偏。改良 Ashworth 分级：左侧上肢屈肌张力 2 级，左手屈肌张力 1+ 级，左侧下肢伸肌张力 2 级。Brunnstrom 分期：左上肢Ⅲ期，左手Ⅰ期，左下肢Ⅲ期。上肢近端肌力 3 级，远端 0 级；左下肢近端肌力 4 级，远端 0 级。左侧肱二头肌腱反射、肱三头肌腱反射、桡骨膜反射亢进，左侧膝腱反射亢进，左侧跟腱反射正常。左侧踝阵挛（−），左侧髌阵挛（−）。左侧 Hoffmann 征（+），左侧 Babinski 征（+）。左侧肢体轻触觉、针刺觉减退，左侧肢体音叉震动觉减退，左侧关节位置觉减退。左侧指鼻试验无法配合、左侧轮替动作不能配合、左侧跟膝胫试验欠稳准、闭目难立征不能配合。坐位平衡 1 级，立位平衡 0 级。Berg 平衡量表评分 4 分；FMA 评分 26 分；Burke 倾斜量表评分 13 分；简易智能精神状态检查量表（mini-mental state examination,MMSE）评分 18 分；日常生活活动能力改良 Barthel 指数评分 20 分；手实用性判定为失用手；洼田饮水试验 1 级；Holden 步行能力分级 0 级：无行走功能；汉密尔顿抑郁自评量表评分 31 分。

**辅助检查**：头部 CT 提示多发脑梗死，右侧顶叶为著（病例 4 图 1）。

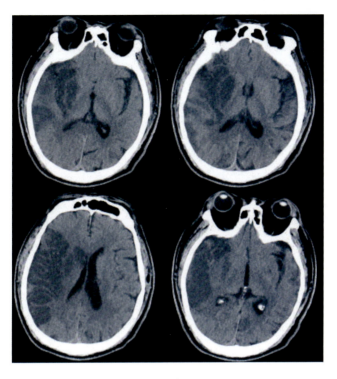

病例 4 图 1　头颅 CT

**疾病诊断**：①脑梗死康复（右侧颈内动脉系统大动脉粥样硬化性）；②卒中后抑郁；③ 2 型糖尿病；④高血压 3 级（极高危）；⑤糖尿病性周围神经病；⑥高脂血症；⑦睡眠障碍；⑧过敏性皮炎；⑨便秘。

**功能诊断**：①左侧偏瘫；②左侧皮肤感觉障碍；③构音障碍；④认知障碍；⑤左侧肢体痉挛；⑥倾斜综合征；⑦日常生活活动能力下降；⑧社会参与水平减退。

## 二、诊疗经过

在全面的入院检查基础上，经过详细康复评估，发现该患者本次就诊，康复方面的主要问题包括倾斜综合征、肢体痉挛、认知功能障碍和抑郁状态。整体康复目标分为短期目标和长期目标。短期目标：重在恢复体位姿势控制，降低肌张力，诱发分离运动，改善抑郁状态及认知功能。长期目标：则着重于恢复患者的日常生活自理能力及社会参与水平。在常规康复治疗基础上，采用针对性的康复方案：改善患者姿势控制，重新建立垂直姿势感知能力，在整个康复团队中增加倾斜综合征相关的管理及治疗。Burke 倾斜量表评分从 13 分（重度）降低到 7 分

（轻度），坐位平衡从 1 级提高到 3 级，立位平衡从 0 级提高到 1 级。痉挛治疗方面，采取物理治疗结合 A 型肉毒毒素注射治疗，肌张力从入院时左侧上肢屈肌张力 2 级降低到 1 级，左踝伸肌张力从 2 级降低到 1+ 级，明显缓解了痉挛症状，进而促进分离运动的诱发，改善了患侧肢体功能。通过认知功能训练、支持性心理治疗、集体训练等方式改善认知功能和抑郁状态，进一步提高日常生活活动能力，改良 Barthel 指数评分从 20 分提升至 50 分，患者日常生活活动能力显著进步。

## 三、病例特点及讨论

该病例 2 个月余前发生多发脑梗死，右侧顶叶为著，导致左侧肢体运动功能障碍。该病例的主要特点如下：①患者存在倾斜综合征，在查体中发现患者难以维持垂直体位，身体向患侧倾斜，并抗拒被动矫正。对患者使用 Burke 倾斜量表（Burke lateropulsion scale，BLS）进行评估，患者总分 13 分，为重度倾斜综合征。该患者在各体位下均存在强力向偏瘫侧倾斜的表现，严重影响患者转移、坐、站及行走，跌倒风险大大增加。②痉挛：患者肌张力较高，左侧上肢屈肌张力及左侧下肢伸肌张力均达到 2 级，呈痉挛状态，导致患者难以完成随意的、协调的主动运动，严重影响肢体功能。③患者存在认知障碍及抑郁状态，影响患者治疗及功能恢复。

对于此病例中倾斜综合征的问题，告知患者家属及陪护人员，于患者治疗时陪伴在其身边并参与治疗过程，要求家属及陪护人员鼓励患者主动完成日常生活活动，提醒其进行姿势控制，辅助其在治疗时间外最大限度地维持治疗效果。在常规康复治疗的基础上强调视觉反馈训练，帮助患者主动矫正姿势，悬吊训练提高躯干控制能力，以及加强感知觉训练。另外，使用减重支持系统进行步行功能训练，以及使用经颅直流电刺激应用于患者顶叶。

针对该患者的肢体痉挛问题，选择 A 型肉毒毒素进行超声引导下注射治疗配合康复训练。综合评估后发现患者左肱二头肌、肱肌、腓肠肌内侧头、比目鱼肌、胫骨后肌、趾长屈肌及足踇长屈肌张力升高明显，影响患者肢体运动功能，进一步明确肉毒毒素注射的靶肌肉和注射剂量，在超声联合肌电引导下行 A 型肉毒毒素注射治疗。具体操作如下：常规消毒铺巾，予肱二头肌 80 U、肱肌 60 U、腓肠肌内侧头 30 U、比目鱼肌 100 U、胫骨后肌 120 U、趾长屈肌 60 U、足踇长屈肌 50 U 的 A 型肉毒毒素注射（病例 4 图 2）。过程顺利，患者未诉不适。注意保持注射部位皮肤干燥,续观痉挛缓解情况。嘱患者配合康复训练,进一步改善肢体痉挛。经治疗后患者偏瘫侧肢体痉挛明显缓解。

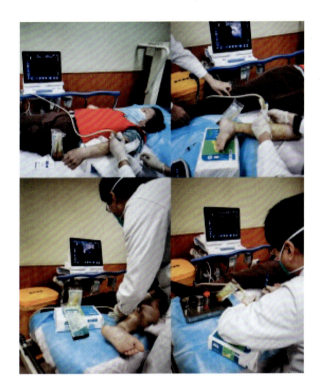

病例 4 图 2　A 型肉毒毒素注射治疗

认知障碍和抑郁状态影响患者肢体功能及社会功能的恢复,严重降低卒中幸存者的生活质量,增加致残率。所以,在此病例中解决患者认知障碍和抑郁状态的问题,也是康复中的要点。针对该病例认知障碍的问题,我们主要使用计算机辅助认知训练系统对患者的注意力、记忆力及执行功能进行针对性训练。针对患者的抑郁状态,我们使用盐酸杜罗西汀 20 mg qd、氟哌噻吨美利曲辛片 0.5 mg/10 mg bid、盐酸曲唑酮片 25 mg qn 抗抑郁,结合支持性心理治疗和集体训练改善患者心理状态。

## 四、相关问题及分析

我们总结了关于此病例的几个代表性的问题进行分析讨论,以期有助于提高对类似病例的诊治水平和服务质量。

1. 倾斜综合征的发病率是多少？病灶位置及评估方法有哪些？

倾斜综合征（pusher syndrome，PS）又称 pusher 综合征，是脑卒中后偏瘫患者的一种特殊行为模式。根据文献报道，中风后侧倾的发生率为 9%～63%，报道发生率的巨大差异可能是由于使用了不同的结果测量方法、在卒中后不同时间间隔进行评估及研究对象的不同特征造成的。最近的一项荟萃分析表明，总的倾斜（lateropulsion）发生率为 55.1%，而其中被称为 PS 的严重倾斜发生率约为 12.5%。

倾斜的发病机制尚未十分明确。已知与其相关的病理损害涉及多个结构，包括丘脑、顶叶、内囊、颞顶交界处及中央后回。其中，顶叶下部的病变可能是决定倾斜发生的关键神经解剖因素，这一皮质区域可能对感知姿势垂直和人体编制以自我为中心的参照系统非常重要。

常见的评估方法包括 Burke 倾斜量表（burke lateropulsion scale，BLS）、对侧倾斜量表（scale for contraversive pushing，SCP）及四点推挤评分（four-point pusher score，4PPS）等。其中，BLS 是目前推荐的评估侧倾综合征的首选工具，可以全面地评估患者的功能状态，是唯一包含各种体位的评估，但评估所花费的时间较其他量表长。SCP 也是使用较广泛的评估量表，它评估重度侧倾综合征患者在坐姿和站姿中的三个主要特征，包括：①自发姿势的对称性；②使用非瘫痪肢体的推动行为；③对倾斜姿势被动矫正的抵抗力。SCP 需要较少的评估时间，但可能无法检测到轻度倾斜行为。4PPS 量表的优势在于评估所需时间较短，易于评分，可识别侧倾的轻度和重度表现，其评估包括卧位、坐位、站立和行走 4 种体位。

2. 倾斜综合征的临床特征是什么？会造成什么影响？预后如何？

倾斜综合征是一种主要影响额状面的姿势障碍，其临床特征包括过度活动受影响较少的一侧、主动向受影响较多的一侧倾斜／伸手越过中线，以及抗拒被动矫正，并且这种行为是非自愿／无意的。

患者对垂直的感知产生改变，重力方向感失调，向受影响较多的一侧倾斜时会有直立感，向受影响较少的一侧倾斜时会有跌倒感。有研究表明，倾斜综合征患者在向非偏瘫侧倾斜 18° 时，会认为自己的身体是直立的，而主观视觉垂直无偏移。这会显著增加跌倒风险，延迟站立、行走功能和日常生活活动能力的恢复，尤其在右侧脑损伤时，是造成亚急性中风残疾的重要原因，给护理人员和家人带来极大的安全挑战和负担。

一项涉及 1087 名患者的回顾性研究表明，入院时患有轻度倾斜综合征的患者中的 69.4%、患中度侧倾中的 49.3%、患重度侧倾中的 18.8%，完全缓解了侧倾症状。重度侧倾患者治疗前后的平均功能独立性评定（functional independence measure，FIM）变化低于无侧倾患者，且入院时的侧倾严重程度与 FIM 恢复效率低下、住院时间延长和出院回家的可能性降低相关。虽然与无侧倾的患者相比，中风后患侧倾的患者可能难以治疗，需要更多的资源，但大多数患者，即使是重度患者，也可以通过适当的康复治疗实现有意义的康复。

3. 倾斜综合征的康复策略有哪些？

首先，应利用现有的诊断一致的评估工具，及早系统地检测中风后的倾斜。其中右侧半球卒中患者的倾斜恢复时间更长、恢复情况更差，因此应对这些患者进行更深入的干预。研究表明，卒中后前 6 个月，甚至前 3 个月是倾斜康复的适当时间窗口。但是目前还没有针对脑卒中后倾斜康复的临床实践指南，在对这类患者进行治疗时，还应充分考虑个性化因素，反复评估实践。目前的侧倾治疗临床实践建议专家共识在康复策略的共识建议中主要包括以下几个方面。

（1）在管理策略方面主要包括：①需要清晰、简单的指导；②使用适当的触觉提示和家人 / 护理者 / 探视者的口头反馈；③引导倾斜患者看到 / 感觉到自己没有直立；④由于被动尝试纠正可能会加重侧推，因此应鼓励患者主动向中线移动。

（2）具体康复治疗策略主要包括：①应根据个人的行动能力状况，酌情提供针对特定任务的训练（坐、转移、站立、行走、爬楼梯）；②应优先考虑早期的直立定向训练；③应解决伴随侧倾的知觉障碍；④身体姿势应该在一天中不断变化（避免长时间躺着、坐着）；⑤应鼓励在坐、站和迈步时反复练习向受影响较小的一侧转移重心；⑥应解决躯干和近端无力的问题；⑦在受影响较小的一侧使用墙壁或脚手架，鼓励患者在站立时或步行训练时用肩膀和（或）臀部接触墙壁，可能有助于实现重心转移；⑧躯体感觉刺激可能有效，包括颈部肌肉振动、对受影响较严重一侧的触觉或热刺激、不稳定表面以增强反馈、与墙壁或其他垂直参照接触；⑨应鼓励患者在一天中自我纠正到中线位置，应为长时间保持中线 / 垂直姿势提供便利（考虑使用设备和跨学科团队的参与）；⑩坐姿和站姿中的中线触觉参考可能有效，包括由治疗师一对一指导和（或）触觉目标参考；⑪应鼓励在坐位下向受影响较小的一侧过度倾斜（如肘部支撑）；⑫应鼓励在安全的环境中探索稳定性的极限;⑬在适当的情况下,应提供准确垂直的视觉参考[考虑使用镜子、环境结构(如门框和墙壁)及视频反馈];⑭通过使用受影响较大的肢体(如有能力)进行跨体活动来转移重心,可能有助于恢复大脑半球间抑制的平衡。

### 五、病例点评

倾斜综合征是卒中后的一种严重的体位姿势控制障碍,患者表现出的行为可能包括过度活动受影响较少的一侧、主动向受影响较多的一侧倾斜/伸手越过中线,以及抗拒被动矫正。它限制并延迟了患者功能恢复,并给护理人员和家人带来了较大安全挑战和负担。卒中后的头6个月可能是侧倾康复的适当窗口期,且是中枢神经损伤后功能恢复的窗口期,早期系统的检查诊断有助于指导早期干预,使这一群体有机会获得最佳的功能恢复。另外,除了医疗人员在治疗中的紧密配合及一致性外,在患者及其照护人员的健康教育中加入侧倾部分的教育内容同样十分重要。

该病例合并侧倾、痉挛、认知障碍、抑郁状态等多种问题,早期对患者进行全面系统的评估,提出有针对性的诊疗方案,制订个性化的康复计划,在包括患者及其家属的整个康复团队团结一致的协作下,使患者在治疗期间获得最佳的康复效果。

（病例提供者：倪学翊 北京清华长庚医院）

（点评专家：潘 钰 北京清华长庚医院）

# 参考文献

[1]Paci M, Macchioni G, Ferrarello F.Treatment approaches for pusher behaviour: a scoping review[J]. Top Stroke Rehabil, 2022, 30（2）：11-18.

[2]Nolan J, Godecke E, Spilsbury K, et al.Post-stroke lateropulsion and rehabilitation outcomes: a retrospective analysis[J]. Disabil Rehabil, 2021, 44（18）：1-9.

[3]Dai S, Lemaire C, Piscicelli C, et al.Lateropulsion prevalence after stroke: a systematic review and meta-analysis[J].Neurology, 2022, 98 (15) : 1574-1584.

[4]Babyar SR, Smeragliuolo A, Albazron FM, et al.Lesion localization of poststroke lateropulsion[J].Stroke, 2019, 50 (5) : 1067-1073.

[5]Dai S, Pérennou D.Renaissance of "lateropulsion" [J].Ann Phys Rehabil Med, 2021, 64 (6) : 101595.

[6]Dai S, Piscicelli C, Clarac E, et al.Lateropulsion after hemispheric stroke: a form of spatial neglect involving graviception[J].Neurology, 2021, 96 (17) : e2160-e2171.

[7]Gomes-Osman J, Kloos A.Lateropulsion: an overlooked driver of balance and gait deficits in stroke? [J] Neurology, 2021, 96 (17) : 779-780.

[8]Nolan J, Jacques A, Godecke E, et al.Clinical practice recommendations for management of lateropulsion after stroke determined by a delphi expert panel[J]. Clin Rehabil, 2023, 37 (11) : 1559-1574.

[9]van der Waal C, Embrechts E, Loureiro-Chaves R, et al.Lateropulsion with active pushing in stroke patients: its link with lesion location and the perception of verticality.A systematic review[J].Top Stroke Rehabil, 2022, 30 (3) : 11-17.

[10]Koter R, Regan S, Clark C, et al.Clinical outcome measures for lateropulsion poststroke: an updated systematic review[J]. J Neurol Phys Ther, 2017, 41 (3) : 145-155.

[11]Salazar López E, Krewer C, Bergmann J, et al.Lateropulsion in Right-Sided stroke: brain anatomical correlates of severity and duration[J]. J Neurol Phys Ther, 2023, 48 (1) : 38-45.

[12]Fukata K, Fujino Y, Inoue M, et al.Early incidence and factors affecting recovery from lateropulsion after acute hemispheric stroke[J].Ann Phys Rehabil Med, 2022, 66 (4) : 101706.

[13]Birnbaum M, Brock K, Clark R, et al.Six-month outcomes and patterns of recovery for people with lateropulsion following stroke[J]. Disabil Rehabil, 2023, 46 (11) 1-9.

# 病例 5　脑膜动－静脉瘘并静脉性脑梗死术后综合康复治疗

## 一、病历摘要

患者男性，78 岁。

**主　诉**：言语不能伴吞咽障碍 1 个月余。

**现病史**：患者 1 个月余前新型冠状病毒感染后突发言语不能，急送我院，行头颅 MRI 检查提示：左颞枕叶异常信号，梗死灶可能，遂予抗血小板聚集、稳定斑块药物治疗。1 天后突发颜面部及右侧肢体抽搐，考虑癫痫发作，予镇静、抗癫痫处理后抽搐症状缓解，遗留吞咽障碍，遂留置胃管。复查头颅 MRI ＋ MRA ＋磁共振静脉成像（magnetic resonance venography，MRV）提示：左颞枕叶病灶范围较前扩大，左颞枕叶、左小脑半球多发扩张静脉，考虑静脉性脑梗死；左侧横窦、乙状窦变细，颈内静脉未显示，考虑颅内静脉窦血栓形成。进一步行脑血管造影检查提示：脑膜动－静脉瘘，行介入下动－静脉瘘栓塞术。术后出现意识障碍，遂转入 ICU，予呼吸支持、抗感染、脱水、抗凝及对症处理，10 天后意识障碍有所恢复，脱机拔管后于我科床旁康复干预。现患者病情稳定，自主呼吸，肺部感染控制，仍遗留言语、吞咽障碍及肢体活动障碍，转入康复科继续治疗。患者自患病以来，进食困难，鼻饲流质，意识障碍，谵妄，睡眠倒错，留置尿管，体重下降约 5 kg。

**既往史**：高血压 10 年；2 型糖尿病 10 年；冠状动脉粥样硬化性心脏病 5 年，1 年前行冠脉支架植入术，术后常规冠心病二级预防治疗，房颤病史 2 年。无吸烟、饮酒史。

**家族史**：否认家族遗传病史及类似疾病史。

**体格检查**：体温 36.3℃，脉搏 126 次／分，呼吸 22 次／分，血压 130/75 mmHg。嗜睡，营养中等，平车推入病房。双肺呼吸音清，未闻及干、湿性啰音。心律不齐，房颤。腹部检查未见明显异常。

**专科检查**：颈软无抵抗，嗜睡，呼之能睁眼，混合型失语，查体欠合作。记忆力、计算力检查无法完成。双瞳孔不等大，左侧 3 mm，右侧 2 mm，直接、间接对光反射存在，鼻唇沟对称，鼓腮、伸舌检查不合作。留置胃管在位通畅，咽反射减弱，吞咽检查不合作。四肢关节活动度正常，右侧肢体肌张力稍高，肢体均见自主活动，右侧肢体活动较对侧减少，肌力、感觉检查不能配合，生理反射存在，双侧病理反射未引出。协调、共济检查不能配合。坐位平衡 0 级，立位平衡 0 级，日常生活活动不能自理，重度依赖，精神情绪检查无法完成。

**辅助检查**：头颅 MRI（病例 5 图 1） 左颞枕叶混杂信号病灶，左颞枕叶、左小脑半球多发扩张静脉，考虑静脉性脑梗死；头颅 MRV（病例 5 图 2）提示：左侧横窦、乙状窦变细，颈内静脉未显示，考虑颅内静脉窦血栓形成。

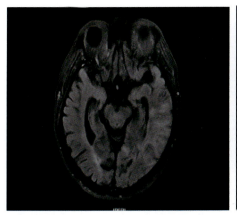 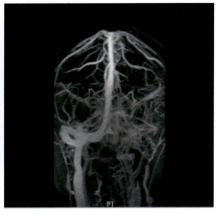

病例 5 图 1　头颅 MRI　　　　　病例 5 图 2　头颅 MRV

**疾病诊断**：①脑梗死（左颞枕叶）；②脑膜动-静脉瘘术后；③2 型糖尿病；④冠状动脉粥样硬化性心脏病；⑤高血压 3 级（极高危）；⑥心房纤颤。

**功能诊断**：①混合型失语；②吞咽功能障碍；③右侧偏瘫；④平衡障碍；⑤器质性精神障碍；⑥日常生活活动能力受限；⑦社会参与能力下降。

## 二、诊疗经过

在全面的入院检查基础上，经过详细康复评估，发现该患者本次就诊，康复方面的主要问题包括失语、吞咽障碍、平衡障碍、右侧偏瘫、精神障碍，各项功能障碍相互影响，对功能恢复相互阻碍。整体康复目标分为短期康复目标和长期康复目标。短期目标：在于控制精神症状，改善交流；恢复吞咽能力，尝试经口进食；改变体位，提高平衡能力及偏瘫侧肢体功能，力争辅助下步行。长期目标：则着重在恢复患者的日常生活自理能力及社会参与水平。在常规康复治疗基础上，采用针对性的康复方案：交流能力方面，在精神科药物治疗的基础上，加强认知言语训练，结合交流板、图片等工具，改善语言能力，通过近3周治疗，听理解能力提高明显，可完成大部分遵嘱活动，简单言语交流。吞咽能力方面，通过神经肌肉电刺激、球囊扩张技术，结合口腔、咽部本体感觉及运动训练，恢复经口进食，并逐步由治疗性进食过渡到功能性进食，洼田饮水试验2级，吞咽造影检查未见隐性误吸。运动能力方面，通过平衡训练、体位转移结合机械辅助下肢体功能训练，肌力、平衡能力显著改善，至出院前，坐位平衡3级、立位平衡2级，可借助助行架完成室内短距离步行。出院后转门诊继续三期康复，进一步提高日常生活活动能力及社会参与水平，功能稳步提高，治疗效果满意。

### 三、病例特点及讨论

该病例系静脉性脑梗死（cerebral venous infarction，CVI），是脑血管疾病中较为少见的类型。发病机制是由于血栓等原因所致的静脉回流受阻，引起局部管腔压力增高而导致血流动力学紊乱，从而导致脑组织局灶性缺血，带来相应的一系列临床症状。CVI临床表现复杂而不典型，取决于血管回流受阻的范围和部位，可表现为头痛、癫痫和任何形式的中枢神经功能缺损。本病例以失语起病，迅速发展出现癫痫、吞咽功能障碍、肢体偏瘫等临床症状，符合这一临床特征。CVI常继发于血管畸形、感染、血液高凝状态等原因。MRV是重要的检出手段。本病例发病原因在于脑膜动-静脉瘘所致的静脉高压，继发静脉血栓形成，MRI及数字减影全脑血管造影（digital subtract angiography，DSA）也予以证实。CVI疾病进展迅速，预后取决于早判断、早治疗。治疗手段除标准化抗凝以外，主要是针对病因的治疗，故而本例患者在造影确定脑膜动-静脉瘘后，及时进行了动-静脉瘘栓塞手术。虽然静脉性梗死存在诊断困难、病情进展迅速等特点，但由于受累病灶多近于灰白质交界区，且病灶散在，若处理及时，往往预后相对较好。本例患者治疗效果满意，由此也得以印证。

报道中本例患者虽初始症状重，病情进展迅速，但经积极处理，康复效果满意。分析原因，可能有以下几点值得总结：①前期诊断迅速，处理及时。如前文所述，静脉性脑梗死症状不典型，诊断困难，若不能及时降低回流阻力，梗死范围将逐步扩大且进展迅速。加之神经细胞不易耐受缺血缺氧，一旦细胞死亡无法再生，将造成不可逆损害。该患者早期明确诊断，并找出病因及时纠正，避免了脑细胞大范围损害，为后期功能恢复创造了先决条件。同时，就此病例经验，建议非典型部位梗死，应尽早完善颅内血管，包括静脉血管的影像学排查，首选核磁成像。②早期康复干预。该患者本次病情进展迅速，加之基础疾病影响，术后意识障碍时间长，病情危重。但在保证安全、生命体征平稳的前提下，我科康复治疗前移，早期 ICU 床旁干预，故而患者未出现关节挛缩、压疮、下肢深静脉血栓等干扰后期康复治疗的并发症，肺部感染控制也较为理想。因此，转至康复科后，为针对性解决语言、吞咽及肢体功能问题减少了干扰因素。③多学科参与，多专业联动。患者基础病多，术前多次癫痫发作，术后并发器质性精神障碍，由 ICU转出后遗留明显谵妄症状，均为后期康复治疗带来难度。为保证康复治疗安全有序进行，我们采取了多学科会诊的形式，在控制心室率、抗癫痫、控制精神症状药物治疗的基础上加强康复训练，保证了康复治疗顺利进行。另外，患者功能障碍累及范围广，不同功能障碍间相互制约。如听理解障碍影响力患者指令性动作的完成，故而影响吞咽及肢体训练；反之，吞咽障碍合并的构音障碍，也会影响失语症自发言语的训练。因此，我们治疗过程中采取治疗师联合干预，物理治疗师（physical therapist，PT）、作业治疗师（occupational therapist，OT）、语言治疗师（speech therapist，ST）共同参与的小组治疗模式，收效显著。

综上所述，前期临床治疗及时有效是患者功能恢复的前提条件，康复治疗干预点前移为后期康复扫清障碍，多学科、多专业联动的综合康复手段达到了事半功倍的效果。

### 四、相关问题及分析

根据以上病例资料，我们总结了关于脑卒中后语言障碍、吞咽功能障碍、运动功能障碍康复的具代表性几方面问题进行讨论，希望有助于提高对类似病例的诊治水平和服务质量。

1. 对于脑卒中后吞咽障碍的患者，有哪些手段协助功能恢复？

卒中是世界范围内致残率、致死率最高的疾病之一。卒中的发生给患者、家庭、社会带来巨大的躯体、精神和经济负担。吞咽障碍是卒中后最为常见的临床并发症之一，其不仅可以导致患者误吸、肺炎、脱水、电解质紊乱、营养障碍的发生，而且大大增加患者死亡和不良预后的风险。

吞咽障碍的病理生理。吞咽皮质损伤后的表现：吞咽皮质异常通常导致吞咽启动不能，启动吞咽时的犹豫表现，电视透视检查发现皮质损伤引起的吞咽问题可以表现为吞咽反射启动的延迟。皮质延髓束损伤后的表现：有学者认为，皮质延髓束损伤之后会导致吞咽的咽阶段延长，如果进一步损伤会导致主动吞咽不能，即主动吞咽启动不能，尽管这时反射性吞咽尚存在。另外，皮质延髓束损伤会影响抑制性神经元环路，使延髓中枢失去高位中枢对其的抑制作用，表现出低位中枢的去抑制作用，如环咽肌出现高反应性，表现为环咽肌放松不能。延髓吞咽中枢损伤后的表现：如果双侧延髓吞咽中枢损伤将导致吞咽反射消失，即不能完成吞咽动作。由于每侧延髓吞咽中枢都可以控制或协调吞咽的咽阶段及食管阶段，所以如果切除动物一侧的吞咽中枢，则导致同侧的咽喉吞咽消失。如果单侧延髓吞咽中枢损伤，应该仅损伤一侧的咽喉肌，从理论上讲导致吞咽障碍应该不是非常严重，但是急性单侧延髓中枢损伤，导致其与对侧的中枢联系中断时，作为一个整体的中枢模式发生器就丧失了功能，双侧咽肌瘫痪，咽阶段延长。以后随着时间的推移，同侧未受损的中枢神经元与对侧的吞咽中枢开始逐渐发挥作用，使吞咽功能有所改善。

卒中后吞咽障碍的流行病学特征。相关研究数据显示，50% ~ 67%的卒中患者有吞咽障碍，40%的患者发生误吸性肺炎。误吸性肺炎的30天死亡率为21% ~ 30%。吞咽障碍是卒中后肺炎的主要危险因素，吞咽障碍患者误吸发生率超过40%。卒中后吞咽障碍和误吸可引起多种并发症，包括肺炎、营养障碍、脱水、体重减轻及生活质量的下降等。临床上，卒中后吞咽障碍的转归呈现巨大的异质性，多数患者可以在短时期内恢复，但也有些患者长期遗留吞咽障碍。

这类吞咽障碍患者的管理在临床上是非常重要的，需要多学科共同参与临床管理，其中核心包括筛查、评价和治疗3个部分。国际上多个指南指出，卒中患者吞咽管理应该遵循这3个步骤。首先，通过筛查初步确定能经口进食的患者（通过筛查），以及存在或可能存在吞咽障碍的患者（未通过筛查）。然后，对于没有通过筛查的患者将由专业人员进一步进行吞咽功能的评估（包括临床床旁评估和仪器评估），以明确有无吞咽障碍及其程度、类型，了解吞咽障碍的病理生理基础，制订治疗计划和策略。最后，对吞咽障碍进行治疗，促进吞咽功能恢复，减少并发症，改善卒中结局。

该患者吞咽障碍初评估时发现饮水呛咳，吞咽启动延迟，存在明显的临床误吸体征，中等咽期吞咽困难。吞咽障碍患者的治疗包括多个方面，以团队合作模式完成，医生、护士、治疗师各司其职，同时应密切配合。首先是营养的管理，营养是吞咽障碍患者需首先解决的问题，若无禁忌证推荐使用肠内营养，对于肠内营养不能满足需求或有禁忌证的可选择部分或全肠道外营养。营养管理非常重要，推荐成立营养管理小组并有专业营养师参与，对于吞咽障碍患者营养的管理不仅需要考虑营养的量，而且需要考虑营养的供给方式、食物的性状、膳食的合理调配等内容。其次是促进吞咽功能恢复，此类方法旨在通过改善生理功能来提高吞咽的安全性和有效性，如提高吞咽肌肉收缩力量、速率和肌肉的协调能以达到安全有效的吞咽，其治疗手段包括口腔感觉训练、口腔运动训练、气道保护方法、低频电刺激、表面肌电生物反馈训练、球囊扩张术、针刺治疗、通气吞咽说话瓣膜的应用等。另外，可使用代偿性方法改善食团摄入，这并不会改变潜在的吞咽生理，且代偿技术应优先推荐，常用的如食物调整、进食工具改造、吞咽姿势的调整、环境改造等。康复的护理也是不容忽视的内容，吞咽障碍患者唾液分泌减少或增多、口腔内自净能力下降、食物残渣存留、定植菌不能有效清除等都是误吸所致吸入性肺炎的影响因素，应采取切实有效的措施保障口腔卫生。同时对于经康复治疗或代偿无效的严重吞咽障碍、反复误吸的患者可采取外科手术治疗，在外科手术前应充分权衡利弊，尽可能保留相关的功能。

2. 失语症早期评定应注意哪些内容，如何进行预后评估？

脑卒中失语症是脑血管意外后的常见并发症，脑卒中致残率中出现失语症的比例高达 20% ～ 30%。失语症是由于脑卒中后大脑语言中枢受到损伤引起的。当与这些功能有关的脑组织受损时，就会出现相应的语言功能障碍。表现为口语表达困难，不能理解，命名困难，复述差；说话流利性减低，失句法及文法；无法参与正常社交活动，甚至日常生活也受到一定程度的影响。

失语症的评定从两个方向出发，分别是病灶位置和语言临床表现。评定时需了解患者的基本情况，包括临床资料（诊断、病史、既往史、治疗、影像学检查等），个人资料（姓名、年龄、职业、文化、爱好、期望、利手等），身体情况（身体状况、意识水平、偏瘫情况、注意力等），语言情况（流畅性、自我意识、其他沟通方式等）。再者就是选择合适的量表对患者进行评定，评定有两种类型：①标准化评估，如中国康复研究中心汉语标准失语症检查（China rehabilitation research center aphasia examination, CRRCAE）、西方失语成套测验（western aphasia battery, WAB）、汉语失语成套测验（aphasia-battery of Chinese, ABC）等，主要用于失语症患者的筛查、综合检查、单项检查、实用能力检查。②非标准化评估，主要指一些心理语言学评估、访谈、行为观察。

在卒中急性阶段，病灶部位是决定失语症类型的主要因素，常见八大失语症常见解剖定位。左额下回后部病变与 Broca 失语有关、左颞上回后部病变与 Wernicke 失语、左弓状束及缘上回病变与传导性失语、Broca 前上部病变与经皮质运动性失语、左颞顶分水岭区病变与经皮质感觉性失语、左分水岭区大病灶与经皮质混合性失语、左额顶颞叶病变与完全性失语、左颞顶枕结合区病变与命名性失语、丘脑或基底节病变与皮质下失语密切相关。

一般失语症的预后与原发病的预后一致，近年来在发达国家和我国的一些大城市，人口已趋向老龄化，也产生了失语症重度化、复杂化的趋势，再加上年龄增加所带来的脑功能低下，有时会见到症状加重的现象，若为再次脑卒中或以进行性疾病为基础，失语症状也会加重。根据国外的文献和中国康复研究中心的统计资料，失语症的预后与以下因素有关。

（1）训练开始期：开始越早预后越好。

（2）年龄：患者越年轻预后越好。

（3）轻重程度：轻度患者预后好。

（4）原发疾病：脑损伤范围小和初次脑卒中者预后好，脑外伤比脑卒中者预后好。

（5）合并症：无合并症者预后好。

（6）利手：左利或双利者比右利者预后好。

（7）失语类型：表达障碍为主比理解障碍为主者预后改善好。

（8）智能水平：智商高者比低者预后好。

（9）自纠能力：有自纠能力和意识者预后好。

（10）性格：外向性格者预后好。

（11）对恢复的愿望：患者和家属对恢复训练愿望高者预后好。

3. 患者同时存在吞咽、言语、肢体功能障碍的情况下，如何对待不同功能障碍间的相互影响，促进全面康复？

脑卒中康复管理是多学科、多部门的合作。康复不是针对某种疾病，而是针对疾病所造成的功能障碍，以改善功能、提高能力为目标。患者的康复需一切以患者为中心，脑卒中急性期患者入院立即给予全面的身体状况评估，包括患者病情、营养状况、意识和认知状态、吞咽功能、膀胱直肠功能、皮肤情况、可能出现的并发症等。康复治疗应当以功能性的目标为基础，对脑卒中不同发病阶段的患者给予相应的规范康复治疗，每一位患者都应当接受有经验的、多学科的康复小组的治疗，以保障获得最好的效果。为达到共同的目标，治疗成员间必须充分沟通与交流。康复小组包括康复医生、护士、物理治疗师、作业疗法师、言语治疗师、心理师、文体治疗师、患者及其家人／照顾者等。

针对患者同时存在不同的功能障碍，康复治疗团队需召开病例讨论会，相关的医生、言语治疗师、作业治疗师、物理治疗师、护士、陪护及家属、患者均应参加。小组成员在一起讨论患者情况，决定治疗方案，明确分工，以便于以后在治疗过程中的互相合作。讨论会上，整合分析评定结果：①确定诊断；②明确功能障碍的严重程度及具体情况；③判断残留的功能状态；④评价预后，团队成员发表意见，提出问题和解决问题的方案，最后由康复医师汇总后确定治疗计划并分配任务；⑤制订目标（长期、短期）。除了根据预后判断外，还要重点考虑患者的生活环境，患者及家属的接受程度，治疗措施的可实施性；⑥制订计划——根据目标制订措施。

总之，团队协作是一种可以最大化时间利用率，增加患者有效治疗时间但不增加治疗师负担的康复训练方式，利用先进的设备，将传统的、复杂和费力的被动康复治疗转变为新颖的、简单和省时的主动运动。提高患者参与程度，优化每一次运动动作，增加患者有效治疗时间，提高医院设备和医生单位时间内的工作效率。因此在康复训练中，团队合作、医患共同参与是一种医生和患者均受益的康复治疗方式。

## 五、病例点评

本病例为一位 78 岁男性患者，因脑膜动－静脉瘘并静脉性脑梗死经历的综合康复治疗过程。涵盖了患者的基本信息、病史、诊断、治疗和康复过程，为类似病例的诊治提供了宝贵的参考。

1. 多学科综合治疗的重要性　该案例突出了在复杂神经疾病治疗中多学科团队合作的重要性。神经学、放射学、康复科等多个专业领域的紧密合作，为患者提供了全面的诊疗服务。

2. 康复治疗的个性化与全面性  康复计划考虑到了患者的多方面需要，包括认知言语训练、吞咽功能恢复、平衡和运动能力训练等，体现了针对个体病情制订的康复方案的重要性。

3. 早期干预与持续评估的作用  病例强调了早期干预在改善患者预后中的重要作用，同时也突出了持续评估在调整治疗计划和监控康复进展中的重要性。

4. 跨学科沟通与合作  本案例中，医生、言语治疗师、物理治疗师、作业治疗师和护士的紧密合作对于患者康复至关重要，这种跨学科合作有助于提供全面和协调的康复服务。

5. 家庭和患者的参与  虽然病例中对此未详细说明，但患者及家庭成员的参与对于康复过程同样重要。他们的支持和参与对于患者的情绪、心理健康和康复动力有着重要影响。

6. 技术和方法的创新应用  使用如神经肌肉电刺激、球囊扩张技术等创新方法在康复治疗中取得显著效果，体现了医疗技术进步对提高康复效果的重要性。

7. 长期管理和追踪  对于此类复杂病例，持续的管理和追踪对于监测治疗效果、调整治疗方案和预防潜在并发症非常关键。出院后的定期随访和适当的门诊康复治疗对确保患者持续改善至关重要。

综上所述，该病例展示了在处理脑血管疾病及其并发症时，及时准确的诊断、多学科综合治疗及个性化、全面的康复计划的重要性。此外，患者和家庭的参与，以及医疗技术的创新应用，对于实现最佳治疗效果同样至关重要。

（病例提供者：孙　瑜　徐红东　昆明医科大学第一附属医院）

（点评专家：丁　桃　昆明医科大学第一附属医院）

# 参考文献

[1] 励建安. 康复医学 [M]. 北京：人民卫生出版社，2014.

[2] 贾建平，陈生弟. 神经病学（第 7 版）[M]. 北京：人民卫生出版社，2013.

[3] 王玉龙，康复功能评定学（第 3 版）[M]. 北京：人民卫生出版社，2018.

[4] 蔡斌，董强，高磊，等. 中国脑卒中早期康复治疗指南 [J]. 中华神经科杂志，2017，50（6）：405-412.

[5] 王勇丽，黄昭鸣，邱卓英. ICF 言语功能评估标准 [M]. 南京：南京师范大学出版社，2020.

[6] 卫冬洁，江钟立. 康复治疗师临床工作指南•失语症康复治疗技术 [M]. 北京：人民卫生出版社，2019.

[7] 窦祖林. 康复治疗师临床工作指南•吞咽障碍评估与治疗 [M]. 北京：人民卫生出版社，2017.

[8] 万桂芳，张庆苏. 吞咽障碍康复治疗技术 [M]. 北京：人民卫生出版，2019.

[9] 窦祖林，郭铁成，唐志明，等. 中国吞咽障碍评估予治疗专家共识（2017 年版）[J]. 中华物理医学与康复杂志，2018，40（1）：881-892.

[10] 王拥军，王少石，赵性泉. 中国卒中吞咽障碍与营养管理手册 [J]. 中国卒中杂志，2019，14（11）：1153-1169.

# 病例 6　计算机辅助认知功能康复训练对卒中后执行功能障碍患者康复

## 一、病历摘要

患者男性，62 岁，右利手，退休，和爱人一起生活，家住 2 楼无电梯。

**主　诉：** 反应迟钝伴左侧肢体活动不灵 20 天。

**现病史：** 患者于 2019 年 9 月 20 日中午 12 时左右无明显诱因突发左侧肢体无力，无法站立，期间无意识障碍。头颅 CT 示：右侧基底节区、辐射冠区腔隙性脑梗死。神经外科医师以"急性脑血管病"收入院。排除禁忌证后急诊行动脉取栓术，术后局灶性神经缺失症状无进一步加重。转入康复医学科接受康复治疗。

**既往史**：患者否认高血压、糖尿病等病史。生长于石河子。有吸烟史，年限 40 年，吸烟量 30 支／日。有饮酒史，饮酒年限 40 年，饮酒量 200 mL/d。否认药物嗜好。否认疫水疫区接触史。无工业毒物、粉尘、放射性物质接触史。无冶游史。

**体格检查**：体温 36.5℃，心率 80 次／分，呼吸 20 次／分，血压 140/80 mmHg，身高 175 cm，体重 85 kg。

**专科检查**：神志清，理解力正常，言语流利，对答不切题。记忆力差、计算力差，时间定向可，空间定向差，人物定向可；逻辑推理能力差。左侧上肢肌力 4 级，下肢肌力 4 级，站立平衡 2 级。Brunnstrom 分期：上肢Ⅳ期，手Ⅳ期，下肢Ⅳ期。左侧 Babinski 征（+）。

**疾病诊断**：①缺血性脑梗死；②脑梗死恢复期。

**功能诊断**：①左侧肢体偏瘫；②认知功能障碍（执行功能障碍）；③日常生活活动能力受损；④社会参与功能受损。

## 二、诊疗经过

康复医师、康复治疗师、康复护士、患者家属讨论病情制订康复措施：计算机辅助认知功能训练、肌力和肌耐力训练、步态训练、作业治疗。健康宣教：对患者和家属进行健康知识宣教，包括在进食、洗漱、修饰等日常生活方面。

1. 康复目标

（1）近期目标：①站立平衡 3 级，能独立完成床－轮椅间转移；②认知功能较前好转：能正确定向（时间、空间、人物）、能回忆上一顿饮食、能完成简单计算（10 以内加减乘除）；③日常生活活动能力：ADL 评分 60 分以上，能正确按照通讯录拨打电话。

（2）远期目标：①社区内步行；②认知功能基本正常（符合患者身份）；③日常生活活动能力达到自理。

2. 诊疗效果（病例 6 表 1 至病例 6 表 4）。

病例 6 表 1　患者治疗前后运动功能变化

| 项目 | 上肢肌力（级） | 手（级） | 下肢肌力（级） | 站立平衡（级） | 改良 Barthel 指数（分） |
|---|---|---|---|---|---|
| 治疗前 | Ⅳ | Ⅳ | Ⅳ | 2 | 45 |
| 治疗后 | Ⅴ | Ⅳ | Ⅴ | 3 | 60 |

病例6表2　患者治疗前后威斯康星卡片分类测验（WCST）的变化

| 项目 | 正确应答数(n) | 完成分类数(n) | 错误应答数(n) | 首次分类应答数（n） | 概括水平（%） | 持续性错误率（%） | 非持续性错误（n） | 规则坚持失败数（n） | 学习到学会(n) |
|---|---|---|---|---|---|---|---|---|---|
| 治疗前 | 34 | 1 | 94 | 129 | 3.91 | 0 | 94 | 1 | 0 |
| 治疗后 | 67 | 4 | 61 | 12 | 46.09 | 28.91 | 18.75 | 2 | 15 |

病例6表3　治疗前后MMSE各项变化

| 项目 | 总分 | 定向 | 记忆力 | 注意和计算力 | 回忆 | 命名 | 复述 | 阅读 | 三步令 | 书写 | 结构 |
|---|---|---|---|---|---|---|---|---|---|---|---|
| 治疗前 | 18 | 6 | 3 | 2 | 2 | 2 | 1 | 1 | 1 | 0 | 0 |
| 治疗后 | 26 | 10 | 3 | 3 | 3 | 2 | 1 | 1 | 3 | 0 | 0 |

病例6表4　治疗前后MoCA评分各项变化

| 项目 | 总分 | 视空间与执行 | 命名 | 注意 | 敲击 | 计算 | 言语 | 抽象 | 延长回忆 | 定向 |
|---|---|---|---|---|---|---|---|---|---|---|
| 治疗前 | 15 | 1 | 3 | 1 | 0 | 1 | 2 | 0 | 1 | 4 |
| 治疗后 | 21 | 1 | 3 | 2 | 0 | 3 | 3 | 1 | 2 | 6 |

## 三、病例特点及讨论

1. 计算机辅助的认知功能训练　由专业治疗师采用认知康复系统进行计算机辅助认知训练。训练内容包括工作记忆训练、抑制控制训练、定势转移训练、ADL训练。其中，①工作记忆训练：元素记忆任务、保持跟踪任务、圆点计数任务；②抑制控制训练：反应抑制能力训练、反向眼跳训练、Flanker任务训练、信号停止反应时间训练；③定势转移训练：数字转换任务、分类转换任务。

2. 运动功能训练

（1）站立平衡训练，偏瘫侧下肢负重，上下台阶训练。

（2）平衡杆内步行训练。

（3）物理治疗师给予一对一运动抗阻训练（30 RM：500 g）：肩关节屈、伸、外展、内收、外旋和内旋等动作的抗阻训练。

（4）康复踏车肌力训练。

3. 作业治疗 日常生活活动训练，主动活动、进食、个人卫生、更衣、洗澡、如厕等。

4. 重复经颅磁刺激（repetitive transcranial magnetic stimulation, rTMS） 依据国际脑电图 10～20 系统电极放置法确定线圈的刺激部位：左侧前额叶背外侧皮质，"8"字形线圈的中间部位紧贴头皮并且与头皮呈切面放置，手柄与正中线呈 45°。刺激频率均为 1 Hz，刺激强度为 80% RMT。

5. 传统针灸 采用通督调神针法治疗。主穴：百会、神庭、印堂、水沟、风池；辅穴：太冲、太溪、内关、丰隆、三阴交。得气后留针 30 分钟，每天 1 次，每周 5 次，共治疗 4 周（20 天）。

6. 常规药物治疗 针对卒中二级预防药物，如阿司匹林、氯吡格雷、他汀类药物。

## 四、相关问题及分析

执行功能属于认知功能的范畴。认知功能受损与大脑特定脑区密切相关，如皮质边缘系统，额颞叶皮质、白质、海马等。目前学者常采用神经环路解释执行功能，其中背外侧前额叶环路与执行功能最为密切。也有学者认为，小脑与右侧扣带回功能连接异常与执行力功能障碍相关。我们观察到该患者表现出日常生活活动能力差与运动功能的明显不符。该患者认知功能障碍主要表现在工作记忆、抑制、定势转移及流畅性 4 个部分。我们采用计算机辅助的认知功能训练，是针对患者工作记忆、抑制、定势转移和流畅性的训练。

1. 针对工作记忆的训练 工作记忆属于短时记忆系统范畴。它强调需要存储的信息与当前所从事的活动的联系。也就是说，工作记忆是人们从事某一任务各动作间的"微小认知桥梁"。基于 Baddeley 和 Hitch 工作记忆的机制存在多种成分模型，包括语音回路、视觉空间回路、中央执行系统的理论。我们把训练的重点放在视觉空间回路的激活上。我们给予以实物图形作为记忆训练的元素：屏幕中央会出现一些生活中常见的实物，要求患者在实物呈现结束后，按实物出现的顺序依次选出所看到的最后四个实物图形。经过 20 天的治疗，患者的 MoCA 总分较前明显提高，但是视空间与执行功能的得分仍较低（入院时患者画钟测验仅能完成封闭的圆形，其余不能；20 天后患者可以成功完成画钟测验）。除此之外，患者注意力、处理问题能力、决策能力、刺激的再识别能力较前明显提高。

2. 针对抑制能力的训练　抑制（inhibition）是执行功能的一个重要内容，表现为主动忽略不相关、错误信息，避免有害刺激，决策出正确的行为以适应任务的变化；是个体主动压抑的过程，把与任务无关的信息从工作记忆中排除出去。该患者表现出不能自我抑制地说：送回洞房（送回病房），以及在住院过程中大发脾气甚至砸碎自己的车窗。我们认为患者的这些表现是患者抑制能力减弱的表现，针对此临床表现，我们选择反应抑制能力训练。

（1）看到屏幕上出现数字1，敲击数字键2；看到屏幕上出现数字2时，敲击数字键1。

（2）看到屏幕上出现微笑头像，点击悲伤头像；看到屏幕上出现悲伤头像，点击微笑头像。如果患者能够顺利完成当天的抑制能力训练，我们给予灵活性训练：如果屏幕上出现白色数字，进行大小判断（如果小于5，按鼠标左键；如果大于5，按鼠标右键）；若出现黑色数字，进行奇偶判断（如果是奇数，按鼠标左键；如果是偶数，按鼠标右键）。在整个治疗过程中，如果患者接受这种治疗顺序，患者可以有较好的表现，可以顺利完成训练。然而，在治疗的过程中我们发现，悲伤头像出现时，患者需要较长的时间反应才能正确点击微笑头像。有研究表明，面部表情可以影响情绪加工或被其他情绪影响。该患者在治疗的过程中对悲伤表情训练需要更长的反应时间，可能是这些悲伤表情影响到患者的情绪，继而影响了患者的注意力。大脑有对情绪效价做出评估与分类的能力，如发生异常则不能把评估结果有效编码成知觉。该患者还存在过分关注负性情绪，同时也说明负性情绪更容易被内隐识别，从而悲伤表情可以影响患者的执行功能。也有学者提出认知负荷学说，认为情绪尤其是负性情绪会占用认知资源，会限制认知活动，从而影响执行功能，出现反应迟钝，甚至"死机"现象。如果此时中枢神经系统启动"刷新功能"，就有可能中断"死机"现象，很明显该患者没有能够启动刷新功能。刷新是中央执行功能的核心成分之一，是指个体根据当前形式规则，对工作记忆中的信息不断更新，所以该患者整体表现我们认为是情绪负荷过重导致的反应迟钝，以及工作记忆不能刷新的缘故。在治疗的中后期治疗师相对容易纠正他不良的床－轮椅间转移等动作，也说明患者具有一定的抑制错误动作出现的能力，同时也具有一定的抑制外界干扰的能力，不能抑制地说"送回洞房"明显减少。

3. **定势转移的训练** 定势转移（set shifting）从一个刺激的反应规则转变到另一个规则的灵活转换的控制过程，其本质是产生协调有序而有目的性的行为及对认知过程进行良好的控制和调节。定势转移需要保存已经执行或正在执行的目标，说明应该也有工作记忆的参与，在执行下一个目标任务之前需要忽略之前的目标任务，说明又有抑制成分的参与。基于此我们可以理解患者在 MoCA 的画钟测验中的表现：患者仅能画出封闭的圆形，不能完成钟表的数字时间填充。其原因可能有两种：

（1）患者工作记忆受损，不能储存接下来要执行的任务信息。

（2）患者抑制能力受损，不能从画圆形的规则中转换出来。经过 20 天的训练，该患者表现出有趣的画钟过程，"顺利画出封闭的圆形，之后画 2 条垂直的线段将圆形四等分，在四个象限填充数字，1、2、4 象限数字是正确的，但在第三象限患者填写逆向的 7、8、9。最终患者的钟表数字顺序为：1、2、3、4、5、6、9、8、7、10、11、12，并在所画的时钟上面写出 '11……10 分' 字样。此时患者虽然在画钟测试的得分与之前相同，但患者的执行功能已经有明显的好转。患者可以从画圆形的形式规则转换到钟表时间的填充和之后的时间指向上。患者在整个画钟过程中表现出基本完整的工作记忆，但仍不能完全抑制数字顺序错误的出现。同时该患者在执行多目标任务训练时（打开水龙头—洗手—关水龙头—拧毛巾—擦干手）表现出动作僵化；同时也表现出思想僵化和固执（很难执行拧毛巾动作训练，并强烈认为不需要拧毛巾，不需要训练）。针对该患者我们给予双任务（大小判断）和多任务（大小判断和奇偶判断）。经过 20 天训练后，虽然该患者在执行多目标任务时存在困难，但患者思想僵化较前明显好转，能够积极接受康复训练，脾气较前明显好转，能够更加理解家属关于康复训练的督促，这也可能与定势转移好转有关，这正如学者苏彦捷等人发现定势转移能够帮助个体从自我视角转换到他人视角，推理他人的心理状态。

执行功能（executive function）的本质是人对新异情境的适应反应能力，是众多认知、情绪和社会技能的基础，是独立完成有目的、自我控制的行为所必需的一组技能。所以，在临床上我们经常看到那些具有很好的肢体运动和感觉功能的患者表现出较差的日常生活活动能力。然而，该患者经过 20 天的康复训练，不论是在客观的神经心理学测验和现实生活中的表现都有很大的提高。但近年来很多学者也提出生态学的执行功能的概念，Prins ND 等人，进行了为期 5 年的随访研究发现，采用 MMSE 量表、Stroop 测试量表、Letter-Digit 替换任务量表、语言流畅性测试量表等神经生理学量表所反映的被试者的执行功能状态与社会生活中被试者的实际水平存有差异，存在着生态效度不足的缺陷。具有社会属性的人，终极康复目标是回归家庭，实现日常生活自理。那么采用日常生活水平的生态学执行功能行为评定量表评估患者的出院指征应该是合理的。

### 五、病例点评

患者为右侧基底节脑梗死恢复期病患，临床上表现为典型左侧肢体运动功能障碍，无吞咽及言语障碍，MMSE 评分 18 分，认知受损。进一步针对执行功能评定显示正确应答数严重降低，给予针对性训练后各项分测验均较前改善，患者执行功能明显改善。执行功能（executive function）是人类推理、解决和处理问题的能力，是人类智力的最高水平。执行功能障碍是脑卒中后认知功能受损的一种常见表现形式。具体体现在对新的形势规则做出调整的能力受损，当个体对新形势规则做出调整时涉及计划、启动、顺序、运行、反馈、决策和判断等过程，其中任何一个环节异常都可能出现执行障碍。有文献报道，脑卒中后有 75% 的卒中患者会出现执行功能障碍，尤其是基底节和丘脑区域，严重降低了日常生活活动恢复独立的能力，特别是当需要用替代运动策略来弥补日常活动时表现更为明显。

（病例提供者：姚永坤 石河子大学第一附属医院）

（点评专家：张桂青 石河子大学第一附属医院）

# 参考文献

[1]Pérez-Miralles FC, Prefasi D, García-Merino A.Brain region volumes and their relationship with disability progression and cognitive function in primary progressive multiple sclerosis[J/OL]. Brain and Behavior, 2021, 11（4）: e02044. doi: 10.1002/brb3.2044.

[2]Parker MO, Brock AJ, Walton RT.The role of zebrafish (Danio rerio) in dissecting the genetics and neural circuits of executive function[J/OL].Frontiers in Neural Circuits, 2013, 7: 63. doi: 10.3389/fncir.2013.00063.

[3] 韩清梅，王菊莉.颞叶癫痫的执行功能研究进展 J/OL. 癫痫杂志，2023, 9（03）：230-234. doi: 10.7507/2096-0247.202301006

[4]Baddeley AD, Hitch GJ.Development of working memory: should the Pascual-Leone and the Baddeley and Hitch models be merged ? [J/OL]Journal of Experimental Child Psychology, 2000, 77（2）：128-137. doi: 10.1006/jecp.2000.2592.

[5]Chiu HL, Chan PT, Kao CC.Effectiveness of executive function training on mental set shifting, working memory and inhibition in healthy older adults: A double-blind randomized controlled trials[J/OL].Journal of Advanced Nursing, 2018, 74（5）：1099-1113. doi: 10.1111/jan.13519.

[6]Klingner CM, Guntinas-Lichius O.Facial expression and emotion[J/OL].Laryngo-Rhino- Otologie, 2023, 102（S01）：S115-S125. doi: 10.1055/a-2003-5687.

[7]García-Martínez B, Fernández-Caballero A, Martínez-Rodrigo A, et al.Evaluation of Brain Functional Connectivity from Electroencephalographic Signals Under Different Emotional States[J/OL]. International Journal of Neural Systems, 2022, 32（10）：2250026. doi: 10.1142/S0129065722500265.

[8] 蒋懿博，李骋诗.无关情绪面孔视觉工作记忆表征对注意的捕获：知觉负载的影响 [J/OL]. 中国临床心理学杂志，2023, 31（06）：1303-1308. doi: 10.16128/j.cnki.1005-3611.2023.06.004.

[9]Luna FG, Barttfeld P, Arévalo-Martín E, et al.Cognitive load mitigates the executive but not the arousal vigilance decrement[J/OL].Consciousness and Cognition, 2022, 98: 103263. doi: 10.1016/j.concog.2021.103263.

[10]Pappa K, Biswas V, Flegal KE, et al.Working memory updating training promotes plasticity & behavioural gains: A systematic review & meta-analysis[J/OL]. Neuroscience and Biobehavioral Reviews, 2020, 118: 209-235. doi: 10.1016/j.neubiorev.2020.07.027.

[11] 刘钰，苏彦捷，曹春梅，等.社区老年人执行功能和加工速度与运动能力的关系 [J/OL]. 心理发展与教育，2022, 38（06）：769-777. doi: 10.16187/j.cnki.issn1001-4918.2022.06.02.

# 病例 7    神经重症患者留置气切套管的拔管康复

## 一、病历摘要

患者女性，38 岁。

**主　诉**：右侧肢体活动不利伴呼吸喘憋 40 余天。

**现病史**：患者 40 多天前无明显诱因出现右侧肢体无力，上肢不可抬举，右侧手指抓握不能，右侧下肢无主动活动，就诊于当地医院，行头颅 MRI 检查提示：左侧额叶、脑室出血、脑积水，给予颅内血肿清除术。1 天后患者出现呼吸急促、喘憋，痰液量多，咳痰困难。肺 CT 提示：重度肺部感染。行气管切开术，术后肺部感染控制欠佳，自主排痰能力差，呼吸急促，气切套管拔除困难，为进一步治疗就诊于我科。现患者留置气切套管，言语不能配合，肺部感染严重，痰液多且黏稠，右侧肢体无力有所改善，可辅助下站立，上肢可抬举，但进食、穿衣、转移、如厕、入浴等日常生活动作大部分需要他人辅助。患者自发病以来间断发热、咳嗽咳痰，无胸闷、气短，无腹痛、腹泻。精神尚可，饮食正常，睡眠正常，大小便正常，体重无明显下降。

**既往史**：高血压 3 年，最高达 160/110 mmHg，未规律监测血压变化，未规律用药治疗，血压控制不详。有支气管哮喘病史，间断用药治疗，具体不详。否认糖尿病及冠心病病史。吸烟 10 年，现已戒烟 2 年。无饮酒史。

**家族史**：否认家族遗传病史及类似疾病史。

**体格检查**：体温 36.1℃，脉搏 92 次 / 分，呼吸 31 次 / 分，血压 130/82 mmHg。神志清楚，营养中等，平车推入病房，留置气切套管，双肺底可闻明显痰鸣音，心脏及腹部检查未见明显异常。吸氧状态下 $FiO_2$ 29%，血氧饱和度 92%。

**专科检查**：神志清，精神可，言语不能配合、听理解能完成三步指令，眼动充分，未见眼震及复视。双瞳孔等大等圆，直径 ≈ 3 mm，直接、间接对光反射灵敏，面部痛、触觉对称正常。双侧额纹对称，右侧鼻唇沟变浅，示齿口角左偏，咽反射欠灵敏，伸舌右偏。徒手肌力检查：右上肢近端肌力 2 级、远端 1 级，右下肢近端肌力 3 级、远端 2 级，肌张力正常；Brunstrom 分期：右上肢 Ⅱ 期，右手 Ⅱ 期，右下肢Ⅲ期。双侧肢体针刺、轻触、振动觉对称，关节位置觉正常。右侧肱二头肌腱反射、肱三头肌腱反射、桡骨膜反射（++），右侧膝腱反射、跟腱反射（++）。右侧踝阵挛（−），右侧 Hoffmann 征（+），右侧 Babinski 征（+）。共济检查不能配合。功能评定：坐位平衡 2 级、立位平衡 1 级，Berg 平衡量表评分 8 分、FMA 评分 18 分、ADL 评分 40 分。

**辅助检查：**

1. 头部 CT　左侧额部血肿，脑室积血（病例 7 图 1）。

2. 胸部 CT　两肺炎症，两肺背侧实变（病例 7 图 2）。

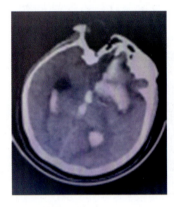 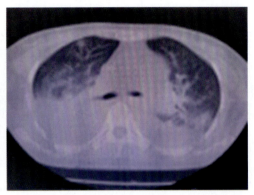

病例 7 图 1　头部 CT　　　　　　病例 7 图 2　胸部 CT

血气分析：pH 7.39，动脉血氧分压（PO$_2$）53.40 mmHg，二氧化碳分压（PCO$_2$）61.50 mmHg，乳酸 1.70 mmol/L，HCO$_3^-$ 36.60，碱剩余（BE）10.10。

**疾病诊断：**①脑出血康复（左侧大脑中动脉供血区，大动脉粥样硬化性）；②高血压 3 级（极高危）；③重症肺炎；④Ⅱ型呼衰；⑤支气管哮喘；⑥肺功能不全。

**功能诊断：**①右侧偏瘫；②大气道狭窄；③气管切开术后拔管困难；④日常生活活动能力受限；⑤社会参与能力下降。

## 二、诊疗经过

在全面的入院检查基础上，经过详细康复评估，发现该患者本次就诊关于气管切开术后拔管困难。康复方面评估：患者为清醒状态，呼吸频率为 31 次／分，面罩吸氧 FIO$_2$ 为 29%，血氧饱和度为 92%。呼吸频率为胸式呼吸，呼吸节律正常，呼吸功能增加，胸廓前后径增加，膈肌及腹肌肌力减弱，活动度减弱，听诊满肺痰鸣音，吸气相延长，呼气相缩短；咳嗽反射减弱，主动咳嗽无力，湿性，低效，痰液为白色，Ⅱ度，呼吸道通畅性差，肺功能检查配合。最大呼气流量（peak expiratory flow，PEF）实测值 206 L/min，PEF 预计值 500 L/min，用力肺活量（forced vital capacity，FVC）实测值 1.36 L，FVC 预计值 2.38 L，第 1 秒用力呼气容积（forced expiratory volume in one second，$FEV_1$）实测值 1.69 L，$FEV_1$ 预计值 2.98 L，$FEV_1$/FVC 72%。支气管镜检查提示：气道狭窄，狭窄程度分级为Ⅲ级，狭窄程度为 65%，主要为膜塌陷。胸部 CT：两肺炎症，两肺背侧实变。综合主要问题包括气道廓清障碍、肺容量降低、呼吸肌功能障碍、大气道狭窄、呼吸模式异常。

整体康复目标分为短期康复目标和长期康复目标。短期康复目标：重在促进痰液的排出，增加主动咳嗽的能力，不吸氧状态下 24 小时血氧饱和度 90% 以上；核心肌群训练，协同提高呼吸肌群肌力。长期康复目标：则着重于拔除气切套管，提高日常生活活动能力，改善生活质量。

在常规康复治疗基础上，采用针对性的肺康复方案：通过主动呼吸循环，呼气末正压等技术加强患者的主动咳嗽能力，促进痰液排出及加强吸气肌，呼气肌肌力训练，增加肺容量，加强核心肌力训练。延长呼气道阻力，减缓气道塌陷，重建气道支撑能力及扩张气道，增加膈肌肌力，改善呼吸模式为腹式呼吸。经过 3 周系统肺功能康复训练，患者呼吸频率为 23 次 / 分，不吸氧状态下血氧饱和度为 96%，呼吸模式为胸腹联合呼吸模式，呼吸节律正常，呼吸功能正常，胸廓前后径增加，膈肌及腹肌肌力增加，活动度正常，听诊未闻及湿啰音，吸气相及呼气相时间正常；咳嗽反射增强，主动咳嗽有力，干性，高效，呼吸道通畅性可，肺功能检查配合，PEF 实测值 420 L/min，PEF 预计值 500 L/min，FVC 实测值 2.23 L，FVC 预计值 2.38 L，$FEV_1$ 实测值 2.36 L，$FEV_1$ 预计值 2.98 L，$FEV_1$/FVC 90%。支气管镜检查：提示气道狭窄，狭窄程度分级为Ⅰ级，狭窄程度为 20%。

## 三、病例特点及讨论

该病例为脑出血及重度肺部感染，导致右侧肢体活动不利，行气管切开术，分析该患者气管切开术后拔管困难的原因，可能有以下几点：①肺部感染：患者的肺部感染未得到有效控制，不吸氧状态下，血氧饱和度监测 87% ～ 90%，虽然给予常规抗感染治疗，但效果欠佳。应该在完善相关检查基础上给予敏感抗生素及肺康复治疗；②痰液多且黏稠：患者留置气切套管长期开放状态，气道干燥，导致痰液多且黏稠。应该根据具体痰液的程度给予适当的雾化及高流量湿化；③呼气肌力量差：患者咳嗽能力及分泌物清除能力差，痰液不能自主咳出气切套管口，白卡实验阴性。应该加强呼气肌肌力训练，适当抗阻训练；④气道通畅性差，支气管镜显示气道狭窄 65%，主要为声门处及主气道狭窄，不能耐受气切套管堵管 1 分钟，应该改善气道的通畅性，给予降低肺部感染、促进胸腔积液的吸收、减轻声门及气道水肿的对症治疗。

针对患者的肺部感染，我们依据痰培养及药敏结果给予调整敏感抗生素，足量足疗程应用。

针对患者的痰液多且黏稠，给予高流量湿化及雾化交替使用，雾化药物主要为降低痰液黏稠度，促进痰液排出；高流量湿化主要为改善气道干燥，降低痰液黏稠度。

针对患者的呼气肌力量差给予加强咳嗽训练，增加主动咳痰的能力，采用呼气训练器并抗阻训练，加强呼吸肌群等核心肌群训练（病例 7 图 3、图 4）。

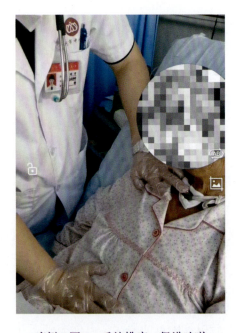

病例 7 图 3　手法排痰，促进咳嗽

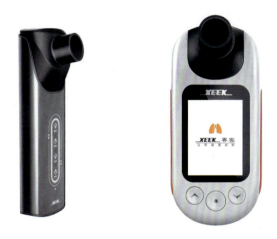

病例 7 图 4　呼吸训练器

针对患者的气道通畅性差给予雾化布地奈德减轻声门及气道的炎症水肿，敏感抗生素的应用。

经过 3 周系统肺康复训练，患者达到拔除气切套管指征，顺利拔管。

## 四、相关问题及分析

根据以上病例资料，我们总结了关于脑出血后留置气切套管的拔管康复的几方面代表性的问题进行讨论，希望有助于提高对类似病例的诊治水平和服务质量（病例 7 图 5）。

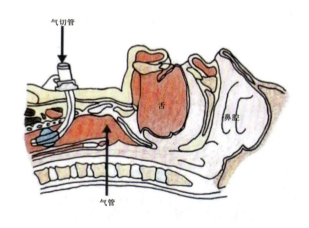

病例 7 图 5　气切结构图

1. 留置气切套管的指征是什么？

建立人工气道的一般指征：当患有神经系统疾病的危重患者出现呼吸中枢功能障碍、气道阻塞或呼吸功能障碍时，必须建立人工气道。

脑组织对缺氧非常敏感。呼吸中枢功能障碍、气道阻塞和呼吸功能不完全会导致患者缺氧，必须立即建立人工气道。气管插管的常见适应证包括气道阻塞、通气和氧合障碍、神经功能预期恶化和心功能预期恶化。对于因创伤性脑损伤、脑血管意外、颅内感染和颅内压升高而昏迷，且格拉斯哥昏迷量表（Glasgow coma scale，GCS）评分等于或小于 8 分的患者，通常应建立人工气道。危重症患者维持气道通畅的能力显著下降，当患者出现意识障碍时，舌后缀很容易堵塞气道，导致其自主咳嗽和排痰的能力显著降低。一旦临床实践中出现气道阻塞，应考虑建立人工气道。当患者有严重误吸时，也应尽早建立人工气道。当意识状态预计会继续恶化时，应尽快建立人工气道。危重患者的中枢神经系统随时可能发生变化，导致颅内压变化和呼吸中枢功能受损。当意识状态逐渐恶化时，随时可能出现呼吸停止或气道阻塞。在这种情况下，应尽早建立人工气道，避免缺氧对中枢神经系统造成进一步的二次损伤。当患者已经出现休克或预计随时会出现休克时，要建立人工气道。

2. 如何科学地进行重症患者人工气道的管理？

（1）人工气道的维护：包括评估人工气道是否在位、固定是否妥善、是否通畅及气囊管理等。

人工气道是否在位的判断包括导管是否在气道内、位置深度是否合适、套管远端位置是否合适。位置异常包括导管开口贴壁、导管过深入一侧支气管、导管脱出等，如果不能得到及时调整，可能会引起持续刺激性呛咳、单肺通气和引流不畅，甚至造成低通气威胁患者生命。判断人工气道是否在位的一般方法包括观察呼气相人工气道管路内是否有气雾、听诊双肺呼吸音是否对称、呼吸机呼气流速波形是否正常、呼气末二氧化碳波形是否正常、气管镜下直视判断、床旁胸片及 CT 扫描。采用气管镜直视下调整气管导管距隆突的位置，可相对精确定位，一般导管远端距隆突 3～5 cm。

（2）人工气道通畅性的维护：建立了人工气道的患者由于吸入气体绕过了上呼吸道，使得气体相对湿度显著下降，会造成一系列气道内不良反应，包括气道失水增多，痰液黏滞度增加；纤毛功能抑制，咳嗽能力受损，气道廓清能力下降；支气管上皮细胞损伤，黏膜溃疡，气道炎症，黏痰分泌增加等。所以，需要采用合理的气道湿化、雾化疗法以降低痰液黏滞度。有效的气道廓清疗法可以帮助痰液引流，保持人工气道通畅。

1）定期评估和调整气道湿化措施可以有效防止气道中痰痂的形成。在临床实践中，以下方法可用于辅助评估人工气道的通畅性：听诊或直接听到人工气道开口处气流速度显著增加的气流声音，包括干音、痰音和哨声；在抽吸过程中，吸痰管可能无法顺利进入，痰液可能黏稠；呼吸机指示气道阻力增加等；如有必要，可通过支气管镜检查予以确认。可用于临床实践的加湿方法包括被动加湿和主动加湿。被动加湿装置主要是指热湿交换器（HME），也称为人工鼻，是一种简单的双向空气过滤器，用于储存患者在呼气过程中呼出的热量和湿度，并在下次吸气时将热量和湿度返回给患者。具体性能及更换时间可能因不同品牌及制造商的规格不同而有所差别，一些新型 HME 可能 48 小时甚至 1 周才需要进行常规更换。HME 与主动加热型湿化器相比，湿化效能更低，且湿化效能会受患者状态（体温、分钟通气量、容量状态）影响，痰液堵塞导管风险更高。目前推荐 HME 可用于短期机械通气（＜96 小时）的患者和转运时，以及气管切开患者脱机时的短期湿化；存在痰液潴留风险患者中使用 HME 应限制在 5 天内。神经重症患者应用 HME 更需要注意规范使用、定时评估、及时更换，一旦出现分泌物堵塞需立即更换，若发现痰液变黏稠提示湿化不足时，需考虑更换湿化方式。持续气道内直接滴注也曾用于气管切开脱机状态的患者，但该方法会导致气道细菌移位，增加呼吸机相关性肺炎（VAP）的发生风险，且易诱发患者呛咳，增加颅内压升高风险，目前已不推荐作为常规湿化方法。然而，在临床实践中，气道内吸引前生理盐水滴注是常用的临时处理黏稠分泌物的方法。该方法对血流动力学和 VAP 的影响仍存在争议，且可能显著降低氧合，因此，也不建议应用于在神经重症患者中。主动加热型湿化是通过电加热器件进行水浴掠过式湿化，一般分为伺服和非伺服（有反馈和无反馈）的加热湿化器。伺服型湿化器会监测进气端的温度以自动调节湿化罐及加热导丝型回路的加热温度，以达到所需饱和湿度气体的要求，如 MR730、MR850 型湿化器等。非伺服型是根据不同档位进行水浴的恒温控制（一般 45～60℃），以代偿温度在回路内的下降。这类加热湿化方式是目前能够给机械通气患者最佳的湿化方法，临床中应根据患者痰液性状进行不同湿化档位的调节。而对于神经重症患者气管切开脱机时也可采用该方法，但需要在湿化罐进气口连接文丘里装置或者直接采用高流量湿化装置进行主动湿化。

2）雾化吸入治疗（病例 7 表 1）：该治疗方法是气道管理的重要方法之一，具有操作简单、耐受性好、全身不良反应少、成本低等特点。它可以促进气道湿化，改善痰液黏度，减少局部炎症和气道高反应性，缓解气道痉挛，适用于大多数神经系统疾病的危重患者。神经重症患者雾化吸入的适应证包括：①患者严重意识障碍，建立人工气道或咳嗽排痰能力差；②需机械通气；③伴有需要雾化吸入治疗的呼吸系统原发或继发疾病。对于原发呼吸系统疾病如慢性阻塞性肺部疾病、哮喘等具体用药方案可参考专科指南。常用药物及其对神经重症患者颅内压的可能影响见病例 7 表 1；另外，应根据患者的气道状态选择不同类型的雾化发生装置，使用呼吸机雾化时需注意雾化装置与呼吸机的连接和给药方式，具体可参考机械通气雾化吸入相关专家共识。

**病例 7 表 1 雾化吸入支气管解痉与抗炎药物**

| 药物种类 | 常用药物 | 临床作用 | 国内雾化剂型 | 对颅内压的影响 |
| --- | --- | --- | --- | --- |
| 糖皮质激素 | 布地奈德、丙酸倍氯米松 | 对抗气道局部炎症 | 有 | 几乎无影响 |
| $\beta_2$ 受体激动剂 | 特布他林、沙丁胺醇 | 支气管舒张 | 有 | 可导致头痛、血压升高，对颅内压影响无直接报道 |
| 胆碱受体拮抗剂 | 异丙托溴铵 | 支气管舒张 | 有 | 可导致尿潴留，升高腹内压 |
| 抗生素 | 多黏菌素 E、妥布霉素*、庆大霉素等 | 肺部浓度高，针对性抗感染 | 尚无 | 缺乏研究 |
| 祛痰药 | N- 乙酰半胱氨酸、盐酸氨溴索等 | 降低痰液稠度，促进痰液排出 | 部分有 | 缺乏研究，现有证据表明无明显影响 |

注：* 硫酸妥布霉素注射液说明书已提及，用于支气管及肺部感染时可同时气溶吸入本品作为辅助治疗。

3）气道廓清疗法：重症患者有效排除气道内分泌物是预防和治疗支气管、肺部感染的基本措施。气道廓清疗法就是应用药物和非药物的方法帮助排除气道内分泌物，减少和控制与其相关并发症的技术。对患者实施气道廓清治疗之前需对其呼吸功能及排痰障碍的原因进行评估，以制订个体化的气道廓清方案。不同气道廓清技术的临床应用可参考《重症患者气道廓清技术专家共识》，其中振动和叩击、高频胸壁振荡、气道内吸引及体位引流可作为神经重症患者首选的气道廓清技术，其他技术多数需要患者具备一定的配合能力，可能并不适用。进行体位引流、气道内吸引，包括床旁支气管镜吸痰时需要注意对血压及颅内压的影响。气道吸引引起的刺激可导致血压和颅内压显著升高，从而可能加剧继发性脑损伤。应根据需要进行常规气道抽吸，并在操作前提供足够的氧合。床边支气管镜检查可以提供更直接有效的气道清除，但对患者的刺激性更强，需要足够的镇静和镇痛。

4）气道吸引：该方法是人工气道管理中一项重要而复杂的护理操作，具有潜在的风险。有效合理的抽吸可以减少患者相关并发症的发生。关于成人气道分泌物吸引的专家共识、美国 AARC 临床实践指南和比利时气管造口术临床指南都表明，应根据需要进行气道吸引，而不是常规吸引。

那么什么时候需要吸取呢？目前，美国退休人员协会的研究建议，当有以下适应证时，应进行吸痰：①床边可听到呼吸道有痰声或听诊气道有明显水泡声；②容量控制的吸气峰压升高或压力控制的潮气量降低；③血氧饱和度和血氧分压降低；④当频繁咳嗽或出现呼吸窘迫综合征时。因此在实践中，要把握吸引患者的适应证和时机，避免不必要的手术，减轻患者的痛苦，提高护理质量。

（3）气囊管理：对于绝大多数患者来说，建立人工气道的主要目的是进行机械通气，气囊的基本功能是保持声门以下的气道闭合，从而确保正压通气的有效完成。在进行有创机械通气时，不再需要使用安全气囊来防止空气泄漏，对安全气囊的需求取决于患者的自主气道保护能力，只要患者需要防止空气泄漏和（或）吸入，安全气囊就应该完全充气。对于气管插管的患者，由于气管导管的存在影响了他们的咳嗽和吞咽，因此需要不断充气以防止吸入。若患者已接受气管切开并撤机，意识清醒，可以独立进食而不咳嗽等，就可以将气囊完全放气或者更换为无气囊的气管切开套管，其优点是患者可以部分通过上呼吸道呼吸，减少气道阻力，将气管切开口堵塞后还可满足患者发声需求。对自主气道保护能力较好且撤机的气管切开患者，将气囊完全放气可明显缩短撤机时间、降低呼吸系统感染率以及促进患者吞咽能力恢复。

多项吸入性肺炎预防指南均推荐气囊充气后压力为 25～30 cmH$_2$O，若气囊充气量过大，气囊压过高会影响气道黏膜供血，当气囊压 > 30 cmH$_2$O（1 cmH$_2$O =

0.098 kPa）时，黏膜毛细血管血流开始减少；当气囊压＞50 cmH$_2$O 时，血流完全被阻断。气管黏膜压迫超过一定时间，将导致气管黏膜缺血性损伤甚至坏死，严重时可发生气管食管瘘；相反，如果气囊充气低于正常值，则有漏气、误吸等风险。

3．拔除人工气道的指征是什么？

由于复杂的神经病理基础，使得神经重症患者相较于其他类型的重症患者表现出更长的机械通气时间，更高的拔管失败率。2023 年《成人气管切开拔管中国专家共识》在《中国物理医学与康复杂志》正式出版，制订拔管流程，如病例 7 图 6 所示。

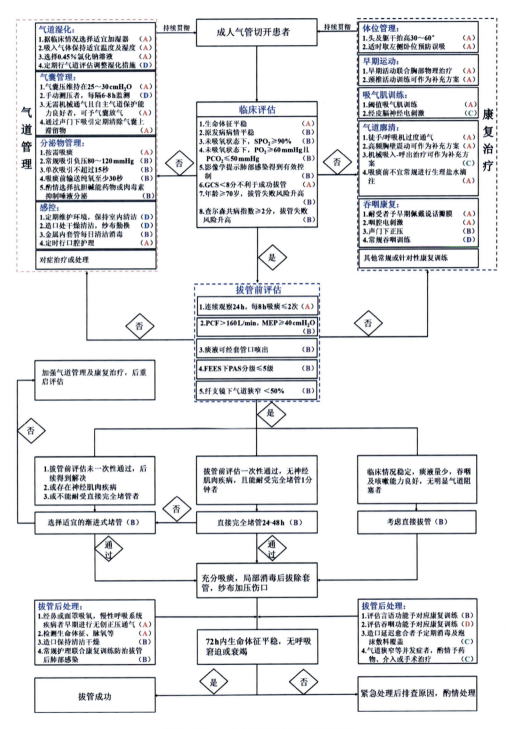

病例 7 图 6 成人气管切开拔管流程图

注：括号中字母为推荐等级。

### 五、病例点评

脑出血后留置气切套管的康复在临床上较常见，大多数患者通过结合运动治疗、物理疗法和定制的康复计划可以获得显著改善，但少部分患者可能因康复计划不够针对性不强或缺乏适时调整而进展缓慢。因此，定期进行全面评估，针对患者的具体需求调整康复方案，以及跨学科团队的密切合作，对于促进患者康复很重要。

该病例进行了充分的肺功能的评估及治疗，结合气道管理专家共识中指出，必须对人工气道进行严密的监测并定期评估，包括以下6点。

1. 人工气道的通畅情况　发现问题应及时调整以避免发生严重的后果。

2. 固定是否妥善　随着患者体位的变化，导管都有移位甚至脱出的风险，如有移位或脱出应及时调整。

3. 气囊压力大小　应定期监测气囊压力以达到不漏气的合适气囊压力。

4. 气道湿化情况　通过定期评估调整气道湿化情况避免气道湿化不足或湿化过度。

5. 痰液性状　通过观察患者痰液性状、量、颜色判断病情改变情况。

6. 耐受程度　留置人工气道的患者应每日评估，并给予适当的镇静镇痛治疗和四肢约束带固定等。在危重症患者气道管理上，都强调要注重气道的评估，全面有效的气道评估可以为患者制订适应个体化的气道护理措施，提高治疗质量。

该患者给予综合性肺康复治疗包括气道廓清技术、呼气末正压技术、体位引流、自主引流、高频胸壁震荡等综合治疗手段，患者达到拔除气切套管的指征，体现了一种多模式的干预方法。根据患者病情、临床表现进行充分评估，制订具体的个体化康复治疗，决定了患者的拔管时机，并严格按照计划实施完成，最终改善患者生存质量。

（病例提供者：王炯妹　沧州市中心医院）

（点评专家：江玉娟　沧州市中心医院）

# 参考文献

[1]Mohammad Jalili.Airway Management in Neurocritical Care. Challenging Topics in Neuroanesthesia and Neurocritical Care[J].Springer International Publishing Switzerland, 2017, Z.H.Khan（ed.）

[2]Robba C, Poole D, McNett M, et al.Mechanical ventilation in patients with acute brain injury: recommendations of the European Society of Intensive Care Medicine consensus[J].Intensive Care Med, 2020, 46（12）: 2397-2410.

[3]Bösel J.Use and timing of tracheostomy after severe stroke[J].Stroke, 2017, 48（9）: 2638-2643.

[4]McCredie VA, Alali AS, Scales DC, et al.Effect of early versus late tracheostomy or prolonged intubation in critically ill patients with acute brain injury: a systematic review and meta-analysis[J].Neurocrit Care, 2017, 26（1）: 14-25.

[5]Bösel J, Niesen WD, Salih F, et al.Effect of Early vs Standard Approach to Tracheostomy on Functional Outcome at 6 Months Among Patients With Severe Stroke Receiving Mechanical Ventilation: The SETPOINT2 Randomized Clinical Trial[J].JAMA, 2022, 327（19）: 1899-1909.

[6]Brass P, Hellmich M, Ladra A, et al.Percutaneous techniques versus surgical techniques for tracheostomy[J].Cochrane Database Syst Rev, 2016, 7: CD008045.

[7]Ji SM, Moon EJ, Kim TJ, et al.Correlation between modified LEMON score and intubation difficulty in adult trauma patients undergoing emergency surgery[J].World J Emerg Surg, 2018, 13: 1-6.

[8]Branson RD.Secretion management in the mechanically ventilated patient[J].Respiratory Care, 2007, 52（10）: 1328-1347.

[9]Strickland SL, Rubin BK, Drescher GS, et al.AARC clinical practice guideline: effectiveness of nonpharmacologic airway clearance therapies in hospitalized patients[J].Respir Care, 2013, 58（12）: 2187-2193.

[10]Nicolini A, Grecchi B, Ferrari-Bravo M, et al.Safety and effectiveness of the high-frequency chest wall oscillation vs intrapulmonary percussive ventilation in patients with severe COPD[J].Int J Chron Obstruct Pulmon Dis, 2018, 13: 617-625.

[11]Blakeman TC, Scott JB, Yoder MA, et al.AARC Clinical Practice Guidelines: Artificial Airway Suctioning[J].Respir Care, 2022, 67（2）: 258-271.

[12]Carney N, Totten AM, O'Reilly C, et al.Guidelines for the Management of Severe T raumatic Brain Injury, Fourth Edition[J].Neurosurgery, 2017, 80（1）: 6-15.

[13] 中华医学会物理医学与康复学分会心肺康复学组，中国康复医学会重症康复专业委员会．成人气管切开拔管中国专家共识（下）[J]．中华医学会物理医学与康复杂志，2023，45（7）：577-584.

# 病例 8 脑动脉瘤破裂伴蛛网膜下腔出血术后植物状态的综合康复

## 一、病历摘要

患者男性，31 岁。

**主　诉**：意识不清 2 个月余。

**现病史**：患者 2 个月余前晨起后无明显诱因突然昏倒，家人呼之不应，发现其明显气促，伴有鼻腔出血，呕吐咖啡色胃内容物，二便失禁。急诊送入当地医院，完善头颅 CTA 检查提示：弥漫性蛛网膜下腔出血、脑室积血、左侧大脑前动脉 A2 段动脉瘤。当晚立即行"颅内动脉瘤弹簧圈栓塞术"，第 2 日行"双侧脑室钻孔外引流术"，并予脱水、缓解血管痉挛、抗感染、营养神经等综合治疗，经治疗后患者生命体征平稳，能自主睁眼，但仍不能理解和表达语言，不能执行指令，眼球无追踪，四肢不能自主活动，没有情感反应，留置胃管和尿管。为进一步促醒及康复各项功能，于 2023 年 7 月 7 日收入我科。患者自起病以来，呈植物状态，鼻饲饮食，二便不能自理，体重较前减轻约 5kg。

**既往史**：患者平素健康状况良好。否认高血压、糖尿病及其他疾病病史；否认肝炎、结核等传染病史；否认手术及外伤史；否认输血史；否认药物及食物过敏史。预防接种史不详。烟龄 15 年，吸烟 1 包 / 日；酒龄 15 年，饮酒 1 周 2～3 次，每次啤酒 4～5 罐。

**体格检查**：体温 36.7℃，呼吸 20 次 / 分，脉搏 95 次 / 分，血压 126/82mmHg。神志不清，被动体位。心率 95 次 / 分，律齐，未闻明显病理性杂音，双下肺可闻及少许湿啰音。全腹平软，压痛及反跳痛不能配合，肝、脾未触及，肝、肾区叩痛未能配合，肠鸣音正常。全身皮肤无黄染，全身浅表淋巴结未触及肿大。

**专科检查**：可自主睁眼，眼球居中，无眼球震颤，双侧眼球运动检查不合作，眼睑无下垂，双侧瞳孔等大等圆，直径约为 3mm，直、间接对光反射迟钝，余颅神经查体不配合。四肢肌力检查不能配合。右上肢肌张力稍增高，改良 Ashworth 分级 1 级，左上肢及双下肢肌张力减弱。深、浅感觉检查不配合。右侧肱二头肌肌腱反射活跃（+++），余肌腱反射减弱（+），双侧 Babinski 征（+），颈略抵抗，Kernig 征和 Brudzinski 征（-）。功能状态：翻身、转移均不能，无坐位平衡及站位平衡，日常生活完全依赖。

**辅助检查：** 头部 CTA 示（病例 8 图 1）：①经导管颅内动脉瘤裸弹簧圈栓塞术＋脑血管造影术＋双侧脑室钻孔外引流术后改变，双侧额叶多发缺血变性灶，部分软化，可疑与侧脑室相通。②双侧侧脑室增宽；③左侧上颌窦黏膜下囊肿（部分为复杂囊肿）；④左侧大脑前动脉 A2 段动脉瘤。

肺部 CT：双肺下叶坠积效应，右肺下叶明显。

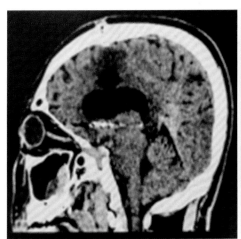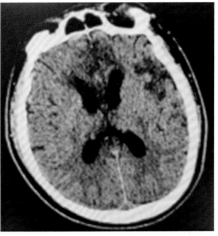

病例 8 图 1　头部 CT

**疾病诊断：** ①前交通动脉瘤破裂伴蛛网膜下腔出血（经导管颅内动脉瘤裸弹簧圈栓塞术后，恢复期）；②坠积性肺炎。

**功能诊断：** ①完全植物状态 / 无反应觉醒综合征；②日常生活完全依赖；③社会参与障碍。

## 二、诊疗经过

患者于 2023 年 7 月 7 日入院，入院后完善相关评估，结果如下。

昏迷恢复量表修改版（coma recovery scale-revised，CRS-R）评分 5 分、回撤屈曲 2 分、反射性口部运动 1 分、无刺激下睁眼 2 分，提示无反应觉醒综合征。

PVS评分3分,无目的随意运动2分、偶流泪1分,提示完全植物状态(病例8表1)。

**病例8表1 患者CRS-R量表评估结果汇总**

| 评估日期 | 2023/7/7 | 2023/7/13 | 2023/7/21 | 2023/7/27 | 2023/8/2 | 2023/8/8 | 2023/8/14 | 2023/8/20 | 2023/8/23 |
|---|---|---|---|---|---|---|---|---|---|
| **听觉功能量表** | | | | | | | | | |
| 4-对指令有稳定反应+ | | | | | | | | | |
| 3-可重复执行指令+ | | | | | | | | | |
| 2-声源定位 | | | ✓ | ✓ | ✓ | ✓ | ✓ | ✓ | ✓ |
| 1-听觉惊吓反应 | | ✓ | | | | | | | |
| 0-无 | ✓ | | | | | | | | |
| **视觉功能量表** | | | | | | | | | |
| 5-识别物体+ | | | | | | | | | |
| 4-物体定位;够向物体- | | | | ✓ | ✓ | ✓ | ✓ | ✓ | ✓ |
| 3-眼球追踪- | | | ✓ | | | | | | |
| 2-视觉对象定位- | | | | | | | | | |
| 1-视觉惊吓反应 | | | | | | | | | |
| 0-无 | ✓ | ✓ | | | | | | | |
| **运动功能量表** | | | | | | | | | |
| 6-会使用物件* | | | | | | | | ✓ | ✓ |
| 5-自主性运动反应- | | | ✓ | ✓ | ✓ | ✓ | ✓ | | |
| 4-能摆弄物件- | | | | | | | | | |
| 3-对伤害性刺激定位- | | ✓ | | | | | | | |
| 2-回撤屈曲 | ✓ | | | | | | | | |
| 1-异常姿势 | | | | | | | | | |
| 0-无/松弛 | | | | | | | | | |
| **口部运动/言语功能量表** | | | | | | | | | |
| 3-言语表达可理解- | | | | | | | | | |
| 2-发声/口部运动 | | | | ✓ | ✓ | ✓ | ✓ | ✓ | ✓ |
| 1-反射性口部运动 | ✓ | ✓ | ✓ | | | | | | |
| 0-无 | | | | | | | | | |
| **交流评分量表** | | | | | | | | | |
| 2-交流完全准确* | | | | | | | | | |
| 1-交流不完全准确+ | | | | | | | | ✓ | ✓ |
| 0-无 | ✓ | ✓ | ✓ | ✓ | ✓ | ✓ | ✓ | | |
| **觉醒水平评分量表** | | | | | | | | | |
| 3-能注意 | | | | | | | | | |
| 2-无刺激下睁眼 | ✓ | ✓ | ✓ | ✓ | ✓ | ✓ | ✓ | ✓ | ✓ |
| 1-刺激下睁眼 | | | | | | | | | |
| 0-无睁眼 | | | | | | | | | |
| 总分 | 5 | 7 | 13 | 15 | 15 | 15 | 15 | 17 | 17 |

正电子发射断层显像-计算机断层扫描(positron emission tomography-computed tomography,PET-CT)示(病例8图2):①弥漫性蛛网膜下腔出血+脑室积血治疗后:左侧大脑前动脉瘤弹簧圈栓塞术后改变;双侧额叶、左侧半卵圆中心、放射冠及双侧脑室旁多发缺血变性灶,左侧额叶部分脑软化灶;双侧额叶、枕叶、双侧基底节、小脑对称性代谢减低,左侧额叶部分脑实质萎缩;双侧顶叶、颞叶部分脑实质代谢相对活跃;脑积水,左侧脑穿通畸形囊肿形成可能性大,请结合增强CT。②鼻咽代谢轻度活跃,考虑炎性病变;双侧扁桃体炎症;左侧上颌窦炎症。

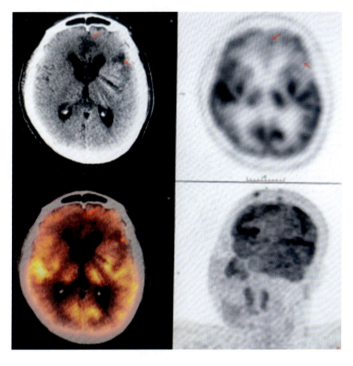

病例 8 图 2　头部 PET-CT

事件相关电位（event-related potential，ERP）示：失匹配负波（mismatch negative，MMN）为 1.306 μV，提示最小意识状态（-），P300 为 2.972 μV，提示无认知功能。

入院后给予相关治疗：药物方面，采用胞磷胆碱营养神经，金刚烷胺促醒，吡拉西坦改善脑代谢，左乙拉西坦预防癫痫，盐酸多奈哌齐改善认知等。基本护理工作方面，采用气垫床预防压疮，每日口腔护理 2～3 次，注意鼻饲管道的清洁等。运动治疗及体位管理方面，关节被动活动，肌肉被动牵伸，起立床训练，鼓励患者尽早坐轮椅，减少卧床时间，定期翻身拍背，床上良肢位的摆放等。心肺治疗方面，胸廓放松训练（肋间肌动、胸廓松动），气道廓清技术（体位引流、扣拍、振动等）。物理因子治疗方面，采用肺部超短波治疗患者坠积性肺炎，低频电刺激偏瘫肢体等。感觉刺激方面，鼓励亲人呼唤及与患者交流，播放患者喜欢的音乐或者视频，多抚摸患者肢体等。吞咽治疗方面，头颈部姿势调整，口腔冰刺激及口腔肌肉放松训练等。传统康复方面，采用针灸针刺百会、上星、双侧内关、人中、三阴交、极泉等穴位等。无创神经调控治疗方面，采用中枢联合外周神经刺激的促醒方案，即经颅直流电刺激（transcranial direct current stimulation, tDCS）联合正中神经电刺激的方案。其中，tDCS 治疗方案为阳极放置在右侧小脑，阴极放置在左侧眶上区，电流强度为 2 mA，每次刺激 20 分钟，每日 1 次；正中神经电刺激治疗方案为右前臂腕横纹上 2 cm 处放置电极片，采用不对称脉冲方波，宽度 300 μs，频率 40 Hz，电流强度 20 mA，每天 6 小时。

患者于 2023 年 8 月 23 日出院，出院时的评估结果：①CRS-R 评分 17 分、听觉功能 2 分、视觉功能 4 分、运动功能 6 分、言语功能 2 分、交流评分 1 分、觉醒水平 2 分，提示脱离最小意识状态。PVS 评分：14 分，有意注视 3 分、执行简单指令 2 分、有目的运动 3 分、能咀嚼 3 分、正常情感反应 3 分，提示意识基本恢复（病例 8 图 3 至图 5）。②ERP：MMN 为 2.842 μV，提示最小意识状态（+）；P300 为 3.528 μV，提示有认知功能。

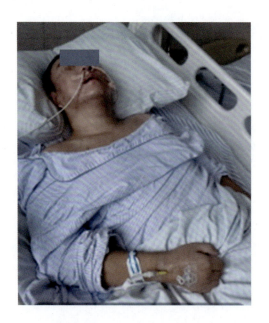

**病例 8 图 3　入院时患者的情况**

注：不自主运动，无语言，认知明显下降，不能与家人沟通交流，胃管进食，二便不自知。

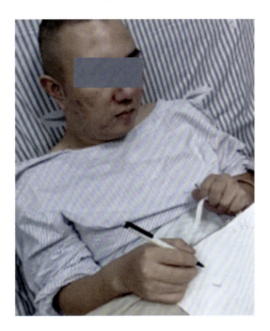

**病例 8 图 4　治疗期间患者的情况**

注：可自主运动，开始出现语言交流，能写自己名字，已拔除胃管经口进食，二便自知。

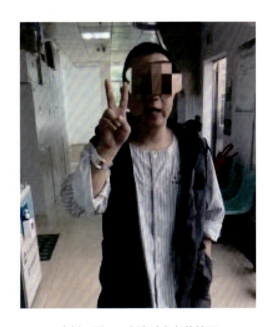

**病例 8 图 5　出院时患者的情况**

注：可以独立行走，能与家人沟通交流，自主进食及大小便。

### 三、病例特点及讨论

1. 病例特点

（1）患者青年男性，急性起病，慢性病程。

（2）疾病主要症状：意识不清 2 个月余。

（3）体征：神志不清，可自主睁眼，眼球居中，双侧眼球运动检查不合作，双侧瞳孔等大等圆，直径约为 3 mm，直、间接对光反射迟钝，余颅神经查体不配合。四肢肌力检查不能配合。右上肢肌张力稍增高，改良 Ashworth 分级 1 级，左上肢及双下肢肌张力减弱。深、浅感觉检查不配合。右侧肱二头肌肌腱反射活跃（+++），余肌腱反射减弱（+），双侧 Babinski 征（+），颈略抵抗，Kernig 征和 Brudzinski 征（-）。

（4）辅助检查：头部 CTA 示弥漫性蛛网膜下腔出血、脑室积血、左侧大脑前动脉 A2 段动脉瘤。

2. 病例讨论　患者入院时诊断明确，主要是由于脑动脉瘤破裂导致的脑出血及蛛网膜下腔出血所致意识障碍，尽管在当地医院治疗后患者病情稳定，脑部出血基本吸收，脑水肿缓解，无发热、呼吸困难等症状，但患者脑部损伤严重，脑功能较差，入院时处于完全植物状态 / 无反应觉醒综合征。患者转来我科后，医师、治疗师和护士首先对患者意识障碍的情况进行详细检查与评估，主要内容包括：① CRS-R 量表评估，每周进行 1 次，可动态地对患者意识状态进行评估；②脑部 PET-CT 检查，评估患者全脑的糖代谢情况，通过检查我们发现患者双侧额叶对称性糖代谢减低，而丘脑、脑干上部（脑桥和间脑）等意识通路的重要结构基础尚保持相对完整；③脑电图 ERP 评估，包括 P300 和 MMN。入院测评患者 ERP 中 MMN 波提示患者处在最小意识状态（-），说明该患者存在意识进一步恢复的可能。

对于加速植物状态意识恢复的药物治疗方面，我们根据患者脑 PET-CT 评估发现患者脑部糖代谢下降明显，2020 年《慢性意识障碍诊断与治疗中国专家共识》推荐等级高的促醒药物——金刚烷胺，其有促进额叶代谢增加的作用，使用时从小剂量开始，逐渐加量，注意防范癫痫等药物不良反应。患者意识水平及 CRS-R 评分在金刚烷胺的启用及加量后都有显著增加。此外，患者来我科时仍然使用较大剂量的抗癫痫药物，但患者整个病程中并未有癫痫发作，这可能是影响患者意识恢复的因素之一，经过一段时间观察，我们发现患者无明显癫痫发作表现，且脑电图检测患者无癫痫波，随即逐渐减少抗癫痫药。其他药物治疗沿用神经科卒中二级预防药物、护胃、化痰等。

对于促进植物状态意识恢复的康复治疗方面，除了亲人呼唤、感官刺激等基本促醒方法外，我们还增加了无创性神经调控技术，采用 tDCS 联合正中神经电刺激的中枢联合外周神经电刺激的促醒方案。正中神经电刺激可以让电刺激信号通过外周神经传到脊髓、脑干和皮质等中枢，因为患者这一传导通路结构是正常的，因此兴奋可上传脑干网状结构，增加皮质电活动和脑血流量，促进患者意识障碍的恢复。近年来研究发现，小脑不仅是运动协调的基础，也对高级脑功能中的认知和情绪产生重要作用，我们应用 tDCS 通过微弱的直流电来调节小脑的神经电活动，改变其兴奋性，与正中神经电刺激叠加对脑部的兴奋作用，最终实现促醒。这一促醒方案具体机制及有效性仍有待进一步研究。

除促醒相关的治疗外，其他包括 PT、OT、ST 及心肺等各个部门旨在改善肢体运动及吞咽功能、心肺功能、预防肺部感染、血栓等并发症的综合康复治疗也必不可少。康复护理方面，对患者进食及营养的管理、口腔护理及体位的管理、大小便的管理等，均为患者的整体功能康复奠定良好的基础。

除此之外，患者头部影像学发现有脑积水，这也是阻碍患者认知恢复的重要因素之一，我们请神经外科等相关科室会诊，考虑患者目前意识状态不断改善，可待意识状态好转后择期再评估和处理脑积水情况，密切关注患者神经系统的症状和体征，定期复查患者的脑脊液压力及头颅影像学检查等。

综上所述，对于植物状态患者意识恢复方面的康复评估与治疗，首先需要系统、规范、精准及全程评估，然后最大程度去除影响意识恢复的阻碍因素，同时增加促进意识恢复的因素，并辅以运动、心肺、吞咽等综合康复治疗和营养、口腔护理、体位管理等康复护理，患者最终从完全植物状态逐步进展到最小意识状态后，再从最小意识状态逐渐过渡到脱离植物状态，最终恢复清醒。

## 四、相关问题及分析

根据以上病例资料，我们总结了关于植物状态康复的几个代表性的问题，希望有助于提高对类似病例的诊治水平和服务质量。

1. 意识障碍如何定义及分类？

意识障碍（disorders of consciousness，DOC）是指人对外界环境刺激缺

乏反应的一种精神状态，患者对外界刺激的反应降低甚至无反应的状态，通常伴有运动和感觉功能缺失，保留自主神经功能，多由于高级中枢神经系统受损引起。根据意识水平分类，可将意识障碍分为昏迷（coma）、无反应觉醒综合征 / 植物状态（unresponsive wakefulness syndrome/vegetative state，UWS/VS）和微意识状态（minimally conscious state，MCS）。病程超过 28 天的意识障碍患者即进入慢性意识障碍状态，一般包括 UWS/VS 和 MCS。

对 UWS/VS 的诊断，国内外至今尚无统一的标准。我国中华医学会急诊医学分会在 1996 年制订了 VS 的诊断标准：①认知功能丧失，无意识活动，不能执行指令；②保持自主呼吸和血压；③有睡眠 - 觉醒周期；④不能理解或表达语言；⑤能自动睁眼或在刺激下睁眼；⑥可有无目的性眼球跟踪运动；⑦丘脑下部及脑干功能基本保存。近来，越来越多的意识障碍指南建议去除"持续性植物状态""永久性植物状态"等指向预后状态差、不可逆的用语，分别改为"慢性植物状态"和"植物状态＋病程"，以提高诊断的准确性与合理性。2020 年欧洲神经病学学会编写的《昏迷及其他意识障碍诊断指南》进一步强调采用"VS/UWS"的表述方法，即表示患者觉醒但无意识内容，可睁眼，仅存在反射且非意向性的动作，如磨牙、打哈欠、呻吟等。

MCS 是指患者对自身或周围环境已经有一定的认识，比如出现眼球追踪、能对伤害性刺激定位、出现肢体自主运动、对外界的指令有反应等。为了更全面地评估 MCS，将其进一步细分为 MCS（-）、MCS（+）和脱离最小意识状态（emergence from minimally conscious state，EMCS）。MCS（-）指临床上出现眼球追踪、痛觉定位、有方向性的自主运动，但无法完成遵嘱活动；MCS（+）指出现了能识别物体、睁闭眼或肢体的稳定遵嘱活动，但仍无法完成与外界功能性交流，或不能有目的地使用物品；EMCS 是指可进行功能性沟通和使用物件。

2. 植物状态患者的康复评估量表包括哪些？这些量表如何进行评定？

植物状态患者的康复评估量表有很多，主要包括格拉斯哥昏迷量表、昏迷恢复量表修改版、持续植物状态评估量表、全面无反应性量表等。

（1）格拉斯哥昏迷量表（GCS）（病例 8 表 2）：是最早用于评估严重脑伤后昏迷程度的量表之一，但是由于评估者在该量表的操作过程中一致性较低，且量表识别最小意识状态的敏感性较低，其并不是区分慢性意识状态患者意识损伤程度的有效工具。目前主要用于判断颅脑损伤的严重程度。

病例 8 表 2　格拉斯哥昏迷量表

| 项目 | 试验 | 患者反应 | 评分 |
|------|------|---------|------|
| 睁眼反应 | 自发 | 自己睁眼 | 4 |
| | 言语刺激 | 大声向患者提问时患者睁眼 | 3 |
| | 疼痛刺激 | 捏患者时能睁眼 | 2 |
| | 疼痛刺激 | 捏患者时不能睁眼 | 1 |
| 运动反应 | 口令 | 能执行简单命令 | 6 |
| | 疼痛刺激 | 捏痛时患者拨开医生的手 | 5 |
| | 疼痛刺激 | 捏痛时患者撤开被捏的手 | 4 |
| | 疼痛刺激 | 捏痛时患者身体呈现去皮质强直 | 3 |
| | 疼痛刺激 | 捏痛时患者身体呈现去大脑强直 | 2 |
| | 疼痛刺激 | 捏痛时患者毫无反应 | 1 |
| 言语反应 | 言语 | 能正确说话，并回答医生他在哪、他是谁及年月 | 5 |
| | 言语 | 言语错乱，定向障碍 | 4 |
| | 言语 | 说话能被理解但无意义 | 3 |
| | 言语 | 能发出声音但不能被理解 | 2 |
| | 言语 | 不发声 | 1 |

　　（2）昏迷恢复量表修改版（病例 8 表 3）：是目前意识障碍检查与评估的标准临床量表。该量表包含 23 个条目，分别从听觉、视觉、运动、口部运动 / 语言功能、交流和觉醒水平共 6 个方面评估患者的意识水平。该量表是目前国际认可的对意识障碍患者进行意识评估的"金标准"，能客观评价患者的意识状态，尤其是鉴别 VS/UWS 与 MCS。

病例 8 表 3　昏迷恢复量表修改版

| 听觉功能 | 视觉功能 | 运动功能 | 口部运动/语言功能 | 交流 | 觉醒水平 |
|---------|---------|---------|-----------------|------|---------|
| 4-对指令有稳定反应 | 5-识别物体 | 6-会使用物件 | 3-言语表达可理解 | 2-交流完全准确 | 3-能注意 |
| 3-可重复执行指令 | 4-物体定位，够向物体 | 5-自主性运动反应 | 2-发声/口部运动 | 1-交流不完全准确 | 2-无刺激下睁眼 |
| 2-声源定位 | 3-视觉追踪 | 4-能摆弄物件 | 1-反射性口部运动 | 0-无 | 1-刺激下睁眼 |
| 1-听觉惊吓反应 | 2-视觉对象定位 | 3-对伤害性刺激定位 | 0-无 | | 0-无睁眼 |
| 0-无 | 1-视觉惊吓反应 | 2-回撤屈曲 | | | |
| | 0-无 | 1-异常姿势 | | | |
| | | 0-无/松弛 | | | |

（3）持续植物状态（persistent vegetative state，PVS）评分量表（病例8表4）：中华医学会急诊学会意识障碍专业组于1996年7月制订了PVS评分量表，也叫中国南京持续性植物状态量表（Chinese persistent vegatative state scale，CNPVSS）。该量表从执行指令、眼球跟踪、情感反应、肢体运动、语言及吞咽等6个方面评定PVS。根据总分将患者情况分为：完全性植物状态＜3分，不完全性植物状态4～7分，过渡性植物状态8～9分，脱离植物状态10～11分，意识基本恢复≥12分，但无法区分VS与MCS。2001年和2011年分别对其进行了修订，增加了MCS的判断标准，也将客观检查指标EEP、SEP、脑电图、PET-CT、MRI等纳入疗效评估，但一些基层单位由于条件制约，修订版的评估难以开展。该量表在国内应用已有20余年，是国内常用的植物状态患者评估量表。

**病例8表4　持续植物状态评分量表**

| 项目 | | 项目 | |
|---|---|---|---|
| **眼球运动** | | **语言** | |
| 无 | 0分 | 无 | 0分 |
| 偶有眼球跟踪 | 1分 | 能哼哼 | 1分 |
| 经常有眼球跟踪 | 2分 | 能说单词 | 2分 |
| 有意注视 | 3分 | 能说整句 | 3分 |
| **执行命令** | | **吞咽** | |
| 无 | 0分 | 无 | 0分 |
| 微弱动作 | 1分 | 吞咽流质食物 | 1分 |
| 执行简单命令 | 2分 | 吞咽稠食物 | 2分 |
| 执行各种命令 | 3分 | 能咀嚼 | 3分 |
| **肢体运动** | | **情感反应** | |
| 无 | 0分 | 无 | 0分 |
| 刺激后运动 | 1分 | 偶流泪 | 1分 |
| 无目的运动 | 2分 | 能哭笑 | 2分 |
| 有目的运动 | 3分 | 正常情感反应 | 3分 |

（4）全面无反应性量表（full outline of un-responsiveness scale，FOUR）（病例8表5）：从眼部反应、运动反应、脑干反射和呼吸类型4个方面评估患者的意识状态，总分0～16分。其中眼部反应和运动反应子量表的意识行为指标可用于区分VS/UWS和MCS，且眼部反应可识别部分被误诊为植物状态的闭锁综合征的患者。该量表中的脑干反射和呼吸类型子量表中反映昏迷程度的指标可有助于脑死亡的临床诊断。

病例 8 表 5　全面无反应性量表（POUR）

| 眼部反应 | 运动反应 | 脑干反射 | 呼吸类型 |
| --- | --- | --- | --- |
| 4-睁眼或被动睁眼后能随指令追踪或眨眼 | 4-能完成竖拇指、握拳、V 字手势指令 | 4-瞳孔和角膜反射灵敏 | 4-未插管，规律呼吸模式 |
| 3-睁眼，但不能追踪 | 3-对疼痛有定位反应 | 3-一侧瞳孔散大并固定 | 3-未插管，呈潮式呼吸 |
| 2-闭眼，在较强声音刺激时睁眼 | 2-疼痛时肢体屈曲 | 2-瞳孔或角膜反射消失 | 2-未插管，呼吸节律不规律 |
| 1-闭眼，在疼痛刺激时睁眼 | 1-疼痛时肢体过伸 | 1-瞳孔和角膜反射均消失 | 1-呼吸频率高于呼吸机设置 |
| 0-闭眼，对刺激无反应 | 0-疼痛刺激无反应或呈肌阵挛状态 | 0-瞳孔、角膜及呛咳反射均消失 | 0-呼吸频率等于呼吸机设置，或不呼吸 |

　　除以上列出的量表，针对意识障碍的评估方法还有西方神经感觉刺激简评（western neuro sensory stimulation profile，WNSSP）、威塞克斯头部创伤模型（wessex head injury matrix，WHIM）和感觉形式评估和康复技术（sensory modality assessment rehabilitation technique，SMART）等。

　　3. 植物状态患者的脑电及影像学评估包括哪些？各有哪些特点？

　　植物状态患者的脑电及影像学评估主要包括脑电图、ERP、正电子发射型计算机断层显像、功能性近红外光谱技术等。

　　（1）脑电图（electroencephalogram，EEG）：作为植物状态患者客观诊断的首选方式，常单独或与多模态神经影像学检测联合进行对植物状态患者的意识评估。脑电技术为植物状态患者的预后预测和疗效评估提供客观信息。长时程视频 EEG 记录能够为诊断提供丰富信息，睡眠节律、慢波及纺锤波的出现是意识初步恢复的重要特征。

　　（2）ERP：可用作意识恢复的生物标志物，亦可用作促醒治疗的疗效评定标志物。目前基于听觉刺激范式的 ERP 已被广泛应用，特别是 P300、MMN 等能够直观提供植物状态患者的脑电反应证据，通过不同的范式测定，提供植物状态患者意识（认知维度）相关的脑电特征，较静息态 EEG 具有更高的准确性。此外，诱发电位技术也可从多维度评估大脑信息处理功能，包括躯体感觉诱发电位、脑干听觉诱发电位、中潜伏期听觉诱发电位以及视觉诱发电位等。

　　（3）PET 与 fMRI：PET 最早为无行为意识障碍患者提供了皮质激活的证据，结果可靠性高。结构性磁共振成像可清晰显示脑损伤病灶、脑室形态及脑萎缩情况，大脑灰 / 白质体积和完整性及其之间区域的结构连通性。fMRI 的静息态成像能够观测脑网络内的连通性，揭示患者的脑功能态。任务态 fMRI 可通过运动或空间想象等任务范式，确认慢性意识障碍（prolonged DoC，pDoC）患者的意识活动及交互能力，提供更为可靠的意识评估结论。

（4）功能性近红外光谱技术（functional near – infrared spectroscopy，fNIRS）：是利用近红外光检测脑组织血氧变化的无创性检测技术，具有较高的时间分辨率和适中的空间分辨率、可移动便携及连续监测的优势。当 fMRI、EEG 等受颅内金属植入物或电脉冲影响时，fNIRS 的光学成像原理为临床检测提供了重要的技术补充。近年来开始用于任务态或主动运动想象的脑区反应性检测，在临床意识评估、干预效能评价等方面都具有重要意义。

4．植物状态的药物治疗有哪些？

植物状态患者的药物治疗是临床治疗的重要手段之一。有循证医学证据支持每天服用金刚烷胺 200～400 mg 可提高脑外伤患者的认知和觉醒水平，在重度脑外伤的意识障碍患者中推荐使用。其他如多巴胺类药物、儿茶酚胺能和胆碱能药物、抗抑郁药、非特异性阿片受体拮抗剂纳洛酮等精神兴奋类药物，以及唑吡坦、巴氯芬、牛黄等药物也有临床应用报道，但需更多的循证医学证据支持。

5．植物状态患者的康复目标和治疗手段包括哪些？

植物状态患者的康复目标：促进意识好转，尽可能争取意识恢复；促进功能恢复，改善生存质量；防治各种并发症，阻止病情恶化。

基本的康复治疗手段包括：①基本的护理工作。气垫床的使用，口腔护理，鼻饲管或胃造瘘管的管理，若有气管切开者，还需加强气管切开的护理与气道的管理，以及大小便护理等。②体位管理及被动活动。床上良肢位摆放，定期翻身与拍背，体位排痰引流；各关节被动活动，必要时应用矫形器固定关节于功能位，病情允许即安排站立斜床训练，鼓励患者坐轮椅，减少卧床时间。③物理因子治疗。脑部超声波、碘离子导入，应用低频脉冲电流刺激四肢肌肉。④感觉刺激治疗。听觉刺激、视觉刺激、嗅觉刺激、味觉刺激、皮肤感觉刺激等，例如播放患者发病前喜欢的歌曲，给患者观看喜欢的节目，经常与患者进行谈话，提及患者平时感兴趣的事情或话题等，也可以利用软毛刷在患者肢体上进行皮肤触觉刺激，也可按摩患者口腔、嘴唇、耳垂等头面部敏感区域的皮肤，还可对患者的皮肤进行冷热交替的刺激等。⑤高压氧治疗、针灸治疗等。

除了以上基本的康复治疗手段外，神经调控技术的促醒方法也越来越受到关注。①中枢性脑刺激技术，包括无创的经颅磁刺激（transcranial magnetic stimulation，TMS）、tDCS、经颅超声技术等；有创的深部刺激法，包括丘脑电刺激、脑干中脑电刺激、小脑电刺激、脊髓电刺激等。②周围神经电刺激技术，如正中神经、三叉神经或者迷走神经的电刺激，还有低频电刺激持续刺激双下肢或上肢的周围神经等。

6. 如何判断植物状态患者的预后？

判断植物状态患者的预后需要具体分析，首先需要对患者的临床情况进行综合评估，如患者年龄、发病的部位与损伤的程度、发病的时间、有无严重并发症等。总体来说，脑损伤严重、合并基础疾病、并发症多、患者年龄大、病程长者预后差。

除了以上临床情况的评估外，可采用以下方法对患者预后进行客观评价：①可采用 CRS-R 作为植物状态预后评估的首选量表，CRS-R 量表可以较清晰地区分 VS/UWS、MCS（−）、MCS（＋）和 EMCS。②神经电生理技术如脑电图、体感诱发电位、脑干听觉诱发电位和 ERP 等都可对植物状态患者的预后做出预测。尤其是 ERP 中的 MMN 波和 P300 波对患者的意识恢复有重要的预测意义。MMN 波幅越大，潜伏期越短，提示患者意识恢复的可能越大；P300 波幅越大，潜伏期越短，提示患者具有较高的认知功能保留。③神经影像学评估，fMRI 的默认网络连接强度与植物状态患者的意识水平显著相关，后扣带回区域的激活强度可区别 VS 与 MCS，并可间接提示患者预后水平；PET-CT 可通过测量关键脑区的葡萄糖摄取与代谢水平，采用标准摄取值等指标有效评估患者不同脑区活动水平及相应的残余意识，帮助预测预后。

综上所述，植物状态患者的预后需要综合临床情况、量表评估及神经电生理和影像学等评估，且需多次重复进行评估，才有可能得出可靠、准确的预后判断。

## 五、病例点评

随着全球意识障碍的发病率逐年升高，植物状态患者越来越多，其康复也开始受到广泛的重视。很多患者单纯通过药物治疗，不能得到有效的促醒结果，而且大部分植物状态的患者由于不能主动配合治疗，进展十分缓慢。因此，进行全面精准并联合多手段的康复评估与治疗，以及针对患者评估后的具体情况及时调整促醒方案，对于植物状态患者的康复十分重要。

该病例患者属于脑动脉瘤破裂出血术后意识障碍，呈现 VS/UWS 状态，其康复疗效佳分析原因可能与在病情稳定后及早地转入了康复科进行了全面的意识障碍评估与治疗有关，既完善了意识障碍量表的评估，又完善了脑电图、ERP 及 PET-CT 等检查，这些处理都对患者的整体意识水平有了详细的了解与评估。而且，根据相关结果及时使用了促醒药物，同时也进行了综合康复治疗，并应用了无创性脑刺激与外周刺激技术等手段，这些精准、个性化的综合康复治疗都对患者意识状态恢复效果起到了重要的作用；另外，该患者年纪较轻，病程较短，急性期及时进行了手术处理，也是预后较好的原因之一。总体来说，这个病例重点展示了综合、全面的康复评估和创新性、系统性康复治疗手段对植物状态患者康复的重要性。

（病例提供者：罗　婧　中山大学附属第三医院）

（点评专家：胡昔权　中山大学附属第三医院）

# 参考文献

[1]Giacino JT, Katz DI, Schiff ND, et al. Practice Guide-line Update Recommendations Summary: Disorders of Con-sciousness: Report of the Guideline Development, Dissemination, and Implementation Subcommittee of the American Academy of Neurology; the American Congress of Rehabilitation Medicine; and the National Institute on Disability, Independent Living, and Rehabilitation Research[J]. Neurology, 2018, 91（10）: 450-460.

[2]Teasdale G, Jennett B.Assessment of coma and impaired consciousness[J].Lancet, 1974, 2: 81-84.

[3]Kondziella D, Bender A, Diserens K, et al.European Academy of Neurology guideline on the diagnosis of coma and other disorders of consciousness[J].Eur J Neurol, 2020, 27（5）: 741-756. doi: 10.1111/ene.14151.

[4]Aubinet C, Cassol H, Bodart O, et al.Simplified evaluation of CONsciousness disorders （SECONDs） in individuals with severe brain injury: A validation study[J].Ann Phys Rehabil Med, 2020, 64（5）: 101432.

[5] 张皓，凌锋.慢性意识障碍康复中国专家共识[J].中国康复理论与实践，2023，29（02）：

125-139.

[6]Claassen J, Doyle K, Matory A, et al.Detection of brain activation in unresponsive patients with acute brain injury[J].N Engl J Med, 2019, 380（26）: 2497-2505.

[7]Bai Y, Lin Y, Ziemann U.Managing disorders of con-sciousness: the role of electroencephalography[J].J Neurol, 2020, 268（11）: 4033-4065.

[8]Lutkenhoff ES, Nigri A, Rossi SD, et al.EEG power spectra and subcortical pathology in chronic disorders of consciousness[J].Psychol Med, 2020, 52（8）: 1491-1500.

[9]Rollnik JD.Clinical neurophysiology of neurologic rehabilitation[J].Handb Clin Neurol, 2019, 161: 187-194.

[10]Kondziella D, Bender A, Diserens K, et al.European Academy of Neurology Guideline on the Diagnosis of Coma and Other Disorders of Consciousness[J].Eur J Neurol, 2020, 27（5）: 741-756.

[11]Harrison AH, Noseworthy MD, Reilly JP, et al.EEG and fMRI agree: mental arithmetic is the easiest form of imagery to detect[J].Conscious Cogn, 2017, 48: 104-116.

[12] 中国医师协会神经修复专业委员会意识障碍与促醒学组 . 慢性意识障碍诊断与治疗中国专家共识 [J]. 中华神经医学杂志, 2020, 19（10）: 977-982.

# 病例 9　脑干出血引起闭锁综合征的康复治疗

## 一、病历摘要

患者女性，13 岁。

**主　诉：**四肢无力伴吞咽困难、言语不能 1 个月余。

**现病史：**患者家属代述，患者 2022 年 1 月 26 日夜间 00：30 分无明显诱因下出现头晕及四肢麻木，10 分钟后出现呕吐、昏迷，家属拨打 120 立即送至附近社区医院，行头颅 CT 检查提示脑干出血，立即将患者送至广州某脑科医院治疗；又于 1 月 28 日转入南方某医院治疗，转入后 CT 检查提示脑干出血并破入脑室系统，第四脑室积血，考虑蛛网膜下腔少量出血可能；于 1 月 29 日行 DSA 全脑血管造影诊断为中脑动静脉畸形。入院后予抗感染、预防癫痫、营养神经、改善脑血管循环等对症治疗及康复治疗，经治疗后患者病情好转，但仍遗留对外界刺激无反应、四肢瘫痪、头部不自主运动等症状，为求进一步康复治疗，2022年3月18日来我院就诊，门诊以"脑干出血"收入院。患者自发病以来无发热，留置气管切开套管，留置胃管辅助进食，睡眠尚可，大小便自行解出，近期体重无明显变化。

**既往史：**患者既往患蚕豆病。否认急性传染病史。幼年按时接种卡介苗、脊灰疫苗、百白破三联疫苗。否认曾患心脑血管、肺、肾、内分泌等系统疾病；否认外伤手术史、手术史、外伤史；否认食物及药物过敏史；否认输血史。无吸烟、饮酒史。

**家族史：**否认家族遗传病史及类似疾病史。

**体格检查：**体温36.8℃，脉搏76次/分，呼吸22次/分，101/62 mmHg。营养中等，平车推入病房，颈前部留置气管套管，双肺呼吸音粗糙，未闻及干、湿性啰音，心脏及腹部检查未见明显异常。

**专科检查：**患者自发睁眼。双侧眼睑无下垂，双侧眼球位置居中，双侧瞳孔等大同圆，双侧直径约3 mm，对光反射灵敏。双侧视觉惊吓反应存在，双侧眼球可垂直方向视物追踪，无水平方向视物追踪。咽反射稍迟钝；余颅神经检查不能配合。四肢肌容积对称，四肢肌张力正常，未见四肢主动活动，疼痛刺激见双下肢轻微回缩。双侧肱二头肌肌腱反射、肱三头肌肌腱反射、桡骨膜反射（++），双侧膝腱反射、跟腱反射（++）。左侧Hoffmann征阳性，右侧Hoffmann征未引出，双侧掌颌反射未引出，左侧Babinski征未引出，右侧Babinski征可疑阳性。颈软，Brudzinski's阴性，Kernig's阴性，双侧Horner's阴性。

**辅助检查：**包括影像学检查、全脑血管造影和神经电生理检查结果，具体如下。

1. 影像学检查结果

（1）2022年1月26日颅脑CT提示脑干出血（病例9图1），出血量约6 mL。

（2）2022年8月11日颅脑MRI（病例9图2）提示中脑、脑桥陈旧脑出血（含铁血黄素沉积）。

2. 全脑血管造影　2022年1月29日在南方某医院行DSA全脑血管造影：左侧椎动脉造影示中脑动脉畸形，主要由基体动脉上段侧后壁发出的两根脑干长旋支供血，通过一根粗大的静脉引流，因供血动脉极其纤细迂曲，故无法进行栓塞治疗。DSA 检查诊断：中脑动静脉畸形。

3．神经电生理检查结果

（1）视觉诱发电位：大致正常视觉诱发电位。

（2）听性脑干反应：双耳波形分化好，且各波潜伏期、各波间期未见明显异常。

（3）上肢体感诱发电位：双上肢体感诱发电位未见异常。

（4）2022 年 3 月 21 日 15 小时视频动态脑电图：清醒状态下基本节律为 7 ～ 9 Hz、20 ～ 70 μV 的 α 波活动，波形欠规整，调节、调幅欠佳；可见少量 14 ～ 28 Hz、10 ～ 30 μV 的 β 波活动散在出现各导联；可见少量 4 ～ 7 Hz、20 ～ 50 μV 的 θ 波活动散在或短、中程出现各导联；可见少量 2 ～ 4 Hz、50 ～ 150 μV 的 δ 波活动短程出现各导联。睡眠状态下夜间可见 α 波节律解体后出现睡眠纺锤波及长时程广泛性高波幅的睡眠期慢波，双侧基本对称。结论：①中度异常；②可见明显睡眠－清醒周期；③未见痫样放电；Synek 预后分级：Ⅰ级。

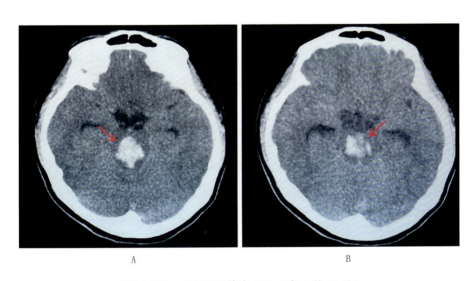

A                                  B

**病例 9 图 1　头颅 CT 检查（2022 年 1 月 26 日）**

注：A. 脑桥出血；B. 中脑出血。

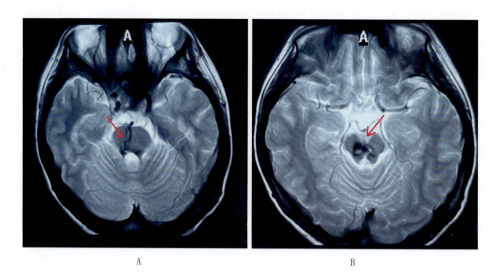

病例 9 图 2　头颅 MRI 检查（2022 年 8 月 11 日）

注：A. 脑桥陈旧脑出血；B. 中脑陈旧脑出血。

**疾病诊断**：①脑干出血恢复期；②闭锁综合征；③中脑动静脉畸形；④坠积性肺炎；⑤气管造口状态；⑥泌尿道感染；⑦蚕豆病。

**功能诊断**：①四肢瘫痪；②吞咽困难；③日常生活活动能力完全依赖；④社会参与能力受限。

**诊断依据及鉴别诊断**：患者于 2022 年 1 月 26 日突然发病，2022 年 3 月 18 日首次来我院，入科查体见患者自发睁眼，眼球可垂直方向视物追踪，无水平方向视物追踪，口及颜面部肌肉瘫痪，四肢瘫痪。颅脑 CT 提示脑干出血，全脑血管造影提示中脑动静脉畸形；2022 年 3 月 21 日长程脑电图呈 α 波优势节律。结合患者病史、症状、神经系统查体及辅助检查，诊断为闭锁综合征（locked-in syndrome，LIS）。根据患者的临床表现，诊断为标准型 LIS。LIS 需要与持久性植物状态、运动不能性缄默相鉴别。

（1）持久性植物状态：患者自发睁眼，没有对自我或环境有意识的证据，且不能与他人交流；不会对视觉、听觉、触觉或伤害性刺激产生持续性、可重复、有目的或自主性行为反应；没有语言理解或表达的证据；保留不同程度的脑神经反射和脊髓反射。本例患者与外界无交流，口及颜面部肌肉瘫痪，四肢瘫痪，但脑电图呈 α 波优势节律，有睡眠纺锤波，暂不能排除。

（2）运动不能性缄默：意识清醒，睁眼凝视，外界刺激下可出现自发性眼球跟随运动；没有或几乎没有自发的言语或活动能力；跟随着指令偶尔可发出低声单音节，貌似回答；四肢不动（运动反应明显下降，但不是瘫痪），对疼痛刺激出现少许逃避反应；睡眠－觉醒周期保存。本例患者眼球可垂直方向视物追踪，无水平方向视物追踪，四肢瘫痪，暂不能排除。

## 二、诊疗经过

通过上述诊断依据，该患者诊断为 LIS。随后，患者转外院继续康复治疗。对患者家属进行随访，2022 年 4 月 10 日左右，患者可遵嘱完成嘟嘴动作。2022 年 4 月 30 日左右，患者出现肢体的主动活动。5 月 27 日左右，在佩戴说话瓣膜下，患者开始说话，据患者妈妈转述，患者当时对她说："妈妈，其实我一直都知道"。患者于 2022 年 6 月 27 日拔除气管切开套管。于 2022 年 7 月 20 日，拔除胃管，经口进食。住院期间多次患坠积性肺炎、泌尿道感染等并发症。患者辗转于多家医院接受康复治疗，于 2022 年 8 月 7 日再次入我科，入科查体见患者神志清楚，对答切题、发音费力、声音震颤，饮水测试 2 级，四肢可见主动活动，四肢不自主运动、共济失调，不能完成床上翻身和转移、床上坐起等动作，日常生活活动能力评分 20 分，日常生活活动能力仍为完全依赖。经过 7 个月余的综合康复治疗，患者的吞咽功能、构音及运动功能获得了较好的改善，仍遗留四肢不自主运动、共济失调等症状。

## 三、病例特点及讨论

接诊这样一位患者，主要临床及康复医疗问题有以下两方面：① LIS 的诊断：LIS 患者由于口及颜面部肌肉瘫痪，四肢瘫痪，不能与外界交流，仅眼球可以垂直活动，常常易被误诊为意识障碍。因此，LIS 需要与昏迷、持久性植物状态、运动不能性缄默相鉴别。② LIS 患者的康复：大部分 LIS 患者需要留置气管套管，存在吞咽困难、口和颜面部肌肉及四肢瘫痪等功能障碍，长期卧床。主要康复内容包括气道管理、改善吞咽功能、积极预防长期卧床并发症。由于 LIS 患者意识是清醒的，仅存睁闭眼及眼球垂直运动，因此，需要给患者提供与外界交流的途径，并且在康复过程贯彻人文关怀、关注患者的心理健康。另外，LIS 患者不能说话、四肢瘫痪、日常生活活动能力完全依赖，因此，需要家庭成员的 24 小时照护。

针对该患者诊断为LIS，患者于2022年1月26日突然发病，外院颅脑CT提示脑干出血，出血量约6 mL，予保守治疗，于1月29日行DSA全脑血管造影诊断：中脑动静脉畸形。LIS由于病灶在脑干，且主要在脑干基底部，而脑干背盖损伤相对较轻，且双侧大脑半球未明显受损，因此，LIS患者的意识是清醒的，需要完善相关的神经电生理检查以评估患者的意识状态。2022年3月21日患者长程脑电图呈α波优势节律，结合患者病史、症状、神经系统查体及辅助检查，诊断为LIS。2022年5月27日，在佩戴说话瓣膜下，患者开始说话，据患者妈妈转述，患者当时对她说："妈妈，其实我一直都知道。"这也证实了患者的意识是清醒的，发病后至可以说话的这几个月是处于闭锁状态。

患者诊断为LIS后，明确了患者的意识是清醒的，因此，不需要促醒治疗。LIS患者留置气管套管，存在吞咽困难、口和颜面部肌肉及四肢瘫痪等重度功能障碍，长期卧床。接下来，主要康复内容包括气道管理、改善吞咽功能、积极预防长期卧床并发症。考虑到患者意识是清醒的，因此康复团队在对患者进行查体、康复训练、护理时，应全程贯彻人文关怀。同时，我们也告知照护患者的家属，患者是清醒的，可以听见外界的声音，多与患者说话，密切观察患者的细微变化。患者留置气管套管，在气道管理方面，包括气道湿化、气囊压力管理、气囊上分泌物的清除（声门下吸引）、吸痰、口腔分泌物的管理、口腔护理等。对于改善吞咽功能，可采用吞咽肌低频电刺激和常规吞咽功能训练；也可以给患者佩戴说话瓣膜，促进吞咽功能恢复及重建生理气道功能，同时也可加快发音功能恢复。当患者吞咽功能有一定的改善和具备有效咳嗽能力后，可进行拔除气管套管前评估，包括痰液情况、呼气肌力量、咳嗽能力、吞咽功能（染色试验）、采用纤维支气管镜评估气道通畅性等，争取尽早拔除气管套管。在预防长期卧床并发症方面，康复治疗重点包括体位管理和早期被动活动、呼吸管理、肌肉骨关节康复管理。患者在我院诊断为LIS，随后转外院继续康复治疗。经过7个月余的综合康复治疗，患者拔除了气管套管和胃管，经口进食，可交流，四肢可自主活动。患者的吞咽功能、构音及运动功能获得了较好的改善，仍遗留四肢不自主运动、共济失调等症状。

## 四、相关问题及分析

根据以上病例资料，我们总结了关于闭锁综合征的诊断及康复两方面的问题进行讨论，希望有助于提高对 LIS 的诊治能力和康复疗效。

1. LIS 如何诊断？应该注意与哪些病相鉴别？

LIS 是由于脑桥基底部或者中脑病变，导致双侧皮质脊髓束、皮质脑桥束和皮质延髓束受损，外展神经核以下的运动性传出功能丧失，但动眼神经与滑车神经功能保留，脑桥被盖网状结构一般不侵及，导致几乎全部运动功能丧失，脑桥及以下脑神经瘫痪，表现为四肢瘫、不能讲话和吞咽，可自主睁眼用眼球垂直活动示意，因患者不说不动，貌似昏迷，所以又叫假性昏迷。引起 LIS 的病因包括脑血管疾病、颅脑肿瘤、脑外伤、感染及脱髓鞘疾病等。

LIS 有多种临床表现，Bauer（1979）提出的 LIS（标准型、不完全型、完全型）三层分类法为阐明患者症状严重程度提供了基本框架。标准型 LIS：临床特点是患者能用睁闭眼动作回答"是"或"否"提问，眼球可以垂直活动和会聚，除此外，全身无随意运动，意识清楚，脑电图呈 α 波优势节律。不完全性 LIS：除上述条件外，另外再增加任何一项随意运动（如单上肢活动）；完全性 LIS：包括眼球活动在内全身无随意运动，而脑电图或脑功能成像或眼神哭相等证实意识存在。

LIS 患者由于口及颜面部肌肉瘫痪，四肢瘫痪，不能与外界交流，仅眼球可以垂直活动，常常易被误诊为意识障碍。因此，LIS 需要与持久性植物状态、运动不能性缄默、昏迷相鉴别。①持久性植物状态：没有对自我或环境有意识的证据，且不能与他人交流；不会对视觉、听觉、触觉或伤害性刺激产生持续性、可重复、有目的或自主性行为反应；没有语言理解或表达的证据；表现为存在睡眠－觉醒周期的间歇性觉醒；残存的下丘脑和脑干自主功能足以使患者在医护下存活；大小便失禁；保留不同程度的脑神经反射和脊髓反射。②运动不能性缄默：睁眼凝视，外界刺激下可出现自发性眼球跟随运动；没有或几乎没有自发的言语或活动能力；跟随着指令偶尔可发出低声单音节，貌似回答；四肢不动，对疼痛刺激出现少许逃避反应；肢体无痉挛或强直发生。③昏迷：意识完全丧失，对声音或伤害性刺激无反应，没有任何主动活动。

LIS 的常见症状是由于脑桥和（或）中脑基底部的神经纤维束受损而引起的功能障碍。功能丧失：肢体和躯干肌肉瘫痪，口面部神经麻痹包括言语不清和吞咽困难，自主呼吸困难、呼吸暂停、呼吸急促、共济失调、头晕、眩晕；功能保留：意识清醒、言语理解、定位保留，听力保留、眼球垂直运动和眨眼。因此，对于诊断 LIS，首先脑损伤病灶定位在脑桥基底部或者中脑，患者仅存在眼球垂直运动和睁闭眼等随意运动，而口及颜面部肌肉瘫痪、四肢瘫痪，但患者的意识是清醒的。如何明确患者的意识状态？可以采用神经电生理及脑功能成像评估，包括脑电图、脑干听觉诱发电位、体感诱发电位等。事件相关电位（event-related potential，ERP）是识别、比较、判断、记忆与决策等认知过程有关的神经电生理改变，用于观察大脑认知功能活动，其中失匹配负波（mismatch negativity，MMN）对意识的判断和评估非常重要。因此，明确 LIS 患者是否为意识清醒，可以采用以上神经电生理评估方法。

2. LIS 患者的重点康复内容有哪些？

进入康复期，大部分 LIS 患者仍留置气管套管，标准型和完全型 LIS 患者都存在吞咽困难、口和颜面部肌肉及四肢瘫痪等重度功能障碍，长期卧床。主要康复内容包括人工气道管理、改善吞咽功能、积极预防长期卧床并发症，这些康复内容与其他脑损伤后所致重度功能障碍患者是一样的。人工气道管理和吞咽功能训练已在前面讨论部分讲述。在预防长期卧床并发症方面，康复治疗重点包括体位管理和早期被动活动、呼吸管理、肌肉骨关节康复管理。对于不能主动配合的 LIS 患者，体位管理和早期被动活动包括良肢位摆放，床上被动体位转换；关节肌肉被动牵伸；被动四肢及躯干关节活动度维持；床上被动坐位，不同角度体位适应性训练；电动斜床站立；神经肌肉电刺激；床旁被动上下肢单车训练。当 LIS 患者的头部、颈部、躯干稳定性有一点改善后，需要适应乘坐轮椅以方便转移。呼吸管理包括使用体位引流和高频胸壁震荡等气道廓清技术、呼吸训练、咳嗽训练等。肌肉骨关节康复管理主要包括肌痉挛、肌腱挛缩、骨关节僵直畸形及骨化性肌炎的评估和防治，佩戴支具可有效缓解或预防肌痉挛。

LIS 患者意识是清醒的、视野区域受限、感觉功能未受损，因此康复团队的所有成员包括医生、治疗师、护士在对患者执行任何操作前，包括体格检查、康复评估及训练、护理等，都应在患者可视的范围内首先自我介绍，再详细告知患者操作目的，以取得患者的配合，而避免突然的声音和肢体接触对患者造成惊吓。这样的人文关怀需要贯穿在患者整个康复过程。同时，康复团队还需要为患者做好心理疏导，多与患者沟通交流，鼓励患者正视自己的疾病，积极配合治疗。

由于 LIS 患者神志清醒，存在眼球垂直运动和睁闭眼等随意运动，在康复过程，为 LIS 患者建立有效的交流途径是非常重要的。患者可以通过睁眼、闭眼或者眼球向上、向下运动来表示"是"或者"否"，从而寻求帮助、表达需求。在康复病房内，可为 LIS 患者配备相关的呼叫系统和表达需求的设备。家庭成员或者护工 24 小时照看是保证患者的需求及时传达给医护人员最有效的方式。对于仅存在眼球运动的患者，每隔半个小时规律的护理查房是必须的。对于可以转动头部或者有手指轻微活动的 LIS 患者，可以准备一个低压触控板用于呼叫。也可以准备一些表达日常生活需求场景的图片或者文字卡片，供患者通过眼睛活动来选择。有学者借助字典实现了与 LIS 患者沟通。基于计算机的辅助沟通系统(augmentative and alternative communication, AAC) 可以通过眼动追踪来生成文字输出计算机合成的语音，适合于眼球可垂直运动的 LIS 患者。脑机接口技术(brain-computer interface, BCI) 是目前适用于 LIS 患者与外界交流的最先进技术，BCI 最常采用的技术是 P300 事件相关电位，P300 成分是在视觉目标范围内视觉主动参与时产生的神经活动（比如凝视着一系列字母中的一个字母），可用于生成文字和句子以输出计算机合成的语音。这些工具和科技促进 LIS 患者与家人和朋友通过社交媒体、互联网相互联系，对患者的康复有重要意义。

### 五、病例点评

LIS 是由于脑桥基底部或者中脑部位的病变引起的，患者意识清醒，但由于口及颜面部肌肉瘫痪，四肢瘫痪，仅眼球可以垂直活动，常常易被误诊为意识障碍，需要与昏迷、持久性植物状态、运动不能性缄默相鉴别。

LIS 患者的意识是清醒的，不需要促醒治疗。大部分 LIS 患者仍留置气管套管，存在吞咽困难、口和颜面部肌肉及四肢瘫痪等重度功能障碍，长期卧床。主要康复内容包括人工气道管理、改善吞咽功能、积极预防长期卧床并发症，这些康复内容与其他脑损伤后所致重度功能障碍患者相同。由于 LIS 患者意识是清醒的，仅存睁闭眼及眼球垂直运动，因此，需要给患者提供与外界交流的途径，并且在康复过程中贯彻人文关怀、关注患者的心理健康。本例 LIS 患者经过 7 个月余的综合康复治疗，患者的吞咽功能、构音及运动功能获得了较好的改善，脱离了闭锁状态，仍遗留四肢不自主运动、共济失调等症状。为 LIS 患者建立有效的交流途径、转移方式及与社会的联系能够促进其独立性和自主性，改善他们的生存质量。总的来说，经过专业化的康复治疗和利用合适的科技设备，LIS 患者的长期预后和生活质量是良好的。

（病例提供者：陈　娜　曾　庆　谢秋幼　南方医科大学珠江医院）

（点评专家：吴　文　南方医科大学珠江医院）

# 参考文献

[1]JMD，Anosike K，Asuncion RMD.Locked-in syndrome[M].Statpearls.Treasure Island(FL)，2022.

[2]Patterson JR，Grabois M.Locked-in syndrome：A review of 139 cases[J].Stroke，1986，17（4）：758-764.

[3]Stoll J，Chatelle C，Carter O，et al.Pupil responses allow communication in locked-in syndrome patients[J].Curr Biol，2013，23（15）：R647-648.

[4]Bauer G，Gerstenbrand F，Rumpl E.Varieties of the locked-in syndrome[J].J Neurol，1979，221（2）：77-91.

[5]Lesenfants D，Habbal D，Chatelle C，et al.Toward an attention-based diagnostic tool for patients with locked-in syndrome[J].Clin EEG Neurosci，2018，49（2）：122-135.

[6]Casanova E，Lazzari RE，Lotta S，et al.Locked-in syndrome：Improvement in the prognosis after an early intensive multidisciplinary rehabilitation[J].Arch Phys Med Rehabil，2003，84（6）：862-867.

[7]Farr E，Altonji K，Harvey RL.Locked-in syndrome：Practical rehabilitation management[J].PM R，2021，13（12）：1418-1428.

[8]Doble JE，Haig AJ，Anderson C，et al.Impairment，activity，participation，life satisfaction，and survival in persons with locked-in syndrome for over a decade：Follow-up on a previously reported cohort[J].J Head Trauma Rehabil，2003，18（5）：435-444.

[9]倪莹莹，王首红，宋为群，等.神经重症康复中国专家共识（上）[J].中国康复医学杂志，2018，33（01）：7-14.

[10]喻鹏铭，何成奇，魏全，等.重症监护室中早期重症康复方案初探[J].中国康复医学杂志，2021，36（02）：223-226.

# 病例 10　脑机接口促进青少年脑动静脉畸形破裂出血后手功能失用的康复治疗

## 一、病历摘要

患者男性，14 岁。

**主　诉**：左侧肢体活动不利 1 年 4 个月。

**现病史**：2022 年 4 月 27 日患者考试时突感剧烈头痛，伴恶心、呕吐，呕吐物为少量胃内容物，随后口吐白沫，牙关紧闭，四肢抽搐，意识丧失，送往当地医院急诊。完善头颅 CT 及 CTA 提示：右侧额颞顶叶脑出血、动静脉畸形。急行"开颅血肿清除术、去颅瓣减压术"，术后昏迷状态，带气管插管入 NICU，予抗癫痫、脱水降颅压、补液等对症支持治疗。术后第 8 天拔除气管插管，术后第 15 天患者意识转清，可简单交流，左侧肢体活动不能，伴左侧肢体痉挛、左侧鼻唇沟浅、口角下垂，住院期间未发癫痫、脑积水等并发症。2022 年 8 月患者行右侧颅骨修复术，术后恢复良好。病情平稳后进行康复训练。经治疗后患者言语交流正常，左上肢可抬举至肩部水平，左手腕屈曲状态，左手指小范围主动屈曲、伸展不能，平地独立行走，上下楼费力，进食、穿衣、转移可自理，如厕、入浴等日常生活动作部分需要他人辅助，为求进一步治疗，门诊以"脑出血后遗症期"为主要诊断收入我科。

患者自发病以来精神可，近期情绪正常，无发热、咳嗽咳痰，饮食、睡眠正常，二便正常，体重无明显下降。

**既往史**：否认其他慢性病史。对头孢曲松钠过敏，对蛋白、动物毛发过敏。无吸烟、饮酒史。教育背景：初中。职业：学生。发病前性格开朗，热爱篮球等体育运动，发病后初期焦虑，经心理疏导后现情绪正常。

**家族史**：否认家族遗传病史及类似疾病史。

**体格检查**：体温 36.2℃，脉搏 80 次 / 分，呼吸 20 次 / 分，血压 116/73 mmHg。神志清晰，营养中等，步入病房，心、肺、腹查体无明显异常。

**专科检查**：神清语利，自发语流畅，听理解能完成三步指令，复述正常，命名正常，无刻板语言，定向力、记忆力、计算力正常。颅神经检查（-）。被动关节活动度检查：左侧前臂旋后 0°～60°，左腕关节屈曲 0°～70°，伸腕 0°～20°，左踝关节背屈 -10°，余关节活动度正常，被动活动无疼痛。徒手肌力检查：左上肢近端肌力 3 级，远端 2 级，左下肢近端肌力 4 级、远端 2 级。改良 Ashworth 分级：左侧肩关节屈肌张力 1 级，肘关节屈肌张力 2 级，旋前肌群肌张力 1+ 级，腕关节、指关节屈肌张力 2 级。Brunstrom 分期：左上肢Ⅲ期，左手Ⅲ期，左下肢Ⅳ期。左侧指鼻、轮替试验不能配合。左侧肱二头肌肌腱反射、肱三头肌肌腱反射、桡骨膜反射（+++），左侧膝腱反射、跟腱反射（+++）。左侧踝阵挛（+），左侧髌阵挛（-）。左侧 Hoffmann 征（-），左侧 Babinski 征（+）。左侧肢体轻触觉、针刺觉、音叉震动觉、关节位置觉、精细感觉粗测减退。功能评定：坐位平衡 3 级、立位平衡 3 级，FMA 评分 46 分（上肢 20 分、下肢 26 分），上肢动作研究量表（action research arm test，ARAT）3 分。左手实用性判定为失用手，MBI 评分 80 分，洼田饮水试验 1 级。

**辅助检查：**头颅 CT 提示（病例 10 图 1）右侧额颞顶叶脑出血、蛛网膜下腔出血。

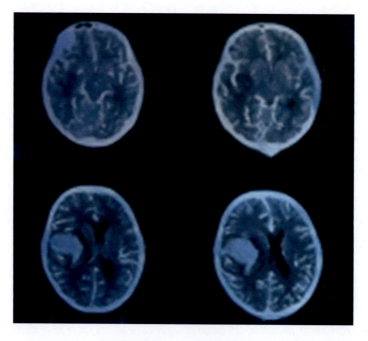

病例 10 图 1　发病时头颅 CT

**疾病诊断：**脑出血后遗症期康复。

　　**功能诊断：**①左侧偏瘫；②左上肢痉挛；③手功能障碍；④日常生活活动能力受限；⑤社会参与能力减退。

## 二、诊疗经过

　　入院后予全面检查及综合评估后，确定患者的主要康复问题为左上肢痉挛和手功能障碍，康复治疗重点在于改善痉挛、提高患侧上肢的运动控制能力、提高手功能。近期康复目标包括改善关节活动度、降低肌张力、提高手功能实用性、远期康复目标重在恢复患者日常生活活动能力、回归学校及社会。针对患者左上肢痉挛，在常规手法牵伸、口服巴氯芬等治疗基础上，于超声联合针极肌电引导下行 A 型肉毒毒素注射治疗，分别注射肱二头肌、肱肌、肱桡肌、旋前方肌、腕屈肌群、指屈肌群等，治疗后患者左上肢肘屈肌张力降至 1+ 级，指屈肌张力降至 1 级，前臂旋前肌群肌张力正常，痉挛得以明显改善；针对手功能障碍，在常规偏瘫手功能康复基础上，开展基于运动想象的脑机接口训练，治疗后患者拇指、示指可主动伸展，ARAT 量表评分提高至 13 分，FMA 上肢评分提高至 27 分，Brunstrom 分期手提高至Ⅳ期，手功能实用性达到辅助手 A。

## 三、病例特点及讨论

　　患者青年男性，慢性病程，1 年 4 个月前因脑动静脉畸形致脑出血，导致左侧肢体运动功能障碍。患者虽然接受了较为系统的康复治疗，但仍遗留了左上肢痉挛及手功能障碍，考虑原因有以下几方面：①发病初病情严重：患者以头痛为首发表现，迅速进展至昏迷，头颅 CT 及 CTA 提示脑动静脉畸形出血，出血量较大且面积广泛，大脑功能受损较重，影响了康复疗效；②痉挛管理不当：患者发病早期即出现左侧肢体痉挛，但在治疗过程中仅注重避免伤害性刺激及使用手法牵伸等传统训练手段，而根据痉挛管理流程中的"七阶梯方案"，在痉挛控制不良时应及时给予更高"阶层"的干预方法，如口服巴氯芬、注射 A 型肉毒毒素等，痉挛控制后配合运动训练，其效益彰；③综合康复方案中缺乏新技术：疾病恢复过程中常常遭遇瓶颈期，其疗效逐渐变得有限，单纯采用传统康复手段难以满足患者的康复需求，随着康复工程的飞速发展，诸如脑机接口、虚拟现实等新技术的出现，为康复领域带来了革命性的变革，因此，早期介入神经调控新技术，配合结合传统康复训练，有望突破瓶颈，实现更好的康复效果；④情绪和心理因素：患者个人情绪及心理状态在康复过程中起着至关重要的作用，疾病不仅会给患者的身体带来严重损伤，还可能导致抑郁、焦虑等不良情绪，可能会影响患者对康复训练的参与度和积极性，影响康复效果，因此康复全程均需关注患者的情绪和心理状态，提供必要的支持和干预，以促进患者的全面康复。⑤家庭和社会支持：家庭成员的关爱、理解和鼓励对于患者的心理康复具有不可替代的作用，家庭环境的和谐与温馨也有助于患者保持积极的心态，更好地配合康复治疗；社会支持同样不可或缺，相关的康复训练指导、心理咨询、就业援助不仅有助于患者提升康复效果，还能帮助他们更好地融入社会，重拾生活的信心和勇气。

　　针对该患者的上肢痉挛问题，经评估后主要为上肢屈肌肌群肌张力过高，考虑患者病程较长、痉挛程度较重，单纯采用口服药难以短期内缓解肌张力，我们开展了 A 型肉毒毒素注射治疗（病例 10 图 2）。操作前患者生命体征平稳，于治疗室取平卧位，前臂旋后，伸肘，手臂位于身体一侧，无菌消毒铺巾，超声引导下定位相关肌肉，回抽未见出血后分别注射肱二头肌 60 U、肱肌 80 U、肱桡肌 60 U、旋前方肌 40 U、旋前圆肌 40 U、桡侧腕屈肌 60 U、尺侧腕屈肌 50 U、掌长肌 30 U、拇长屈肌 20 U、指深屈肌 40 U、指浅屈肌 20 U，拔针后未见出血，无菌敷料覆盖。注射过程中患者注射点发红，无瘙痒、呼吸困难等不适，后患者皮肤注射点颜色逐渐恢复正常，考虑患者既往过敏体质，予氯雷他定 10 mg 口服，嘱患者穿刺点 3 日保持清洁，当日暂停左侧肢体康复训练，观察患者症状变化，后无迟发过敏反应发生。经治疗后，患者左上肢痉挛明显缓解。

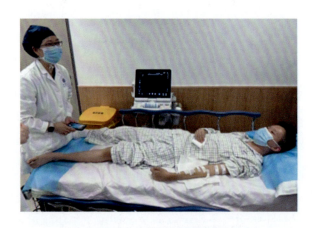

病例 10 图 2　A 型肉毒毒素注射治疗

由于患者手指及手痉挛，患手的分离运动难以诱发，为了改善这一状况，在处理卒中患者的手功能障碍时，我们采用了综合性康复治疗方案。首先，通过 A 型肉毒毒素注射治疗，患者屈肘肌群、屈腕肌群、指屈肌群的肌张力显著下降。随后在常规手法松解、牵伸等训练基础上，配合腕手机器人、冲击波治疗等改善患者关节活动度及肌张力，提高手的运动功能。在此基础上，团队开展了神经调控新技术——脑机接口治疗以促进患者脑功能重塑（病例 10 图 3），经过 20 次的基于运动想象的脑机接口训练后，患者左手可实现缓慢自主抓握，左手拇指及示指可小范围伸展，ARAT 量表评分提高至 13 分，FMA 上肢评分提高至 27 分，Brunstrom 分期手提高至 IV 期，手功能实用性达到辅助手 A，可完成健手在患手的帮助下剪开信封，手功能实用性有一定程度提高，证实了脑机接口技术在卒中后手功能障碍康复中的潜力和价值。

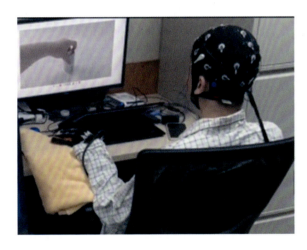

病例 10 图 3　患者进行脑机接口训练

## 四、相关问题及分析

基于上述病例资料，我们对青年脑出血后遗症期康复过程中涉及的主要问题进行总结，以期能够丰富对此类病例的诊疗策略，为其他医疗工作者在处理类似情况时提供有益的参考和启示。

1. 卒中后上肢痉挛如何管理？

痉挛是因牵张反射兴奋性增高导致的以速度依赖性肌张力增高为特征的运动

障碍，是上运动神经元综合征的组成部分，与卫生、着装和疼痛相关的活动受限有关，严重影响患者的功能恢复及生活质量。研究表明，卒中后急性期康复的患者，肢体痉挛的发生率为42%，前3个月上肢痉挛的发生率为33%，卒中后一年内患肢痉挛的发生率在25%～43%，其中发病初期严重的近端和远端肢体无力可能是中重度痉挛（Ashworth≥2）的最强预测因子。

目前临床中多以痉挛七阶梯康复方案为治疗原则，根据患者痉挛程度逐级选择或联合使用各项抗痉挛治疗方法，具体如下：第一阶梯包括预防伤害性刺激、对患者进行健康教育；第二阶梯包括掌握并坚持正确的体位摆放、关节被动运动和牵伸技术；第三阶梯为治疗性的主动运动训练，配合理疗、水疗、按摩、针灸及矫形器使用；第四阶梯是以巴氯芬为代表的口服抗痉挛药物的使用，以及以注射用A型肉毒毒素为代表的神经化学阻滞疗法；第五阶梯包括鞘内药物注射及选择性脊神经后根切断术等手术治疗；第六阶梯是肌腱延长、肌腱切开等矫形外科手术和周围神经切除手术；第七阶梯则为破坏性更大的手术，包括脊髓切开、脊髓前侧柱切断等。

其中A型肉毒毒素注射治疗已成为治疗卒中患者上肢痉挛综合管理中的重要组成部分，有助于减少痉挛，改善关节被动或主动的活动范围，并改善穿衣、卫生等日常生活能力。一项荟萃分析表明，上肢痉挛患者接受肉毒毒素注射后，残疾评估量表评分显示出较小但有意义的统计学差异，虽然没有证据表明此方法能直接改善上肢功能使用，但它可能改善肢体主动或被动肢体位置，协助提高患者日常生活活动能力，减轻照护者的负担。

肉毒毒素作用可逆，会随着时间的延长在神经末梢内逐渐降解失活，通常在注射后12小时内由神经肌肉接头摄取，4～7天或者更长时间内逐步产生临床疗效，作用持续时间12～16周，成年人单次注射的最大安全剂量为600 U，单个注射位点一般不超过50 U。同时肉毒毒素作为一种生物大蛋白，若频繁在局部肌肉进行注射，患者体内可能会产生抗体而导致对肉毒毒素的继发性无反应，因此一般建议重复注射的间隔时间不少于3个月。此外，肉毒毒素注射治疗并非痉挛管理中一劳永逸的方法，仅仅是多学科综合治疗痉挛的组成部分之一，必须联合其他康复方案共同应用，且需要在治疗结束后定期随访并评估，7～14天时评估患者是否需要使用夹板及矫形器，4～6周后评估注射疗效，3～4个月时随访患者功能变化，以制订后续康复计划。

2. 脑卒中患者手功能康复策略是什么？

手是人体感觉及精细运动的主要器官，脑卒中后手功能障碍是常见的后遗症之一，表现为运动、感觉、协调、灵活等功能下降，严重影响患者日常生活活动能力。研究表明，高达 85% 的卒中患者遗留严重的手功能障碍，影响患者的日常生活能力与生活质量。手功能康复进程通常缓慢且效果多不理想，因此，脑卒中后手功能康复的研究与实践在康复医学领域中占据着举足轻重的地位。

康复评定是康复治疗的基础，据统计现有的上肢功能评定方法有 100 余种，但并非单纯针对手功能进行评估。目前临床评估方法多以临床量表为主，包括 Brunnstrom 手恢复阶段、Fugl-Meyer 腕手运动评定量表、ARAT、Wolf 运动功能评价量表等，均具有较好的信效度；而随着数智时代的到来，新型的智能化评估更为精准的量化了手功能动作，如复旦大学华山医院与上海大学共同研发的多维视觉手功能康复评估系统，通过应用光学动作捕捉设备和计算机视觉融合技术，可以准确地测量患手的腕背伸角度，弥补了传统评估方法的非连续性、非精准性的缺点。

神经可塑性是手功能康复的理论基石，外周感觉运动的输入性刺激有助于适应性可塑性的发生，相应的康复策略包括神经肌肉促进技术（neurological facilitation technique，NFT）、双侧上肢训练（bilateral arm training，BAT）、FES、肌电生物反馈治疗等。NFT 典型代表为 Bobath 技术、Brunnstrom 技术、神经肌肉促进技术、Rood 技术，是脑卒中手功能康复的传统训练手段，但均较为关注局部功能的恢复，临床通常联合其他技术共同应用。BAT 是两侧肢体独立执行同一时间和空间的运动模式，研究表明，对称的双侧运动能够激活双侧大脑半球相似的神经网络，减少半球间抑制，促进神经功能重塑，常规康复治疗基础上联合 BAT 能更有效地改善脑卒中患者的上肢功能和日常生活活动能力表现。此外，FES 可以增加感觉信息传入，刺激目标肌肉收缩产生活动，在卒中后早期康复中具有积极作用。同时，肌电生物反馈有助于增加手部肌肉的自主激活及控制能力，任务导向性训练、上肢机器人训练也已被证实能辅助改善上肢及手部的运动功能。

大脑半球间功能平衡是机体完成诸多任务活动的基础，卒中后健侧皮层过度活跃将抑制患侧皮质活动，双侧半球间的失平衡状态有碍于患者康复，因此调节双侧大脑间功能平衡尤为重要。基于半球间平衡理论而衍生的康复疗法包括运动想象、脑机接口训练、重复经颅磁刺激等中枢干预方法。谷鹏鹏等将运动想象与镜像训练相结合，形成分级运动想象的梯度训练模式，发现此种训练有助于改善脑卒中后患者手部运动功能，恢复正常运动模式；基于运动想象的闭环式脑机接口康复训练则能够促进患者多个脑区及网络的激活，进而促进手运动功能恢复；重复经颅磁刺激利用脉冲磁场作用于大脑皮层而调节神经电活动，研究表明，脑卒中患者经过 rTMS 训练后，手运动功能测试及功能独立性测量评分均有增加。

外周干预及中枢刺激治疗在卒中后手功能的恢复中已被证实疗效确切，但仍然有其应用局限性，贾杰教授提出了"中枢－外周－中枢"闭环理论指导卒中后手功能康复，该理论将中枢及外周干预有机融合，形成"闭环式"信息反馈，以促进神经功能重塑，将手功能康复向脑功能康复转移，使得康复治疗技术与康复设备相结合，为卒中后手功能康复提供了新的思路。相关研究也已逐步开展，Seiji Etoh 等研究表明，rTMS 联合神经肌肉电刺激能更好地改善卒中后患者手部的灵活性，对于改善肢体痉挛也有一定作用。

此外，研究表明在常规康复或新兴技术基础上，结合包括中药内服外敷、针灸、推拿等在内的中医综合康复方案，中西医疗法并驾齐驱，能够进一步提高卒中后患手的感觉运动功能。

手是人体高度复杂的运动器官，卒中后手部功能的康复策略仍面临着巨大挑战，目前针对手功能的康复多为传统训练手段、外周刺激、中枢干预等方法互为结合，尚未形成标准化治疗方案，未来仍需进一步研究各项康复措施的临床疗效及潜在效应机制，以实现个性化、精准化的康复治疗方案制订，更好地促进卒中后患者手部功能的恢复，提高患者生活质量。

3. 脑机接口技术在卒中后患者手功能康复中的应用价值是什么？

脑机接口（BCI）作为康复医学领域的前沿技术作为康复医学领域的前沿技术，通过采集大脑产生的电信号，解码并转化为机器可理解的指令，实现人脑与外部设备的直接交互和控制，促进神经可塑性的发生。BCI 的闭环反馈模式与先前学者提出的"中枢－外周－中枢"闭环康复理论密切相关，有助于实现患者形成正确的刺激反馈模式，帮助提高脑卒中患者运动功能。

目前 BCI 在临床实际应用时，通常结合脑电图或近红外脑功能成像采集大脑活动，同时联合运动想象、FES、外骨骼机器人等技术形成闭环模式。基于运动想象的 BCI 研究是当前的研究热点。运动想象有助于患者在运动执行过程中进行正确排序，而运动后产生的信息反馈能更好地促进运动训练，两者均可激活前额叶背外侧皮质区域，某些层面上具有共同的生理机制。研究表明，不同病程时期、不同病情严重程度的卒中后上肢功能障碍患者均能从 BCI 训练中进行获益。Pichiorri F 等针对亚急性期卒中患者开展 BCI 研究，发现 BCI 组患者在患侧手运动想象过程中患侧半球参与程度更大，脑电图亦显示更强的去同步化，且与上肢功能评定量表评分改善呈正相关；多位学者对卒中后严重上肢运动障碍卒中患者开展基于运动想象的 BCI 训练，发现患手的主动活动均有增加，手臂动作调查测试表、Wolf 运动功能测试评分有不同程度升高，日常生活活动能力也得以改善。此外，BCI 技术结合功能电刺激、虚拟现实、外骨骼机器人等多种共同模式应用于卒中后手功能恢复的研究也在如火如荼的进行中，均报告了积极的临床结局。值得一提的是，患者的认知功能及注意力是 BCI 训练能否成功的关键之一，因此训练前应该对此进行严格评估，在正式训练前需要进行学习和任务尝试，以保证训练疗效。

　　手功能的恢复依赖于残存神经元的功能重建，BCI 技术能够整合感觉运动环路的功能连接、调节半球间的兴奋性变化而促进脑功能重塑，是促进卒中后手功能康复极具前景的康复干预措施，也是目前的研究热点。先前研究已证实 10 ~ 20 个疗程的 BCI 训练可改善卒中后患手的功能评分，但具体的训练方法、联合措施、训练天数、远期预后等尚未达成共识，未来仍需进一步开展大样本多中心临床随机对照试验，以评估 BCI 的实用方案及临床疗效，同时结合多模态神经影像探究其作用靶点及潜在机制，以制订最佳干预策略而实现卒中患者的精准化、高效化康复。

## 五、病例点评

　　脑卒中后遗症期患者常遗留诸多功能障碍，康复进展缓慢。该患者为青年脑出血后遗症期患者，存在上肢痉挛和手功能障碍两大核心问题。针对上肢痉挛，依据痉挛七阶梯康复方案，为患者提供了系统的抗痉挛治疗，特别是 A 型肉毒毒素的注射治疗，显著改善了患者的上肢痉挛状态，扩大了关节活动范围，提升了患者的日常生活能力，其中肉毒毒素注射的时机、剂量及靶肌肉的选择是治疗成功的关键。手功能康复历来是卒中后的重点难点所在，基于神经可塑性及半球间平衡理论的新兴康复手段，尤其是脑机接口技术的出现，有助于调控患者大脑感觉运动网络相关的信息传递，形成中枢与外周间的闭环通路，可能会帮助患者重新建立大脑与手部肌肉的联系，带来意想不到的效果。通过这个病例，我们更加深入地理解了卒中后遗症期手功能康复过程中的问题和挑战，也为今后的康复工作提供了有益的参考和启示。

（病例提供者：王雅惠　北京清华长庚医院）

（点评专家：徐　泉　北京清华长庚医院）

# 参考文献

[1]Winstein CJ，Stein J，Arena R，et al.Guidelines for Adult Stroke Rehabilitation and Recovery：A Guideline for Healthcare Professionals From the American Heart Association/American Stroke Association[J].Stroke，2016，47（6）：e98-e169.

[2]Lundström E，Smits A，Terént A，et al.Time-course and determinants of spasticity during the first six months following first-ever stroke[J].J Rehabil Med，2010，42（4）：296-301.

[3]Ryu JS，Lee JW，Lee SI，et al.Factors predictive of spasticity and their effects on motor recovery and functional outcomes in stroke patients[J].Top Stroke Rehabil，2010，17（5）：380-388.

[4]Kong KH，Lee J，Chua KS.Occurrence and temporal evolution of upper limb spasticity in stroke patients admitted to a rehabilitation unit[J].Arch Phys Med Rehabil，2012，93（1）：143-148.

[5]岳寿伟，黄晓琳.康复医学（第2版）[M].北京：人民卫生出版社，2022.

[6]Foley N，Pereira S，Salter K，et al.Treatment with botulinum toxin improves upper-extremity function post stroke：a systematic review and meta-analysis[J].Arch Phys Med Rehabil，2013，94（5）：977-989.

[7]Shaw LC，Price CI，van Wijck FM，et al.Botulinum Toxin for the Upper Limb after Stroke（BoTULS）Trial：effect on impairment，activity limitation，and pain[J].Stroke，2011，42（5）：1371-1379.

[8]Wolf SL，Milton SB，Reiss A，et al.Further assessment to determine the additive effect of botulinum toxin type A on an upper extremity exercise program to enhance function among individuals with chronic stroke but extensor capability[J].Arch Phys Med Rehabil，2012，93（4）：578-587.

[9] 中国康复医学会. 肉毒毒素治疗成人肢体痉挛状态中国指南（2015）[J]. 中国康复医学杂志, 2015, 30（01）: 81-110.

[10] Chaudhary U, Birbaumer N, Ramos-Murguialday A. Brain-computer interfaces for communication and rehabilitation[J]. Nat Rev Neurol, 2016, 12（9）: 513-525.

[11] Thompson-Butel AG, Lin G, Shiner CT, et al. Comparison of three tools to measure improvements in upper-limb function with poststroke therapy[J]. Neurorehabil Neural Repair, 2015, 29（4）: 341-348.

[12] 陆雅婷, 陆小锋, 王聪, 等. 基于手功能评估系统的"腕背伸"动作定量评估[J]. 电子测量技术, 2017, 40（10）: 127-133.

[13] 燕铁斌. 神经康复治疗技术发展的新趋势[J]. 康复学报, 2017, 27（01）: 2-5.

[14] Renner C, Brendel C, Hummelsheim H. Bilateral Arm Training vs Unilateral Arm Training for Severely Affected Patients With Stroke: Exploratory Single-Blinded Randomized Controlled Trial[J]. Arch Phys Med Rehabil, 2020, 101（7）: 1120-1130.

[15] Lee MJ, Lee JH, Koo HM, et al. Effectiveness of Bilateral Arm Training for Improving Extremity Function and Activities of Daily Living Performance in Hemiplegic Patients[J]. J Stroke Cerebrovasc Dis, 2017, 26（5）: 1020-1025.

[16] Cordo P, Wolf S, Lou JS, et al. Treatment of severe hand impairment following stroke by combining assisted movement, muscle vibration, and biofeedback[J]. J Neurol Phys Ther, 2013, 37（4）: 194-203.

[17] Thant AA, Wanpen S, Nualnetr N, et al. Effects of task-oriented training on upper extremity functional performance in patients with sub-acute stroke: a randomized controlled trial[J]. J Phys Ther Sci, 2019, 31（1）: 82-87.

[18] Caimmi M, Chiavenna A, Scano A, et al. Using robot fully assisted functional movements in upper-limb rehabilitation of chronic stroke patients: preliminary results[J]. Eur J Phys Rehabil Med, 2017, 53（3）: 390-399.

[19] 谷鹏鹏, 陈许艳, 徐来, 等. 分级运动想象联合常规作业治疗对脑卒中后偏瘫患者上肢运动功能的影响[J]. 中华物理医学与康复杂志, 2019, 41（2）: 101-105.

[20] Lee JH, Kim SB, Lee KW, et al. Factors associated with upper extremity motor recovery after repetitive transcranial magnetic stimulation in stroke patients[J]. Ann Rehabil Med, 2015, 39（2）: 268-276.

[21] 贾杰. "中枢－外周－中枢"闭环康复——脑卒中后手功能康复新理念[J]. 中国康复医学杂志, 2016, 31（11）: 1180-1182.

[22] Etoh S, Kawamura K, Tomonaga K, et al. Effects of concomitant neuromuscular electrical stimulation during repetitive transcranial magnetic stimulation before repetitive facilitation exercise on the hemiparetic hand[J]. NeuroRehabilitation, 2019, 45（3）: 323-329.

[23] 李祖光. 中医药治疗脑卒中后手功能障碍的临床研究进展[J]. 广西中医药大学学报, 2023, 26（5）: 77-80.

[24]Vourvopoulos A, Bermúdez I, Badia S.Motor priming in virtual reality can augment motor-imagery training efficacy in restorative brain-computer interaction: a within-subject analysis[J]. J Neuroeng Rehabil, 2016, 13 (1): 69.

[25]Bauer R, Fels M, Vukelić M, et al.Bridging the gap between motor imagery and motor execution with a brain-robot interface[J]. Neuroimage, 2015, 108: 319-327.

[26]Meena YK, Cecotti H, Wong-Lin K, et al.Towards increasing the number of commands in a hybrid brain-computer interface with combination of gaze and motor imagery[J].Annu Int Conf IEEE Eng Med Biol Soc, 2015, 2015: 506-509.

[27]Xu K, Huang YY, Duann JR.The Sensitivity of Single-Trial Mu-Suppression Detection for Motor Imagery Performance as Compared to Motor Execution and Motor Observation Performance[J].Front Hum Neurosci, 2019, 13: 302.

[28]Pichiorri F, Morone G, Petti M, et al.Brain-computer interface boosts motor imagery practice during stroke recovery[J].Ann Neurol, 2015, 77 (5): 851-865.

[29]Lu RR, Zheng MX, Li J, et al. Motor imagery based brain-computer interface control of continuous passive motion for wrist extension recovery in chronic stroke patients[J]. Neurosci Lett, 2020, 718: 134727.

# 病例 11　喉镜引导下 A 型肉毒毒素声带肌内注射治疗小脑出血后发声障碍

## 一、病历摘要

患者女性，33 岁。

**主　诉**：四肢活动不灵伴言语不清 4 年余。

**现病史**：患者 2019 年 2 月 25 日工作时无明显诱因出现意识不清，摔倒在地，伴有呕吐、四肢抽搐及大小便失禁，遂送至青岛市市立医院，行颅脑 CT 检查示：小脑出血破入脑室，脑疝。经积极术前准备，急行全麻下"去骨瓣减压＋血肿清除术"，术后给予脱水、抗炎、营养支持等治疗，病情稳定后先后至中国人民解放军海军九七一医院（青岛）、北京宣武医院、北京博爱医院行系统康复治疗，患者肢体功能及言语功能较前改善，病情好转出院。患者现仍有言语不清、走路不稳，为求进一步康复治疗入住我科。患者自发病以来，曾有昏迷，目前可经口进食，夜间睡眠可，大小便正常，体重增加约 5kg。

**既往史：**患者平素身体健康。否认肝炎病史；否认结核病史；否认疟疾病史；否认密切接触史；否认高血压、心脏病、糖尿病、脑血管疾病、精神疾病史；否认手术史。无外伤史、输血史；无食物、药物过敏史。其他预防接种史不详。

**体格检查：**体温 36.3℃，心率 77 次 / 分，呼吸 18 次 / 分，血压 120/66 mmHg。神志清，营养中等，轮椅推入病房，双肺呼吸音清，未闻及干、湿性啰音，心脏及腹部检查未见明显异常。

**专科检查：**听理解能完成三步指令，复述正常，命名正常，声音嘶哑并伴有音颤及不自主哑声，记忆力、计算力基本正常。双侧眼球各向运动可，伴水平眼震。双瞳孔等大等圆，直径 ≈ 3 mm，直接、间接对光反射灵敏，面部痛、触觉对称正常。双侧额纹对称，左侧鼻唇沟稍浅，示齿口角稍右偏，咽反射存在，伸舌基本居中，舌各方向活动尚可，灵活性稍差。徒手肌力检查：四肢肌力 4+ 级，肌张力正常，关节活动度无受限。双侧肱二头肌腱反射、肱三头肌腱反射、桡骨膜反射、膝腱反射、跟腱反射（+++）。双侧指鼻试验、跟膝胫试验欠稳准。四肢痛觉、轻触觉、振动觉、位置觉对称正常，双侧 Babinski 征阳性。

**功能评定：**坐位平衡 2 级，立位平衡 0 级，Berg 平衡量表评分 4 分，简化肢体运动功能 Fugl-Meyer 评分 78 分，改良 Barthel 指数评分 50 分，汉密尔顿抑郁量表 18 分，患者处于轻度抑郁状态。Frenchay 构音障碍评估表结果为 3 个 a；嗓音障碍指数量表（VHI-10）评分为 33 分（总分 40 分），最长发声时间为 5.2 秒。嗓音评估指标中核心韵母音量减小、振幅微扰超出正常范围（病例 11 表 1、病例 11 表 2）。

**病例 11 表 1　治疗前核心韵母嗓音评估指标（20230422）**

核心韵母：

| | 共振峰F1(HZ) | | 共振峰F2(HZ) | | F1/F2 | | 音量(DB) | | 音频(HZ) | | 主观判断 |
|---|---|---|---|---|---|---|---|---|---|---|---|
| | 被测者 | 参考范围 | 被测者 | 参考范围 | 被测者 | 参考范围 | 被测者 | 参考范围 | 被测者 | 参考范围 | |
| a | 929 | 373~1266 | 1406 | 1116~1818 | 0.66 | 0.36~0.74 | 72 | 82~91 | 214 | 202~299 | 0 |
| o | 584 | 389~943 | 1100 | 837~1400 | 0.53 | 0.44~0.75 | 67 | 82~93 | 260 | 213~281 | 0 |
| e | 415 | 421~782 | 1444 | 925~1779 | 0.29 | 0.36~0.53 | 59 | 82~92 | 243 | 214~291 | 0 |
| i | 288 | 243~437 | 2230 | 2239~3172 | 0.13 | 0.08~0.17 | 58 | 80~91 | 224 | 214~291 | 0 |
| u | 338 | -154.72~1228 | 878 | 73~1940 | 0.38 | 0.27~0.78 | 58 | 80~93 | 0 | 212~314 | 0 |
| v | 305 | 251~360 | 1599 | 1505~2748 | 0.19 | 0.1~0.2 | 60 | 79~92 | 331 | 221~295 | 0 |
| er | 705 | 416~885 | 1427 | 909~1769 | 0.49 | 0.42~0.55 | 68 | 81~93 | 223 | 216~289 | 0 |

病例 11 表 2　注射前基频微扰及振幅微扰噪音评估指标（20230422）

| 基频微扰 | | 振幅微扰 | | 基频方差 | |
|---|---|---|---|---|---|
| 被测者 | 参考范围 | 被测者 | 参考范围 | 被测者 | 参考范围 |
| 0.02 | -0.015~0.026 | 0.09 | -0.011~0.039 | 1.2965e-007 | 0~0 |

**辅助检查：**颅脑 CT 提示（病例 11 图 1）小脑出血破入脑室，脑疝。

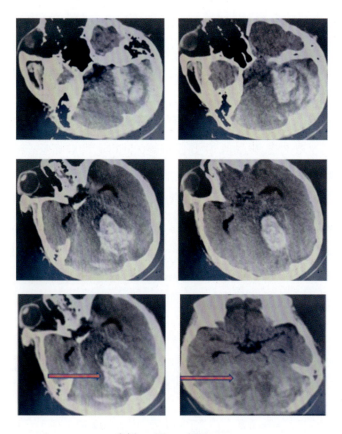

病例 11 图 1　颅脑 CT

注：患者术前、术后颅脑 CT 表现（箭头提示病变部位）。

**疾病诊断：**①小脑出血后遗症；②小脑术后。

**功能诊断：**①慢性不完全性四肢瘫；②发声障碍；③运动功能障碍；④疼痛；⑤抑郁状态；⑥日常生活活动能力受限。

## 二、诊疗经过

在全面入院检查基础上，经过详细康复评估，发现该患者本次就诊的主要问题包括发声障碍、肢体运动障碍（共济失调）、ADL 功能低下，整体康复目标分为短期目标和长期目标。短期目标重在通过治疗改善发声功能，改善坐位平衡及轮椅上 ADL 能力，改善抑郁状态。长期目标则着重于恢复患者的日常生活自理能力及社会参与水平。

患者常规进行物理治疗、作业治疗，改善患者的运动功能及 ADL 能力。发声障碍治疗方面，采用头颈部放松运动、声带放松训练、深吸气发长 a/i/u、吹 / 吸呼吸训练器、唱歌等传统康复治疗方法，每周 5 次，每次 30 分钟。通过电子显微喉镜检查发现患者存在声带肌等喉内肌不自主运动及纤颤的情况，经与患者及家属充分沟通后决定采取 A 型肉毒毒素声带肌内注射治疗（病例 11 图 2）。

具体操作如下：患者至喉镜室卧于治疗床上，垫高颈部充分暴露颈部，确定环甲膜位置为穿刺点，局部消毒 3 遍，先用利多卡因经环甲膜穿刺进入喉腔进行表面麻醉满意后，在纤维喉镜引导下，穿刺针经环甲膜进入喉腔，在纤维喉镜引导下，刺入一侧声带，并推注 A 型肉毒毒素 2 U，过程顺利，患者未诉不适（病例 11 图 2）。术后嘱患者配合嗓音康复训练，两周后再次评估患者发声功能。患者发声障碍明显改善，患者本人及其父母对治疗效果均十分满意。

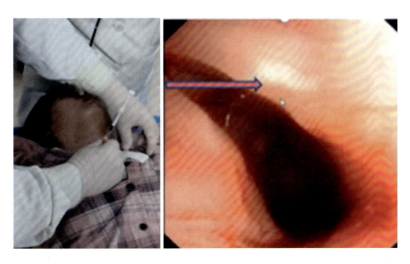

病例 11 图 2　纤维喉镜引导下声带肌 A 型肉毒毒素注射治疗（箭头提示注射部位）

治疗后 2 周复评结果显示患者发声清晰度明显改善。Frenchay 构音障碍评估表结果为：增加至 7 个 a；最长发声时间由 5.2 秒增加到 15.7 秒；嗓音障碍指数量表 VHI-10 评分由 33 分降至 15 分；嗓音评估指标中核心韵母音量较前增加，振幅微扰恢复至正常范围（病例 11 表 3、病例 11 表 4），患者本人及其父母对治疗效果均十分满意。其他功能复评结果为坐位平衡 2 级、立位平衡 0 级，Berg 平衡量表评分 5 分，简化肢体运动功能 Fugl-Meyer 评分 80 分，改良 Barthel 指数评分 55 分，汉密尔顿抑郁量表评分 13 分。

病例 11 表 3　治疗后 2 周核心韵母嗓音评估（20230508）

核心韵母：

| | 共振峰F1(HZ) | | 共振峰F2(HZ) | | F1/F2 | | 音量(DB) | | 音频(HZ) | | 主观判断 |
|---|---|---|---|---|---|---|---|---|---|---|---|
| | 被测者 | 参考范围 | 被测者 | 参考范围 | 被测者 | 参考范围 | 被测者 | 参考范围 | 被测者 | 参考范围 | |
| a | 794 | 373~1266 | 1254 | 1116~1818 | 0.63 | 0.36~0.74 | 80 | 82~91 | 210 | 202~299 | 0 |
| o | 619 | 389~943 | 975 | 837~1400 | 0.63 | 0.44~0.75 | 80 | 82~93 | 235 | 213~281 | 0 |
| e | 788 | 421~782 | 1417 | 925~1779 | 0.56 | 0.36~0.53 | 86 | 82~92 | 202 | 222~281 | 0 |
| i | 271 | 243~437 | 2106 | 2239~3172 | 0.13 | 0.08~0.17 | 69 | 80~93 | 235 | 214~291 | 0 |
| u | 294 | -154.72~1228 | 1126 | 73~1940 | 0.26 | 0.27~0.78 | 81 | 80~93 | 227 | 212~314 | 0 |
| v | 360 | 251~360 | 1580 | 1505~2748 | 0.23 | 0.1~0.2 | 74 | 79~94 | 245 | 221~295 | 0 |
| er | 766 | 416~885 | 1476 | 909~1769 | 0.52 | 0.42~0.55 | 85 | 81~93 | 202 | 216~289 | 0 |

病例 11 表 4　治疗后基频微扰及振幅微扰嗓音评估（20230508）

| 基频微扰 | | 振幅微扰 | | 基频方差 | |
|---|---|---|---|---|---|
| 被测者 | 参考范围 | 被测者 | 参考范围 | 被测者 | 参考范围 |
| 0.02 | -0.015~0.026 | 0.01 | -0.011~0.039 | 3.4759e-007 | 0~0 |

## 三、病例特点及讨论

该病例 4 年余前发生小脑出血破入脑室，并导致脑疝，虽急行去骨瓣减压术及血肿清除术，但仍遗留躯干及四肢运动障碍及发声障碍。经患者长时间多所国内权威康复医疗机构系统康复治疗后，肢体功能较前明显改善，但发声障碍仍较明显，经系统发声训练，患者发声情况稍有改善，但改善幅度有限。分析原因，可能有以下几点：①评估方法需要补充完善：我们初期的康复训练项目是基于对患者呼吸、发声、共鸣等多功能的评估而制订的，患者康复效果不理想，表明初期康复评估有未发现的患者发声障碍的具体原因，在发声障碍方面的评估需要补充完善。②康复治疗方案需改进：有效的康复方案需要基于对患者功能障碍的综合评估。患者初至我科就诊时，我们前期给予患者发声训练，着重于颈部放松训练、口腔颜面功能训练、呼吸训练等，从呼吸功能、发声功能和共鸣功能均衡发力，虽然发声功能有些许进步，但整体改善幅度不大。表明我们的康复训练计划需要改进，我们需要将对患者的康复训练方案集中到发声功能方面，尤其是发声器官的评估治疗上。③社会和家庭支持：社会和家庭的支持是康复过程中不可或缺的一环，家庭互动和社会参与都有助于患者重建自信，加强社会联系，从而促进整体恢复。

针对该患者发声障碍问题，我们给予患者纤维喉镜检查发现患者存在明显的双侧声带不自主运动及声带纤颤，且程度与患者紧张等情绪明确相关，考虑到患者为小脑出血压迫脑干，引起声带肌等喉内肌不自主运动、肌张力异常等锥体外系表现，单纯发声训练以及药物治疗等均不能有效精准作用于该靶肌肉，改善其不自主运动及肌张力异常，但 A 型肉毒毒素注射可精准作用于该声带肌靶肌肉，且具有降低靶肌肉肌张力、改善其不自主运动的作用。且经与患者及家属充分沟通，我们选择在纤维喉镜引导下经环甲膜行单侧声带 A 型肉毒毒素注射治疗，术前再次系统评估患者的最长发声时间、核心韵母音量和基频以及基频微扰和振幅微扰等嗓音专项评估指标，以便更好地与治疗后比较。同时，通过康复医师及治疗师给予患者正性反馈，提升患者交流的欲望和自信心，并加强患者社会和家庭支持，不仅关注患者发声功能的改善，也重视患者心理适应和社会功能的恢复。

## 四、相关问题及分析

根据以上病例资料，我们总结了关于小脑出血所致发声障碍康复的具有代表性的几方面的问题进行讨论，希望有助于提高对类似病例的诊治水平。

1. 针对小脑出血后遗症期发声障碍的患者，如何进行有效的康复干预治疗提高其发声功能恢复水平？

小脑出血后遗症期患者是指在小脑出血发病后 6 个月以上仍然存在神经功能缺损的患者。小脑出血后遗症期患者的主要表现有运动功能障碍、发声障碍、吞咽功能障碍等，而本例患者以改善发声障碍为主要诉求。

发声障碍又称为嗓音障碍，是指由于器质性、功能性或神经源性、心理性疾病导致人体发声器官的结构和形态、发声功能及发出的声音出现异常状态。按照病因分为功能性发声障碍、器质性发声障碍和神经性发声障碍。其中神经性发声障碍是由于神经性疾病导致的发声问题，小脑出血所致的发声障碍归于此类。

针对小脑出血后遗症期发声障碍的患者，进行有效的发声康复训练，可以提升他们的发声功能，改善 ADL 能力及社交沟通能力。可以遵循以下步骤：首先，进行全面的发声功能评估，涵盖患者的喉镜检查、喉肌电图检查以及呼吸功能、空气动力学评估、嗓音声学评估等多个方面；此外还应评估患者的心理状态以及日常生活活动能力和社会参与水平功能。基于上述评估结果，根据患者发声的独特需求和康复目标为患者制订一个个体化的康复计划。康复计划的执行需要跨学科团队的合作，该团队应包括康复医师、言语（吞咽）治疗师、物理治疗师、作业治疗师、护士和社会工作者等，必要时需要心理治疗师参与干预。详细全面的评估是关键，只有通过详细全面的评估，才能发现患者的功能障碍关键点，针对发现的功能障碍关键点制订针对性的康复治疗计划。康复治疗应当是持续和递进的，随着患者功能的改善逐步增加治疗的难度，以达到持续改进的目的。治疗应当采用综合治疗的方法，包括头颈部放松运动、手法放松喉部、声带放松训练、呼吸功能训练、音调／音量训练、嗓音训练等康复治疗方法。对于存在喉内肌不自主运动明显的患者，经系统综合评估后尽早给予声带肌 A 型肉毒毒素注射，改善其异常运动模式。家庭和社区的支持也是康复过程中重要的方面。此外，适当的辅助技术和设备应用也是必要的。

2. 小脑出血后发声障碍的评估方法有哪些？

小脑出血后发声障碍的评估方法有主观评估方法和客观评估方法两大类。

（1）主观评估方法：小脑出血后发声障碍的主观评估方法有听感知评估、嗓音障碍患者生活质量评价等方法。其中听感知评估方法主要有日本言语语音学会制定的嗓音嘶哑 GRBAS（GRBAS Scale）分级法、美国言语语言听力协会提出的听感知评估量表（Consensus Auditory Perceptual Evaluation of Voice，CAPE-V）分级法等。此外，还有与发声相关的反流症状指数（reflux symptoms index，RSI）作为辅助评估方法来评估患者的发声功能。嗓音障碍患者生活质量评价方法主要有嗓音障碍指数量表（voice handicap index，VHI），VHI 量表条目较多，总共 30 条，且部分条目之间存在重复，为了进一步精简，Rosen 等提出了 10 个条目的简化版，即 VHI-10，国内学者已证实其与原量表具有类似的效度和较好便捷性，临床使用越来越多。

（2）客观评估方法：小脑出血后发声障碍的客观评估方法有动态喉镜检查、声学分析、空气动力学检查、喉肌电图检查等，此外还有鼻流计、电声门图检测等。

动态喉镜检查即频闪喉镜（strobo laryngoscope），其通过频闪光源的处理，可以对快速振动的声带进行静相和慢相的观察，从而获得声带振动特征多种信息。近些年，电子动态喉镜是继动态喉镜的又一发展，电子动态喉镜是使用电子硬性喉镜配以动态镜系统，同时使用电子影像技术替代频闪光源，通过图像处理系统，从而使得对声带运动的观察更加清晰，更加准确。

嗓音声学分析是运用声学的原理对嗓音的一些功能状态进行分析，关于发声相关的几个常用指标有基频（fundamental frequency，$F_0$）、强度（intensity）、音域（vocal range）、共振峰（formant）、倒频谱、基频微扰（jitter）和振幅微扰（shimmer）等。振幅微扰是反映连续的振动周期中振幅的变化。本例患者在注射前声带的振幅微扰高于正常范围，提示患者声带在振动过程中振幅的波动较大，经过肉毒毒素注射后，声带的张力及肌力下降，因此其振幅微扰降至正常范围。

空气动力学检查是评估气流如何通过作用于声带上的压力变化来改变声带振动形式、声门状态并最终影响发声。常用的观察指标有声门下压（subglottal pressure，SGP）、平均气流率（mean flow rate，MFR）、声门阻力（glottic resistance，GR）和最长发声时间（maximum phonation time，MPT）等。

喉肌电图（laryngeal electromyography，LEMG）是测试喉肌及其支配神经肌电活动，对喉神经肌肉病变的诊断具有决定性意义，可以确定声带运动障碍的性质、辨别喉神经损伤的部位、评估声带麻痹患者的预后并指导选择合适的治疗方法。常检测的靶肌肉包括环甲肌、甲杓肌和环杓后肌等。

鼻流计是标准鼻音均衡的检测和分析工具，用作对鼻音和嗓音均衡和有效性的评估，常用参数有口音能量、鼻音能量、时长、鼻音度等。电声门图（electroglottography，EEG）是测试声门组织的阻抗变化的仪器，能够检测声带接触面积的变化。

3. 小脑出血后发声障碍的康复治疗方法有哪些？

小脑出血后发声障碍即神经源性发声障碍的康复治疗方法分为无创类和有创类。其中无创类治疗方法包括基础性训练法比如呼吸放松训练、发声放松训练、共鸣放松训练等，以及针对性训练方法比如针对音调障碍、音长障碍、响度障碍、音质障碍以及共鸣障碍等的训练方法。其他无创类治疗方法还包括物理因子治疗，如低频电、高频电及磁疗法等。

有创类的治疗方法包括针对声带麻痹等神经源性声门闭合不全的声带注射填充成形治疗（自体脂肪或玻尿酸等）和针对痉挛性发声障碍（spasmodic dysphonia，SD）以及声带肌等喉内肌不自主运动和纤颤的声带肌A型肉毒毒素注射治疗等。内收型痉挛性发声障碍靶肌肉首选甲杓肌和环杓侧肌，外展型痉挛性发声障碍靶肌肉首选环杓后肌，首次注射常用起始剂量单侧为1.0～2.5U，甲杓肌相同剂量双侧注射效果优于单侧注射，环杓后肌内注射一般以单侧注射为主，通常为5U，3个月后可重复注射。也有国外研究发现短时间（<3个月）重复注射患者获益更大，但需要根据患者具体情况具体分析。针对继发性声带肌不自主运动和纤颤的患者，作者的临床经验为单侧注射为主，每次剂量不超过2U，避免因注射剂量过大，造成患者气息声或失声。

## 五、病例点评

小脑出血后遗症期发声障碍临床上并不少见，而且大部分小脑／脑干出血或梗死的患者存在类似发声障碍，对于该类患者目前临床上一般积极治疗原发病，发声功能训练方面给予头颈部及喉部放松训练、呼吸功能训练、发声训练等简单训练方法，由于康复计划缺乏针对性，临床效果也良莠不齐。需要说明的是，由于医疗人员主观原因或客观条件限制，临床上较容易忽视对患者声带的评估与治疗，无法做到精准评估和精准治疗。因此，针对该类患者的具体康复需求需要进行纤维喉镜及声学检测等评估方法，并根据评估结果制订康复方案，同时跨学科团队的密切合作，对于促进患者康复非常重要。

该病例属于小脑出血后遗症期发声障碍，既往辗转于国内多家权威医院行系统康复治疗，肢体功能有所改善，但发声功能康复疗效不佳，分析原因与患者脑疝所致声带肌不自主运动及纤颤未及时发现并处理有关。首先，针对该患者的电子纤维喉镜检查、嗓音声学分析及空气动力学分析必不可少，明确病因后针对声带肌的不自主运动和纤颤确定采用A型肉毒素注射治疗具有可行性和有效性，其剂量选择和注射部位的准确性是治疗成功的关键；其次，针对性的发声功能训练仍然是需要的，尤其是肉毒毒素注射后发声功能训练更是必不可少的，两者协同作用，才能更有效改善患者的发声功能。家庭和社会支持在患者康复中也起到了至关重要的作用，该患者的治疗体现了一种多模式的干预方法。总体来说，该病例显示个性化的康复评估与精准化注射治疗以及团队合作的重要性。

（病例提供者：柏广涛　青岛大学附属医院）

（点评专家：王　强　青岛大学附属医院）

# 参考文献

[1]Kaye R, Blitzer A. Chemodenervation of the Larynx[J]. Toxins (Basel), 2017, 9 (11): 356.

[2]Mittal SO, Pandey S. Botulinum toxin for the treatment of tremor[J]. J Neurol Sci, 2022, 435: 120203.

[3] 万勤, 徐文, 庄佩耘, 等. 嗓音障碍康复治疗技术 [M]. 北京：人民卫生出版社, 2019：33-39.

[4]Patel PN, Kabagambe EK, Starkweather JC, et al. Defining differences in patient characteristics between spasmodic dysphonia and laryngeal tremor[J]. Laryngoscope, 2019, 129 (1): 170-176.

[5]Yeung W, Richards AL, Novakovic D. Botulinum Neurotoxin Therapy in the Clinical Management of Laryngeal Dystonia[J]. Toxins (Basel), 2022, 14 (12): 844.

[6]Kohli N, Lerner M, Rashty J, et al. IncobotulinimtoxinA (Xeomin) for the treatment of adductor laryngeal dystonia: A prospective, open-label clinical trial[J]. Am J Otolaryngol, 2022, 43 (6): 103613.

[7]Dion GR, Nielsen SW. In-Office Laryngology Injections[J]. Otolaryngol Clin North Am, 2019, 52 (3): 521-536.

[8] 郑宏良, 于萍, 周涛, 等. 嗓音诊断手册 [M]. 北京：人民卫生出版社, 2017, 39-58.

[9]Nelson RC, Silva Merea V, Tierney WS, et al. Laryngeal Botulinum Toxin Injection for Vocal Tremor: Utility of Concurrent Strap Muscle Injection[J]. Laryngoscope, 2019, 129 (6): 1433-1437.

[10]Guglielmino G, Moraes BT, Villanova LC, et al. Comparison of botulinum toxin and propranolol for essential and dystonic vocal tremors[J]. Clinics (Sao Paulo), 2018, 73: e87.

[11]Newland DP, Novakovic D, Richards AL. Voice Tremor and Botulinum Neurotoxin Therapy: A Contemporary Review[J]. Toxins (Basel), 2022, 14 (11): 773.

[12]Guglielmino G, Moraes BT, Villanova LC, et al.Comparison of botulinum toxin and propranolol for essential and dystonic vocal tremors[J].Clinics （Sao Paulo）, 2018, 73: e87.

[13] 韩德民, Robert T.Sataloff, 徐文, 等. 嗓音医学（第 2 版）[M]. 北京：人民卫生出版社, 2017: 398-406.

[14]Lagos-Villaseca A, Bhatt NK, Abdolhosseini P, et al.Assessment of Patients Receiving Short-Interval Botulinum Toxin Chemodenervation Treatment for Laryngeal Dystonia and Essential Tremor of the Vocal Tract[J]. JAMA Otolaryngol Head Neck Surg, 2023, 149（7）: 615-620.

[15]Grillone GA, Blitzer A, Brin MF, et al.Treatment of adductor laryngeal breathing dystonia with botulinum toxin type A[J].Laryngoscope, 1994, 104（1 Pt 1）: 30-32.

# 病例 12　眼动追踪训练治疗脑出血后认知障碍

## 一、病历摘要

患者男性，46 岁，右利手。

**主　诉**：右侧肢体活动不灵伴言语认知障碍 3 个月。

**现病史**：2023 年 8 月 16 日患者无明显诱因突然出现头晕，休息后不缓解，随之出现恶心、呕吐，非喷射性呕吐，呕吐物为胃内容物，症状进行性加重，意识逐渐模糊，随后就诊于当地某医院。急诊查头部 CT 示：脑出血，给予"双侧脑室钻孔引流术＋脑内血肿清除术"。治疗 1 个月后患者仍浅昏迷，住院期间行"气管切开术"，伴咳嗽、咳痰。为进一步治疗转至我院神经内科，入院后给予促醒、营养神经、抗感染、祛痰及营养支持等治疗（具体药物不详），经治疗患者意识转清，拔除气切套管，遗留右侧肢体活动不灵，言语表达困难，记忆力、计算力等认知差。病后 1 个月为进一步康复治疗前往河南某医院就诊，入院给予平衡功能训练、艾灸等综合康复治疗（具体项目不详），经治疗约 1 个月，右侧肢体功能提高，言语表达改善，但认知功能改善不明显。目前患者遗留右侧肢体活动不灵，记忆力差，短时记忆及长期记忆均受损，短时记忆差，不能记住刚发生的事情或者见过的人，长期记忆减退，表现为无法记住家庭住址、亲属姓名，计算力受损，仅可完成 10 以内加减法，定向力减退，无法准确定位亲属、时间和房间布局及小区位置。无法独立完成刷牙等日常动作，如刷牙后再挤牙膏。听理解差，可完成一步指令，但是一步以上复杂指令无法完成。无法准确命名常见事物，可复述词语，句子复述无法完成。上述障碍严重影响生活质量，今为进一步治疗前来我科就诊，门诊以"脑出血恢复期"收入院。发病以来，意识如前所述，目前神志清，精神状态尚可，食欲正常，睡眠尚可，大小便正常，体重无变化。

**既往史**：高血压 3 年余，最高血压不详。平素服用替米沙坦片治疗，血压控制效果差；现口服苯磺酸氨氯地平片 5 mg 每日 1 次；厄贝沙坦 0.15 g 每日 1 次；酒石酸美托洛尔 50 mg 每日 3 次治疗，血压波动于 130/80 mmHg 左右。无吸烟、饮酒史。

**家族史**：否认家族遗传病史及类似疾病史。

**体格检查**：体温 36.6℃，脉搏 88 次 / 分，呼吸 21 次 / 分，血压 132/78 mmHg。神志清，精神可，营养中等，体型匀称，被动体位，扶入病房，呼吸运动正常，双肺呼吸音粗，可闻及少许湿啰音，心脏及腹部检查未见明显异常。

**专科检查**：神志清，精神可，语言欠清晰，失语，口语表达稍差，为非流畅性。听理解差，可完成一步指令，但是复杂指令无法完成。MoCA 评分里言语部分检查：命名 1/3，复述 0/2，流畅性 0/1。高级脑功能检查 MMSE 评分 3 分，MoCA 评分 1 分，为重度认知功能障碍，注意力、记忆力、计算力、空间知觉和执行力障碍明显。Barthel 指数 40 分。颅神经检查：粗测嗅觉正常；粗测视力正常，视野无缺损，眼底未查；双侧眼裂等大，眼睑无下垂，双眼球位置居中，向各方向运动灵活充分，无复视及眼震，双侧瞳孔等大等圆，直径约 3.5 mm，直接及间接对光反射灵敏，调节反射存在，辐辏反射存在；双侧咀嚼对称有力，双侧颜面部痛温觉对称存在；额纹双侧对称，闭目双侧有力，鼻唇沟两侧对称，无面肌痉挛，示齿口角无偏斜，双侧鼓腮对称有力，粗测味觉正常；粗测听力正常；构音欠清，无声嘶，悬雍垂居中，软腭活动双侧对称，咽下正常，咽反射正常，洼田饮水试验 1 级；双侧转颈耸肩有力；伸舌居中，无舌肌萎缩及肌束震颤。运动系统检查：四肢肌肉无萎缩或假性肥大，四肢各关节被动活动范围正常，四肢肌张力正常。腹壁反射存在，四肢腱反射正常。双侧踝阵挛阴性，双侧髌阵挛阴性。双侧霍夫曼征未引出，右侧 Babinski 征阳性。

简化 Fugl-Meyer 运动功能评定上肢 42 分，下肢 22 分。坐位平衡 3 级，立位平衡 2 级。Holden 步行能力分级：3 级。感觉系统检查：双侧深感觉、浅感觉、复合感觉正常。自主神经系统检查：皮肤黏膜正常，毛发指（趾）甲无松脆、脱落，汗液分泌正常，双侧皮肤划痕征阴性。脑膜刺激征：颈软，无抵抗，克氏征阴性，布氏征阴性。

**辅助检查：**头颅 CT（病例 12 图 1）（郑州大学第五附属医院 2023 年 9 月 15 日）提示颅脑引流术后改变，右侧侧脑室少量积血，胼胝体压部–左侧侧脑室区脑出血或左侧侧脑室出血、室旁水肿。

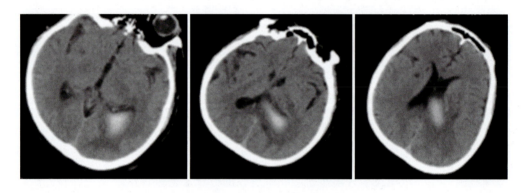

病例 12 图 1　头颅 CT

**疾病诊断：**①脑出血恢复期；②高血压 3 级（极高危）；③肺部感染。

**功能诊断：**①右侧偏瘫；②认知障碍；③失语；④日常生活活动能力受限；⑤社会参与能力下降。

## 二、诊疗经过

入院后完善心电图、肝肾功能、血糖、血脂、凝血六项、电解质等检查及相关康复评定，发现该患者入院时的障碍点。①右侧肢体偏瘫：已出现部分分离运动，但精细动作及速度较差。②失语：口语表达稍差，为非流畅性；听理解差，可完成一步指令，但是复杂指令无法完成；MoCA 评分里言语部分检查：命名 1/3，复述 0/2，流畅性 0/1。③认知障碍：患者 MMSE 评分为 3 分，在记忆力、计算力、定向力、执行力等方面均有严重障碍。故在 MMSE 评价基础上给予 MoCA，评估结果 1 分。

根据以上情况，本次入院目标定位：①近期目标：提高记忆力、计算力、定向力及执行能力等认知功能。如改善注意力，能完成 9 格舒尔特方格；改善记忆力，可完成一个目标图以及位置寻回。强化右侧肢体分离运动能力，提高站位平衡，改善步行能力，改善言语表达能力。②远期目标：提高生活自理能力及增加社会参与水平。

结合患者既往治疗情况，发现患者肢体及言语功能改善较明显，可独立行走，可在监护下独立完成穿衣，但患者认知功能改善不明显，对日常生活影响较大。在常规康复治疗基础上，采用侧重于改善认知功能的康复方案：除常规认知训练外，采取眼动追踪训练治疗协助改善认知。另采用 D-WALL 主动平衡系统（产品名称：三维动作捕捉分析系统，规格型号：D-WALL，生产商：意大利泰克宝迪责任有限公司）改善重心转移，提高患侧肢体分离运动及实用功能的同时，提高情景反应及执行能力。药物方面给予甘露特钠胶囊、美金刚改善认知，同时给予高压氧、经颅磁刺激治疗、针灸等治疗。经治疗，患者改良 Barthel 指数由入院时的 40 分提升至 70 分，MMSE 评分由入院时的 3 分提升至 10 分，MoCA 评分由入院时的 1 分提升至 6 分。家属反应患者可准确定位女儿、妻子、母亲等较亲近亲属的人物关系及姓名，可准确定位家庭房间，社区内活动时可独自定位居住单元楼，短时记忆力改善，可正确回答部分当日进餐食物，可在监护下按正常的顺序独立完成如厕、洗漱及穿衣等活动，且可独立完成擦桌子、扫地等日常活动，在家属辅助下进行超市购物，顺序基本正确。表明患者在日常生活活动能力上显著进步。

## 三、病例特点及讨论

该病例为左侧基底节区脑出血，曾为意识不清状态，经积极治疗后意识转清，但遗留右侧肢体运动功能障碍、认知障碍及言语障碍。经治疗，右侧肢体功能及言语功能改善明显，但仍遗留严重认知障碍，入院时高级脑功能检查 MMSE 评分 3 分，MoCA 评分 1 分，为重度认知功能障碍，测试可看出患者在各个认知域均存在不同程度的功能障碍，注意力、记忆力、计算力、空间知觉和执行力障碍明显。分析原因，可能有以下几点。①病情所致：患者疾病早期处于意识不清状态，约 1 个月后意识转清，但因患者病情仍较重，并无介入康复治疗。病后 2 个月开始行综合康复治疗。②康复方案侧重点所致：与家属沟通后发现，患者既往于外院康复治疗侧重于肢体康复，对于认知方面的针对性治疗较少。而随着患者肢体功能的康复，发现认知问题逐渐成为最大的障碍点，是影响 ADL 尤其是工具性日常生活活动能力的重要原因。③社会和家庭支持因素：康复的最后目的仍为回归社会和家庭，且康复的过程中同样需要家庭配合，在日常生活中加强与患者的沟通，协助改善认知功能，尤其是家庭情景训练更能有助于提高患者思维能力及执行能力。经观察发现患者较少参与日常对话及日常生活活动。

认知障碍是神经康复重中之重，是影响患者回归社会和家庭的重要障碍点。此患者入院检查提示认知障碍较重，MoCA 评分仅为 1 分，家属反应患者可独立行走，但日常生活自理能力低，在执行、逻辑思维方面表现较为明显，如在刷牙过程中，总是先刷牙再挤牙膏。定向力较差，如对家庭房间认识错乱，如厕时步行至卧室；计算能力几乎丧失。入院后认知方面的康复方案为：①记忆力训练：1～2 个目标图寻回练习；定位记忆练习；图形记忆练习。（3 组 / 次）②数字认知及计算训练：认识数字，能在算盘上正确拨出，并进行 20 以内加减法训练。（3 组 / 次）③注意力训练：9～16 格舒尔特方格训练；打地鼠游戏练习。（2 组 / 次）④定向力训练：询问时间和地点。（2 组 / 次）⑤思维训练：4 张图片分类练习。（3 组 / 次）⑥空间知觉训练，数字拼图板匹配拼插。（2 组 / 次）⑦电子设备辅助注意力、记忆力、思维、执行力训练。（2 组 / 次）

经过传统认知的康复治疗 2 周，患者对亲属定向力提高，注意力、计算力、记忆力及执行功能改善均不明显，分析可能为以下几个方面原因：患者听理解差，难以理解复杂指令内容；患者认知障碍重；MoCA 评分检查时发现患者注意力不够集中，故在传统康复训练时，患者参与度低，治疗效果一般。故我们根据患者实际情况，及时调整认知治疗方案：一方面让治疗师在发布训练指令时，尽量简洁明了，必要时重复指令内容，确认患者理解言语含义；另一方面加用眼动追踪训练治疗（病例 12 图 2），重点提高患者注意力，同时结合上述传统认知训练。眼动追踪训练包括轨迹球、滑雪、打虫子、找水果、阅读训练等项目。轨迹球和滑雪主要是训练患者注意保持及视追踪能力；打虫子通过屏幕中随机出现的刺激物训练患者注意转移和选择能力；找水果通过声音及图片提示提升患者的听理解能力。这些项目难度等级分别为低、中、高三级。此患者第 1～2 周眼动训练的治疗项目为轨迹球、打虫子、滑雪，难度为初级，每个游戏时间设置为 5 分钟。第 3 周患者认知功能改善，新增找水果游戏，每个游戏时间设置为 5 分钟。治疗 4 周后，项目难度调整为中级，并继续治疗。眼动追踪训练治疗可以加强改善注意力，提高传统认知训练的效率，部分克服重度认知障碍患者康复训练配合度差的情况，提高治疗效果，对于患者注意力、记忆力和思维及执行能力均有不同程度改善，大大提高患者日常生活自理能力。

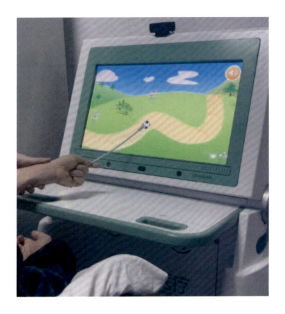

**病例 12 图 2　眼动追踪训练**

## 四、相关问题及分析

通过此病例，我们发现偏瘫肢体早期康复已较为成熟，而卒中后认知障碍（post-stroke cognitive impairment，PSCI）治疗在临床容易被忽略。PSCI 按照认知受损的严重程度，可分为卒中后认知障碍非痴呆（post-stroke cognitive impairment no dementia，PSCIND）和卒中后痴呆（post-stroke dementia，PSD）。两者均至少有一个认知域受损，区别在于 PSD 患者生活、工作能力严重受损，而 PSCIND 患者生活及工作能力可完全正常或轻度受损。PSCI 发病率为 24% ～ 53.4%，其中 PSD 的发病率为 11% ～ 42%，PSCIND 的发病率为 14% ～ 29%，极大地降低脑卒患者生活质量，但长期以来却未得到足够的重视。重症患者特别是优势半球损伤后造成的认知障碍概率更大，故卒中相关认知障碍的干预阵线应前移，强调卒中患者的早期筛查评估，规范诊治用药或者及时转诊管理，综合管理卒中患者，从而提高患者的生活质量和延长生存时间。

1. 如何进行 PSCI 的筛查与评估？

疾病早期，在病史和体检过程中应主动关注相应的认知相关主诉，及时识别 PSCI 高危人群，如在采集病史或临床检查过程中发现存在显著的认知、感知或日常生活能力下降的患者。根据患者病情、康复阶段、文化水平、实际需求及相应的医疗资源选择合适的评定量表，卒中急性期患者在意识和条件许可情况下均应筛查认知状态，目前常见的认知评定筛查量表为简易认知评估量表（Mini-Cog）、MMSE、MoCA、简易蒙特利尔认知评估量表（Mini-MoCA）。Salvadori 等报道在卒中后 5～9 天采用 MoCA 评估，以 21 分为界值，预测半年后发生 PSCI 的敏感度为 91.4%、特异度为 75.8%。根据筛查结果，如有必要时再做全套的认知域测试。同时结合言语、神经精神及日常生活能力方面评定，详细了解患者在执行功能、注意力、记忆力、定向力、计算力、语言能力、视空间能力等方面障碍程度，为患者制订一个量身定制的康复计划。

2. PSCI 如何治疗及康复？

药物方面：胆碱酯酶抑制剂多奈哌齐、加兰他敏可用于卒中后认知障碍的治疗，改善患者的认知功能和日常生活能力。卒中后 24 小时内使用多奈哌齐治疗 60 天可观察到患者连线测试、MMSE 得分提高。非竞争性 N- 甲基 -D- 天冬氨酸受体拮抗剂美金刚的安全性和耐受性好，可以显著改善慢性卒中后失语的严重程度。有研究显示甘露特钠胶囊可改善轻度至中度 AD 患者的认知功能，提示甘露特钠胶囊对 PSCI 可能有潜在的治疗作用。银杏叶提取物可以改善痴呆症患者的认知障碍、日常生活能力和精神行为症状。其他药物，如尼麦角林、尼莫地平、丁苯酞对改善卒中后认知障碍可能有效。而双氢麦角毒碱、胞磷胆碱、脑活素以及某些中成药对卒中后认知障碍的疗效不确切。因本例患者于外院使用过天智颗粒、胞磷胆碱胶囊改善认知，效果一般，故入院后换用甘露特钠胶囊联合美金刚改善认知。

康复训练：患者的康复训练大致可分为直接修复认知训练和补偿训练策略。直接修复认知训练是通过合适的训练方法直接改善患者损害的认知域。它包括记忆训练或者基于计算机的针对特定认知域的训练方法等；另有研究显示，虚拟现实技术的认知训练在提高脑卒中患者的记忆力方面有改善。其他治疗，如有氧训练、经颅磁刺激、经颅直流电刺激等手段，对认知障碍患者的整体认知功能有显著提升效果。认知训练联合经颅直流电刺激可显著提升脑卒中患者的执行功能和日常生活能力。计算机化、多认知域、适应性认知训练可以显著改善皮层下血管性认知障碍非痴呆患者的整体认知功能，给予每次训练时间 30 分钟，每周 5 次训练。而实际训练过程中，常常因为患者认知障碍较重无法配合，或注意力不集中，而无法正常进行，康复效果欠佳，此时可选择经颅磁刺激、眼动追踪技术等方式协助改善认知。眼动追踪技术在心理学领域用来反映个体的心理表征，目前在认知领域更偏向于认知评定，但是眼动轨迹可以实时反映患者的训练状态，直观地反映患者的认知资源的分配状况，可以及时反馈性调整训练难度及方案，确保认知训练的有效性。补偿训练策略是教育患者针对特定的活动能力损害，去管理自身相对应的认知障碍，以提高生活自理程度。如记忆障碍可通过电子或非电子设备等外在方法和自我记忆训练等内在方法进行补偿。本例患者除了直接认知训练，还同时应用了经颅磁刺激、高压氧训练、有氧训练。

PSCI 的家庭配合非常重要，可鼓励在家庭进行数字游戏或者其他简单娱乐活动，家属需有意鼓励患者参与日常对话及日常活动，协助改善患者言语及认知的其他领域问题，提高患者家庭及社会活动参与度。本例患者家属配合度非常高，经与家属沟通家庭训练及日常训练的重要性后，家属有意引导患者进行扑克牌数字游戏，且鼓励患者完成抹桌子等简单家庭活动，逐渐训练其独立完成穿衣及起床后叠被，引导其独立思考刷牙的正确过程，定时带领患者在社区里散步，前往商场时询问患者购物及结账顺序，并且邀请患者朋友及同事与患者交流沟通。

本案例经采用眼动追踪训练、传统认知训练、经颅磁刺激、高压氧训练、有氧训练，联合甘露特钠胶囊、美金刚，同时提高家庭训练的参与度。经综合治疗，MoCA 评分提高，更重要的是，患者日常生活自理程度提高，可准确定位女儿、妻子、母亲等较亲近亲属的人物关系及姓名，可准确定位家庭房间，社区内活动时可独自定位居住单元楼，短时记忆力改善，可在监护下按正常的顺序独立完成如厕、洗漱、穿衣及起床后叠被，且可独立完成擦桌子、扫地等日常活动，在家属辅助下进行超市购物，顺序基本正确。值得思考的是，虽为综合治疗，但患者治疗 2 周时除人物定向力稍有改善，其他认知领域改善不明显。在调整康复方案，加用眼动追踪训练后注意力逐渐改善，继而认知其他领域逐渐改善，考虑眼动追踪训练在改善注意力方面更占优势，但也不排除甘露特纳等药物疗程较短所致，此点值得临床再进行进一步验证。

总之，临床科室包括神经科、精神科及康复医学科等相关科室医师，应更加重视卒中患者的综合管理和早期认知障碍症状的识别及干预，加强规范化的卒中后认知障碍评估与治疗，提高卒中患者的临床康复效果，使其更大程度上可以回归家庭生活，甚至参与社会活动。

### 五、病例点评

卒中后认知障碍在临床上发生率较高，对患者预后影响较大，却在早期筛查、诊断及治疗中容易被忽略，且重症认知障碍患者，常常因注意力不集中，听理解差，未及时采取个性化治疗，康复效果差。因此，应做到早期筛查评估，早期即开始规范化治疗。

该病例属于脑出血后遗留严重认知障碍，经过计算机辅助下认知训练、经颅磁刺激治疗及高压氧治疗，效果一般。考虑为患者认知障碍较重，注意力不够集中，注意力维持时间较短，且康复积极性不够所致，故采用眼动追踪训练，经过3周后认知功能的部分领域如注意力、瞬时记忆改善，治疗4周后可调整难度为中级。电话随访患者亲属时，反应患者对人物定向力、家庭及周围社区等环境定向力提高，短时记忆力改善，如厕、洗漱及穿衣等活动自理程度提高，且可独立完成擦桌子、扫地等简单家务，表明患者在日常生活活动能力上改善明显。

根据患者实际情况及时选择最佳的个体化方案，且充分与家属沟通患者情况，得到家属支持，使其在家庭及日常生活中持续不间断康复训练，最终使重症认知障碍患者的自理能力得到提高。

（病例提供者：申利坊　郑州大学第五附属医院）

（点评专家：李　哲　郑州大学第五附属医院）

# 参考文献

[1]Lo JW, Crawford JD, Desmond DW, et al.Profile of and risk factors for poststroke cognitive impairment in diverse ethnoregional groups[J/OL]. Neurology, 2019, 93

（24）：e2257-e2271. doi：10.1212/WNL.0000000000008612

[2]Munthe-Kaas R，Aam S，Ihle-Hansen H，et al.Impact of different methods defining post-stroke neurocognitive disorder：The Nor-COAST study[J/OL].Alzheimers Dement （NY），2020，6（1）：e12000. Published 2020 Mar 16. doi：10.1002/trc2.12000.

[3]Salvadori E，Pasi M，Poggesi A，et al.Predictive value of MoCA in the acute phase of stroke on the diagnosis of mid-term cognitive impairment[J/OL].J Neurol，2013，260（9）：2220-2227. doi：10.1007/s00415-013-6962-7

[4]Kim JO，Lee SJ，Pyo JS.Effect of acetylcholinesterase inhibitors on post-stroke cognitive impairment and vascular dementia：A meta-analysis[J/OL].PLoS One，2020，15（2）：e0227820. Published 2020 Feb 7. doi：10.1371/journal.pone.0227820

[5]Syed YY.Sodium Oligomannate：First Approval [published correction appears in Drugs. 2020 Feb 24][J/OL].Drugs，2020，80（4）：441-444. doi：10.1007/s40265-020-01268-1

[6]Wang T，Kuang W，Chen W，et al.A phase Ⅱ randomized trial of sodium oligomannate in Alzheimer's dementia[J/OL].Alzheimers Res Ther，2020，12（1）：110. Published 2020 Sep 14. doi：10.1186/s13195-020-00678-3

[7]Kandiah N，Ong PA，Yuda T，et al.Treatment of dementia and mild cognitive impairment with or without cerebrovascular disease： Expert consensus on the use of Ginkgo biloba extract， EGb 761®[J/OL].CNS Neurosci Ther，2019，25（2）：288-298. doi：10.1111/cns.13095

[8]Zhang Q，Fu Y，Lu Y，et al.Impact of Virtual Reality-Based Therapies on Cognition and Mental Health of Stroke Patients： Systematic Review and Meta-analysis[J/OL].J Med Internet Res，2021，23（11）：e31007. Published 2021 Nov 17. doi：10.2196/31007

[9]Liu YW，Chen ZH，Luo J，et al.Explore combined use of transcranial direct current stimulation and cognitive training on executive function after stroke[J/OL].J Rehabil Med，2021，53（3）：jrm00162. Published 2021 Mar 9. doi：10.2340/16501977-2807

[10]Tang Y，Xing Y，Zhu Z，et al.The effects of 7-week cognitive training in patients with vascular cognitive impairment，no dementia（the Cog-VACCINE study）：A randomized controlled trial[J/OL].Alzheimers Dement，2019，15（5）：605-614. doi：10.1016/j.jalz.2019.01.009

[11]Mingming Y，Bolun Z，Zhijian L，et al.Effectiveness of computer-based training on post-stroke cognitive rehabilitation：A systematic review and meta-analysis[J/OL].Neuropsychol Rehabil，2022，32（3）：481-497. doi：10.1080/09602011.2020.1831555

[12]Begemann MJ，Brand BA，Ćurčić-Blake B，et al.Efficacy of non-invasive brain stimulation on cognitive functioning in brain disorders：a meta-analysis[J/OL].Psychol Med，2020，50（15）：2465-2486. doi：10.1017/S0033291720003670.

[13]Bodenschatz CM, Skopinceva M, Ruß T, et al.Attentional bias and childhood maltreatment in clinical depression-An eye-tracking study[J/OL].J Psychiatr Res, 2019, 112：83-88. doi：10.1016/j.jpsychires.2019.02.025

[14]Höfler C, Gremsl A, Schienle A.Nocebo and pseudo-neglect：Paradoxical effects detected with eye-tracking[J/OL].Int J Psychophysiol, 2018, 125：29-34. doi：10.1016/j.ijpsycho.2018.01.014

[15]Chau SA, Herrmann N, Sherman C, et al.Visual Selective Attention Toward Novel Stimuli Predicts Cognitive Decline in Alzheimer's Disease Patients[J/OL].J Alzheimers Dis, 2017, 55（4）：1339-1349. doi：10.3233/JAD-160641

# 病例 13　脑桥出血后合并幻多肢症和幻肢痛康复

## 一、病历摘要

患者男性，54 岁。

**主　诉**：左侧肢体麻木无力伴左侧上肢疼痛 2 个月。

**现病史**：患者于 2 个月前于就餐时突发左侧肢体无力，伴头晕、恶心、呕吐、复视、双眼胀痛、言语不清。就诊于外院行头颅 CT 提示：脑出血（脑桥，高血压性），外院给予脱水降颅压、亚低温、降血压等保守治疗。患者于外院住院第 2 天感左侧手臂内侧产生一个"幻觉手臂"，患者自觉手臂位置姿势与自己在救护车量血压时姿势一致，幻觉上肢能被感知但是不可见，拥有正常感觉，并且可以受意识支配随意活动。当把实际左侧上肢和幻觉上肢重叠时会产生剧烈针刺样疼痛，数字评分法（numerical rating scale, NRS）评分 10 分，此外真实的左上肢手臂也存在针刺样疼痛，发生在夜间，NRS 评分 7 分。为求进一步治疗，就诊于我院。患者诉左上肢幻肢占位效应及幻肢疼痛明显，影响日常活动及睡眠。患者发病以来一般情况尚可，情绪低落，食欲尚可，二便正常，睡眠受幻肢和幻肢痛影响欠佳。

**既往史**：高血压 5 年；2 型糖尿病 5 年。无吸烟、饮酒史。

**家族史**：否认家族遗传病史及类似疾病史。

**体格检查**：生命体征平稳。患者神清，查体合作。

**专科检查：**右侧额纹变浅，右侧眼睑无力，双侧瞳孔等大等圆，对光反射灵敏，右眼水平外展眼受限，伸舌右偏，口角偏左，咽反射存在。左侧肢体肌力 4 级，左侧指鼻试验、左侧跟膝胫试验欠稳准，闭目难立征不能配合，左侧肢体轻触觉、针刺觉、音叉震动觉、关节位置觉、图形觉均消失。左侧真实肢体与幻肢重叠会诱发真实肢体针刺样疼痛，NRS 评分 10 分。

**康复评定：**Brunnstrom 分期：左上肢 V 期，左手 V 期，左下肢 V 期。坐位平衡 1 级，立位平衡 0 级。日常生活活动能力改良 Barthel 指数评分 50 分（转移、如厕、修饰等受限）。BBS 评分 0 分；左手实用性判定为辅助手 A；MMSE 评分 30 分；MoCA 评分 29 分；划销实验（-）；焦虑自评量表（self-rating anxiety scale，SAS）评分 55 分；抑郁自评量表（self-rating depression scale，SDS）评分 52 分，提示轻度焦虑。

**辅助检查：**

1. 头颅 CT 平扫　脑干见团块状高密度影,脑室系统未见扩张,中线结构居中（病例 13 图 1）。

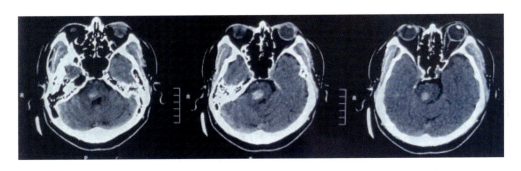

病例 13 图 1　头颅 CT

2. 头颅磁共振成像　脑桥腔隙性脑梗死（慢性期）、脑白质脱髓鞘改变、左侧上颌窦黏膜下囊肿。

3. 头颅磁共振弥散张量成像（diffusion tensor imaging，DTI）（2022 年 3 月 10 日）　右侧大脑半球丘脑顶叶联系纤维稀疏，部分中断（病例 13 图 2A）。

4. 头颅磁共振成像 DTI（2022 年 4 月 20 日）　右侧大脑半球丘脑顶叶联系较前增加（病例 13 图 2B）。

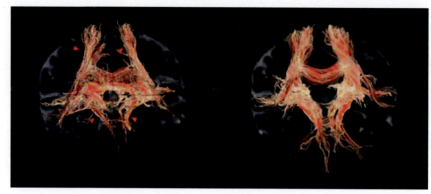

2022 年 3 月 10 日　　　　　　　　2022 年 4 月 20 日

**病例 13 图 2　头颅磁共振成像 DTI**

　　**疾病诊断**：①脑出血（脑桥出血　高血压性）；②2 型糖尿病；③高血压 3 级（极高危）。

　　**功能诊断**：①幻多肢症；②幻肢痛；③左侧偏瘫；④左侧共济失调；⑤感觉功能障碍；⑥平衡功能障碍；⑦右侧周围性面瘫；⑧构音障碍；⑨复视；⑩日常生活能力受限；⑪社会参与能力受限。

## 二、诊疗经过

　　在全面的入院检查基础上，经过详细的康复评估，发现该患者本次就诊，康复方面的主要问题包括幻多肢症、幻肢疼痛、左侧偏瘫、深感觉障碍、共济失调、平衡功能障碍，整体康复目标分为短期和长期，短期重在通过治疗缓解幻多肢症及幻肢痛，提高肢体运动功能，改善焦虑抑郁状态，长期则着重于恢复患者的日常生活自理能力及社会参与水平。在常规康复治疗基础上，采用针对性的康复方案。

　　1. 物理治疗方面　患者存在深感觉障碍及共济失调，表现为平衡障碍、协调障碍。开展的训练包括：①躯干控制体位转换训练，包括监护下翻身训练、卧坐训练、手膝位交叉平衡训练；②稳定性训练改善坐位姿势稳定，包括睁眼、闭眼坐位控球训练、睁眼坐站，闭眼坐站、坐站转移、立位保持、重心移动控制训练、悬吊下改善核心肌力训练、改善跪位姿势稳定、辅助步行训练等；③下肢本体感觉训练：Frenkel 体操训练、震动治疗等。

　　2. 作业治疗方面　患者存在严重协调功能障碍，表现为左上肢共济失调。开展的训练包括：①上肢运动控制训练，采用由单侧上肢到双侧、由近到远、由快到慢、由分解到连贯的上肢运动控制训练；②运动认知训练，使用不同材质、不同形状的物体，进行感觉促通及运动训练；③任务导向性日常生活动作训练，进行端水、倒水、叠毛巾、拧毛巾、进食、穿衣、写字、擦桌子等日常生活动作训练；④心理指导，定期评估患者情绪状态，向患者及家属进行积极健康宣教。

3. 其他治疗方面　①针对焦虑抑郁状态予左侧背外侧前额叶高频神经调控治疗，促进皮质重塑；②视觉反馈下减重步行训练，利用镜像治疗原理，纠正异常步态；运动认知训练，改善深感觉及姿势控制能力；③进行平衡仪姿势控制训练，提高立位动态平衡，改善平衡功能；④针对复视予患者配置眼罩及眼球运动训练。

经 2 个月康复治疗后患者功能较前明显改善：具体详见病例 13 表 1。

病例 13 表 1　患者康复治疗前后功能对比

|  | 治疗前 | 治疗后 |
| --- | --- | --- |
| 幻肢疼痛 | NRS 10 分 | NRS 0 分 |
| 幻肢感知 | 感知明显、日常生活受限 | 基本消失 |
| 肌力 | 肌力 4 级 | 肌力 5 级 |
| 感觉 | 深浅感觉均消失（0 分） | 深感觉部分恢复（40 分） |
| 平衡 | 坐位平衡 1 级、立位平衡 0 级 | 坐位平衡 3 级，立位平衡 1 级 |
| ICARS 评分 | 56 分 | 30 分（指鼻、跟膝胫） |
| Barthel 指数 | 50 分 | 60 分（修饰、如厕） |
| SAS/SDS | SAS 55 分 | SAS 40 分 |

## 三、病例特点及讨论

本案例患者为脑桥出血后左侧偏瘫、深感觉障碍合并幻多肢症合并幻觉肢体疼痛，以及焦虑抑郁状态。目前，幻多肢被认为是由于感觉反馈系统受到损伤，导致身体图式和实际运动之间发生分离所引发的现象。正常情况下大脑对于身体各处所处部位会存在一个投影也就是身体图式，身体图式通过各种感觉输入和运动的整合而不断地改变，以适应不同变化。大脑损伤导致身体图式和感觉输入不匹配，身体图式与实际肢体感知分离，从而产生幻觉肢体。因此我们针对患者幻多肢症及幻多肢疼痛等功能障碍制订了基于 Rood 理论的康复治疗方案以实现感觉促通及运动和平衡功能改善，基于任务指向性的作业治疗提升日常生活能力；针对患者幻肢痛基于重复经颅磁刺激神经调控治疗来改善感觉及运动皮质代谢及神经电活动、镜像训练改善异常身体图式。同时给予患者普瑞巴林及舍曲林等药物治疗改善神经病理性疼痛以及焦虑抑郁情绪。经过 3 个月规范化的药物＋综合康复治疗，患者幻多肢及幻肢痛症状基本消失，肌力、平衡能力、深感觉及日常生活能力较前改善，完全回归日常生活，部分回归社会。

## 四、相关问题及分析

根据以上病例资料，我们总结了关于幻多肢疼痛康复的几方面具有代表性的问题进行讨论，希望有助于提高对类似病例的诊治水平和服务质量。

1. 什么是幻多肢症？什么是幻肢疼痛？

幻肢（phantom limb）指的是失去四肢的人所产生的一种幻觉。患者会感觉失去的四肢似乎依旧附着在身体上，但通常他们无法产生自如活动肢体的感觉。幻肢痛最早由法国外科军医 Ambrose Pare 提出，是指因外伤或疾病等病因截除相关肢体后，患者时常主观感知到已经被截除的肢体仍然存在（具体表现为仍能感觉到所截除肢体的形状、位置及相应的冷、热和触感，甚至还可以自主尝试活动并支配其活动）。临床上将伴随不同性质和程度的疼痛称为幻多肢症（supernumerary phantom limb，SPL），表现为幻觉肢体瘙痒、灼烧感、针扎感。此外，一些神经系统损伤的患者，虽然未出现肢体缺损，但也出现了"多余"的幻觉肢体。

幻多肢症是罕见的神经系统并发症，在 Pubmed、Web of scince 数据检索发现过去 70 年相关案例不足百例，对于 SPL 的治疗也尚无有效方法。最早关于幻肢现象的描述出现在截肢后的患者，他们感觉被切除的肢体持续存在。目前被描述出现幻多肢症的疾病包括脑卒中、癫痫、自身免疫性疾病、创伤以及周围神经病等。幻多肢症目前被报道在脊髓上病变的部位包括额叶、颞顶叶、基底神经节、丘脑和脑桥。对既往文献进行汇总后发现目前对于 SPL 的相关报道具有以下特点：①对于颅内病变，右侧大脑半球受损患者更易出现 SPL，原因可能是非优势半球在维持注意力及身体图式上占主导地位。② SPL 患者往往合并严重深感觉障碍，导致身体图式感知障碍。

2. 幻多肢疼痛的发病机制是什么？

幻多肢症及幻肢疼痛具体发病机制尚不清楚。目前认为可能的发病机制涉及外周机制、中枢机制和心理机制，本文总结了中枢机制中的数个理论，为后续的临床治疗提供一些思路。

（1）感觉皮质功能重组理论：该理论认为在幻肢痛的发病机制中，大脑皮质区域发生功能损伤后，邻近的感觉皮质区能最大限度地代偿受损皮质区功能，产生功能重组。磁共振成像研究表明，给予臂丛麻醉后，上肢截肢伴幻肢痛的患者大脑中的面与手的代表区分界线出现明显移位，缓解了疼痛感。功能重组的程度和范围与幻肢痛的疼痛程度及病程时间密切相关。另一观点认为，脑损伤或截肢后由于感觉传入缺失，大脑最大限度地发生皮质重组，而持续的伤害性信息传入则可能促使大脑皮质进一步重组。截除上肢的患者常出现牵涉性幻肢感，即触碰残肢或其他身体部位时，同时引起幻肢上的触摸感，这可能与大脑躯体感觉皮层的适应性重组有关。

（2）丘脑调控：丘脑被认为是感知嗅觉之外各种感觉的高位中枢部位。在痛觉方面，脊髓接收伤害性信息后传入丘脑，进而投射至不同的大脑皮质区域。脑损伤或截肢后，由于代表被受影响区域的丘脑核团功能依旧存在，刺激这些核团可能引发幻肢感觉，包括幻肢痛。丘脑调控在高位中枢神经重塑中扮演着关键角色。

（3）神经可塑性理论：该理论认为脑损伤或截肢导致传入神经阻滞会导致中枢神经元和胶质细胞在细胞及分子水平的可塑性变化，从而促进大脑皮质功能的重组，最终形成幻肢痛。各种伤害性刺激引起的这种可塑性变化涉及细胞和分子水平的改变，进而影响大脑皮质的功能。

（4）身体图式理论：机体图式理论强调任何肢体在大脑皮质区都有各自的代表区域，并且这些区域一直处于动态变化中。即使脑损伤或截肢引起结构和功能上的变化，大脑皮质功能代表区仍存在，使大脑能感觉到受影响肢体的虚拟存在。这种理论解释了幻肢痛中感觉存在和重组的现象。

（5）本体感觉记忆假说：根据本体感觉传入理论，截肢患者可能保留和记忆截肢前最后阶段的躯体和四肢本体感觉传入信息。在脑损伤或截肢前，患者对受影响的肢体位置存在躯体感觉系统信号的记忆。因此，患者感知的肢体活动位置实际上是术前肢体位置，而不是真正存在的位置。

3. 幻多肢症和幻肢疼痛的治疗？

受限于对于幻多肢症和幻肢痛发生机制尚未完全清楚，临床医生多根据患者的病因分析及临床经验制订治疗方案，因此还尚未有统一的治疗方案。幻肢痛的治疗涉及多个领域，常常需要综合考虑患者的具体情况，采用多种治疗手段的联合应用。总体来说，对于幻肢痛的治疗主要包括药物治疗、手术及介入治疗、行为心理治疗及中医疗法。

（1）药物治疗：幻肢痛常采用阿片类镇痛药、抗抑郁药和抗惊厥药等。阿片类药物作用于痛觉感知和调控区的阿片受体，但长期使用存在成瘾和耐受性问题。抗抑郁药和抗惊厥药则通过调节中枢神经系统活性来缓解疼痛。抗惊厥药物（卡马西平、普瑞巴林、加巴喷丁、苯妥英钠等）以及钠通道神经阻断剂同样有部分效果。研究显示，局部麻醉药物如利多卡因和罗哌卡因在幻肢痛的镇痛治疗中也具有一定效果。此外，肉毒素和抗心律失常药物（如美西律）等也被探讨用于缓解疼痛。

（2）手术及介入治疗：脊髓电刺激、深部脑刺激和运动区电刺激等神经介入疗法具有有效减轻幻肢痛的潜力，逐步被研究和应用。脊髓后根入髓区毁损术对于消除幻肢感觉和疼痛有更佳的疗效。

（3）康复治疗：镜像视觉治疗是一种行为心理治疗法，最早 Ramachandran 等提出并应用于幻肢痛治疗。该疗法通过将患者的健侧和患侧两个肢体分别置于镜子两侧，让患者观察并活动健侧肢体，通过视错觉诱导大脑认为患侧在进行相同运动，进而实现对患侧大脑皮质区功能的重塑。这种方法利用中枢神经系统的可塑性和大脑视觉信息反馈，通过激活镜像神经元、促进运动神经通路易化和减轻习得性失用，从而促进残存肢体的功能恢复。此外，行为心理治疗中的安慰剂、催眠疗法以及假肢的使用也被证明在幻肢痛的治疗中具有一定效果。另一种治疗方法是采用 VR 技术，通过使患者身体沉浸于虚拟世界中，增强触觉感，分散注意力，从而减轻真实环境中感受到的消极和痛苦感，达到降低疼痛的目的。这种技术在创造和模拟虚拟现实世界方面表现出广泛的应用力。

（4）中医疗法：中医认为幻肢痛患者常表现为气弱贫血、脉道血流不畅及筋肉失养，并常伴心情低落和郁郁寡欢等消极情绪。针刺主要是通过治疗经脉，达到疏通经络、通经镇痛之作用，针刺治疗幻肢痛显示出其独特的优势。

## 五、病例点评

脑卒中后的幻多肢症合并幻肢痛在临床上较为少见，常容易漏诊误诊，大多数患者被诊断为精神类疾病，既往对于幻多肢症合并幻肢痛的治疗以单纯的药物治疗为主，导致患者治疗效果差。

　　本例患者脑出血后合并幻多肢症及幻肢疼痛，存在严重感觉功能、运动功能、平衡功能障碍及共济失调，合并精神情绪障碍，缺乏既往治疗经验，康复难度大。目前 SPL 的尚无统一诊断标准，其诊断主要依靠临床症状。SPL 的治疗目前也尚无统一共识。本团队经过全面精准的康复评估、大量的文献检索、详尽的病因分析，制订了详细个性化综合康复治疗方案，应用多种新技术，心理支持治疗贯穿康复全过程，并向家属宣教，将康复治疗的理念渗透日常生活中，并予以完整的出院指导，定期随访患者，最大限度提高患者日常生活能力，促进其回归家庭及社会。

（病例提供者：程　翔　北京清华长庚医院）

（点评专家：李　欣　北京清华长庚医院）

# 参考文献

[1]Kim HR, Han JY, Park YH, et al.Supernumerary phantom limb in a patient with basal ganglia hemorrhage-a case report and review of the literature[J/OL].BMC Neurol, 2017, 17（1）：180.

[2]Cipriani G, Picchi L, Vedovello M, et al.The phantom and the supernumerary phantom limb: historical review and new case[J].Neurosci Bull, 2011, 27（6）：359-365.

[3]Schwoebel J, Coslett H B.Evidence for multiple, distinct representations of the human body[J].J Cogn Neurosci, 2005, 17（4）：543-553.

[4]孟萍萍，张树超，李林，等.脑干出血后幻多肢症一例 [J]. 中华物理医学与康复杂志，2013, 35（11）：2.

[5]Canavero S, Bonicalzi V, Castellano G, et al.Painful supernumerary phantom arm following motor cortex stimulation for central poststroke pain.Case report[J].Journal of Neurosurgery, 1999, 91（1）：121-123.

[6]Mai Y, Sasahara Y, Seto M, et al.Intentional Supernumerary Motor Phantom Limb after Right Cerebral Stroke: A Case Report [J].Case Reports in Neurology, 2021, 13.

[7]Allen TJ.Phantom limbs and the concept of a ncuromatrix[J].Trends in

Neurosciences, 1990, 13（3）：88-92. doi：10.1016/0166-2236（90）90179-E.

[8]Karanikolas M, Aretha D, Tsolakis I, et al.Optimized perioperative analgesia reduces chronic phantom limb pain intensity, prevalence, and frequency: a prospective, randomized, clinical trial[J].Anesthesiology, 2011, 114（5）：1144.

[9]Ramachandran VS, Ramachandran D.Phantom Limbs and Neural Plasticity[J].Archives of Neurology, 2000, 57（3）：317.

[10]薛梅梅,雷静,尤浩军.幻肢痛发生机制及临床治疗[J].中国疼痛医学杂志,2021,27（12）：883-887.

[11]田中义,郝涌刚,刘新伟.幻肢痛发病机制研究及临床治疗新进展[J].中国康复医学杂志,2016, 31（01）：110-114.

[12]Gentile ME, Verton C, Kinirons B, et al.Clinical perception of phantom limb sensation in patients with brachial plexus block[J].European Journal of Anaesthesiology, 2002, 19（02）：105-108.

[13]Nagoshi Y, Watanabe A, Inoue S, et al.Usefulness of milnacipran in treating phantom limb pain[J].Neuropsychiatr Dis Treat, 2012, 8（default）：549-553.

[14]Hanley MA, Ehde DM, Campbell KM, et al.Self-reported treatments used for lower-limb phantom pain: descriptive findings[J].Archives of Physical Medicine & Rehabilitation, 2006, 87（2）：270-277.

[15]胡永生,李勇杰,张晓华.脊髓后根入髓区毁损术对幻肢痛的治疗作用初探[J].中国疼痛医学杂志, 2005, 11（04）：201.

[16]杨玉龙,常有军,潘福琼.针灸联合康复治疗汶川地震伤员截肢后幻肢痛疗效观察[J].实用医院临床杂志, 2010, 7（01）：53-55.

# 病例 14　烟雾病脑出血后伴发良性阵发性位置性眩晕的康复

## 一、病历摘要

患者女性，41 岁。

**主　诉**：四肢乏力伴认知障碍 4 个月余，间断性呕吐 1 周。

**现病史**：患者缘于 2023 年 3 月 25 日 7：30 无明显诱因突然出现瘫倒在地，伴头晕、头痛、呕吐胃内容物，呼之能应，无大小便失禁、四肢抽搐等症状。120

急诊送往贵州省从江县某医院行头颅 CT 检查提示：左侧基底节区 - 丘脑脑出血伴脑室系统积血、蛛网膜下腔出血，颅脑 MRA 检查考虑烟雾病。入院后患者出现意识变差，呼之不应，于 2023 年 3 月 26 日行"经导管左侧眼动脉段动脉瘤弹簧圈栓塞＋全脑血管造影术、双侧侧脑室钻孔置管血肿清除＋颅内传感器植入术"。术后复查 CT 提示左侧额、顶叶及双侧半卵圆中心、侧脑室前角及双侧小脑半球片状、斑片状低密度灶，考虑脑梗死，颅内水肿明显，不排除蛛网膜下腔出血后引起血管痉挛导致的脑梗死，由于患者脑出血合并梗死，暂不考虑改善循环及促进建立侧支循环，予积极脱水治疗及抗氧化等治疗。2023 年 3 月 29 日患者转至柳州市某医院重症监护室，期间患者感染新型冠状病毒，予对症治疗后，病情平稳，于 4 月 19 日转入普通病房行康复治疗。2023 年 6 月 5 日患者第一次转入我院，入科后见患者可睁眼，仅左手手指轻微活动，余肢体未见活动，气管切开状态，留置胃管，使用昏迷恢复量表修订版评估为微意识状态。予促醒、预防并发症等综合康复治疗及高压氧治疗。经治疗后，患者意识较前恢复，拔除气管套管，随后转入多家医院继续接受康复治疗。1 周前，患者多次在卧位 - 坐位的体位变换过程出现呕吐，呕吐时见患者双眼紧闭，非喷射性呕吐，呕吐物为胃内容物，量为 10 ～ 20 mL。为进一步治疗，于 2023 年 7 月 20 日患者再次收入我科。入科后见患者无言语，无遵嘱动作，左侧肢体可自主活动，右侧肢体未见活动，留置胃管，长期卧床状态。

**既往史**：患者家属代诉患者有多年头痛伴肢体麻木病史，近 1 年头痛较前发作频繁，并于当地医院就诊，考虑为"颈椎病"，予对症治疗（具体不详）后头痛发生频率未下降，头痛程度无明显减轻。近 1 年内患者曾有 1 次突发意识丧失，从坐着的凳子上摔至地上，随后意识恢复，当时情况具体不详，未诉遗留任何症状，未就诊。否认急性传染病史；否认曾患心脑血管、肺、肾、内分泌系统等系统疾病；否认外伤史；否认食物及药物过敏史；否认烟酒嗜好。

**家族史**：否认类似家族史。

**体格检查**：体温 36.3℃，脉搏 81 次 / 分，呼吸 20 次 / 分，血压 112/77 mmHg。营养中等，轮椅推入病房，双肺呼吸音清，未闻及干、湿性啰音，心脏及腹部检查未见明显异常。

**专科检查**：患者自发睁眼，视物追踪存在，无言语，无遵嘱动作，左手可使用纸巾擦拭口水。双侧瞳孔等大等圆，直径约 2.5 mm，对光反应灵敏。饮水呛咳，咽反射迟钝。余颅神经检查不能配合。四肢肌张力正常，粗测肌力：左侧肢体约

3+ 级，右上肢约 2 级，右下肢 1 级。四肢腱反射（++）。双侧 Babinski 征阳性。使用昏迷恢复量表修订版评估为脱离微意识状态。

**辅助检查：**

1. 2023 年 3 月 25 日头颅 CT（病例 14 图 1）　①左侧基底节区－丘脑脑出血伴脑室系统积血；②蛛网膜下腔出血；③弥漫性脑肿胀。

2. 2023 年 3 月 25 日颅脑 MRI ＋ MRA　①左侧基底节、丘脑急性脑出血，出血破入脑室系统；②蛛网膜下腔出血；③弥漫性脑肿胀；④颈椎退行性变并 $C_{3/4}$ ～ $C_{5/6}$ 椎间盘突出；⑤左侧大脑中动脉 M1 段近端细小并局限性狭窄，部分未见显示，左侧大脑中动脉 M2 段及分支稀疏、细小；右侧大脑中动脉显示良好；双侧大脑前动脉 A1 段细小，其周围见迂曲血管网，远侧分支稀疏、细小；双侧颈内动脉细小并多发局限性狭窄；颅内显示血管未见明显瘤样扩张；⑥考虑烟雾病，请结合临床并进一步检查。

3. 2023 年 3 月 27 日头颅 CT　左侧额、顶叶及双侧半卵圆中心、侧脑室前角及双侧小脑半球片状、斑片状低密度灶，考虑脑梗死，建议 MRI 进一步检查。

4. 2023 年 6 月 21 日头颅 CTA（病例 14 图 2）　左侧颈内动脉颅内段结节状致密影，考虑为动脉瘤夹闭术后改变；左侧颈内动脉、双侧大脑前动脉 A2 段以上、左侧大脑后动脉重度狭窄或闭塞；右侧颈内动脉、双侧大脑前动脉 A1 段、左侧大脑中动脉纤细；右侧大脑半球血供主要来自椎基底动脉系统，符合烟雾病改变。

5. 2023 年 6 月 25 日颅脑 MRI（病例 14 图 3）　①双侧颞叶、侧脑室旁、左侧基底节区、双侧丘脑、胼胝体及左侧额顶叶软化灶伴含铁血黄素沉积。②轻度脑萎缩。

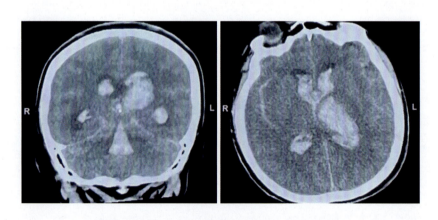

**病例 14 图 1　头颅 CT 检查（2023 年 3 月 25 日）**

注：左侧基底节、丘脑急性脑出血，出血破入脑室系统；蛛网膜下腔出血。

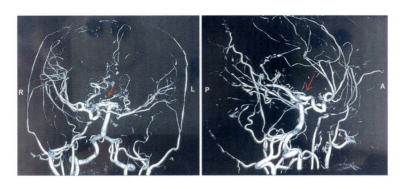

病例 14 图 2 　头颅 CTA 检查（2023 年 6 月 21 日）

注：右侧大脑半球血供主要来自椎基底动脉系统，符合烟雾病改变。

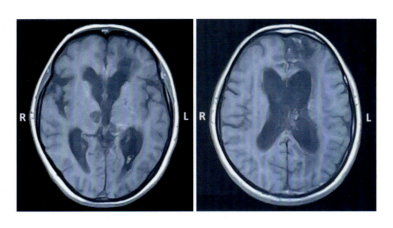

病例 14 图 3 　头颅 MRI 检查（2023 年 6 月 25 日）

注：双侧颞叶、侧脑室旁、左侧基底节区、双侧丘脑、胼胝体及左侧额顶叶软化灶伴含铁血黄素沉积。

**疾病诊断：** ①脑出血恢复期；②多发性脑梗死恢复期；③烟雾病；④左侧颈内动脉动脉瘤弹簧圈栓塞术后；⑤多处大脑动脉狭窄；⑥脑积水；⑦良性阵发性位置眩晕；⑧颈椎间盘突出（$C_{3/4}$ ～ $C_{5/6}$）。

**功能诊断：** ①认知障碍；②失语；③吞咽困难；④偏瘫；⑤日常生活活动能力完全依赖；⑥社会参与能力受限。

**诊断依据及鉴别诊断：** 患者原发病为脑出血，结合脑血管造影及影像学检查，考虑脑出血为左侧颈内动脉动脉瘤破裂、烟雾病等脑血管疾病引起。在脑出血后的第 3 天（2023 年 3 月 27 日）复查头颅 CT 提示：左侧额、顶叶及双侧半卵圆中心、侧脑室前角及双侧小脑半球片状、斑片状低密度灶，不排除蛛网膜下腔出血后引起血管痉挛导致的脑梗死。患者发病后意识差，四肢乏力，长期卧床。2023 年 7 月中旬起，患者多次在卧位 - 坐位的体位变换过程出现呕吐，7 月 26 日对患者进行位置试验，在左侧 Dix Hallpike 试验中，诱发出垂直上跳性眼震（垂直成分向上，扭转成分向左侧耳朵），右侧 Dix Hallpike 试验及双侧滚转试验（roll test）未诱发出眼震，诊断为良性阵发性位置性眩晕（benign paroxysmal positional vertigo，BPPV），为左侧后半规管 BPPV。本例患者诊断为 BPPV，需要与中枢性位置性眩晕、前庭性偏头痛等疾病相鉴别。

（1）中枢性位置性眩晕：是由中枢性病变引起，常由小脑、脑干、第四脑室的疾病引起。眩晕反复发作，眩晕发作与头部位置变化有关，位置变化产生眼震。中枢性位置性眩晕的眼震不具有潜伏期，眼震不是在某个特定的位置出现，而是在多个位置都能出现，眼震方向不变，眼震持续时间远大于 1 分钟。本例患者是在左侧 Dix Hallpike 试验中，诱发出垂直上跳性眼震，眼震出现前有大约数秒的潜伏期，眼震持续约 10 秒后自动消失，眼震特点与中枢性位置性眩晕的眼震特点不同，但由于患者诊断为脑出血、烟雾病，发病后出现大脑多个部位脑梗死可能，存在中枢神经系统病变，因此暂不能排除。

（2）前庭性偏头痛：偏头痛是发作性眩晕的常见原因，前庭性偏头痛，也称为偏头痛性眩晕，可以表现为类似 BPPV 的孤立性位置性眩晕。眩晕症状持续的时间可用于鉴别，大部分阵发性眩晕持续几个小时才能缓解，但也有少部分人的症状只持续几秒钟到几分钟。伴随眩晕症状同时发作或眩晕发作过后出现的偏头痛利于前庭性偏头痛的诊断。本例患者确诊为烟雾病，烟雾病患者常伴头痛，以偏头痛为多；患者家属代诉患者有多年头痛病史，近 1 年头痛较前发生频繁；患者意识水平为脱离微意识状态，有严重认知障碍、失语，不能表达是否有头痛等不适症状，因此暂不能排除。

（3）梅尼埃病：是一种由内淋巴液压力过大所致的周围前庭病变，可引起发作性的内耳功能障碍。受累患者表现为自发性发作性眩晕，持续数分钟至数小时，通常伴单侧耳鸣、听力损失和耳胀满感。梅尼埃病相关的眩晕常常很严重，且伴有恶心、呕吐和失能性失衡这种不平衡可能持续数日。在发作期间检查通常可见水平 - 扭转性眼球震颤。本病例需进一步完善相关检查，如听力测定及眼震电图扫描仪检查，有助于鉴别诊断。但患者考虑为 BPPV 后，予耳石复位仪辅助复位，复位半小时后，对患者进行位置试验，患者眼震消失，说明复位有效，并且患者呕吐症状缓解，证实 BPPV 诊断可能性大。

## 二、诊疗经过

患者 2023 年 3 月 25 日突然发病，诊断为脑出血，发病后出现意识障碍。2023 年 6 月 5 日患者第一次入我科，使用昏迷恢复量表修订版评估为微意识状态，予促醒、预防并发症等综合康复治疗及高压氧治疗。经治疗后，患者意识较前恢复，7 月 13 日使用昏迷恢复量表修订版评估为脱离微意识状态，有严重认知障碍、失语、吞咽困难、四肢乏力，仍长期卧床。2023 年 7 月中旬起，患者多次在卧位 - 坐位的体位变换过程出现呕吐。2023 年 7 月 26 日对患者进行位置试验，诱发出特征性位置性眼震，诊断为 BPPV。诊断 BPPV 后，予银杏叶提取物片（80 mg 3 次 /d）及甲磺酸倍他司汀片（12 mg 3 次 /d）等改善内耳微循环药物改善眩晕症状。由于患者不能遵嘱配合指令，四肢乏力，颈肩部僵硬、活动受限，不能配合完成 Epley法手法复位，将患者固定于多轴向旋转座椅，予耳石复位仪辅助复位（病例 14 图 4），经过复位，患者呕吐症状明显缓解。2023 年 8 月 21 日患者因体位变化再次出现呕吐，经位置试验检查，再次诱发出眼震，考虑左侧后半规管 BPPV 复发，予耳石复位仪辅助复位，复位半小时后，对患者进行位置试验，患者眼震消失，经复位后，住院期间未再出现呕吐。

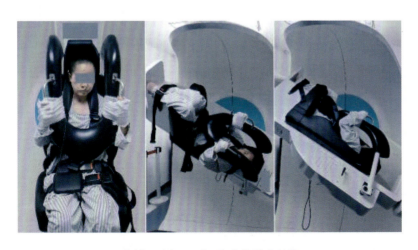

**病例 14 图 4　耳石复位仪辅助复位**

### 三、病例特点及讨论

患者原发病为脑出血，发病后出现大脑多个部位脑梗死可能。患者发病后意识差，四肢乏力，长期卧床。经过 3 个多月综合康复治疗后，患者的意识较前恢复，但仍患有认知障碍、失语、吞咽困难、四肢乏力等。2023 年 7 月中旬起，患者多次在卧位 - 坐位的体位变换过程出现呕吐，呕吐物为胃内容物，有误吸呕吐物引起吸入性肺炎风险，这将可能加重患者病情，延缓康复进程。对于本病例，有两方面问题需要明确：①引起患者反复出现呕吐的病因是什么？②如何治疗以缓解呕吐？

患者意识较差，吞咽困难，留置胃管辅助进食，长期卧床，出现呕吐首先需要考虑的因素包括胃肠道功能紊乱、颅内因素（如脑积水）及药物不良反应等。患者头颅 MRI 提示存在脑积水，于 2023 年 7 月 31 日在全麻下行侧脑室腹腔内分流术，术后患者意识较前改善，左手可遵嘱抓握，转入我科继续行康复治疗，住院期间再次在卧位 - 坐位的体位变换过程出现呕吐。由于患者有严重认知障碍、失语，不能表达是否有头晕及其他不适症状，每次呕吐都是出现在卧位 - 坐位的体位变换时，呕吐时患者双眼紧闭、面部表情痛苦。因此，我们考虑到患者呕吐可能是由于眩晕引起，而且患者的眩晕发作与体位变化有关。位置性眩晕以 BPPV 占绝大多数。但患者原发病为脑出血、脑梗死等中枢神经系统病变，因此，还需要与中枢性位置性眩晕相鉴别。

BPPV 与中枢性位置性眩晕相似点是眩晕反复发作，眩晕发作与头部位置变化有关，眩晕时无耳鸣、耳闷胀、听力下降等耳部不适感，眩晕严重时有共济失调和恶心、呕吐。但中枢性位置性眩晕与 BPPV 的眼震不同，中枢性位置性眩晕的眼震不具有潜伏期，眼震也不仅在某个特定的位置出现，而是在多个位置都能出现，眼震方向不变。患者在向患侧卧倒时，到达诱发位置后马上就出现眼震（而不像 BPPV 那样有 10 秒左右的潜伏期后才开始出现眼震）。眼震强度没有明显的增强或减弱变化。眼震持续时间远大于 1 分钟。当患者由卧位回归坐位后，眼震方向不会出现反向变化，没有所谓的"上跳型"和"下跳型"、"顺时针"和"逆时针"的变化。经多次试验后，眼震不具有疲劳性。2023 年 7 月 26 日对患者进行位置试验，在左侧 Dix Hallpike 试验中，诱发出垂直上跳性眼震，眼震出现前有大约数秒的潜伏期，眼震持续约 10 秒后自动消失，诊断为 BPPV；并且患者考虑为 BPPV

后，予耳石复位仪辅助复位，复位半小时后，对患者进行位置试验，患者眼震消失，说明复位有效，复位后患者呕吐症状缓解，而对于中枢性位置性眩晕，手法复位是无效。因此，患者伴发 BPPV 引起体位变化中出现呕吐的可能性大。

耳石复位是目前治疗 BPPV 的主要方法，操作简便，可徒手或借助仪器完成。复位时要根据不同半规管类型选择相应的方法，后半规管 BPPV 的手法复位，首选 Epley 法。由于本例患者为脱离微意识状态，有严重认知障碍，不能遵嘱配合指令，四肢乏力，颈肩部僵硬、活动受限，不能配合完成 Epley 法手法复位，因此，我们将患者固定于多轴向旋转座椅，予耳石复位仪辅助复位，经过复位，患者呕吐症状明显缓解。

## 四、相关问题及分析

根据以上病例资料，我们总结了关于良性阵发性位置性眩晕的危险因素、诊断及治疗等方面的问题进行讨论，希望有助于提高对脑卒中后伴发良性阵发性位置性眩晕的诊治能力和康复疗效。

1. 良性阵发性位置性眩晕概述及危险因素是什么？

良性阵发性位置性眩晕亦称"耳石症"，是一种相对于重力方向的头位变化所诱发的、以反复发作的短暂性眩晕和特征性眼球震颤为表现的外周性前庭疾病，常具有自限性，易复发。BPPV 占前庭性眩晕患者的 20%～30%，男女患病比例为1：（1.5～2.0）。一般来说，在 40 岁以上人群中，发病率随年龄增长呈逐渐上升趋势。BPPV 的发病机制目前比较公认的学说包括管结石症和嵴帽结石症。管结石症是指椭圆囊囊斑上的耳石颗粒脱落后进入半规管管腔，当头位相对于重力方向改变时，耳石颗粒受重力作用相对半规管管壁发生位移，引起内淋巴流动，导致壶腹嵴帽偏移，从而引起眩晕和眼震发作，当耳石颗粒移动至半规管管腔中新的重力最低点时，内淋巴流动停止，嵴帽回复至原位，症状及体征消失。由于前庭系统解剖学结构特点，BPPV 最常由管结石症引起。BPPV 目前尚无统一的分类标准，如果按累及半规管的部位不同可分为后半规管 BPPV、水平半规管 BPPV、前半规管BPPV，其中后半规管 BPPV 最为常见，占 70%～90%。BPPV 按病因不同则分为特发性 BPPV 和继发性 BPPV。特发性 BPPV 病因不明，继发性 BPPV 一般继发于其他耳科或全身系统性疾病，包括梅尼埃病、前庭神经炎、特发性突聋、中耳炎、头部外伤、偏头痛、手术后（中耳内耳手术、口腔颌面手术等）及应用耳毒性药物等。

一项基于大样本的横断面研究证实，年龄、偏头痛、高血压、高脂血症、脑卒中是 BPPV 的独立危险因素，BPPV 的危险因素还包括病毒感染、头部外伤和长期卧床等。该项研究还发现 BPPV 和偏头痛有最强的相关关系。既往也有研究证实在特发性 BPPV 患者中偏头痛的发生率是继发性 BPPV（继发于头部外伤或手术）患者的 3 倍。另一项研究也表明，与年龄和性别相匹配的对照组相比，BPPV 患者偏头痛的发生率高出两倍。偏头痛与 BPPV 之间的关系尚不清楚。有研究者认为是由于偏头痛发作时引起了迷路动脉血管痉挛，继而导致耳石从椭圆囊囊斑脱落引起 BPPV。而烟雾病患者常见头痛症状，以偏头痛最为多见。另有研究表明，患 BPPV 人群发生缺血性脑卒中的风险更高。一些研究揭示脑血管缺血改变可能参与了 BPPV 的病理生理过程。研究者认为，前庭系统的血流供应源于小脑下前动脉，该动脉发出分支到前庭前动脉。由于前庭系统的侧支血管供应有限，它很容易受到血管缺血性阻塞的影响。因此，椎基底动脉系统的缺血性变化最初可能会产生前庭症状，如 BPPV。因此，烟雾病和脑卒中等脑血管疾病是 BPPV 的危险因素。当脑血管疾病发生后，遗留严重功能障碍的患者意识差，伴有吞咽困难，长期卧床。若此类患者伴发 BPPV，常常出现呕吐，有误吸呕吐物引起吸入性肺炎风险，这将可能加重患者病情，延缓康复进程，急需尽快明确患者呕吐原因，予有效治疗。如果呕吐总是发生在卧位 - 坐位的体位变换过程，需要考虑 BPPV 引起的呕吐。

2. 良性阵发性位置性眩晕的诊断要点有哪些？

2017 版《良性阵发性位置性眩晕诊断和治疗指南》介绍，确诊 BPPV 需要满足以下 3 方面。

（1）相对于重力方向改变头位后出现反复发作的、短暂的眩晕或头晕。

（2）位置试验可诱发眩晕及眼震，眼震特点符合相应半规管兴奋或抑制的表现：①后半规管 BPPV：患耳向地时出现带扭转成分的垂直上跳性眼震（垂直成分向上，扭转成分向下位耳）回到坐位时眼震方向逆转，眩晕及眼震持续时间通常不超过 1 分钟。②外半规管 BPPV：双侧位置试验均可诱发水平向地性或水平离地性眼震。

（3）排除其他疾病：如前庭性偏头痛、前庭阵发症、中枢性位置性眩晕、梅尼埃病、前庭神经炎、迷路炎、上半规管裂综合征、后循环缺血、体位性低血压、心理精神源性眩晕等。诊断 BPPV 的关键在于位置试验诱发出眩晕及特征性位置性眼震，而诊断 BPPV 的难点在于排除其他疾病。

3．良性阵发性位置性眩晕如何治疗？

BPPV 的基本检查为位置试验（病例 14 表 1）。目前治疗 BPPV 的主要方法是耳石复位，复位时应根据不同半规管类型选择相应的方法（病例 14 表 1）。在药物治疗方面，建议可以给予改善内耳微循环的药物以缓解复位后的头晕、平衡障碍等症状，如银杏叶提取物、倍他司汀等。前庭康复训练是一种物理训练方法，通过中枢适应和代偿机制提高患者前庭功能，减轻前庭损伤导致的后遗症。常用的前庭康复训练方法有注视稳定性练习、平衡和步态训练、习服训练、运动耐力训练、中枢前庭功能训练等。前庭康复训练可作为 BPPV 患者耳石复位的辅助治疗，用于复位无效以及复位后仍有头晕或平衡障碍的患者。

**病例 14 表 1　良性阵发性位置性眩晕诊疗一览表**

| 受累半规管 | 诊断试验 | 复位手法 |
| --- | --- | --- |
| 后半规管 | Dix-Hallpike 试验、侧卧试验 | Epley 法、改良 Epley 法、Semont 法 |
| 外半规管 | 滚转试验 | 管结石症：Barbecue 法、Gufoni 法（向健侧）<br>嵴帽结石症：Gufoni 法（向患侧）、改良 Semont 法 |
| 前半规管 | Dix-Hallpike 试验、正中深悬头位试验 | Yacovino 法 |

## 五、病例点评

临床中一些脑血管疾病发病后意识水平较差的患者（如昏迷状态、微意识状态及脱离微意识状态），伴发良性 BPPV 时，可能仅表现出体位变换时中出现呕吐症状，而这些患者常常伴有吞咽障碍，呕吐后误吸可引起吸入性肺炎，这将可能加重患者病情，延缓康复进程，急需尽快明确患者呕吐原因，予有效治疗。诊断 BPPV 的关键在于位置试验诱发出眩晕及特征性位置性眼震，且要注意与中枢性位置性眩晕、前庭性偏头痛、梅尼埃病等疾病相鉴别。BPPV 的主要治疗方法是耳石复位，确诊后积极的对症治疗可帮助患者有效缓解症状。

该病例原发病为脑出血，发病后意识差，遗留吞咽困难、四肢运动功能障碍，长期卧床。在康复过程中，伴发BPPV，多次在卧位－坐位的体位变换过程出现呕吐。对患者进行位置试验，诱发出特征性位置性眼震，诊断为BPPV，为左侧后半规管BPPV，予耳石复位仪辅助复位，经治疗后呕吐症状缓解。及时的诊治对预防患者发生吸入性肺炎及其康复有重要意义。

（病例提供者：陈　娜　曾　庆　张琳婧　南方医科大学珠江医院）

（点评专家：吴　文　南方医科大学珠江医院）

# 参考文献

[1] 中华耳鼻咽喉头颈外科杂志编辑委员会，等．良性阵发性位置性眩晕诊断和治疗指南（2017）[C]．中国中西医结合学会眩晕病专业委员会第二次学木大会暨河南省中西医结合学会眩晕病专业委员会第三次学术大会暨眩晕高峰论坛论文汇编，2017，52（3）：173-177.

[2] Von Brevern M, Radtke A, Lezius F, et al. Epidemiology of benign paroxysmal positional vertigo: a population based study[J]. J Neurol Neurosurg Psychiatry, 2007, 78 (7)：710-715.

[3] Prokopakis EP, Chimona T, Tsagournisakis M, et al. Benign paroxysmal positional vertigo: 10-year experience in treating 592 patients with canalith repositioning procedure[J]. Laryngoscope, 2005, 115 (9)：1667-1671.

[4] Riga M, Bibas A, Xenellis J, et al. Inner ear disease and benign paroxysmal positional vertigo: a critical review of incidence, clinical characteristics, and management[J]. Int J Otolaryngol, 2011, 2011：709469.

[5] Lee NH, Ban JH, Lee KC, et al. Benign paroxysmal positional vertigo secondary to inner ear disease[J]. Otolaryngol Head Neck Surg, 2010, 143 (3)：413-417.

[6] Choi HG, Kim SY. Benign Paroxysmal Positional Vertigo and the Increased Risk of Ischemic Stroke：A Nested Case-Control Study Using a National Cohort Sample[J]. Biomed Res Int, 2021, 2021：6629028.

[7] Yazici A, Inanc Y. Evaluation of BPPV with vertebral artery values[J]. Neuropsychiatr Dis Treat, 2018, 14：1975-1979.

[8]Hillier SL, Mcdonnell M.Vestibular rehabilitation for unilateral peripheral vestibular dysfunction[J].Clin Otolaryngol, 2011, 36（3）：248-249.

[9]应乐安.良性阵发性位置性眩晕与中枢性位置性眩晕的鉴别诊断[J].医学研究杂志, 2019, 48（10）：196-198.

[10]国家卫生健康委员会能力建设和继续教育中心耳鼻喉科专家委员会，等.前庭康复专家共识[J].中华医学杂志, 2021, 101（26）：2037-2043.

# 病例 15　脑桥外髓鞘溶解症的康复

## 一、病历摘要

患者女性，50 岁。

**主　诉：**四肢活动不灵伴言语不清 2 个月余。

**现病史：**患者于 2022 年 12 月 27 日无明显诱因出现食欲不佳并呕吐，后出现意识模糊、胡言乱语，把手当作手机，走路不稳，就诊于当地人民医院，化验血钠低至 97.7 mmol/L，给予补钠，次日意识转清，可下床行走。后于 2022 年 12 月 31 日无明显原因出现四肢无力、言语不能、行走不能。查颅脑 MRI（2023 年 1 月 2 日）：双侧中央沟异常信号影，梗死灶或伪影不除外，双侧脑内多发缺血变性灶。当地医院考虑"脑炎"可能，给予甲泼尼龙 80 mg×1 日治疗。后转院查颅脑 MRI（2023 年 1 月 6 日）：双侧基底节区对称性异常信号，脑内多发小缺血灶。脑电图：中度异常脑电图。肌电图未见特征性改变。诊断为"中枢神经系统髓鞘溶解"。给予激素（甲强龙 500 mg/d×5 天、250 mg/d×3 天、序贯泼尼松 60 mg qd）、神经营养、降压、降脂治疗后，患者四肢可抬举、双上肢远端不能活动，伴吞咽困难，大小便失禁，言语功能未改善，肢体活动稍好转。于 2023 年 1 月 21 日患者情绪激动后出现四肢活动不灵加重，伴言语不能，吞咽困难，就诊于我院神经内科。颅脑 MRI（2023 年 1 月 30 日）示：脑干、双侧基底节区及大脑皮层区多发异常信号。结合病史，考虑"渗透性脱髓鞘"。给予补液、激素、人免疫球蛋白、抗感染、降压、抗癫痫、护肝、抑酸、保证能量供给及对症支持治疗。于 2023 年 2 月 10 日病情稳定后转入我科，不能独自站立及行走，进食、穿衣、转移、如厕、入浴等日常生活活动依赖他人辅助。患者自发病以来精神萎靡，情绪低落，饮食正常，睡眠差，大小便偶有失禁，体重无明显下降。

**既往史**：高血压数年，左小腿骨折术后 2 年。

**家族史**：否认家族遗传病史及类似疾病史。

**体格检查**：体温 36.7℃，脉搏 92 次/分，呼吸 19 次/分，血压 99/60 mmHg。神志清，营养中等，轮椅推入病房，双肺呼吸音清，未闻及干、湿性啰音，心脏及腹部检查未见明显异常。

**专科检查**：神志清，精神差，查体不配合，不完全性混合性失语，MMSE 无法查，饮水呛咳。双眼球向各方向运动可，未见眼震及复视。双瞳孔等大等圆，直径 ≈ 3 mm，直接、间接对光反射灵敏。面部痛、触觉对称正常。双侧额纹对称，双侧鼻唇沟对称，示齿、伸舌、咽反射不配合。徒手肌力检查：双上肢肌张力 1 级，双下肢肌张力正常。双上肢近端肌力 3 级、远端 3 级，双下肢近端肌力 3 级、远端 3 级；各关节被动活动度基本正常。双侧肢体深、浅感觉基本不配合。双侧肱二头肌腱反射、肱三头肌腱反射、桡骨膜反射（++），双侧膝腱反射、跟腱反射（++）。双侧踝阵挛（-），双侧 Hoffmann 征（-），双侧 Babinski 征（-），双侧指鼻试验及跟膝胫试验不能完成。功能评定：坐位平衡 0 级，立位平衡 0 级，Holden 步行能力分级 0 级。Barthel 指数评分 0 分，日常生活活动能力极严重功能缺陷。

**辅助检查**：颅脑 MRI（2023 年 1 月 2 日）：双侧中央沟异常信号影，梗死灶或伪影不除外，双侧脑内多发缺血变性灶。颅脑 MRI（2023 年 1 月 6 日）：双侧基底节区对称性异常信号，脑内多发小缺血灶。脑电图：中度异常脑电图。颅脑 MRI（2023 年 1 月 30 日）示：脑干、双侧基底节区及大脑皮层区多发异常信号（病例 15 图 1）。

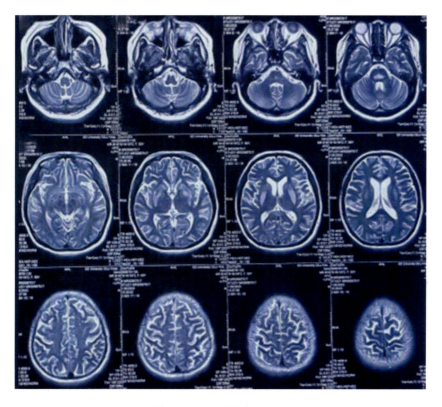

病例 15 图 1　患者颅脑 MRI

**疾病诊断**：①脑桥外髓鞘溶解症；②睡眠障碍；③精神障碍；④高血压；⑤肝功能异常。

**功能诊断**：①运动障碍；②认知功能障碍；③言语障碍；④吞咽障碍；⑤日常生活活动能力缺陷。

## 二、诊疗经过

在全面的入院检查基础上，经过详细康复评估，发现该患者本次就诊，康复方面的主要问题在于肢体活动不灵、言语不利和认知下降，整体康复目标分为短期和长期。短期康复目标重在通过改善认知、情绪及睡眠，增强四肢肌力，提高坐立位平衡能力及步行能力，增强言语能力，提高呼吸肌肌力；长期康复目标在于使患者达到日常生活基本自理，回归家庭及社会。疾病诊疗方案上给予降压、改善认知、改善情绪及睡眠的药物治疗，注意检测心率和血压；针对性的康复治疗方案包括 PT、OT 等肢体功能训练、ADL 训练，增强四肢肌力，提高坐立位平衡能力及步行能力，改善上肢精细动作；呼吸、吞咽、言语、认知功能训练，增强呼吸肌肌力，防止误吸和呛咳，增强交流能力，改善认知功能；针灸、中频脉冲电治疗疏通经络，诱发肢体主动活动，防止肌肉萎缩。经间断共4周余系统康复训练，患者肢体功能、言语认知及吞咽、呼吸等功能均有改善（病例15图2、病例15图3）。

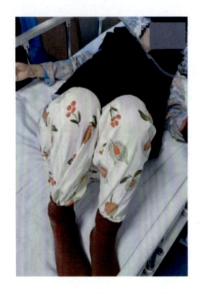 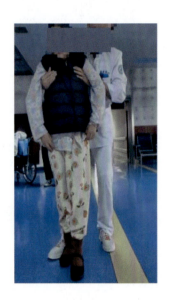

病例15图2　2023年2月10日卧床状态　　　　病例15图3　2023年3月20日步行训练

## 三、病例特点及讨论

脑桥外髓鞘溶解症（extrapontine myelinolysis，EPM）是一种发生在脑桥之外的特殊渗透性脱髓鞘症，临床上少见。其病因多与电解质紊乱密切相关，低钠血症的快速医源性纠正被认为是EPM的主要病因。大多数患者都有慢性病背景，通常发生在酒精中毒、营养不良、肝功能障碍、长期使用利尿剂或肝移植后的患者身上。其他风险因素包括垂体手术后、肾衰竭、透析和其他电解质失衡。EPM临床上常与脑桥中央髓鞘溶解症（central pontine myelinolysis，CPM）具有相同的病理机制，两者可独立或联合发生，但两者临床表现不同。CPM的临床特征通常表现为双相临床过程，最初表现为低钠血症并发症，然后再快速的电解质纠正后恢复，但在第2～8天出现包括构音障碍、吞咽困难、四肢瘫痪，以及由于脑桥的进一步病变而出现的眼震等功能障碍。然而，由于 EPM 病变的广泛性，其临床特征多变，多为运动障碍、行为和精神障碍、癫痫发作、多神经根病和神经病变。颅脑 MRI 是检测 EPM 的首选技术，$T_2$ 加权图像上显著的对称性病变是 EPM 的标志，常见于小脑、外侧膝状体、基底节、丘脑、海马及大脑皮层灰白质交界处。DWI 序列则更为敏感，可以帮助更早地识别 EPM。

本例患者在发病前出现长期食欲不佳伴呕吐，查电解质显示血钠 97.7 mmol/L（2022 年 12 月 27 日），至 12 月 31 日血钠提升至 133.2 mmol/L，共补钠 54.8 g。后患者出现显著运动障碍及言语障碍。颅脑磁共振显示（2023 年 1 月 6 日）：双侧基底节区对称性异常信号，脑内多发小缺血灶，符合 EPM 的临床诊断。在早期大剂量激素冲击及免疫球蛋白治疗干预后，针对 EPM 产生的锥体系、锥体外系及精神症状等不同功能障碍进行了综合评估，患者临床表现以运动障碍为主（康复评定可见四肢肌力 3 级），多有双侧皮质脊髓束及皮质延髓束受损，伴有认知功能障碍（神志模糊）、言语障碍（不完全性混合性失语）、吞咽障碍（饮水呛咳）、日常生活能力缺陷（Barthel 指数评分 0 分）。

针对该患者的肢体功能运动障碍，训练患者自主翻身，卧位转移主动训练，坐位平衡训练，站立架站立训练促进双下肢负重；下肢踩车训练提高双下肢协调功能，通过系统的康复训练，患者逐步床边坐起，床边扶起站立，室内扶助下步行训练，自我缓慢步行。言语功能训练，每日进行鼓腮训练、伸舌训练和双侧面部按摩，舌部锻炼操、口部锻炼操。给予患者制订针对性的语言训练计划，并天天练习，对于患者的进步及时给予鼓励和肯定，并指导家属多与患者交流，随时纠正其构音问题。采用正中神经电刺激进行外周干预，刺激信息向上传递至中枢，促进中枢可塑性改变。经常播放新闻和音乐，为患者营造一个良好的语言环境。摄食 - 吞咽训练，将长柄金属勺子置于冰水 10 秒或放置冰箱的冷冻室中，使金属勺子的温度达到 4℃ 左右，取出后放置咽门，刺激患者吞咽反射活动。增加面肌群运动，嘱患者每日开闭颌，发 "a" "k" 音；然后夸张咀嚼，触摸喉部，鼓励吞咽，休息 1 分钟再进行。进食后不要采用餐巾擦嘴，而让患者用舌或口唇的运动清除唇上或颏上的食物残渣，使残留的事物得到有效清除，吞咽动作良好后喂食火龙果等糊状食物，逐渐过渡到普食。

经过为期 4 周余的康复训练，2023 年 6 月出院前康复评定：MMSE 评分 20 分，四肢肌张力正常，四肢肌张力 4+ 级，坐位平衡 3 级，立位平衡 2 级，双侧指鼻、跟膝胫试验欠稳准。Holden 步行能力分级 3 级，Barthel 指数评分 60 分，日常生活活动能力中度功能缺陷，这表明了治疗的有效性。此案例对 EPM 患者进行个性化评估和治疗方案制订，为进一步的康复治疗和管理提供了宝贵的经验和依据。在今后的康复过程中，持续的监测和必要的调整将对维持治疗效果和进一步提高生活质量至关重要。

## 四、相关问题及分析

根据以上病例资料，我们归纳了关于脑桥外髓鞘溶解症康复的具有代表性的几方面的问题进行讨论，希望有助于提高对类似病例的诊治水平和服务质量。

1. 脑桥外髓鞘溶解症的康复干预方法是什么？

渗透性髓鞘溶解症是一种发生在中枢神经系统的特殊脱髓鞘疾病，由 Adams 等于 1959 年首次报道，根据发病部位可分为脑桥中央髓鞘溶解症和脑桥外髓鞘溶解症（EPM）。以往的研究显示，渗透性髓鞘溶解症患者的死亡率高达 60%，预后极差。然而，近年来的系统评价指出过度悲观的预后可能导致临床过早停止支持性治疗，从而加剧患者的病情恶化。因此，及时、长期的康复干预对改善 EPM 患者的预后至关重要。脑桥外髓鞘溶解症累及椎体束与基底节，临床表现除了运动、感觉、言语吞咽、认知、精神功能障碍外，还可能伴发癫痫发作。

在明确诊断的基础上，对 EPM 患者进行积极有效的康复治疗首先需要进行全面的评估，以评估患者的认知功能、肢体功能、吞咽功能、言语功能以及其他临床表现，并基于评估结果制订个性化的治疗方案。尽管目前尚无针对性的特效治疗方法，但临床干预仍以对症治疗为主。药物治疗方面，对于以椎体束损害为主的张力增高患者可考虑应用巴氯芬、替扎尼定，而对于以椎体外系损害为主的肌张力增高患者则可考虑使用多巴丝肼（美多芭），并辅以艾地苯醌等营养神经治疗。康复治疗方面，针对不同的功能障碍，可以综合采用认知功能训练、肢体功能物理疗法训练、作业疗法训练、言语功能训练、吞咽功能训练、呼吸功能训练等。此外，中医传统治疗、经皮电刺激等辅助治疗方法也可以考虑。在康复过程中，还需要帮助患者应对疾病带来的情绪和心理挑战，倡导健康的生活方式，包括良好的饮食习惯、充足的睡眠、适度的运动和压力管理。

随着康复的进行，需要定期进行评估和监测，以评估治疗效果，并根据需要调整治疗计划和方法。尽管 EPM 的临床研究主要以个案为主，缺乏严格的循证医学证据，但多项研究表明康复训练可以显著改善患者的功能障碍。因此，持续的康复干预对于管理疾病和提高患者生活质量至关重要。

2. 脑桥外髓鞘溶解症的认知障碍诊疗方法是什么？

针对脑桥外髓鞘溶解症引发的广泛脑部病变，相关认知障碍也被频繁报道。常见的 EPM 认知症状包括额叶的功能障碍（如解决问题、计划做什么、冲动与情绪控制等），注意力障碍和精神障碍（如抑郁、躁狂、情绪不稳定，紧张症或缄默症）。认知训练成为康复干预脑桥外髓鞘溶解症的关键方法之一。不仅可以针对特定的认知领域进行训练，还可以提高整体认知功能，包括注意力、记忆、逻辑推理等方面。同时研究发现认知训练可以改变大脑的可塑性，包括灰质密度和白质纤维完整性的增加、脑区功能、信息传递效率的提升、大脑功能网络连接的增强以及多巴胺受体密度的改变等。这些变化促进了认知功能的提升和整合。

在认知训练中，任务的设计至关重要。任务应该根据个体的认知水平和需求进行难度适应性调整，以确保训练的有效性和持续性。这些任务可以涵盖感知觉、定向、注意、记忆、执行、逻辑推理、加工速度、语言等多个认知领域。通过系统设计的任务，患者可以逐步提升认知功能，并且这种提升在一定时间内能够持续。尤其需要注意患者情绪易激惹，需认真分析患者不良情绪诱发原因，对患者康复过程中的情绪化行为表示理解，并疏导安慰其情绪。给予患者充分的时间与空间疏泄负面情绪。

为了保障认知训练的效果，需要持续、足剂量和高质量的训练。监测患者的训练任务完成度和训练的持续性是至关重要的。可以通过每日任务清单、任务日志或信息技术等手段进行监测。信息技术的应用可以实现跨场景、实时、在线的监测，提醒患者进行训练，并实时监测任务的完成情况和持续性。需要监测训练效果的持续性，以便根据实际情况调整训练任务，确保训练效果的持续性和稳定性。同时，指导家属及亲友积极支持患者，从物质及精神上满足患者需求，加强康复动力。

3. 正中神经电刺激在脑桥外髓鞘溶解综合征中的应用机制是什么？

正中神经电刺激（MNES）是一种治疗方法，利用低频电刺激患者手腕或前臂腹侧正中神经所在区域的皮肤。这种刺激通过将外周电刺激的信号传递到脊髓、脑干、丘脑，最终到达大脑皮层手部感觉运动区域，从而产生治疗效果。相关研究发现正中神经电刺激的作用机制可能涉及 3 个方面：①改变双侧大脑的血流量，提高神经元的氧气和血液供应，促进神经元的修复；②持续的外周电刺激可刺激脑干网状系统和大脑皮层，增强大脑中的电活动，改变大脑皮层兴奋性；③影响神经递质的分泌，正中神经的神经元突触参与上行网状激活系统的活动，可以调节与清醒相关的神经递质水平。由于正中神经的神经元突触直接参与由胆碱能系统、中缝背核 5- 羟色胺系统和蓝斑 - 去甲肾上腺素能系统组成的上行网状激活系统的活动，可以调节与清醒相关的神经递质水平。文献报道表明，对右侧或双侧的正中神经电刺激可以有效促进患者意识障碍的恢复。对于汉语为母语的患者，非右利手人群的优势半球仍然是左脑半球，因此临床治疗通常选择刺激右侧正中神经。而本例患者入院时神志模糊，采用正中神经电刺激促进患者意识水平的恢复。对于脑桥外髓鞘溶解综合征患者，常见的临床表现包括锥体束与锥体外系受累，导致肢体无力和肌张力障碍等症状。正中神经电刺激可以促进中枢神经系统的可塑性，提高神经功能的恢复，改善皮层映射和皮层兴奋性，减少受影响肢体的痉挛，改善运动功能的恢复。此外，研究表明，正中神经电刺激还可以改善言语障碍患者的背外侧前额叶与运动相关脑区的血液供应，对语言功能的恢复有一定作用。

综上所述，正中神经电刺激对脑桥外髓鞘溶解综合征患者的功能恢复具有积极作用，通过提高神经可塑性和改善神经功能，有助于促进患者的康复进程。

4. 呼吸训练在脑桥外髓鞘溶解症意识模糊的应用有哪些？

呼吸训练在康复干预过程中扮演着重要角色，不仅适用于患有呼吸系统疾病的人群（如慢性阻塞性肺病、间质性肺病、支气管扩张、支气管哮喘等），也包括伴有呼吸问题的脑卒中、神经肌肉疾病及其他中枢神经系统疾病人群。有效的呼吸训练不仅能改善心肺功能、缓解呼吸困难症状，还能提高运动耐力、生活质量，并增强患者参与社会活动的能力，改善身心状态。

脑桥外髓鞘溶解症后，大脑对身体各部位的控制受到影响，导致与呼吸相关的肌肉组织处于失用和不协调的状态，影响了正常的呼吸功能，进而影响血液的氧合作用，导致低氧血症，加重机体缺氧状态，影响组织功能的恢复。通过呼吸训练，可以激活呼吸肌群，增加呼吸肌的耐力和协调性，提高呼吸肌的工作效率，改善心肺功能，提高血氧饱和度，规避肌肉组织缺氧状况，促进患者的精力、耐力、思维等各方面功能的提升，从而提高康复治疗的效果。

呼吸康复训练包括多种方法，如头颈部肌群拉伸训练、胸廓牵伸训练、呼吸肌训练、俯卧位通气和体位排痰等。外振荡技术适用于外周气道有痰液的患者，主要方法有振动和叩击、振动排痰仪和高频胸壁振荡。体位引流技术则利用重力作用促使分泌物向大气道移动。治疗时间和频次因人而异，也可通过血氧、心率、呼吸频率等同步监测调整治疗方案。此外，神经肌肉电刺激仪可通过膈神经和腹肌协同反馈式电刺激，逐步增强呼吸肌的肌力和耐力。

越来越多的研究表明，呼吸与吞咽功能密切相关。通过呼吸训练，可以增强呼吸肌群的肌力，预防呼吸肌萎缩和支气管塌陷，增强气道清除异物能力，预防误吸和呛咳，提高喉抬高度，增强口咽腔压力，改善呼吸肌和吞咽肌的协调性，从而改善吞咽功能。

在呼吸训练的过程中，还可以结合其他康复技术和方法，如物理治疗、康复运动、言语治疗等，以达到更全面的康复效果。通过持续的努力和专业指导，这些方法和技术的综合运用有助于脑桥外髓鞘溶解症患者的生活质量和功能水平的提高。

## 五、病例点评

脑桥外髓鞘溶解症在临床上相对罕见，目前国内外尚缺乏针对性的特效治疗方案，且由于其波及的大脑区域广泛，导致出现多种功能障碍。本例患者自发病至入院两个月余，主要症状包括肢体活动不利、言语吞咽困难，以及认知障碍、睡眠障碍等。在口服多种药物的同时，制订适用于患者的个性化治疗方案尤为重要，且随着患者临床表现的变化而不断调整治疗方案。

针对肢体活动不利，采用床旁物理治疗和站立床训练，待下肢肌力恢复到一定程度后进行蹬车训练。针对言语及吞咽障碍，采用多种干预方法，包括言语训练、吞咽训练和吞咽电刺激等。在调整认知干预方式方面，根据患者神志状态，先进行外周刺激，如正中神经电刺激，以促进中枢神经可塑性改变，待患者神志稍有清晰后再进行认知训练。同时，结合呼吸功能训练、针灸和中频脉冲电治疗等方法，全面提升患者的康复效果。

在患者入院期间，医疗团队包括康复医生、治疗师、护士、针灸医生以及陪护家属，通过即时沟通患者的病情变化，随时调整治疗方案，确保患者得到全方位的康复训练。这种康复全面合作的模式体现了在处理脑桥外髓鞘溶解症等疾病时医疗团队的重要性和协作性。

（病例提供者：王永慧　曲玉娟　邢相欣　山东大学齐鲁医院）

（点评专家：岳寿伟　山东大学齐鲁医院）

# 参考文献

[1] 王敦敬，吕水清，张洪喜，等．脑桥外髓鞘溶解症发病机制和治疗策略的探讨（附 3 例报道）[J]．中国临床神经科学，2015，23（06）：652-656.

[2] 蒋雯巍，孙小丰，蒋雨平．脑桥中央和脑桥外髓鞘溶解症的临床分析和影像特点 [J]．中国临床神经科学，2007，15（02）：154-157.

[3] 杜晓霞，宋鲁平，徐建民，等．脑桥中央髓鞘溶解症的临床特征及其康复预后 [J]．中国康复理论与实践，2011，17（09）：852-855.

[4] 高欢，冯艳蓉．脑桥外髓鞘溶解症的临床特点（附 1 例报道及文献分析）[J]．卒中与神经疾病，2014，21（02）：87-89.

[5] 江苏珍，陈世耕．1 例脑桥中央髓鞘溶解症的康复护理 [C]．全国第 13 届老年护理学术交流暨专题讲座会议、全国中医、中西医结合护理学术交流暨专题讲座会议论文集，2010：516-518.

[6] 王红洲，王万华．过快纠正低钠血症致脑桥外髓鞘溶解 1 例 [J]．河北医药，2012，34（13）：2079-2080.

[7] 宋美毅，王永锋，李伟，等．呼吸训练治疗脑卒中后吞咽功能障碍临床随机对照试验的 Meta 分析 [J]．全科护理，2020，18（23）：2950-2958.

[8] 张皓，凌锋．慢性意识障碍康复中国专家共识 [J]．中国康复理论与实践，2023，29（02）：125-139.

[9] Xinhuang L, Qian H, Xiuxiu L, et al. Osmotic Demyelination Syndrome: Clinical, Neuroimaging Characteristics, and Outcomes in a Series of 18 Cases[J]. BioMed research international, 2021, 2021: 9944632.

[10] Singh TD, Fugate JE, Rabinstein AA. Central pontine and extrapontine myelinolysis: a systematic review[J]. European journal of neurology: the official journal of the European Federation of Neurological Societies, 2014, 21 (12): 1443-1450.

[11] Hui X, Jing J, Yanping M, et al. Effects of simultaneous use of m-NMES and

language training on brain functional connectivity in stroke patients with aphasia: A randomized controlled clinical trial[J].Frontiers in aging neuroscience, 2022, 14: 965486.

[12]Yan-Song L, Zi-Bo L, Zhe Y, et al.Clinical efficacy of hyperbaric oxygen combined with different timings of right median-nerve electrical stimulation in patients with brain injury-induced disorders of consciousness[J].Brain and behavior, 2022, 12 (9) : e2716.

[13]Wang P, Cao W, Zhou H, et al.Efficacy of median nerve electrical stimulation on the recovery of patients with consciousness disorders: a systematic review and meta-analysis[J]. J Int Med Res, 2022, 50 (11) : 3000605221134467.

[14]Maria J, Abdus S, Belinda M, et al.A Case of Alcohol Withdrawal-Induced Central and Extrapontine Myelinolysis[J].Cureus, 2023, 15 (7) : e41640.

[15]Kunwoo P, Sang BK, Sung SY, et al.Osmotic demyelination syndrome caused by rapid correction of hyperammonemia and continuous hyperbilirubinemia: a case report and review of the literature[J].Encephalitis (Seoul, Korea) , 2023, 3 (4): 119-124.

[16]Guo K, Jiang C, Guo Y, et al. Central pontine myelinolysis with extrapontine myelinolysis[J]. Intern Emerg Med, 2023, 18 (7) : 2139-2141.

[17]Johann L, Maren H, Andrea D, et al.Central Pontine Myelinosis and Osmotic Demyelination Syndrome[J].Deutsches Arzteblatt international, 2019, 116 (35-36): 600-606.

[18]Devasmitha W, Bimsara S.Plasmapheresis for Extrapontine Myelinolysis: A Case Series and a Literature Review[J].Case reports in neurology, 2019, 14 (1) : 72-81.

[19]Christos B, Maria L, Sotiria S, et al.Secondary Central Nervous System Demyelinating Disorders in the Elderly: A Narrative Review. [J].Healthcare(Basel, Switzerland) , 2023, 11 (15) : 2126.

# 病例16 脑外伤后意识障碍合并阵发性交感神经过反射（PSH）的康复

## 一、病历摘要

患者男性，30岁。

**主 诉**：意识障碍22天。

**现病史**：患者2021年3月11日15点在工地干活时不慎从约4米高处坠落（坠落时具体受力情况不良），家属赶到时患者神志不清，呼之不应，四肢无活动。救护车送至当地县人民医院急诊，行头颅CT提示脑出血，紧急处理后120转至当地市医院。复查头颅＋胸部＋骨盆CT提示：轴索损伤；脑室内出血；蛛网膜下腔出血；双侧少量气胸；右肺下叶挫伤；肝挫裂伤，脾脏密度不均匀。急诊行气管切开等对症治疗，因患者病情较重，遂转至我院急诊予以对症治疗。当天21点复查头颅CT＋胸部CT提示：双侧额叶、左侧颞叶、左侧小脑半球脑挫伤；脑室积血；双肺下叶背侧肺挫裂伤；左侧胸腔少量积液；左侧第1、第2肋骨骨折；肝挫伤。于重症医学科给予对症处理，生命体征稳定后转入神经外科，给予保守治疗。近半月来，患者每日有8～10次发作性呼吸、心率、血压、肢体肌张力、体温出现波动，波动范围：体温36.8～37.8℃，脉搏104～188次/分，呼吸23～42次/分，血压137/68～220/120 mmHg，大汗淋漓，四肢肌张力高，每次持续时间10～40分钟，需使用镇静药物后方能逐渐缓解，大便、体位改变、吸痰等均可诱发。目前患者意识障碍，气管切开状态，为进一步康复治疗，收入我科。患者留置胃管，留置导尿管，药物辅助排便，平车推入病房，发病以来体重下降10 kg左右。

**既往史**：既往身体健康状况良好。否认手术史、其他外伤史。吸烟史3年，1盒/日；偶有饮酒。

**家族史**：否认家族遗传病史及类似疾病史。

**体格检查**：生命体征波动较大。体温36.8～37.8℃，脉搏104～188次/分，呼吸23～42次/分，血压220/120～137/68 mmHg。中昏迷，体型中等，急性病容，被动体位，查体无法配合。双肺呼吸音粗，肺底可闻及湿啰音。心脏及腹部检查未见明显异常。四肢无畸形、无水肿。

**专科检查**：患者意识障碍，无自主睁眼，视觉惊吓无反应，声音惊吓无反应，深痛觉刺激肢体有过伸反应。双侧瞳孔不等大，左侧瞳孔直径 2.5 mm，右侧瞳孔直径 4.0 mm，对光反射灵敏。留置胃管，无自主吞咽动作，无自发口腔、颜面动作。气管切开状态，为塑料套管，痰液黏稠呈白色，需雾化后吸痰，无法咳出，呼吸浅快，呈腹式呼吸，双侧跟腱张力略高。双侧肱二头肌肌腱反射（+++），肱三头肌肌腱反射（+++），桡骨膜反射（+++），双膝腱反射（+++），右侧跟腱反射（+），左侧跟腱反射（+++），双侧 Babinski 征（+）。脑干反射：双侧额眼轮匝肌反射（+），双侧眼心反射（+），双侧睫状脊髓反射（+），垂直前庭、水平前庭反射因颈部僵硬无法检查，余脑干反射均为（-）。GCS：E1VTM2；CRS-R：听觉 0 分＋视觉 0 分＋运动 1 分＋言语 0 分＋交流 0 分＋唤醒度 0 分＝1 分。PSH-AM：DLT 10 分＋CFS 17 分＝27 分。NRS 2002 营养风险筛查：8 分。

**辅助检查**：头颅 CT 示（病例 16 图 1）（2021 年 3 月 11 日，山西白求恩医院）：双侧额叶、左侧颞叶、左侧小脑半球脑挫伤；脑室积血。

脑电图示（2021 年 4 月 5 日，山西白求恩医院）（病例 16 图 2）：全导以 8.5～10 Hz 低中幅 α 波为主，期间夹杂稍多低中幅 θ 波发放；可见睡眠周期，双侧峰波略欠对称，右侧波幅较低，波形尚整，调节不良。轻度异常脑电图（表现为基本节律欠规整，调节条幅不良）。

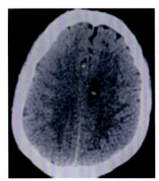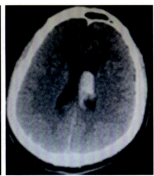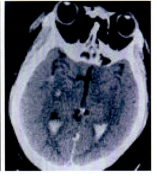

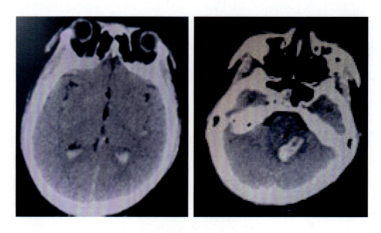

病例 16 图 1　头颅 CT

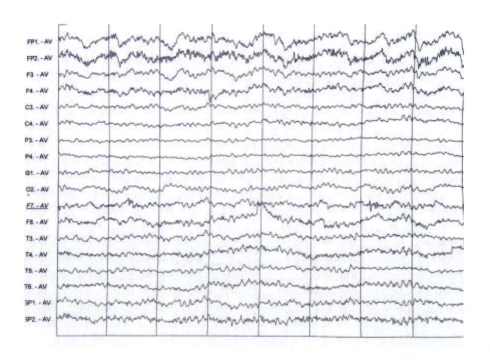

病例 16 图 2　脑电图

　　**疾病诊断**：①闭合性重型颅脑损伤；②弥漫性轴索损伤；③阵发性交感神经过反射；④肺挫伤；⑤肝挫伤；⑥多发骨折；⑦气胸；⑧胸腔积液；⑨肋骨骨折；⑩营养不良；⑪气管切开状态。

　　**功能诊断**：意识障碍。

## 二、诊疗经过

在全面的入院检查基础上，经过详细康复评估，发现该患者本次就诊，康复的主要问题：①意识障碍，中度昏迷状；②生命体征不平稳，呼吸、心率、血压波动较大。吸痰、鼻饲速度过快、大便、尿管堵塞等会引起患者阵发性呼吸快、心率快、血压高、出汗多、肢体高张力；③营养状况不佳且风险高。④久卧床有骨折，管路多，并发症风险高（如压疮、肺部感染、坠积性肺炎、泌尿系感染等）。

整体康复目标分为短期和长期。短期重在通过药物及康复治疗控制交感神经过反射症状，稳定生命体征；通过营养干预加强营养；通过改善体位，被动训练等预防卧床并发症。长期则着重于改善患者意识水平，根据意识水平变化及时调整方案以改善日常生活能力。

在常规康复治疗的基础上，采用针对性的康复方案：阵发性交感神经过反射（paroxysmal sympathetic hyperactivity，PSH）治疗方面，给予注射用盐酸瑞芬太尼 2 mg（稀释到 50 mL）2～4 mL/h 静脉泵入，氯硝西泮片 0.5 mg 每 6 小时 1 次鼻饲，给予比索洛尔 5 mg 2 次/日鼻饲，给予高压氧治疗 1.6ATA 85 分钟 1 次/日，治疗 2 日后患者阵发性生命体征波动次数减少，发作持续时间减少，发作时生命体征最高值较前明显改善，PSH-AM 评分：CFS 12 分。患者神志较前好转，CRS-R 评分：听觉 1 分＋视觉 1 分＋运动 2 分＋言语 0 分＋交流 0 分＋唤醒度 2 分＝6 分。逐渐减少盐酸瑞芬太尼用量，给予增加神经调控康复治疗：重复经颅磁刺激治疗，改善意识，激活皮层功能，增强皮层对交感神经症状的抑制；经颅直流电刺激治疗，左侧额叶阳极左侧枕叶阴极，兴奋皮层，改善意识，增强皮层对交感神经症状的抑制；另外，增加其他功能问题的康复治疗，如肢体功能训练预防肌肉萎缩、关节挛缩、增加感觉输入、促进神经重塑，促进意识恢复；呼吸功能训练改善呼吸功能，促进痰液咳出；电动起立床等被动体位训练，模拟正常站立、坐位等状态，预防肌肉萎缩、骨质疏松、体位性低血压、跟腱挛缩等并发症。

入院 10 天：患者阵发性交感神经过反射基本控制良好，每日发作不大于 2次，症状以呼吸波动为主，余生命体征平稳，撤掉盐酸瑞芬太尼，单用氯硝西泮片 0.5mg 每 12 小时 1 次鼻饲维持；PSH-AM：CFS4 分，CRS-R 评分：听觉 2 分＋视觉 3 分＋运动 5 分＋言语 1 分＋交流 0 分＋唤醒度 3 分＝ 14 分。后续逐渐减量氯硝西泮，增加康复治疗项目，包括神经调控促醒、肢体训练、针灸等。

入院 1 个月：患者阵发性交感神经过反射基本消失，神志清楚，可遵嘱活动，独立坐位，独立进食，辅助下可站立，成功拔除胃管、气管插管、尿管等管路。

### 三、病例特点及讨论

该患者为脑外伤导致的意识障碍，弥漫性轴索损伤，生命体征不稳，病情较重。该患者诊疗有以下特点。

1. 患者原发病重，颅内创伤重，合并骨折及内脏挫裂伤，卧床，活动明显受限，再加上患者有交感神经症状频繁发作，诊疗难度高，需综合治疗。医师需要具备综合管理重症患者的能力，如肺部感染的预防和控制、深静脉血栓的预防、脏器损伤的观察和处理、管路的管理、营养管理等综合能力。

2. 患者伴发 PSH 诊疗难度高　该患者 PSH 发作时伴有肢体肌张力增高，容易与癫痫发作混淆，入我科前按照癫痫治疗，效果差；同时呼吸快、心率快等问题也需要和感染、心功能衰竭、呼吸功能衰竭相鉴别。对于 PSH 发作的处理，也需要遵循密切监护、单用药物或联合用药，逐步加药和逐步撤药的原则。患者入我科后选择瑞芬太尼（阿片类药物）和氯硝西泮（苯二氮䓬类）联用，在密切监测生命体征的情况下滴定药物到合适剂量使发作次数减少，最大程度上避免不良反应的发生；同时高压氧治疗可以促进神经系统恢复，从中枢上抑制阵发性交感神经过反射发作；给予加强营养；控制感染、便秘、痰多等诱发因素；排查全身疼痛，如有疼痛及时处理；康复治疗内容根据患者及时进行调整，在 PSH 发作频率、强度得到控制后及时给予神经调控治疗（TMS、tDCS）改善意识状态，进一步抑制 PSH 发作。逐步分阶段增加了康复治疗，既未增加患者 PSH 发作，又序贯进行了康复治疗，确保患者最大程度恢复功能。

3. 营养风险高　患者近期体重下降明显，PSH 发作时消耗高，根据患者病情给予加强营养，控制目标热量在 25 ～ 35 kcal/（kg·d），蛋白总量给予 1.5 ～ 2 g/（kg·d）。热氮比维持在（150 ～ 200）∶1。

4. 康复介入时机把握　患者入我科前因骨折及内脏挫裂伤，未开始康复治疗，入科时跟腱已开始僵硬，本患者在保证内脏损伤已初步愈合、在保护骨折部位的基础上，循序渐进采取针对性康复治疗和康复护理，避免了关节挛缩、骨化性肌炎等并发症。

## 四、相关问题及分析

根据以上病例资料，我们总结了关于意识障碍患者伴有 PSH 的具体代表性问题进行讨论，希望有助于提高对类似病例的诊治水平和服务质量。针对以上问题分析如下。

1. 针对意识障碍患者伴有 PSH，如何进行精准识别，避免漏诊误诊？

PSH 通常在颅脑创伤、脑损伤、脑出血、脑肿瘤等严重脑损伤情况下出现。它表现为患者在意识障碍后出现的多种交感神经系统症状，如高血压、心率增快、呼吸急促、出汗、肌肉僵直等。

PSH 常见于重度神经损伤的患者，往往合并有感染等其他混杂因素，且发作时如果有肌张力异常极容易与癫痫混淆，如症状相对较少又容易与心律失常、发热、肺部感染等混淆，且同一个患者这些症状可能同时存在。所以对此类患者进行全面、多维度评估是非常必要的。①检验评估：血常规、血生化等，必要时进行血培养，激素相关检测等，可排除感染、电解质紊乱等相关因素。②影像学评估：头颅MRI、CT 等确定神经结构是否完整。③神经电生理评估：脑电图、脑干听觉诱发电位、上下肢感觉诱发电位等可评估神经电活动，预估意识恢复潜力，同时可有效鉴别癫痫。④行为学评估：CRS-R 评分对意识从视觉、听觉、运动、交流、言语等多个维度进行评估，比传统格拉斯哥 GCS 评分更加客观精准。⑤PSH-AM 是诊断 PSH 的有效工具。该工具分为两个部分：临床特点（clinical feature scale, CFS）和诊断可能性工具（diagnosis likelihood tool, DLT）两个部分，可通过总分判断是否诊断 PSH（≤8 分不可能，9～16 分可能，≥17 分很可能），通过 CFS 判断严重程度（0 分无，1～6 分轻度，7～12 分中度，≥13 分重度）。

PSH 治疗应当及时进行，即使有其他混杂因素也可以及时治疗，根据症状滴定药物剂量。要在发作前发作低谷时给药效果更加，发作高峰期给药往往需要更高的剂量、更长的时间才能够控制。

2. PSH 的治疗方法有哪些？

PSH 治疗的相关证据较少，以病例报道为主，且以药物治疗为主。

（1）药物治疗：如病例 16 表 1 所示。

**病例 16 表 1　药物治疗**

| 药物类型 | 药物名称 | 作用靶点 | 优点 | 缺点 |
|---|---|---|---|---|
| 阿片类药物 | 吗啡、芬太尼等 | 脑和脊髓中（可能还有外周的组织中）阿片类受体 | 起效快，作用强，可以控制大部分 PSH 症状，严重发作的 PSH 也可控制，可以对于持续不缓解的 PSH 也有明显作用 | 有呼吸抑制作用，如无人工气道及机械辅助通气条件，患者使用时危险较大，如长期使用可导致剂量依赖，突然停药症状容易反跳 |
| 静脉麻醉剂 | 异丙酚 | 大脑的 $\gamma$-氨基丁酸受体 | 起效快，作用强，可以控制大部分 PSH 症状，严重发作的 PSH 也可控制 | 只能在机械辅助通气时且急性期使用 |
| $\beta$ 受体阻滞剂 | 普萘洛尔、美托洛尔等 | 非选择性 $\beta$ 受体阻滞剂作用于中枢、心脏和外周的 $\beta$ 受体；选择性 $\beta$ 受体阻滞剂主要作用于心脏的 $\beta$ 受体 | 非选择性阻滞剂对 PSH 心率、血压、出汗均有效，对肌张力可能有效；选择性阻滞剂对心率有效 | 心动过缓、低血压、缓慢性心律失常、睡眠障碍和隐蔽性低血糖等，它可能加重阵发性发作之间的低血压和心动过缓。使用时需要参考患者不发作时的基础心率和血压 |
| $\alpha_2$ 受体阻滞剂 | 右美托咪定、可乐定 | 大脑和脊髓中的 $\alpha_2$ 肾上腺素受体 | 可有效控制 PSH 的血压和心率，起效快，剂量容易滴定 | 低血压、心动过缓和镇静；需静脉用药，康复期患者使用不方便 |
| 神经调节剂 | 溴隐亭、加巴喷丁、巴氯芬 | 溴隐亭作用于多巴胺 $D_2$ 受体，加巴喷丁作用于 $\alpha_2\delta$ 突触前电压门控 $Ca^{2+}$ 脑和脊髓中的通道，巴氯芬作用于 GABAB 受体 | 溴隐亭主要对体温高、出汗效果好；加巴喷丁和巴氯芬对肌张力高、痉挛效果好，加巴喷丁对部分患者出汗也有效果 | 溴隐亭容易出现意识模糊、激越、运动障碍、恶心和低血压；加巴喷丁部分患者会有意识下降表现；巴氯芬容易有镇静和戒断综合征 |
| 苯二氮䓬类 | 地西泮、氯硝西泮、咪达唑仑等 | 大脑和脊髓中 GABA 复合物上的中枢苯二氮䓬受体 | 对 PSH 发作的大部分症状均有效，且有口服剂型也有注射剂型，可紧急单次使用，也可用于康复期患者 | 镇静；对于没有安全人工气道的患者，应谨慎使用静脉推注 |

总结：药物治疗 PSH 种类较为多，且每位患者 PSH 发作均有其自身特色，对

药物反应也各不相同。阿片类、麻醉剂及右美托咪定这类注射剂型主要用于急性期、严重的 PSH 患者，可搭配使用，待症状稳定后可减量，逐渐增加苯二氮䓬类药物，使用药物平稳过渡，且患者能够更好地参与康复治疗。待后续患者只有个别症状突出时，如体温高可加用溴隐亭、肌张力高可加用巴氯芬等针对性用药，阶梯式用药撤药。

（2）康复治疗：严重发作的 PSH 患者可能会被康复科拒收或拒绝给予康复治疗，其实这类患者是极度需要康复治疗尽早介入的，适度的非疼痛性康复治疗极少诱发患者 PSH 发作。

（3）高压氧治疗：高压氧有促进神经修复、改善意识状态等作用，压力在1.6ATA 时既能起到修复神经作用，也能提高患者的耐受程度。

（4）物理治疗：①体位管理：不舒服的体位及异常的姿势、长时间压迫肢体某个部位的皮肤等均有可能导致 PSH 发作，早期良肢位摆放既可预防压疮等并发症又可减少 PSH 发作，坐位、站位等被动训练可以维持肌肉容积、预防关节挛缩、预防骨质疏松；②神经调控治疗：神经调控根据有无创伤可分为无创和有创，有创神经调控需借助神经外科进行深部脑刺激治疗、脊髓电刺激治疗等对 PSH 发作也有控制作用；无创神经调控如经颅磁刺激治疗、经颅直流电治疗、正中神经电刺激主要作用靶点为脑皮层，可提高皮层兴奋性，改善患者意识，抑制交感症状；③运动康复治疗：意识障碍伴 PSH 发作患者主要卧床，肢体活动远远小于正常人群，通过运动训练可以预防肌肉萎缩、关节挛缩、骨质疏松，同时运动过程中给予肌肉、关节、皮肤等刺激可以促进中枢神经恢复，改善意识水平，抑制交感神经症状；④呼吸康复治疗：可以帮助患者维持良好的呼吸模式和功能，防止呼吸相关的并发症。减少肺部分泌物的滞留，从而预防肺部感染的发生，可减少痰液和咳嗽对PSH 的诱发。

## 五、病例点评

重症康复是三甲医院和大型康复中心的主要亚专业之一，也是未来康复医学发展的一个重要方向。其中，脑外伤是重症患者的主要原发疾病，脑外伤后意识障碍是临床上意识障碍常见的类型。而伴有 PSH 发作的脑外伤，虽然没有具体发病率的统计数据，但在我科室，其在脑外伤意识障碍患者中，发病率达 20% 左右。而这部分患者的 PSH 在来我科就诊时，多被误诊为癫痫，通常都不同程度使用了抗癫痫药物，但仍然没有收到很好的临床效果，很大程度影响了患者康复介入的时机和康复治疗效果。

临床上对PSH的早期识别对于正确的处理有非常重要的意义。而PSH的早期识别主要依赖于本文中提到的PSH-AM量表，并要完善脑电图等辅助检查，排除癫痫、感染、呼吸衰竭、药物撤退综合征等疾病后，进行排他性诊断。

诊断明确后，避免触发事件，积极控制原发病，注重全身综合管理，根据患者主要交感症状、全身条件和抢救条件选择不同的药物进行单药或联合药物治疗。充分了解每种药物的常见不良反应，用药过程中要观察血压、心率变化，避免血压过低或过高情况的出现，避免呼吸抑制的出现。注意交感神经过兴奋各种临床问题引起的出入量平衡及电解质的维持、心脏的保护、营养的供应等。一般情况，正确诊断和用药后，PSH都会得到很好的缓解。

近年来，也有使用颈部星状神经节微波照射或药物阻滞注射、高压氧治疗PSH发作的报道，但尚无较大规模的临床试验验证，需要我们进一步的临床研究进行验证和具体方案的探索。针对以某一较突出的交感神经过兴奋的临床特征，是否某种药物有特殊的疗效，也需设计严谨的临床试验方案进行研究。

（病例提供者：兰彩琴　山西白求恩医院）

（点评专家：王萍芝　山西白求恩医院）

# 参考文献

[1]Meyfroidt G, Baguley IJ, Menon DK.Paroxysmal sympathetic hyperactivity: the storm after acute brain injury[J/OL].Lancet Neurol, 2017, 16（9）：721-729. doi: 10.1016/S1474-4422（17）30259-4. Erratum in: Lancet Neurol.2018 Mar; 17（3）：203. PMID: 28816118.

[2]Jafari AA, Shah M, Mirmoeeni S, et al.Paroxysmal sympathetic hyperactivity during traumatic brain injury[J/OL].Clin Neurol Neurosurg, 2022, 212: 107081. doi: 10.1016/j.clineuro.2021.107081. Epub 2021 Nov 27. PMID: 34861468.

[3]Zheng RZ, Lei ZQ, Yang RZ, et al.Identification and Management of Paroxysmal Sympathetic Hyperactivity After Traumatic Brain Injury[J/OL]. Front Neurol,

2020, 11: 81. doi: 10.3389/fneur.2020.00081. PMID: 32161563; PMCID: PMC7052349.

[4]Scott RA, Rabinstein AA.Paroxysmal Sympathetic Hyperactivity[J/OL].Semin Neurol, 2020, 40 (5): 485-491. doi: 10.1055/s-0040-1713845. Epub 2020 Sep 9. PMID: 32906174.

[5]Lv LQ, Hou LJ, Yu MK, et al.Hyperbaric oxygen therapy in the management of paroxysmal sympathetic hyperactivity after severe traumatic brain injury: a report of 6 cases[J/OL].Arch Phys Med Rehabil, 2011, 92 (9): 1515-1518. doi: 10.1016/j.apmr.2011.01.014. Epub 2011 May 26. PMID: 21620375.

[6]Seel RT, Sherer M, Whyte J, et al.Assessment scales for disorders of consciousness: evidence-based recommendations for clinical practice and research[J/OL].Arch Phys Med Rehabil, 2010, 91 (12): 1795-1813. doi: 10.1016/j.apmr.2010.07.218. PMID: 21112421.

[7]Liuzzi P, Grippo A, Campagnini S, et al.Merging Clinical and EEG Biomarkers in an Elastic-Net Regression for Disorder of Consciousness Prognosis Prediction[J/OL]. IEEE Trans Neural Syst Rehabil Eng, 2022, 30: 1504-1513. doi: 10.1109/TNSRE.2022.3178801. Epub 2022 Jun 13. PMID: 35635833.

[8]Xia X, Yang Y, Guo Y, et al.Current Status of Neuromodulatory Therapies for Disorders of Consciousness[J/OL].Neurosci Bull, 2018, 34 (4): 615-625. doi: 10.1007/s12264-018-0244-4. Epub 2018 Jun 18. PMID: 29916112; PMCID: PMC6060218.

[9]Straudi S, Antonioni A, Baroni A, et al.Anti-Inflammatory and Cortical Responses after Transcranial Direct Current Stimulation in Disorders of Consciousness: An Exploratory Study[J/OL].J Clin Med, 2023, 13 (1): 108. doi: 10.3390/jcm13010108. PMID: 38202115; PMCID: PMC10779892.

[10]Giacino JT, Katz DI, Schiff ND, et al.Practice guideline update recommendations summary: Disorders of consciousness: Report of the Guideline Development, Dissemination, and Implementation Subcommittee of the American Academy of Neurology; the American Congress of Rehabilitation Medicine; and the National Institute on Disability, Independent Living, and Rehabilitation Research[J/OL]. Neurology, 2018, 91 (10): 450-460. doi: 10.1212/WNL.0000000000005926. Epub 2018 Aug 8. Erratum in: Neurology, 2019, 93 (3): 135. PMID: 30089618; PMCID: PMC6139814.

[11]Eapen BC.Rehabilitation Management of Disorders of Consciousness[J/OL].Phys Med Rehabil Clin N Am, 2024, 35 (1): xiii-xiv.doi: 10.1016/j.pmr.2023.10.001. PMID: 37993197.

[12]Pozzi M, Locatelli F, Galbiati S, et al.Clinical scales for paroxysmal sympathetic hyperactivity in pediatric patients[J/OL].J Neurotrauma, 2014, 31(22): 1897-1898. doi: 10.1089/neu.2014.3540. Epub 2014 Sep 26. PMID: 24964056.

[13]Lee S, Jun GW, Jeon SB, et al.Paroxysmal sympathetic hyperactivity in brainstem-compressing huge benign tumors: clinical experiences and literature review[J/OL].Springerplus, 2016, 5: 340. doi: 10.1186/s40064-016-1898-x.PMID: 27064843; PMCID: PMC4792828.

# 病例 17　重度颅脑损伤并发下肢运动功能障碍的康复

## 一、病历摘要

患者男性，43 岁。

**主　诉**：重度颅脑损伤后下肢运动功能障碍 13 年。

**现病史**：患者于 2011 年 1 月 26 日因车祸致重度颅脑损伤，急就诊于我院，完善相关检查后诊断为"重度开放性颅脑损伤、右额粉碎凹陷性骨折、右额脑挫裂伤、前颅窝底骨折、脑脊液耳漏、右额头皮裂伤、脑疝、弥漫性脑肿胀"。急诊行脑部手术治疗，伤后 1 个月意识逐渐清醒，但存在认知功能障碍及下肢运动功能障碍。同时，因后期出现植入物感染，经过专科治疗及康复治疗，感染得到控制，吞咽功能恢复。在随后的几年治疗中，经历了若干次的专科手术治疗和康复治疗，现下肢运动功能恢复良好，可独立步行，目前仍遗留轻度认知障碍、运动功能障碍及二便障碍。

**既往史**：既往健康。否认高血压、糖尿病病史；否认传染病史。无吸烟、饮酒史。

**家族史**：否认家属遗传病史。

**体格检查**：脑损伤初期，昏迷状态持续 7 天，生命体征不稳，经神经外科积极的手术处理，生命体征逐渐平稳，意识逐渐恢复。

**专科检查**：伤后第 8 天 GCS 评分为 8 分。随着病情好转，查体可配合，在随后时间里，相继出现以下表现。双下肢屈髋、屈膝位，双侧内收肌紧张，主动外展不能。双下肢肌张力高，改良 Ashworth 痉挛评定右屈髋肌张力为 3 级、屈膝肌张力 2 级、左屈髋肌张力为 2 级、屈膝肌张力 1 级。右髋关节屈曲主动活动：50°（屈曲）—30°（伸直），被动活动：60°（屈曲）—25°（伸直）。左髋关节主动活动：70°（屈曲）—20°（伸直），被动活动：90°（屈曲）—15°（伸直）。内、外旋受限。右膝关节主动活动：110°（屈曲）—30°（伸直），被动活动：120°（屈曲）—20°（伸直）。左膝关节主动活动：130°（屈曲）—15°（伸直），被动活动：130°（屈曲）—0°（伸直）。双侧踝关节跖屈、内翻畸形。双下肢踝阵挛（+）。屈髋、伸膝疼痛，数字疼痛评分法（NPRS）：右侧髋、膝关节疼痛为 7 分，左髋、膝关节疼痛为 3 分。病程中相继发生肺部感染、泌尿系感染、吞咽功能障碍、认知功能障碍、运动功能障碍、二便障碍、颅内感染及髋部感染。

**辅助检查：** 如病例 17 图 1 至病例 17 图 3 所示。

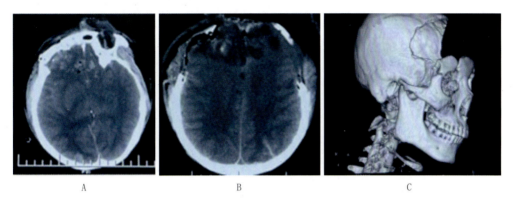

病例 17 图 1　受伤当天的头 CT

注：右额粉碎凹陷性骨折、右额脑挫裂伤、前颅窝底骨折、脑疝形成、弥漫性脑肿胀。

病例 17 图 1B、病例 17 图 1C 为受伤当日急诊手术行"双额颞去骨瓣减压、右额脑挫裂伤清除术及前颅底脑脊液漏修补术"后表现。

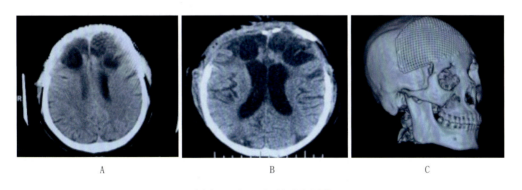

病例 17 图 2　颅骨手术影像

注：A. 2012 年 4 月 20 日行颅骨修补术；B. 因感染于 2014 年 11 月 6 日将颅内钛板取出；C. 2018 年 11 月 18 日二次颅骨修补术。

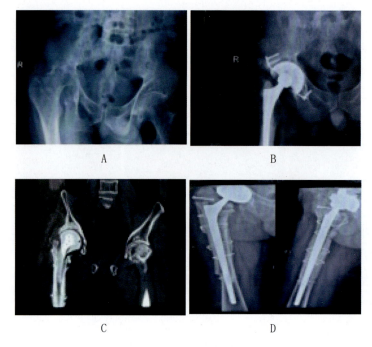

**病例 17 图 3　影像检查**

注：A. 2011 年 10 月 6 日骨盆 X 线示：右髋臼骨折、右髋关节脱位、右股骨头坏死；B. 2011 年 12 月 27 日行右髋关节置换术后复查 X 线；C. 2016 年 1 月 19 日行右髋关节假体感染取出、骨水泥占位器植入术后复查；C. 2016 年 11 月 10 日行二次全髋关节置换术后复查。

**疾病诊断**：①重度颅脑损伤；②去骨瓣减压术；③双额颞颅骨修补术；④全髋关节置换术；⑤右下肢肌腱延长术；⑥双踝关节矫形外固定术。

**功能诊断**：①认知功能障碍；②下肢运动功能障碍；③二便功能障碍；④日常生活活动能力受限；⑤社会参与功能下降。

## 二、诊疗经过

1. 临床专科处理　伤后当晚 2011 年 1 月 26 日在神经外科给予"右额脑挫裂伤消除术、前颅底脑脊液漏修补术、双额颞去骨瓣减压术"，2 月 24 日出院，出院时意识清，认知功能障碍，言语缓慢，二便障碍，双上肢肌力 4 级、双手握力 4 级，双上肢肌张力正常。双下肢肌张力增高，双侧屈髋、屈膝畸形、双侧足内翻，双侧内收肌紧张。2011 年 9 月 15 日颅内感染再次入神经外科，10 月 6 日行骨盆正位片示：右股骨颈骨折、髋臼骨折、髋关节脱位、股骨头坏死，10 月 7 日出院。

于 2011 年 12 月 27 日行右侧人工髋关节置换术。2012 年 4 月 20 日行颅骨修补术。2014 年 9 月因反复发热,给予多项检验检查寻找感染源,11 月 4 日发现颅骨外露,可触及钛板,考虑为颅内植入物感染。11 月 6 日转神经外科给予头皮植入物感染行颅内异物(钛板)取出术、鼻内镜下额窦开放术、额窦异物清除术、清创缝合术。2015 年 12 月患者再次反复发热,12 月 27 日发现右髋部形成窦道,诊断为右侧髋部人工关节感染,于 2016 年 1 月 19 行右侧髋关节假体取出清创骨水泥占位器植入术、截骨固定术,2016 年 7 月 5 日出院。2016 年 8 月 23 日再次行右髋关节置换术,2016 年 11 月 10 日行左侧人工髋关节置换术,2018 年 11 月 18 日再次行颅骨缺损修补术。

2. 康复专科处理(病例 17 图 4)　神经外科术后生命体征稳定后,第一时间康复介入,进行系统的床旁康复治疗。

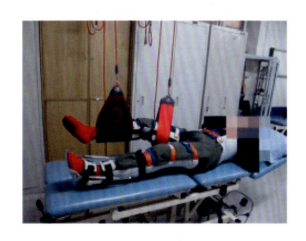

病例 17 图 4　康复专科处理

在后续康复治疗中,相继进行认知障碍治疗、二便功能障碍治疗、下肢运动功能障碍的治疗,这贯穿了康复治疗全过程,而对运动功能影响最大的因素是下肢的肌痉挛及关节挛缩,针对这一问题,我们采取了一系列的康复措施。

(1)下肢石膏外固定(病例 17 图 5):　患者于 2011 年 5 月进行下肢功能评定及查体:双下肢屈髋、屈膝位,双侧内收肌紧张,主动外展不能。双下肢肌张力高,改良 Ashworth 痉挛评定右屈髋肌张力为三级、屈膝肌张力二级、左屈髋肌张力为二级、屈膝肌张力一级。右髋关节屈曲主动活动:50°(屈曲)—30°(伸直),被动活动：60°（屈曲）—25°（伸直）。左髋关节主动活动：70°（屈曲）—20°（伸直），被动活动：90°（屈曲）—15°（伸直）。内、外旋受限。右膝关节主动活动：110°（屈曲）—30°（伸直），被动被动活动：120°（屈曲）—20°（伸直）。左膝关节主动活动：130°（屈曲）—15°（伸直），被动活动：130°（屈曲）—0°（伸直）。双侧踝关节跖屈、内翻畸形。双下肢踝阵挛（+）。行骨盆及双下肢石膏外固定。

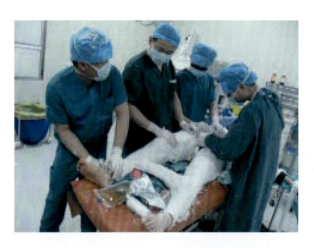

病例 17 图 5　下肢石膏外固定

（2）肉毒毒素肌内注射（病例 17 图 6）：患者于 2012 年 3 月经康复治疗后下肢痉挛仍无明显改善，经过系统评估：双侧髋、膝、踝关节均存在因肌张力增高导致的活动受限，右侧更重，右下肢踝阵挛（+），下肢改良 Ashworth 痉挛评定为Ⅲ级。针对足内翻及屈趾畸形，于 2012 年 7 月对踝内翻及趾屈肌的责任肌肉给予肉毒毒素肌内注射治疗，效果不佳。

（3）双下肢肌腱松解，双踝关节矫形外固定架固定术（Llizarov 技术）（病例 17 图 7）：患者于 2012 年 11 月进行下肢评定及查体：双侧膝关节踝关节挛缩明显，右膝关节屈曲 30° 畸形，主动伸直不能，被动伸直 20°，左膝关节屈曲 20°，主动伸直不能，被动伸直 10°，双侧踝关节跖屈、内翻畸形。被动活动困难，双下肢踝阵挛（-）。2012 年 11 月 30 日行双下肢肌腱松解，双踝关节矫形外固定架固定术。

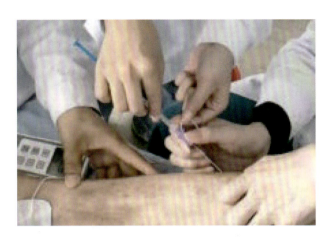

病例 17 图 6　肉毒毒素肌肉注射

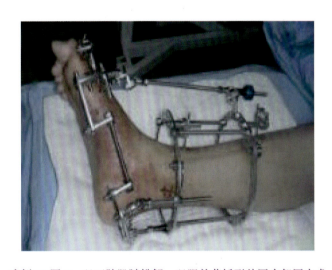

病例 17 图 7　双下肢肌腱松解，双踝关节矫形外固定架固定术

　　（4）趾长屈、踇长屈肌腱延长术（病例 17 图 8）：　患者 2013 年 7 月进行肢体功能评估，右足各趾呈屈曲状态，被动伸直受限，肌腱挛缩明显，于 7 月 13 日行右足趾长屈、踇长屈肌腱延长术。

　　（5）足趾弹力牵引矫形支具矫正（病例 17 图 9）：　右足趾长屈、踇长屈肌腱延长术术后，为保持术后伸趾效果，采用足趾弹力矫形支具治疗 6 周。

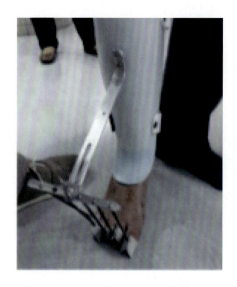

病例 17 图 8　趾长屈、踇长屈肌腱延长术

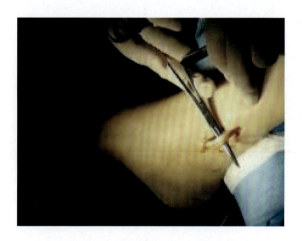

病例 17 图 9　足趾弹力牵引矫形支具矫正

在上述治疗的同时，运动疗法（牵伸治疗，关节活动度训练、肌力训练、站立训练、步行训练等）、作业治疗、认知训练、二便管理贯穿始终。患者出院后坚持数年家庭康复治疗至今。双下肢肌张力正常，肌力四级，右髋关节主动活动：110°（屈曲）—0°（伸直），外展 30°。左髋关节主动活动：120°（屈曲）—0°（伸直），外展 30°。双踝关节主动活动：30°（背屈）—35°（跖屈）。疼痛评分：右髋、膝关节为 2 分，左髋、膝关节无疼痛。独立行走。Barthel 指数评分 85 分。现患者仍存在轻度认知功能障碍，二便控制欠佳。

### 三、病例特点及讨论

该病例于 13 年前因车祸导致重度颅脑损伤，在多年的治疗中，经历数次专科手术，采用多种康复治疗措施，坚持终身康复理念，家属锲而不舍的积极努力，最终取得了较为满意的结果。在该患者的诊治过程中，有以下问题值得借鉴。

1. 及时有效的专科处理　颅脑损伤的初期，第一时间进行去骨瓣减压及血肿清除，同时进行生命支持疗法，为日后恢复奠定重要基础。之后发现的髋部骨折，进行多次骨科手术，解决了髋关节结构的重建，为日后步行功能恢复打下结构基础。

2. 颅脑损伤后反复发热需关注植入假体的感染　在颅骨修补术后近两年，反复出现间断性发热，体温在 38℃左右，偶有高热，经数月未能查出发热原因，后发现在颅骨修补术头皮缝合处有脓性分泌物流出，诊断为修补术植入物感染，行植入物取出并抗炎治疗后，体温恢复正常。2011 年 12 月 27 日行右侧人工髋关节置换术。2015 年 12 月出现反复发热，在右髋部发现窦道，诊断为右侧髋部人工关节感染，于 2016 年 1 月行右侧髋关节假体取出、清创、骨水泥占位器植入术、截骨固定术，同时给予抗炎治疗，体温恢复正常。两次的长时间发热，均由内置假体所致。在颅脑损伤患者并有内置物时，若出现反复发作的不明原因发热，应关注内植物感染风险。

3. 颅脑损伤后下肢痉挛及挛缩的处理　颅脑损伤所致的下肢痉挛及挛缩是导致运动功能障碍的重要因素。痉挛及挛缩常采用阶梯式治疗方法，治疗前要充分评定痉挛和挛缩对运动影响的比重，之后采取针对性方法进行实施。本病例针对痉挛使用体位摆放、避免不良刺激、牵伸、矫形支具、口服降张药物、肉毒毒素注射等。而对下肢运动功能改善起到至关重要作用的是一系列针对挛缩的处理方法。除基础的牵伸、主被动训练，针对挛缩特点，给予固定支具矫形治疗、可调支具矫形治疗、弹力支具治疗、肌腱部分切断及肌腱延长治疗，最终恢复了下肢的行走功能。

4. 疼痛是下肢痉挛及挛缩不可忽视的原因　本病例在伤后康复治疗中伴有明显的下肢关节疼痛，由于早期的嗜睡的状态，没能在第一时间发现髋关节损伤，致使髋关节呈屈曲畸形，同时会伴随屈膝畸形。疼痛也是诱发痉挛的主要因素。

5. 颅脑损伤长期康复治疗的意义　对大多数患者来说，颅脑损伤是一个慢性的健康问题，研究证据显示颅脑损伤的功能可以在伤后 20 年间都有所改变。脑外伤是引起各种其他神经疾病的高危因素，比如癫痫、神经退行性病变等。该患者患病初期于医院进行的康复治疗及后续的家庭康复持续了 13 年之久，患者的生活质量不断在提高，印证了颅脑损伤的康复是一个长期漫长的过程，需要患者及家庭的坚持和支持。

6．颅脑损伤合并其他骨折的发生　颅脑损伤常伴有多发损伤，特别是骨折，在损伤早期由于侧重于生命抢救的原因，重度会集中于颅脑损伤及脊髓损伤，而忽略伴随的骨折。文献报道某医院统计了其 30 年间 4839 名外伤患者的数据，其中 65% 的患者有脑外伤，58% 有胸廓损伤，81% 有肢体损伤（37% 的开放性伤口），其中大约有一半的案例是严重的脑外伤合并骨外伤，特别是股骨干骨折。

## 四、相关问题及分析

该病例在治疗过程中，下肢运动功能障碍长时间持续存在，其主要原因是下肢的痉挛及挛缩，处理的关键在于准确识别痉挛与挛缩的特征，进一步在不同阶段存在的主要问题给予针对性的处理措施，使痉挛和挛缩得到解决，最终取得满意效果。

1．什么是痉挛、挛缩？

（1）痉挛：是一种因牵张反射兴奋性增高所致的以速度依赖性肌张力增高为特征的运动障碍，且伴随腱反射亢进。主要表现在牵张反射增强，持续高张力状态，和主动运动时拮抗肌过度活跃。肌肉过度活动是造成患者肢体畸形的动态力。肢体痉挛使肢体被动运动时阻力增大，严重肌痉挛时可表现为关节僵直于屈或伸的某一位置上。痉挛可导致局部关节和肌肉的疼痛，长时间的痉挛可能会引起局部肌肉和肌腱的挛缩。肢体痉挛严重影响肢体的运动功能和日常生活能力。

（2）挛缩：指肌肉、肌腱等软组织发生变性、纤维增生，使其解剖长度缩短而致相应关节畸形。挛缩导致肌肉障碍，表现为肌肉出现长度的缩短和伸展性的下降。软组织僵硬和流变学特性改变而引发的静态力也是造成畸形的重要因素。肌肉无力或肌肉过度活动，使得关节制动增加，关节制动降低了软组织的顺应性和弹性，这种流变学的异常进一步增加了牵张的阻力，减少了关节活动度。受累部位肌肉、肌腱长度缩短致使关节僵直于屈或伸的某一位置上，肢体主动及被动活动均受限，即使患者在深度睡眠时也亦然。部分患者可有局部关节和肌肉疼痛，受累肢体的运动功能及日常生活能力受限。挛缩常有骨关节、肌肉及神经系统疾病，以及肢体疼痛、痉挛、不良姿势、长期制动和瘢痕增生等病史。

2. 痉挛与挛缩有什么不同？

痉挛：常见反射亢进、反射向受刺激肌肉之外的肌肉扩散、肌张力增高、共同收缩、阵挛以及强直。挛缩：患者肢体主动及被动活动均受限，即使患者在深度睡眠时也无变化。诊断性神经阻滞和神经电生理评定也可以鉴别痉挛和挛缩。也可应用以下方法进行鉴别：①利多卡因阻滞：用 2% 利多卡因进行神经阻滞；②肉毒毒素注射：治疗的关节在改良阿什沃斯量表（MAS）中得分为 2 分或以上；注射对象残存一定的运动功能，以支持后续康复治疗进行；不存在严重的肌肉和关节的挛缩；③局部缺血试验： 在患侧肢体近端加一个能充气的袖带，充气加压至收缩压以上，持续 20 ～ 25 分钟，待痉挛减轻或消失后 10 分钟内观察运动功能和日常生活活动能力等有否改善或评价有无挛缩及程度。

3. 痉挛的康复评定及治疗

根据痉挛的部位及临床表现，痉挛可分为脑源性痉挛、脊髓源性痉挛、混合性痉挛。

（1）痉挛的康复评定：①临床方法。基础检查、神经阻滞、肉毒毒素注射；②电生理学方法。肌电图；③生物力学方法。等速装置；④功能评定。临床痉挛指数、腱反射、肌张力及阵挛；⑤日常生活能力评定、功能独立性评定、平衡评定、步态评定；⑥量表评估。如改良 Ashworth 痉挛评定量表。

（2）痉挛的康复治疗：一般采用阶梯式治疗。康复教育、心理教育、防护教育、主动治疗。运动疗法、神经生理学疗法、被动运动和按摩。物理因子治疗包括温热疗法、冷疗、生物反馈、振动疗法、FES。矫形器的使用。口服药物治疗包括巴氯芬、盐酸替扎尼定。注射治疗包括肉毒毒素、苯酚。手术治疗包括神经根切断、脊髓半离断、矫形外科手术等。

4. 挛缩的康复评定及治疗

（1）挛缩的康复评定：软组织评定、关节活动度、肌力评定、痉挛评定、疼痛评定、ADL 评定。

（2）挛缩的康复治疗：关节挛缩的预防，包括体位摆放、关节活动度维持；持续被动运动，如 CPM 治疗仪；手法治疗，包括关节松动、牵伸、牵引；主动运动，包括关节活动度（range of motion）、肌力、步态训练；物理因子治疗，包括超短波、蜡疗、水疗、红外线；矫形器的使用；手术治疗。

（3）痉挛与挛缩治疗原则

痉挛性：一般是指肌肉痉挛所致，即动态模式。采用肌肉松弛剂、神经阻滞和手术治疗。

挛缩性：一般是指由于组织结构缩短所致，即静态模式。采用牵伸、矫形器、手术治疗。在制订治疗方案时，要避免仅从解剖角度考虑个别肌肉、关节的痉挛或挛缩，而应从整体功能改善的角度出发。康复的最终目标是功能的恢复而不仅是运动模式的正常化。

5. 牵引治疗与矫形器的区别

在治疗机制上，牵引治疗是利用生物组织的蠕变特性设计的，即生物组织在恒定力的作用下，组织的形变程度随时间的延长而增加；矫形器是利用生物组织的应力松弛特性设计的，即生物组织产生应变后，在应变保持不变的状态下，应力随时间的延长逐渐降低。临床特点上，牵引治疗能增大和保持关节活动度、治疗时间短、即时效果好、患者不易接受、需专门设备，并通常在医疗机构进行；矫形器主要是保持关节活动度同时也可增大关节活动度、治疗时间长、累计效果好、患者易接受、需专门设备，特别适合在家庭中使用，也可在医疗机构中使用。

## 五、病例点评

脑颅损伤是康复临床中常见的疾病，其转归过程包括临床专科处理和康复处理两大部分。在及时、有效的临床专科处理的同时，合并损伤是不容忽视的问题。在康复处理中，早期介入、多学科合作、综合康复手段应用对颅脑损伤患者的恢复结局都至关重要。

本例颅脑损伤患者，在损伤的第一时间接受神经外科的有效治疗，后续接受骨科的多次行之有效的手术，这些医学手段的实施为日后功能的恢复奠定了坚实的基础，是医学康复与康复医学的有机融合。在康复治疗中，文中重点叙述下肢运动功能障碍的处理过程，特别是下肢组织挛缩的阶梯处理策略，从初期的运动疗法到双下肢石膏外固定，从Llizarov技术到肌腱延长术，以及弹性牵引支具的使用，依不同阶段组织的生物力学特性，采取不同的治疗方案，使功能得到明显改善。

患者从受伤初期的生命救治到并发症的多次手术处理，从医院专业化综合康复手段治疗到居家康复、终身康复理念、家庭照护、健康教育的具体实施，在多方共同努力下，历经 13 年的艰辛历程，取得了满意的康复效果。

（病例提供者：李　晗　李春磊　哈尔滨医科大学附属第一医院）

（点评专家：张锦明　哈尔滨医科大学附属第一医院）

# 参考文献

[1]GiouxM, PetitJ.Effects of immobilising the cat peroneus longus muscle no the activity of its own spindles[J]. J Appl Physiol, 1993, 75（26）：29-30.

[2]J.-M. Gracies Coefficients of impairment in deforming spastic paresis http://dx.doi.org/10.1016/j.rehab.2015.04.004

[3]Lindsay Wilson, William Stewart.The chronic and evolving urological consequences of traumatic brain injuryLancet[J].Neurol, 2017, 16：813-825.

[4]Corrigan JD, Hammond FM. Traumatic brain injury as a chronic health condition[J]. Arch Phys Med Rehabil, 2013, 94：1199-1201.

[5]Green RE. Editorial：brain injury as a neurodegenerative disorder[J]. Front Hum Neurosci, 2015, 9：615.

[6]Whiteneck GG, Cuthbert JP, Corrigan JD, Bogner JA. Prevalence of self-reported lifetime history of traumatic brain injury and associated disability： a statewide population-based survey[J]. J Head Trauma Rehabil, 2016, 31：E55-62.

[7]Smith J, Forster A, House A, et al.Information provision for stroke patients and their caregivers[J].Cochrane Database Syst Rev, 2008：67-68.

[8]Nayeri ND, Mohammadi S, Razi SP, et al.Investigating the effects of a family-centered care program on stroke patients' adherence to their therapeutic regimens[J]. Contemp Nurse, 2014, 47：88-96.

[9]Probst C, Pape HC, Hildebrand F, et al.30years of polytrauma care：an analysis of the change in strategies and results of 4849 cases treated at a single institution[J].Injury, 2009, 40：77-83.

[10]Cakır T, Evcik FD, Subas V, et al.Investigation of the H reflexes, F waves and sympathetic skin response with electro- myography（EMG）in patients with stroke and the determination of the relationship with functional capacity[J].Acta Neurol Belg, 2015, 115: 295-301.

[11]Gomez-Medina O and Elovic E.Measurement tools and treatment outcomes in patients with spasticity.In: Elovic E and Brashear A （eds） Spasticity: diagnosis and management[J].New York: Demos Medical Publishing, 2010: 51-70.

[12]Gracies JM.Pathophysiology of spastic paresis.Part Ⅰ.Paresis and soft tissue contracture[J].Muscle Nerve, 2005, 31: 535-551.

[13]De Bruin M, Smeulders MJ, Kreulen M, et al.Intramuscular connective tissue differences in spastic and control muscle: a mechanical and histological study[J/OL].PLoS One, 2014, 9: e101038. http: //dx.doi.org/10.1371/jour- nal. pone.0101038.

[14]Tabary JC, Tabary C, Tardieu C, et al.Physiological and structural changes in cat's soleus muscle due to immobilization at different lengths by plaster casts[J/OL].J Physiol （Lond）, 1972, 224: 231-244.

[15]Gioux M, Petit J.Effects of immobilising the cat peroneus longus muscle no the activity of its own spindles[J].J Appl Physiol, 1993, 75: 2629-2630.

# 病例 18　双侧额叶损伤后并发认知精神障碍的分阶段精准评估和个体化康复

## 一、病历摘要

患者男性，47 岁。

**主　诉**：脑外伤后肢体活动不利伴认知功能减退 5 周。

**现病史**：患者 2023 年 3 月 28 日夜间饮酒后从楼梯上摔倒，头部着地后昏迷，被发现后立即被送至当地医院。于淄博市第一医院急诊入院，CT 检查提示双侧额顶叶脑出血，积极支持治疗后脑水肿症状加重，于 2023 年 3 月 31 日行"颅内血肿清除＋颅骨去骨瓣减压"手术治疗。术后第 2 天患者意识转清，可自主睁眼，无自发言语，不能对答，无法遵嘱完成简单指令，饮水呛咳，四肢肌力弱，无法抬离床面。因反复发热于 2023 年 4 月 17 日至华山医院特需综合病房进一步抗感染治疗，治疗 2 周后感染症状控制，于 2023 年 5 月 4 日收住入华山医院康复医学科病房进一步康复治疗。患者发病以来精神萎靡，情绪低落，睡眠障碍，体重下降明显。留置鼻饲管、导尿管、PICC 管。

**既往史：** 乙肝大三阳病史 15 年，长期口服恩替卡韦抗病毒治疗，病情控制稳定。吸烟 20 余年，10 支／日。饮酒 10 余年，每日 2 两烈性酒。否认高血压、糖尿病、脑血管疾病史；否认药物过敏史。预防接种史随计划免疫。

**体格检查：** 体温 36.6℃，脉搏 93 次／分，呼吸 20 次／分，血压 122/78 mmHg。神志清楚，营养中等，轮椅推入病房，双肺呼吸音粗，闻及少量痰音、湿啰音，心脏及腹部检查未见明显异常。

**专科检查：** 神志清，情绪淡漠，自发言语少、口齿不清、声音微弱，不能对答，长、短时记忆力及计算能力下降明显。双侧瞳孔等大等圆，直径 ≈ 3 mm，直接、间接对光反射灵敏，无眼震。双侧额纹对称，眼睑闭合可，左侧面部痛、触觉减退，有麻木感，左侧鼻唇沟变浅，示齿口角右偏，伸舌左偏，双侧咽反射减弱，悬雍垂居中。左侧上、下肢肌力 4- 级，右侧上、下肢肌力 4 级，站立不稳，左侧指鼻试验、跟膝胫试验欠稳准，四肢深浅感觉可。双侧肱二头肌、桡骨膜反射（++），双侧膝、跟腱反射（++），双侧 Babinski（+），双侧 Chaddock（+）。

坐位平衡 1 级，不能独立站立，Berg 平衡量表评估 16 分，Fugl-Meyer 运动功能评定双上肢 66 分，双下肢不配合，ARAT 量表评估双侧 54 分，握力评估左手 8.9 kg，右手 16.1 kg，基线折叠单丝（baseline fold-up monofilaments）感觉评估双侧 0.07 g（正常），认知障碍分级量表（rancho los amigos scale, RLA）IV 级，MoCA 评分 6 分，NLCA 非言语认知功能评估 23 分，WAB $T_{AQ}$ 6.4 分，构音 Frenchay 量表评估 4A，洼田饮水试验 4 级，日常生活活动能力改良 Barthel 指数评分 20 分。

**辅助检查：** 术前 CT（2023 年 3 月 28 日）检查提示：双侧额顶叶脑出血，左侧颞叶多发脑挫裂伤，蛛网膜下腔出血，左枕部硬膜外血肿，左侧枕骨骨折，右枕部头皮血肿（病例 18 图 1）。术后头颅 MRI（2023 年 5 月 7 日）检查提示：双侧额叶及左侧颞叶脑挫裂伤后改变，多发脑出血；双侧额顶叶小缺血灶（病例 18 图 2）。

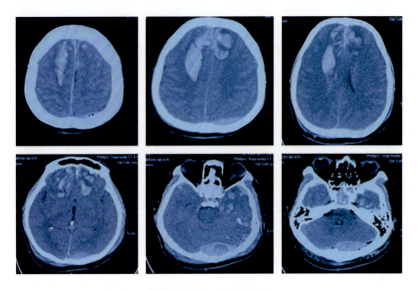

病例 18 图 1　头颅 CT

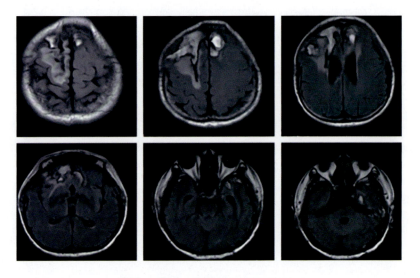

病例 18 图 2　头颅 MRI（T2Flair）

　　**疾病诊断：**颅脑外伤术后。定位：双侧额叶、左侧颞叶。定性：外伤后脑出血、脑挫裂伤。合并的其他疾病：肺部感染、慢性乙型病毒性肝炎（大三阳）。

　　**功能诊断：**①运动障碍；②平衡障碍；③认知障碍；④言语障碍；⑤吞咽障碍；⑥左侧中枢性面瘫；⑦睡眠障碍；⑧精神行为障碍；⑨日常生活活动能力受限；⑩社会参与能力受限。

## 二、诊疗经过

该患者脑外伤术后早期康复介入，经过全面的康复功能评估，发现患者存在功能障碍较复杂，根据患者在康复过程中认知障碍分级（RLA），我们将患者康复过程分成三个阶段。

第一阶段：RLA Ⅳ级，康复初期。此期患者情绪淡漠，短期记忆丧失，注意力短暂且无选择性，康复训练依从性差，不配合康复治疗。目标：尽早拔除鼻饲管、导尿管、PICC 管，改善淡漠情绪，提高治疗积极性。治疗上药物方面，使用安理申、美金刚改善认知，丙戊酸钠缓释片预防癫痫，酒石酸唑吡坦片改善睡眠，乳果糖改善便秘等。康复治疗方面，使用音乐疗法，集体治疗，心理辅导等方法进行心理干预。运动治疗（PT）方面，Fugle-meyer 量表双上肢评估功能满分。普度钉板测验，左手灵活性可以顺利完成左手钉子、垫圈和项圈的装配，运动记忆在装配顺序上存在记忆困难。翻卡记忆配对测试提示短、长期记忆受损，记忆容量下降。下肢肌力弱，立位、动态平衡差，易疲劳，无保护性恐惧，患者需乘坐轮椅活动。PT 治疗策略：使用站立床、功率自行车，上肢机器人逐步诱导康复。作业治疗（OT）方面，在处理技能表现上，患者在翻身坐起过程中感到迷茫，不知道如何开始完成活动，不能保持持续的注意力，不能理解动作目的。动作技能方面，患者在翻身起床时不能主动摆正自身身体参与作业活动及训练，在坐位训练时，无法稳定躯干保持坐位平衡，在无辅助下较难忍受身体负重及床至轮椅的转移活动。治疗策略：通过动机访谈帮助患者理解治疗意义，完成翻身起床、床椅转移动作。言语治疗（ST）方面，入院 WAB 评估 6.4 分，考虑完全性失语。治疗策略：加强呼吸放松、发声、音调响度变化等训练，改善患者呼吸发声协调性，提高听理解能力。吞咽方面，加强冰刺激，口面运动训练，进行治疗性进食训练，改善吞咽功能。经过 2 周康复训练，患者逐步拔除鼻饲管、导尿管、PICC 管。听理解能力增强，能遵嘱完成指令动作，言语交流意愿增强，语言存在讲话费力，找词困难，能独立翻身坐起，少量帮助下进行扶走。再次功能评估结果见病例 18 图 3。

第二阶段：RLA Ⅴ～Ⅵ级，康复中期。患者自我表达意愿强烈，但言语内容刻板、污秽，容易被激惹，甚至打骂家属，经精神科会诊后，予以抗精神类药物喹硫平（25 mg bid）口服治疗，3 天后患者激惹症状得以控制，治疗配合度明显提高，RLA 分级达到Ⅴ级，此期患者言语功能不全，记忆力注意力仍受损，能对简单的命令发生恒定的反应，无激动，在此阶段康复训练进入全面康复期。PT方面评估患者存在立位平衡差、重心转移差、四肢欠协调、头颈躯干僵硬，治疗策略上加强头颈 - 躯干控制训练、四肢 - 核心力量训练，强化言语到动作的引导式训练，逐步提高平衡、步行稳定性。OT方面加强基于认知域的认知功能训练，练习视觉扫描和眼动训练，加强空间注意、场景记忆训练。加强左手精细运动训练，运动中强化指令的理解与执行。ST方面加强语义理解训练，强化复述、命名训练（图片、实物、概念和联想扩展）、计算书写训练。同时，加用高压氧舱治疗；TMS治疗（患者双侧额叶颅骨缺损，采用小脑iTBS模式进行重复经颅磁刺激）；tDCS治疗（刺激区域为双侧眶额皮层，电流强度1mA，刺激时间20分钟）等神经调控治疗。经过2周综合全面康复训练，患者可以在保护下独立步行，可以完成部分指令内容，计算书写能力提高，但仍存在短期记忆障碍，可以重新学习以前学过的东西，但不能学新的作业，患者出现有针对目的的行为，但需依赖外界的指引，RLA达到Ⅵ级。

第三阶段：RLA Ⅵ～Ⅶ级，康复后期。此期患者的康复治疗进入强化训练期，通过加强运动、记忆认知、逻辑言语训练，为患者重返社会做准备。PT方面开展进阶平衡训练（扶手 - 去除扶手），任务导向性控制、协调训练，运动 - 认知双任务训练，强化运动记忆训练（普度钉板），综合游戏训练，训练任务中强调认知成分在运动中的参与。OT方面指导患者居家环境改造，进行居家康复训练，模拟工作训练（打字训练）。ST方面强化阅读训练，提高命名、书写功能，减少语义错误，提高语言交流能力。经过2周的强化康复训练后，患者情绪稳定，可以实现独立步行，言语正常，有逻辑，能以低于正常速度学习新事物，在熟悉环境中完成设定工作内场景和每日常规活动，仍存在短时记忆、工作记忆障碍，RLA达到Ⅶ级。患者接受2个月的康复训练，出院后又于我院神经外科进行颅骨修补术，术后重返家庭、社会生活。

康复评定汇总，如病例18表1所示。

**病例18表1　康复评定汇总表**

| 评估项目 / 评估阶段 | 徒手肌力评估 | Berg平衡量表 | Fugl-Meyer上肢评估 | ARAT上肢动作研究量表 | 握力评估 | Baseline Fold-up monofilaments皮肤感觉阈值评估 | MOCA评分 | WABT_AQ (WAB失语症) | 洼田饮水试验 | 改良Barthel评估 | 普度钉板测验(装配80s) | NLCA非言语认知功能评估 | 构音Frenchay量表评估 | 普惠患自评量表(SAS) | 数字广度记忆 | 斯普普stroop测验评估 |
|---|---|---|---|---|---|---|---|---|---|---|---|---|---|---|---|---|
| 入院评估 | 左侧4-级,右侧4级 | 16分 | 双侧66分(满分) | 双侧54分 | 左手8.9kg,右手16.1kg | 双侧0.07g(正常) | 6分 | 6.4分 | 4级 | 20分 | 左手0个,右手0个 | 23分 | 4A | 无法配合 | 无法配合 | 无法配合 |
| 第一阶段 | 左侧4级,右侧5级 | 20分 | 双侧66分(满分) | 双侧55分 | 左手13.7kg,右手25.1kg | 双侧0.07g(正常) | 16分 | 37.7分 | 2级 | 55分 | 左手0个,右手0个 | 45分 | 24A | 65分 | 顺背2位数,逆背1位数 | 无法配合 |
| 第二阶段 | 左侧4+级,右侧5级 | 40分 | 双侧66分(满分) | 双侧57分(满分) | 左手30.1kg,右手35.2kg | 双侧0.07g(正常) | 18分 | 91.4分 | 2级 | 65分 | 左手4个,右手4个 | 55分 | 27A | 45分 | 顺背3位数,逆背2位数 | 167秒 |
| 第三阶段 | 左侧5级,右侧5级 | 52分 | 双侧66分(满分) | 双侧57分 | 左手38.3kg,右手42.5kg | 双侧0.07g(正常) | 21分 | 93.6分 | 1级 | 85分 | 左手8个,右手8个 | 60分 | 27A | 34分 | 顺背6位数,逆背3位数 | 86秒 |

## 三、病例特点及讨论

患者是一位中年男性,颅脑损伤严重,接受去骨瓣减压术1个月开始康复治疗,通过各项功能评估,患者存在的功能障碍多且复杂。病史和影像学检查可以推测,患者当时在楼梯上摔倒后枕部着地伴随翻滚过程,左侧枕部颅骨骨折,左侧硬膜外血肿周围伴气体,右侧枕部皮下血肿,枕部的强烈撞击,导致双侧前额叶对冲伤,双侧前额叶出血,脑组织较大范围挫裂伤。额叶是大脑的高级中枢,有广泛的联络纤维,与记忆、判断、抽象思维、情感和冲动行为有关,是控制骨骼肌随意运动的初级中枢,具有交叉性支配、倒置管理的特点,该部位是运动性语言和书写中枢。该患者双侧额极损伤,存在精神障碍,记忆力和注意力减退,早期情感淡漠,反应迟钝,缺乏始动性和内省力,思维和综合能力下降。CT和磁共振显示双侧靠近中央前回上部损伤面积大,右侧额叶损伤程度比左侧重,与患者双下肢肌肉力量比上肢力量恢复慢。言语方面,患者早期表现为完全性失语,中期为运动性失语,后期恢复言语功能,也与影像学损伤位置(左侧额叶、左侧颞叶)一致。"结构决定功能"对患者的发病过程和影像学分析清楚,可以更准确地对患者进行功能评估,制订治疗计划,预测恢复过程。

在该例患者的治疗过程中,药物先行,缓解精神症状,控制感染,纠正电解质紊乱,预防癫痫,做好二便管理,改善睡眠,加强营养。根据患者在不同阶段出现的不同类型的精神症状,及时进行调整用药,为之后高效的康复训练保驾护航,全面提升康复疗效。在康复训练过程中,康复医生需仔细分析患者每个阶段的功能特点,并进行精准评估,制订个体化康复训练方案。该例患者在第一阶段康复方向主要集中在提高运动功能,增强患者康复信心,在对双上肢功能评估时发现Fugl-Meyer评分接近满分,进而使用握力试验、ARAT量表、普度钉板测验发现左右手在力量、精细功能、手灵活性和运动记忆上存在差异，因此量表的选择和使用对功能障碍的判断非常重要。通过床椅转移、下肢肌力训练，患者迅速恢复运动功能，可以实现独立站立和保护下行走。随着运动功能的恢复，患者的认知、言语障碍显得更加突出。第二阶段的主要问题是如何提高患者认知功能。训练上采用了"运动、认知交互训练"方法，将认知任务纳入运动任务，运动认知训练同时进行，边运动边思考，例如步态训练结合唐诗背诵。在运动训练中促进认知功能恢复，认知功能提高又会进一步促进运动协同功能改善。同时使用神经调控方法提高认知功能，有研究发现小脑也参与执行功能、语音、抽象思维和言语工作记忆，该患者双侧额叶颅骨缺损，因此 TMS 方案上选择了高频刺激小脑。使用经颅直流电刺激（tDCS）双侧眶额皮层，通过改变额叶活动性改善精神症状。使用高压氧治疗联合舱内脑电刺激治疗，改善大脑循环，促进患者认知功能恢复。第三阶段的重点是对各项功能进行强化训练，为患者重返家庭和社会生活做好准备，此期作业治疗显得非常重要，建立作业档案，进行模拟工作环境的训练，必要时需对居家环境进行改造。患者出院前仍遗留记忆障碍，表现为记忆容量下降，短时工作记忆障碍，出院后仍需进一步做好后续社区和家庭康复。

## 四、相关问题及分析

根据以上病例资料，我们总结了关于颅脑外伤所致双侧额叶损伤并发运动、认知等功能障碍的几方面代表性问题进行讨论，希望有助于提高对类似病例的诊治水平和服务质量。

1. 如何预测脑外伤患者功能预后？

额叶位于大脑的最前端，由撞击或对冲伤引起的颅脑外伤很容易直接损伤。创伤性脑损伤（TBI）的功能预测对于临床治疗至关重要，预测包括单变量分析、多变量分析和预测模型的开发。传统预测因素包括人口统计因素（年龄）、损伤类型、临床严重程度、二次损伤以及神经影像学结构异常的存在。为了可靠地估计个体患者的预后，需要在预后模型中联合考虑多个预测因子。目前最常用于 TBI 的预后模型有两种：创伤性脑损伤临床试验的预后及分析（IMPACT）和重大颅脑损伤后皮质激素随机化（CRASH）预测模型。两种模型在各种设置的验证中都表现出了良好的性能，这些模型不仅是针对死亡率而开发的，也可以预测功能结果。IMPACT 核心模型：年龄、GCS 评分和瞳孔反应性。IMPACT 扩展模型：核心模型加上缺氧、低血压、Marshall CT 分类、是否有创伤性蛛网膜下腔出血，以及是否有硬膜外血肿，中线移动超过 5 mm 和未引流的血肿。IMPACT 实验室模型：扩展模型加上发病时获得的样本的葡萄糖和血红蛋白浓度。CRASH 基本模型：年龄、GCS 评分、瞳孔反应性和是否存在颅外损伤。CRASH 模型：基本模型加上点状出血、第三脑室或基底池阻塞，存在创伤性蛛网膜下腔出血、中线移动超过 5 mm 和未引流的血肿。影像学预测常用到 fMRI 和 DTI，使用 fMRI 关注血氧水平的依赖性与神经活动相关，例如工作记忆区血流变化，使用 DTI 观察有无白质纤维束的广泛破坏。该患者入院后完善 DTI 检查提示右侧额叶白质纤维束破坏（病例 18 图 3）。脑电图异常波：双侧前部见大量 θ 波、δ 波和少量尖波，右侧明显。患者的优势半球结构损伤较小，非优势半球结构损伤较大，预测患者言语功能恢复的预后相对较好，认知功能恢复预后相对较差。

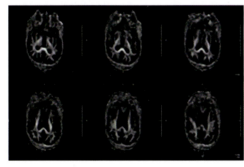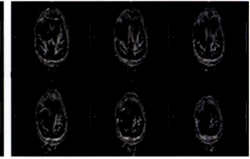

病例 18 图 3　头颅 DTI

2. 脑外伤后认知功能障碍评估、治疗的研究进展如何？

额叶是大脑最大的脑叶，负责多种功能，包括高级认知功能、决策、动机、解决问题、计划、注意力、自主运动协调和言语产生。从进化的角度来看，额叶是最后发育成熟的，也是最新的，使得额叶具有高度可塑性，也容易受到发育损伤，额叶损伤后认知障碍更突出。对于认知功能的检查和评估大致有三类方法：神经心理学评估法、脑电生理学评估法以及脑功能成像法。神经心理学测试是一种非侵入性、较为客观、可以量化的评定大脑功能行为学表现法，在临床中常用，评估结果可以更好地了解特定认知疾病的本质，更有目标性地制订治疗策略。临床中经常使用的神经心理学测试有 MoCA、MMSE，在本例患者中我们还采用了 Stroop

量表评估执行、注意能力；使用顺背、逆背数字检测数字记忆广度。临床痴呆量表（CDR）、rivermead 行为记忆量表也经常用到。近年来，脑功能成像和神经影像学评估研究也越来越多，利用静息态功能磁共振成像技术，发现某些大脑区域的损伤可能导致大脑网络紊乱和各种认知症状。对于认知功能的康复训练方法，除了传统的认知训练，在本例患者中，我们应用了运动-认知交互训练，同时应用了神经调控治疗，TMS 和 tDCS 技术。有研究发现 BCI 可以识别神经元活动，分类和提取信息，解码受试者意图，通过反复训练，促进神经元间相互作用，改善大脑网络功能连接，改善认知功能。尽管 TMS、tDCS、BCI 已显示出对患者的一些改善，但还需要开展更多研究。此外，人工智能，包括神经认知机器人和计算机辅助认知训练也被用来治疗患者认知障碍。

3. 额叶损伤后精神类药物如何使用？

额叶损伤后多伴有精神障碍，阴性症状表现为抑郁，多数情况下是左侧额叶的损伤或者病变；阳性症状表现为欣快，多数情况下是右侧额叶的损伤或者病变；中性表现为情绪淡漠，可见于左侧或者右侧额叶损伤，较常见于双侧额叶病变。文献中对于精神障碍的治疗虽然强调了药物干预，但没有足够的证据可以制订颅脑损伤后精神障碍的标准建议。据报道，选择性 5- 羟色胺（5-HT）再摄取抑制剂（西酞普兰、艾司西酞普兰、舍曲林、帕罗西汀）、5-HT 及去甲肾上腺素再摄取抑制剂（文拉法辛、度洛西汀）、三环类抗抑郁药（阿米替林）、单胺氧化酶抑制剂（吗氯贝胺）、第二代抗精神病药（喹硫平、奥氮平、利培酮）等药物的使用均取得了积极的结果。喹硫平是一种非典型精神安定药，目前被批准用于治疗精神分裂症、重度抑郁症和 I 型双相情感障碍患者。一项针对非典型抗精神病药物用于治疗急性脑损伤后患者攻击行为的前瞻性研究发现，每天服用 25～300 mg 喹硫平的耐受性良好，可显著降低患者攻击性、烦躁性和谵妄症状。该患者开始表现为淡漠抑郁的阴性症状，治疗一个阶段后出现躁狂、易激惹，具有攻击性的阳性症状，在服用 25 mg，每天 2 次后症状得到控制，由于感染新冠病毒服用 Paxlovid 抗病毒药物期间暂停了精神类药物，致精神症状波动加重，喹硫平加到 100 mg 每天 2 次，精神症状改善。此次患者症状加重与喹硫平药物停用相关，查阅药物说明，并根据本例患者的使用经验，建议喹硫平与 Paxlovid 抗病毒药物（CYP3A4 强抑制剂）联用时，可以将剂量减至原剂量的 1/6，停用 CYP3A4 强抑制剂后，喹硫平的剂量宜增加至联用时的 6 倍，若精神症状波动明显，可在原剂量基础上加量治疗。

4. 记忆障碍类型及代偿方法有哪些？

记忆障碍是创伤性脑损伤后的常见症状，额叶损伤会影响记忆功能的各个方面。研究表明，额叶损伤会导致记忆过程中断，特别是影响回忆信息的能力，整合事件的能力下降、对上下文信息的回忆能力下降，学习和记忆困难。关于人脑记忆类型有许多理论，目前认为至少有四种类型的记忆：感觉记忆、工作记忆、短期记忆、长期记忆。感觉记忆将感觉信息保存的时间非常短，通常为 1 秒或更短，例如简短地陈述视野中的某些事物或听到的声音，感觉记忆帮助人们根据最近的景象、声音和其他感官体验拼凑出对世界的感觉。工作记忆是描述记忆活动中暂时性的储存与加工过程，在 1 分钟之内，对推理、语言表达和理解计算等认知活动有重要作用。短期记忆是一种短期存储，只能保存少量信息，例如记住一串 5～7 个单词并重复。工作记忆与短期记忆相似，但是工作记忆是人为操纵信息产生，这有助于他们记住当前任务的细节，例如参加辩论时，必须记住主要论点和双方使用的论据，两者之间也存在重叠。长期记忆存储广泛的记忆和经历，分为两个子类：内隐记忆和外显记忆。外显记忆是对事件、自传事实或一个人学到的东西的有意识的记忆；内隐记忆作为一种程序记忆帮助人们执行熟悉的任务。工作记忆、感觉记忆和短期记忆的容量较小，理论上长期记忆的容量没有具体限制，但记忆的质量及细节可能会随着时间的推移而变化。

对该例患者进行了长达 8 个月随访，发现患者运动、言语功能恢复较好，能独立参加简单日常生活活动，但是仍然存在记忆障碍，主要表现为工作记忆、短期记忆障碍。对于记忆障碍损伤严重，恢复缓慢的患者，需要考虑代偿的方法。记忆障碍代偿方法是使用各种策略来适应或克服记忆缺陷，这些策略包括行为补救、替代、适应和同化。行为补救涉及直接训练和练习以改善记忆功能；替代是指使用替代策略或辅助工具来补偿记忆丧失；适应涉及修改环境或任务以使其更易于管理；同化是指调整一个人的目标或期望以适应他们的记忆能力。此外，借助于书写日记、日历和记忆盒子等外部工具可用于支持日常记忆功能。需要注意的是要培养患者安全习惯，例如在使用电器后会关闭电源，做饭时留在厨房不随意走动，使用计时器或设置闹钟。这些方法在帮助记忆障碍患者维持日常功能和生活质量方面发挥着重要作用。

## 五、病例点评

额叶是大脑的一个重要脑叶,额叶损伤后患者会出现认知、精神、语言、运动等功能损伤。该例患者为外伤后双侧额叶损伤的患者,损伤后病情稳定即转入康复科病房进行早期康复训练,从而观察到了双侧额叶损伤从早期到后期康复的整个过程。认知精神方面患者经历了情绪淡漠到激惹冲动再到情绪稳定的过程,从无自发言语到胡言乱语再到能正常交流的过程,从注意力不集中到能在较长时间完成训练任务的过程。运动方面患者经历了肢体无力、从卧床到坐位到独立步行的过程。该例患者经过精准的认知运动评估,发现患者的认知障碍较运动障碍更为严重,康复治疗团队对患者的功能障碍分析后制订了个性化康复方案,认知训练中结合运动训练,运动训练中强化认知训练,运动、认知、语言训练相互融合,同时结合神经调控、日常生活活动训练,多功能的强化训练促进了功能的快速康复。在临床药物方面,该例患者双侧额叶损伤后,精神障碍明显,早期表现为情绪淡漠,中期表现为躁狂易激惹,药物控制后期情绪趋于稳定,管理患者过程中合理用药,规范调整药物剂量,对康复治疗也起到了重要作用。

通过对该例患者从外伤术后早期的康复介入,到经过康复训练达到出院标准,再到重返社会生活,整个康复过程的管理,让我们对双侧额叶损伤复杂功能障碍的康复有了进一步的认知,为以后颅脑外伤的临床康复工作积累了重要经验。

(病例提供者: 梁 丹 复旦大学附属华山医院)

(点评专家: 孙莉敏 复旦大学附属华山医院)

# 参考文献

[1]Takada M.Neuroanatomy of Frontal Association Cortex[J].Brain Nerve,2016,68(11):1253-1261.

[2]Tullberg M,Fletcher E,DeCarli C,et al.White matter lesions impair frontal lobe function regardless of their location[J].Neurology,2004,63(2):246-253.

[3]Maas AIR, Menon DK, Manley GT, et al.Traumatic brain injury: progress and challenges in prevention, clinical care, and research[J]. Lancet Neurol, 2022, 21（11）：1004-1060.

[4]Morris RS, Figueroa JF, Pokrzywa CJ, et al.Predicting outcomes after traumatic brain injury: A novel hospital prediction model for a patient reported outcome[J].Am J Surg, 2022, 224（4）：1150-1155.

[5]Ritchie K, Artero S, Touchon J. Classification criteria for mild cognitive impairment: a population-based validation study[J]. Neurology, 2001, 56（1）：37-42.

[6] Zhang J, Lu H, Zhu L, et al.Classification of Cognitive Impairment and Healthy Controls Based on Transcranial Magnetic Stimulation Evoked Potentials[J].Front Aging Neurosci, 2021, 13（1）：804384.

[7]He X, Hu J, Qi Y, Turel O, et al.Sex modulates the effect of HD-tDCS over the prefrontal cortex on the Iowa Gambling Task[J].Brain Stimul, 2023, 16（2）：415-417.

[8]Albicini M, Eggleston M, McKinlay A.The prevalence of traumatic brain injury, comorbid anxiety and other psychiatric disorders in an outpatient child and adolescent mental health service[J].J Ment Health, 2020, 29（4）：439-445.

[9]Haigh SM, Berryhill ME, Kilgore-Gomez A, et al.Working memory and sensory memory in subclinical high schizotypy: An avenue for understanding schizophrenia[J]. Eur J Neurosci, 2023, 57（9）：1577-1596.

[10]Radnan MJ, Nicholson R, Brookman R, et al.Memory compensation strategies in everyday life: similarities and differences between younger and older adults[J]. Sci Rep, 2023, 13（1）：8404.

# 病例 19　颈脊髓损伤后体位性 低血压的康复

## 一、病历摘要

患者男性，59 岁。

**主　诉**：高处坠落致四肢活动不利 1 个月余。

**现病史**：患者 1 个月前高空作业时不慎从约 2 米高处坠落，颈部着地，当时意识清，四肢无力，站立不能，同事发现后立即拨打120送往当地医院就诊，查颈椎MRI示：$C_5$椎体中度前滑移；椎管局部狭窄，颈髓受压水肿；颈椎退行性变，$C_1 \sim C_5$水平颈后附件区周围软组织大量渗出。排除禁忌证后于当天行"$C_{5/6}$颈椎骨折脱位手术复位植骨融合内固定术"。手术过程顺利，术后予止痛、消肿、抗感染等治疗。目前患者病情稳定，遗留四肢活动不利，颈部以下感觉消失，二便控制障碍，日常生活活动完全依赖，为进一步康复以"颈部脊髓损伤"收入院。患病以来患者意识清，咳嗽咳痰，痰白黏，咳嗽有效性差，精神尚可，胃纳差，睡眠一般，小便留置导尿，大便依赖通便药物，体重无明显增减。

**既往史**：平素健康状况良好。否认高血压、糖尿病、冠心病病史；否认肝炎、结核等传染病史；否认其他手术外伤史。有输血史，无输血不良反应。预防接种史随社会。

**体格检查**：体温36.6℃，脉搏64次/分，呼吸20次/分，血压93/58 mmHg，身高170 cm，体重54 kg。神志清醒，呼吸平稳，对答切题，口齿清晰，查体合作。全身皮肤黏膜无黄染，颈前部可见长约4 cm术后瘢痕，颈软，气管居中，胸廓正常，腹式呼吸为主，双肺呼吸音清，双下肺可闻及湿啰音，未闻及哮鸣音，心界叩诊无扩大，64次/分，节律齐，心音正常，无杂音。腹部稍膨隆，无压痛、反跳痛，肝脾未触及，双下肢无水肿。

**专科检查**：神志清，脑高级功能检查未见明显异常，颅神经查体未见明显异常。球-肛门反射存在，肛周感觉存在，运动消失，直肠深压觉存在。脊髓损伤神经学分类评定：感觉，左$C_5$平面以下轻触觉及针刺觉减退，右$C_4$平面以下轻触觉及针刺觉减退；运动，双上肢各关键肌肌力（屈肘、伸腕、伸肘、屈中指、小指外展）：左侧：3级、2级、2级、0级、0级；右侧：4级、3级、2级、0级、0级；双下肢各关键肌肌力（屈髋、伸膝、踝背伸、踇背伸、踝跖屈）：左侧：0级、0级、0级、0级、0级；右侧：0级、0级、0级、0级、0级。双上肢肌张力正常，双下肢肌张力增高，改良Ashworth分级：1+级。四肢各关节被动活动度未见明显异常，双侧肱二头肌腱、肱三头肌腱、桡骨膜反射（+），双侧膝腱反射（++），双侧踝阵挛（+），双侧Babinski征（+）。坐立位平衡未建立，日常生活活动能力改良Barthel指数评分：0分，四肢瘫功能指数（QIF）评分：11分。

**辅助检查**：颈椎MRI（病例19图1、病例19图2）：$C_5 \sim C_6$椎体术后改变，目前$C_2 \sim C_7$椎间盘向后突出，相应椎管继发性狭窄，相应水平脊髓水肿；颈椎退行性变；颈椎周围软组织渗出性改变。

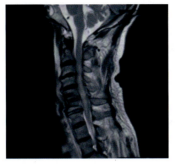
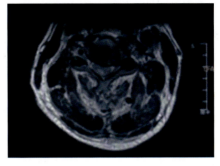

病例 19 图 1　颈椎 MRI 矢状面　　　病例 19 图 2　颈椎 MRI 水平面

**疾病诊断**：①颈部脊髓损伤（$C_4$，B 级）；②颈椎术后；③颈椎间盘突出（$C_2\sim$ $C_7$）；④肺部感染；⑤泌尿道感染；⑥便秘。

**功能诊断**：①四肢瘫；②皮肤感觉障碍；③神经源性膀胱；④神经源性直肠；⑤日常生活活动完全依赖；⑥呼吸功能障碍；⑦家庭、社会参与能力下降。

## 二、诊疗经过

入院后完善相关检查排除康复禁忌证，在详细康复评定的基础上总结了患者存在的主要康复问题，包括四肢瘫痪、感觉障碍、二便障碍及日常生活活动的完全依赖。考虑患者高位脊髓损伤，远期康复目标定为家庭轮椅生活；近期康复目标为防治卧床并发症，尽早脱离床面，实现轮椅靠坐位外出。针对以上康复问题及目标我们开展了相关治疗，包括残存肌力训练、针灸治疗、神经肌肉电刺激、关节活动训练、双下肢牵伸训练、呼吸训练等。然而，在电动起立床训练过程中，患者初始角度 30° 时即出现了严重的体位性低血压，并伴随晕厥症状，这显著影响了患者的康复进程，也使得患者的康复信心受挫。因此，针对体位性低血压问题，我们采取了包括药物治疗、体位管理、运动训练、加压治疗等综合治疗措施，实现了颈托保护下可高靠背 85° 靠坐，电动起立床 80° 下无体位性低血压发生。

## 三、病例特点及讨论

该病例是一例典型高位脊髓损伤患者，损伤后造成了神经平面以下运动及感觉功能障碍，患者难以实现自主体位转移，常常采取仰卧位或颈托保护下的低靠坐位，极易造成尾骶部压疮，同时患者的咳嗽能力减退，长期卧床状态下易出现坠积性肺炎。因此对于高位脊髓损伤的患者而言，早日实现坐位或站立位，帮助患者脱离床面，不仅能够防治卧床并发症，还能提高患者康复信心。然而，该患者在坐、立位体位管理的过程中发生了严重的体位性低血压，且难以纠正，对患者的康复进展造成了显著影响。

围绕该患者的体位性低血压问题，我们首先采取了药物及物理加压的方式进行干预，包括盐酸米多君口服，佩戴腰围及穿戴下肢弹力袜，但效果并不显著。在进行电动起立床训练过程中，患者不仅出现血压的下降，同时也观察到发生体位性低血压的同时往往伴随着患者的头晕、乏力或反应迟钝，在患者电动起立床训练过程中我们对患者进行了前额叶近红外脑功能成像监测（病例 19 图 3），结果也发现随着体位性低血压的发生，患者的血压越低，前额叶的含氧血红蛋白量越低。

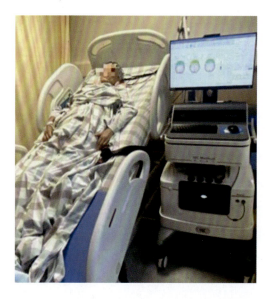

病例 19 图 3　电动起立床训练下近红外脑功能成像监测

因此，在进行电动起立床训练前我们对患者进行 0.9% 氯化钠 500 mL 补液治疗，电动起立床角度从 30° 起，每隔 5 ～ 10 分钟增加 10°，监测血压情况。药物方面增加了我院特色自制剂马钱子胶囊及黄芪生脉饮口服。在康复治疗过程中我们采用了双下肢大肌群的功能性电刺激踏车训练及下肢机器人训练，从而模拟肌肉泵的作用，增加感觉输入。一周后患者的体位性低血压较前改善。由于患者的远期康复目标为实现轮椅转移，因此在后续治疗过程中我们重点关注了坐位下及床 - 轮椅体位转移过程中的体位性低血压发生情况，并在 4 周左右实现了颈托保护下高靠背 85° 靠坐。

## 四、相关问题及分析

根据以上病例资料，我们总结了高位脊髓损伤后血压管理的具有代表性的几个问题进行讨论，希望有助于提高对类似病例的诊治水平。

1. 高位脊髓损伤患者的体位性低血压，如何进行有效的诊断及识别？

脊髓损伤，尤其是高位脊髓损伤后会出现一系列心血管并发症，包括窦性心动过缓、血管张力丧失、代偿性心律失常、动脉低血压、体位性低血压、血管扩张和静脉瘀滞、自主神经反射异常、心脏痛觉传递受损等。其中体位性低血压在颈段及高胸段脊髓损伤患者中较为常见。目前比较公认的体位性低血压诊断标准是：从卧位转为立位 3 分钟以内，收缩压下降 ≥ 20 mmHg 和（或）舒张压下降 ≥ 10 mmHg，或在直立倾斜试验中，倾斜至少 60°，3 分钟内出现上述血压变化，可伴或不伴各种低灌注症状。2016 年美国自主神经科学学会及全国帕金森病基金会共识建议，对于神经源性体位性低血压合并仰卧位高血压患者，以收缩压下降 30 mmHg 或舒张压下降 15 mmHg 作为诊断标准可能更为合适。因此，在早期脊髓损伤患者进行起立床训练时需密切监测患者的血压变化情况，当出现血压下降时需尽早明确体位性低血压诊断并进行综合干预。有研究发现，在颈部脊髓损伤的患者中，损伤平面较高的患者（$C_1 \sim C_5$）与较低的患者（$C_6 \sim C_7$）相比，心血管干预（血管活性药物、起搏器）的需求显著增加。因此，对于卧位时就血压偏低或损伤平面较高，程度较重的脊髓损伤患者需要重点关注。对于直立位时血压下降不显著或无明显症状的患者还可以进行 24 小时动态血压监测，有助于诊断隐蔽性体位性低血压和餐后体位性低血压。当血压下降超出了脑和视网膜循环的自动调节能力时，则会导致低灌注症状的出现，如疲劳、头晕、头痛、认知改变、说话含糊、视力模糊甚至晕厥，在有血管疾病或动脉狭窄的患者中，甚至会出现相应部位的缺血症状，如心绞痛、恶心等。这些症状也体现在本例患者电动起立床治疗的过程中。因此，在高位脊髓损伤患者体位变化过程中，还需注意观察患者是否存在体位性低血压的临床表现，若条件允许也可借助近红外脑功能成像监测患者的颅内灌注情况，及早发现及识别体位性低血压的发生。

2. 高位脊髓损伤后体位性低血压的常用非药物治疗方法有哪些？

非药物干预措施被认为是体位性低血压的一线治疗方法，包括日常管理、膳食管理、物理治疗及加压治疗等。日常生活管理时需注意避免体位的快速改变（突然站立），当患者出现头晕等症状时建议回到坐位或仰卧位。同时也建议患者缓慢起卧，有研究表明，缓慢起卧能够有效减少血压下降幅度，很好地预防体位性低血压的发生。长期处于潮湿、炎热的环境里会引起血管舒张并引起或加重体位性低血压，因此对于存在体位性低血压的脊髓损伤患者应避免长时间的热水淋浴和桑拿。膳食管理方面建议低糖膳食，少食多餐，避免导致餐后低血压。咖啡因和酒精等食物都有血管扩张作用，建议患者尽量不要饮用。鼓励患者积极补充水、盐，增加血容量，日常膳食建议患者每日液体摄入量应为 2～2.5 L。物理治疗方面，除了进行电动起立床适应性训练外，对于难以耐受的患者也可以进行渐进性坐位训练，夜间将头部位置抬高 10°～20° 可增加血浆容量和直立耐受性。鼓励脊髓损伤患者加强肢体残存肌肉力量训练，例如截瘫患者进行双上肢的弹力带抗阻训练，也可利用 FES、下肢机器人等训练方法加强肌肉泵的作用帮助维持血压。有研究表明，调整呼吸、降低胸腔压力也能改善静脉回流，从而缓解体位性低血压。此外，脊髓电刺激、全身振动治疗等也被认为可用于改善脊髓损伤患者的体位性低血压，但相关研究及治疗机制还有待进一步探讨。加压治疗是临床中相对易实施的改善体位性低血压的一种措施。使用压缩服、腰围、弹力袜等对脊髓损伤患者的腹部和下肢进行外部加压，可以有效增加静脉回流。

3. 高位脊髓损伤后体位性低血压的常用药物治疗方法有哪些？

对于大部分脊髓损伤后体位性低血压患者而言，通过一系列非药物干预及随着骨骼肌活动、肌张力增加、脊髓交感神经反射再次出现和肾素-血管紧张素-醛固酮系统等代偿机制的出现，患者的体位性低血压往往在数周内逐步改善。然而，对于部分早期存在神经源性休克、损伤平面较高、损伤程度较重的脊髓损伤而言，顽固的低血压及体位性低血压常常需要使用药物进行纠正。目前治疗体位性低血压的药物主要分为增加血容量和增加外周血管阻力的药物。增加血容量的药物，如醛固酮类似物氟氢可的松，可通过增加机体对水和钠的重吸收增加血容量，从而治疗体位性低血压，但其存在仰卧位高血压、低血钾等不良反应。对于无心功能不全的患者也可以进行静脉补液增加血容量。目前，美国食品药品监督管理局推荐，通过增加外周血管阻力治疗体位性低血压的药物包括米多君和屈昔多巴。米多君是一种选择性 $\alpha_1$ 受体激动剂，可通过收缩外周血管增加血压，从而改善体位性低血压症状。其使用剂量为 2.5～15 mg，每天 1～3 次，也可选择在电动起立床等体位性训练前 30 分钟口服。其不良反应包括仰卧位高血压、头皮瘙痒和尿潴留。屈昔多巴是一种进入人体后可转化为去甲肾上腺素的人工合成前体药物，可诱导外周血管收缩，改善体位性低血压症状。其推荐剂量从 100～600 mg，每天最多 3 次。常见不良反应包括仰卧高血压、头痛和恶心，还可能加重心力衰竭、心律不齐和缺血性心脏病症状。此外，还有研究显示，麻黄碱作为一种非选择性 α 和 β 受体激动剂，通过增加心输出量和诱导外周血管收缩来提高血压。对于口服药物仍难以纠正的体位性低血压，我们也尝试在采用血管活性药物，如去甲肾上腺素、多巴胺维持患者血压的情况下进行坐位及电动起立床等康复训练，避免了患者长时间卧床，同时提高了患者康复信心及生活质量。

## 五、病例点评

脊髓损伤后体位性低血压在临床中较为常见，尤其多见于损伤早期，损伤平面高，损伤程度重的患者，严重影响患者的早期康复及生活质量。早期识别及诊断体位性低血压并采取综合干预措施，可以尽早帮助患者实现体位的管理并脱离床面。

该病例是一例典型的高位脊髓损伤后体位性低血压患者，尽管初期就采取了药物联合加压治疗的方式进行干预，但效果并不显著。随后，在加强物理治疗及容量管理后患者的体位性低血压得以纠正。在此过程中，创新应用了近红外脑功能成像技术来进行评估，为体位性低血压造成的临床表现及损害提供了一定依据。但需要指出的是，尽管该例患者通过综合干预后患者在坐位及立位的低血压得以纠正，但由于脊髓损伤患者的心血管调节功能受损，同时在转移及康复治疗过程中患者的血压难以实时监测，此时极易发生晕厥，从而造成跌倒等继发性损伤。此外尽管缺乏足够的循证医学证据，传统中医药方法，包括针灸、补中益气方药等治疗也在临床应用过程中取得了一定效果，且患者及家属接受度较高，值得进一步发掘研究。综上而言，该病例为我们提供了全面的高位脊髓损伤后体位性低血压诊治方案，对于其他疾病造成的体位性低血压的治疗也有着一定借鉴意义。

（病例提供者：高真真　浙江中医药大学附属第一医院）

（点评专家：毛雅君　浙江中医药大学附属第一医院）

# 参考文献

[1]Hagen EM, Rekand T, Grønning M, et al.Cardiovascular complications of spinal cord injury[J].Tidsskr Nor Laegeforen, 2012, 132 (9) : 1115-1120.

[2]Consensus statement on the definition of orthostatic hypotension, pure autonomic failure, and multiple system atrophy[J].J Neurol Sci, 1996, 144 (1-2) : 218-219.

[3]Barić I, Staufner C, Augoustides-Savvopoulou P, et al.Consensus recommendations for the diagnosis, treatment and follow-up of inherited methylation disorders[J]. J Inherit Metab Dis, 2017, 40 (1) : 5-20.

[4]Bilello JF, Davis JW, Cunningham MA, et al.Cervical spinal cord injury and the need for cardiovascular intervention[J].Arch Surg, 2003, 138 (10) : 1127-1129.

[5]Parati G, Stergiou G, O'Brien E, et al.European Society of Hypertension practice guidelines for ambulatory blood pressure monitoring[J].J Hypertens, 2014, 32 (7) : 1359-1366.

[6]Joseph A, Wanono R, Flamant M, et al.Orthostatic hypotension: A review[J]. Nephrol Ther, 2017, 13 Suppl 1: S55-S67.

[7]de Bruïne ES, Reijnierse EM, Trappenburg MC, et al.Standing Up Slowly Antagonises Initial Blood Pressure Decrease in Older Adults with Orthostatic Hypotension[J]. Gerontology, 2017, 63 (2) : 137-143.

[8]Arnold AC, Raj SR.Orthostatic Hypotension: A Practical Approach to Investigation and Management[J].Can J Cardiol, 2017, 33 (12) : 1725-1728.

[9]Burns M, Solinsky R.Toward rebalancing blood pressure instability after spinal cord injury with spinal cord electrical stimulation: A mini review and critique of the evolving literature[J].Auton Neurosci, 2022, 237: 102905.

[10] 李琳，邓冰莹，黄雄昂，等 . 全身振动治疗对脊髓损伤恢复期患者直立耐受性的生理效应影响 [J]. 中国康复医学杂志，2022，37（03）：324-330+342.

[11]Byun JI, Moon J, Kim DY, et al.Efficacy of single or combined midodrine and pyridostigmine in orthostatic hypotension[J].Neurology, 2017, 89 (10) : 1078-1086.

[12]Hale GM, Valdes J, Brenner M.The Treatment of Primary Orthostatic Hypotension[J].Ann Pharmacother, 2017, 51 (5) : 417-428.

[13]Frisbie JH.Postural hypotension, hyponatremia, and salt and water intake: case reports[J].J Spinal Cord Med, 2004, 27: 133-137.

# 病例 20　颈脊髓损伤气管切开患者康复

## 一、病历摘要

患者男性，29 岁。

**主　诉**：四肢麻木伴无力 2 天。

**现病史**：2022 年 1 月 28 日患者搬运货物后突发双上肢麻木及肢体远端乏力，伴胸前疼痛，呈肌肉牵扯样酸痛，遂到当地医院就诊。完善相关检查，具体未见报告，考虑诊断为"乏力原因待查：低钾血症？"予补钾、吸氧等治疗后胸痛较前好转，双上肢乏力及麻木较前加重，逐渐累及为双前臂、上臂、胸部、腹部及双下肢，伴胸闷，2022 年 1 月 30 日急诊转至我院。急诊时患者呼吸困难加重，血氧进行性下降，急诊行气管插管呼吸机辅助呼吸。

发病以来，精神差，食欲欠佳，小便留置尿管，大便未解。

**既往史**：无高血压和糖尿病病史；无吸烟、饮酒史；无确切外伤及手术史；无输血史。

**家族史**：否认家族遗传病史及类似疾病史。

**体格检查**：体温 36.3℃，心率 92 次 / 分，呼吸　21 次 / 分，血压 132/65 mmHg。神志清楚，营养中等，平车推入病房，双肺呼吸音清，双肺底闻及湿啰音，心脏及腹部检查未见明显异常。

**专科检查**：双侧瞳孔等大等圆，直径约 2.5 mm，对光反射敏感，颈软无抵抗，四肢肌力 0 级，双侧 $C_5$ 平面以下轻触觉减退，左侧 $C_3$ 平面以下针刺觉减退，$C_7$ 以下针刺觉消失。右侧 $C_2$ 以下针刺觉减退，$C_5$ 以下针刺觉消失。四肢本体感觉正常，$S_{4\sim5}$ 深压觉存在。四肢肌张力低，双侧 Babinski 征阴性。坐站不能。双侧肱二头肌腱反射、肱三头肌腱反射、桡骨膜反射（-），左侧膝腱反射、跟腱反射（-）。左侧踝阵挛（-），左侧 Hoffmann 征（-），左侧 Babinski 征（-）。共济检查不能配合。功能评定：坐位及立位平衡不能，坐位平衡 0 级，立位平衡 0 级。日常生活活动能力（activities of daily living，ADL）改良 Barthel 指数（Modified Barthel Index，MBI）10 分，汉密尔顿焦虑和抑郁量表评定患者不能配合（-）。

**辅助检查：**

颈椎 MRI（2022 年 1 月 30 日，四川大学华西医院）：$C_3$ 及以下水平脊髓内见条片状长 $T_2$ 信号影，颈椎未见明显错位骨折及滑脱征象，考虑炎性病变？血管性病变？（病例 20 图 1）

胸部 CT（2022 年 2 月 2 日，四川大学华西医院）：双肺上叶少许结节影，多系炎性。双肺尖胸膜增厚，胸膜下少许条索灶。心脏未见增大。气管插管术后。（病例 20 图 1）

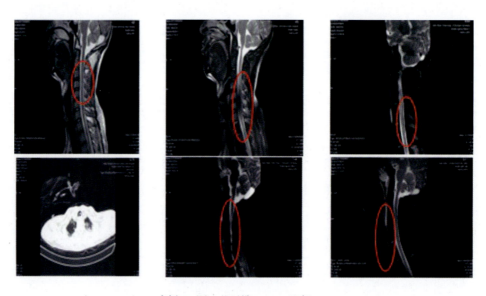

病例 20 图 1　颈椎 MRI、胸部 CT

**疾病诊断：**①脊髓病变待诊？（外伤？炎症？脊髓血管病变？）②重症肌无力？③肺部感染；④Ⅰ型呼吸衰竭；⑤尿潴留：神经源性膀胱？

**功能诊断：**

结构：MRI 腰段脊髓血管增强扫描（2022 年 2 月 23 日，四川大学华西医院）；颈、胸段脊髓血管未见明显异常改变，考虑脊髓炎可能。

**功能诊断：**

1. 运动功能障碍　左侧上肢屈肘 2- 级，伸腕、伸肘肌力 1 级，左手手指可见轻微屈伸。余肢体肌力 0 级。四肢肌张力低，坐站不能。运动平面 $C_4$。

2. 感觉功能障碍　双侧 $C_5$ 平面以下轻触觉减退，左侧 $C_3$ 平面以下针刺觉减退，$C_7$ 以下针刺觉消失。右侧 $C_2$ 以下针刺觉减退，$C_5$ 以下针刺觉消失。四肢本体感觉正常，

$S_{4\sim5}$ 深压觉存在。感觉平面 $C_1$。

3. 呼吸功能障碍　患者脊髓损伤累及 $C_3$ 水平，气道廓清能力不足，呼吸肌无力，肺容量降低，气管切开状态。

4. 二便功能障碍　发病以来出现尿潴留，留置尿管，大便数天未解。

5. 心理功能受损　患者自生病以来，虽不能配合完成 SAS 和 SDS 评估，但表现情绪低落。

活动能力：ADL 受限，MBI 得分 10 分。

参与受限：患者为青年男性，因病住院，无法参与正常工作及社交娱乐等。

## 二、诊疗经过

入院时患者呼吸困难加重，血氧进行性下降，急诊行气管插管呼吸机辅助呼吸，完善急诊（2022 年 1 月 30 日）MRI 颈椎普通扫描扫及层面 $C_3$ 及以下水平脊髓内见条片状长 $T_2$ 信号影，颈椎未见明显错位骨折及滑脱征象，考虑炎性病变？血管性病变？MRI 示 $C_3$ 及以下水平脊髓受累影响呼吸功能，给予密切观察生命体征，心电监护。于 2022 年 2 月 2 日收住 ICU 住院治疗。2022 年 2 月 3 日 MRI 脊髓血管增强扫描：颈胸段脊髓未见确切异常血管改变，考虑脊髓炎可能；予以激素冲击、丙种球蛋白、抗感染、维持内环境、营养支持、康复锻炼、针灸等治疗，于2022 年 2 月 11 日行气管切开术，予以呼吸机辅助呼吸。2022 年 2 月 21 日 CT 胸部普通扫描：双肺上叶少许结节影，多系炎性。双肺尖胸膜增厚，胸膜下少许条索灶。心脏未见增大。2022 年 2 月 18 日大便培养出艰难梭菌，根据会诊意见万古霉素抗感染治疗，3 月 1 日停药。后患者病情稍稳定，脱机 4 天后，2022 年 3 月9 日转至康复医学科。复查大便常规、艰难梭菌毒素及 GDH 抗原检测阴性。继续给予泼尼松管喂，营养支持治疗，纠正低蛋白血症、电解质紊乱，稳定血压、心率，给予化痰、改善循环、促神经恢复等药物。予以康复护理，即指导家属轴线翻身、定期予以气切管理、二便管理、良肢位摆放、压力性损伤和静脉血栓预防等。

经过详细康复评估，发现该患者本次就诊，康复方面的主要问题包括：

1. 心肺功能下降　表现为脊髓损伤累及 $C_3$ 水平，气道廓清能力不足，呼吸肌无力，肺容量降低，气管切开状态。先后予以机械辅助排痰、气道廓清术、体位引流、胸廓振动、体外膈肌起搏等，使用膈肌超声、膈肌运动幅度、膈肌厚度及变化率，以及动态评估膈肌功能变化，以评估拔管时机及肺康复疗效。通过呼气峰值流速，痰液颜色、痰液量、气味、痰液分型及肺部听诊来综合评估气道廓清能力。

2. 四肢运动功能下降　左侧上肢屈肘 2- 级，伸腕、伸肘肌力 1 级，左手手指可见轻微屈伸。余肢体肌力 0 级。四肢肌张力低，坐站不能，坐位站立平衡功能 0 级。先后给予的治疗有双上肢肌力强化训练、体位适应性训练、坐位平衡训练，根据患者后续康复情况逐步增加转移训练、轮椅训练等。患者康复治疗如病例 20 图 2 所示。

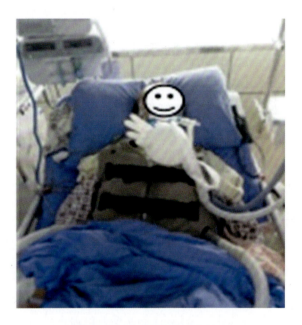

病例 20 图 2　患者早期康复治疗

3. 膀胱功能障碍　早期患者予以持续导尿，通过尿动力检查评估后改为间歇清洁导尿，并予以功能磁刺激、针灸、生物反馈等康复治疗。

4. 肠道功能障碍　饮食指导及管理、定期灌肠、肛门牵张训练等。

5. 心理状态方面　患病以来患者情绪低落，气管切开难于沟通，通过药物治疗联合经颅磁刺激疗法，护理予以交流板，加强疾病宣教及心理支持治疗，后续安排患友交流，患者情绪状态和生活质量明显提升。

6. 日常生活活动能力　改良 Barthel 指数评分由 10 分提升至 45 分，表明患者在日常生活活动能力上的显著进步。

## 三、病例特点及讨论

该患者入院前 2 天，搬运货物后突发双上肢麻木及肢体远端乏力，伴胸前疼痛，呈肌肉牵扯样酸痛。后逐步加重，表现为肢体感觉运动障碍及二便功能障碍，以及脊髓损伤相关并发症。发病急，外伤出现脊髓损伤相关症状，不排除外伤性脊髓损伤，如脊柱骨折脱位、脊髓内或椎管内出血等，需早期完善相关检查评估有无手术指征。该患者早期即发生了进行性加重呼吸困难，血氧饱和度下降，导致早期检查及手术开展受限。同时表明该患者脊髓损伤平面很高，呼吸肌受累明显，手术风险极大。因此，由当地医院转入我院急诊科。通过气管插管呼吸肌支持呼吸及循环支持等，密切监护下，急诊完成了颈椎 MRI 及后续血管增强 MRI，排除了骨折脱位及脊髓血管病变，考虑脊髓炎。及时选择内科保守治疗，予以激素冲击、丙种球蛋白、抗感染、维持内环境、营养支持等，并及早进行康复锻炼、针灸等康复治疗。病程中患者出现了肺部感染、尿路感染及消化道感染等并发症，大便培养出艰难梭菌，根据会诊意见，应用万古霉素抗感染治疗，同时加强营养支持，维持电解质平衡等。

颈部脊髓损伤患者通常伴有呼吸肌不同程度受累，导致患者咳嗽排痰能力下降，肺部感染不易控制，气管切开难以拔管。本案例患者先后予以机械辅助排痰、气道廓清术、体位引流、胸廓振动、体外膈肌起搏等，使用膈肌超声评估膈肌运动幅度、膈肌厚度及变化率（病例 20 图 3），动态评估膈肌功能变化，以评估拔管时机及肺康复疗效，并通过呼气峰值流速，痰液颜色、痰液量、气味、痰液分型及肺部听诊来综合评估气道廓清能力。随着病情恢复，逐步增强呼吸肌肌力，痰液减少，主动排痰能力增强，通过拔管评估后拔出气切导管。

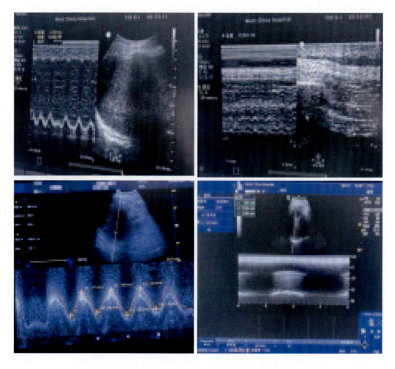

病例 20 图 3　膈肌超声（2022 年 3 月 25 日）

　　脊髓损伤患者通常合并神经源性膀胱，脊髓损伤休克期间表现为迟缓性膀胱、尿潴留，本案例也如此。后续随着休克期结束，膀胱功能状态发生改变，可能出现自主排尿、漏尿或残余尿量增多，反复尿路感染等。本案例通过定期复查小便常规，通过尿动力检查评估，该患者最大膀胱容量为 450 mL，$P_{ves}$ 为 26 $cmH_2O$，膀胱壁顺应性可，未见充盈期逼尿肌无抑制收缩。因此，在控制出入量、指导饮水计划的基础上，指导患者家属掌握间歇清洁导尿，患者小便常规考虑无症状菌尿时，予以间断膀胱冲洗，实施无菌间歇导尿。出现发热、尿痛等有症状下尿路感染时候，根据病原学检查积极抗感染治疗。

　　脊髓损伤患者容易合并神经源性直肠，表现为肠动力减弱、便秘。不加强定期排便监管容易导致肠梗阻。部分患者由于病程较长，其他并发症处理中抗生素使用广泛，容易出现双重感染，如真菌感染、多重耐药菌感染及艰难梭菌感染等，增加患者并发症致死率。本案例及时关注患者肠道情况，对大便性状及排便习惯密切关注，出现艰难梭菌感染后积极根据药敏等参考指标及时有效控制了感染，保障了患者生命安全及后续康复的开展。

颈部脊髓损伤患者由于损伤平面高，对自主神经系统影响大，容易出现自主神经过反射及严重的体位性低血压。本例患者早期体位改变时出现严重低血压，最低血压到 78/56 mmHg，患者出现心慌、黑矇、冷汗等。诊疗过程中，我们加强早期逐步体位适应性训练、配备梯度弹力袜和腹围、气压式循环促进治疗等非药物治疗，加用米多君升压对症处理。患者逐步稳定并适应体位改变，最终能够耐受端坐位康复训练。同时，配合定期开展的间歇清洁导尿管理，避免了因为憋尿、便秘导致自主神经过反射。保障了患者早期过渡到亚急性康复训练。

## 四、相关问题及分析

根据以上病例资料，我们总结了关于颈部脊髓损伤早期康复的具有代表性的几方面问题进行讨论，希望有助于提高对类似病例的诊治水平和服务质量。

1. 针对颈部脊髓损伤早期康复患者，如何在保障其生命体征平稳情况下进行有效的康复治疗提高其功能恢复水平？

颈部脊髓损伤由于神经传导中断或受损，影响呼吸中枢和呼吸肌肉的功能，通常伴随明显而严重的呼吸功能受损，损伤平面越高，损伤程度越重，对其影响越明显。其主要机制有：

（1）膈神经受损：颈部脊髓损伤可能会影响到膈神经的上行或下行神经纤维，这些神经纤维控制膈肌的收缩，而膈肌是主要的呼吸肌肉之一。膈神经受损可能导致膈肌功能减退，影响正常的呼吸运动。

（2）胸廓肌肉受损：颈部脊髓损伤也可能影响到控制胸廓肌肉（如肋间肌和腹肌）的神经传导，这些肌肉在呼吸过程中起到辅助作用。肌肉功能的丧失可能导致呼吸力量减弱。

（3）呼吸中枢受损：颈部脊髓损伤可能影响到位于脑干和延髓的呼吸调节中枢，导致呼吸节律、深度和频率受到影响。这可能会导致呼吸不规则或呼吸抑制。

（4）胸廓刚性：脊髓损伤引起的肌肉瘫痪和神经调节受损，可能导致胸廓变得僵硬，限制胸廓的扩张和收缩，从而影响正常的呼吸运动。

（5）分泌物清除障碍：脊髓损伤可能导致咳嗽反射减弱和呼吸肌肉功能下降，这可能会影响呼吸道内的分泌物清除，增加呼吸道感染和肺部并发症的风险。

脊髓损伤患者的康复治疗是一个多方面、跨学科的过程，需要根据个体化的治疗计划进行，患者、家庭及康复团队之间需要紧密合作，以达到最佳的康复效果。主要包含以下几个方面。

（1）全面评估：及早的进行完整的神经系统评估，评估感觉、运动、反射和自主神经功能，以确定损伤的程度和范围。影像学检查：包括 X 射线、CT 扫描和MRI 等，以了解骨折、血管、脊髓受损程度和是否存在神经压迫等情况，明确有无外科处理指征，尤其是有无可能危及生命或严重影响后续功能锻炼的外伤性脊髓损伤合并症。涉及多学科的多发伤要注意处理过程中的优先紧急原则。

（2）生命体征监测：24 小时对患者的生命体征进行连续监测，定期记录心率、呼吸频率、血压和体温等指标，包括患者的二便、皮肤受损等情况，及早发现隐匿的并发症。

（3）体位管理：选择适当的垫子和脊柱固定装置，以确保患者保持正确的姿势，预防进一步损伤。避免长时间保持同一姿势，定期转身，减少皮肤压力溃疡的风险。在保障脊柱稳定性情况下尽早进行体位适应性训练，争取早日过渡到可以离床康复训练。

（4）心肺康复治疗：通常需要一个综合的、跨学科的团队来制订和执行康复计划。通过全面评估后，包括心率、呼吸频率、血压、氧饱和度等指标，以及对肌力、感觉、反射等神经系统的评估。制订个体化心肺康复策略，尤其是早期重症患者，可以通过呼吸锻炼和肺部扩张训练来提高肺功能和呼吸肌力量。对于有呼吸困难的患者，可能需要进行机械通气或辅助通气支持。

包括呼吸锻炼、体位引流、气道廓清技术管理等，以预防呼吸道感染和肺部并发症。鼓励患者进行深度呼吸和咳嗽训练，以防止肺部感染和积液。在保证安全的前提下，逐渐进行体位调整和主动活动，以避免肌肉萎缩和关节僵硬。根据患者的能力逐步进行被动和主动的关节活动训练，以维持肌肉柔韧性和关节活动度。进行心血管监测，包括心电图、心率、血压等指标，确保患者的心血管系统稳定。制订个性化的心血管康复计划，包括逐步恢复体力活动和有氧运动，以提高心肺功能和耐力。

（5）康复训练：物理治疗，主动或被动活动训练，以及使用助行器或轮椅进行步行训练。职业治疗，帮助患者重新学习日常生活技能，如自我照顾、进食和穿衣。对于患有语言障碍或因气管切开不能发音进行交流的患者，提供必要的辅助工具以改善交流功能。

（6）药物治疗：酌情选择营养神经、抗炎、脱水、循环支持、祛痰、抗感染等药物治疗，对于存在明显疼痛的患者，可使用镇痛药物来控制疼痛，如非甾体抗镇痛剂及治疗神经病理性疼痛药物等。对于出现血压不稳定的患者，可能需要使用血管收缩剂或扩血管药物。

（7）心理支持：①心理治疗。提供个体或家庭心理治疗，帮助患者和家人应对情绪和心理压力。②康复心理学。与康复团队合作，以促进患者积极参与康复过程，并应对可能出现的心理障碍。

（8）教育和家庭支持：康复教育为患者和家人提供关于脊髓损伤的信息，包括治疗目标、预期结果和康复计划。

2. 颈部脊髓损伤面临哪些严重并发症？

颈部脊髓损伤可能导致多种严重的并发症，其中一些可能对患者的生命造成严重威胁。以下是一些常见的严重并发症。

（1）呼吸系统并发症：颈部脊髓损伤可以影响呼吸肌肉的功能，导致呼吸困难甚至呼吸衰竭。这可能需要机械通气或其他呼吸支持措施。远期可能导致呼吸肌衰竭。

（2）心血管系统并发症：脊髓损伤可以导致自主神经系统的功能障碍，可能表现为心动过速、低血压、心律失常等心血管问题，尤其是大小便管理不当，在皮肤压力性损伤等刺激性因素作用下，容易出现严重自主神经功能障碍。

（3）感染：患者可能由于长期卧床、免疫功能下降、肢体活动障碍而容易发生压力性皮肤损伤，伤口护理不当而易感染等。其中泌尿生殖系感染是最常见的感染部位，需要根据患者下尿路功能评估后选择合适的管理方式，及时调整治疗方案。

（4）静脉血栓：脊髓损伤后肢体活动障碍，以及脊髓损伤后各种生理结构改变，属于血栓形成高风险人群。

（5）神经学并发症：除了脊髓受损后肢体感觉运动功能障碍外，患者还可能出现其他神经系统问题，如神经痛、肌张力障碍、大小便功能障碍、自主神经功能障碍等。

（6）营养不良：由于身体活动受限、新陈代谢紊乱、疾病消耗和摄食困难，患者容易出现营养不良，这可能影响伤口愈合和康复进程。

（7）精神心理问题：脊髓损伤通常是突然发生，具有致残性高、花费高等特点，不仅对患者经济、身体等造成巨大负担，也对精神和心理健康造成影响，包括抑郁、焦虑、自我形象问题等。

### 五、病例点评

颈部脊髓损伤在临床上较常见，患者出现颈部损伤平面以下感觉、运动、二便等功能障碍，早期由于累及呼吸肌等，出现呼吸功能障碍，病情危重，常需气管切开，并发症较多，且部分并发症可能由于感觉障碍等容易被忽略，因此处理时应进行综合分析，多学科协作诊疗模式能为患者个体化康复治疗提供必要的保障。该病例属于颈部脊髓损伤患者康复典型，患者出现各种并发症，经历了多重康复挑战，处理过程值得参考。

（病例提供者：潘红霞　四川大学华西医院）

（点评专家：魏　全　四川大学华西医院）

# 参考文献

[1]Xing H，Dai H，Li B，et al.Factors associated with urinary tract infection in the early phase after performing intermittent catheterization in individuals with spinal cord injury: a retrospective study[J].Front Med （Lausanne），2023，10: 1257523.

[2]Segi N，Nakashima H，Ito S，et al.Early Versus Delayed Surgery for Elderly Traumatic Cervical Spinal Injury: A Nationwide Multicenter Study in Japan[J].Global Spine J，2024: 21925682241227430.

[3]Picetti E，Demetriades AK，Catena F，et al.Early management of adult traumatic spinal cord injury in patients with polytrauma: a consensus and clinical recommendations jointly developed by the World Society of Emergency Surgery（WSES）& the European Association of Neurosurgical Societies （EANS） [J].World J Emerg Surg，2024，19（1）: 4.

[4]Nnoromele CC，Pham D，Skelton F，et al.Diagnosis and management of cardiometabolic disease after spinal cord injury: Identifying gaps in physician training and practices[J].J Spinal Cord Med，2023: 1-7.

[5]Nakajima H, Honjoh K, Watanabe S, et al.Management of Cervical Spinal Cord Injury without Major Bone Injury in Adults[J].J Clin Med, 2023, 12 (21)：6795.

[6]Mueller G, Berlowitz DJ, Raab AM, et al.Incidence and Risk Factors of Pneumonia in Individuals With Acute Spinal Cord Injury: A Multi-national, Multi-center, Prospective Cohort Study[J].Arch Phys Med Rehabil, 2024, 105 (5)：884-891.

[7]Morooka Y, Kunisawa Y, Okubo Y, et al.Effects of early mobilization within 48 hours of injury in patients with incomplete cervical spinal cord injury[J].J Spinal Cord Med, 2024, 24：1-9.

[8]Kim Y, Jeong M, Park MW, et al.Incidence and risk factors of deep vein thrombosis and pulmonary thromboembolism after spinal cord disease at a rehabilitation unit: a retrospective study[J].J Yeungnam Med Sci, 2023, 40 (Suppl)：S56-S64.

[9]Gouveia D, Carvalho C, Vong N, et al.Spinal shock in severe SCI dogs and early implementation of intensive neurorehabilitation programs[J].Res Vet Sci, 2023, 164：105018.

[10]Calderón-Juárez M, Miller T, Samejima S, et al.Heart Rate Variability-Based Prediction of Autonomic Dysreflexia After Spinal Cord Injury[J].J Neurotrauma, 2024.

[11]Adegeest CY, Ter Wengel PV, Peul WC.Traumatic spinal cord injury: acute phase treatment in critical care[J].Curr Opin Crit Care, 2023, 29 (6)：659-665.

[12]Badhiwala JH, Wilson JR, Witiw CD, et al.The influence of timing of surgical decompression for acute spinal cord injury: a pooled analysis of individual patient data[J].Lancet Neurol, 2021, 20 (2)：117-126.

# 病例 21　遗传性痉挛性截瘫运动障碍的康复

## 一、病历摘要

患者男性，68 岁。

**主　诉**：腰痛 10 年，加重伴行走不稳 1 年。

**现病史**：患者于 10 年前因劳累后出现腰痛，休息后可缓解，无双下肢麻木、无力等不适，就诊于当地医院，诊断为"腰椎间盘膨出"，曾先后 4 次收住该院康复科，给予针灸、推拿、理疗等相关康复治疗。1 年前无明显诱因自觉腰痛加重，伴双下肢疼痛，麻木、无力，行走不稳，下肢僵硬，走路呈剪刀步态，易摔倒，遂就诊于当地医院。行腰椎磁共振平扫（2023 年 9 月 19 日）示：$L_1 \sim S_1$ 椎间盘变性；$L_{1\sim2}$、$L_{2\sim3}$、$L_{3\sim4}$、$L_{4\sim5}$ 椎间盘膨出，侧隐窝狭窄，神经根受压；硬膜囊受压；$L_{4\sim5}$ 局限黄韧带增厚；$L_{2\sim3}$、$L_{4\sim5}$ 水平椎管狭窄；马尾神经沉降征阳性，马尾终丝神经冗余。为求进一步诊治，就诊于北京某三甲医院，行相关检查后，颈椎磁共振平扫（2023 年 10 月 13 日）示：颈椎退行性变（$C_{3\sim4}$、$C_{4\sim5}$、$C_{5\sim6}$、$C_{6\sim7}$、$C_7 \sim T_1$ 椎间盘突出，以 $C_{4\sim5}$、$C_{5\sim6}$、$C_{6\sim7}$ 椎间盘为著，同水平椎管狭窄；颈椎骨质增生）。胸椎磁共振平扫（2023 年 10 月 13 日）示：$T_{2\sim3}$、$T_{6\sim7}$、$T_{9\sim10}$ 椎间盘突出。头 MRA 成像（2023 年 10 月 13 日）示：脑动脉硬化表现。结合患者的行走步态，考虑诊断为"遗传性痉挛性截瘫？"，给予口服巴氯芬片 5 mg/ 次 3 次 / 日，并逐渐增至 10 mg/ 次 3 次 / 日降张治疗。经治疗自觉腰痛稍有缓解，下肢肌张力较前有所降低，目前仍行走不稳，为求进一步康复治疗就诊我科。门诊以"遗传性痉挛性截瘫？"收住我院。病程中，患者神清，精神可，无发热、咳嗽咳痰，无恶心呕吐，无腹痛腹泻，饮食、睡眠正常，大小便正常，体重无明显下降。

**既往史**：高血压 10 余年，血压最高 180/110 mmHg，目前口服硝苯地平控释片 30 mg qd 降压治疗，血压控制尚可。糖尿病 10 余年，目前皮下注射"德古胰岛素 19 U bid"及口服格列美脲片 2 mg 1 次 / 天、盐酸二甲双胍片 0.5 g 3 次 / 天降糖治疗，血糖控制尚可。有心率缓慢 10 余年，否认冠心病史。10 余年前于当地医院行胆囊切除术。诉有头晕病史 2 个月余；活动后胸闷气短 4 年余；耳聋 10 余年；头部及双上肢不自主震颤近 1 年。饮酒、抽烟史均 50 余年，但无嗜烟、嗜酒。

**家族史**：家族中其妹妹有此类似疾病史。

**体格检查**：体温 36.3℃，脉搏 92 次 / 分，呼吸 21 次 / 分，血压 130/75 mmHg。神志清楚，营养中等，双肺呼吸音清，未闻及干、湿性啰音，心脏及腹部检查未见明显异常。

**专科检查**：神志清，精神可，脊柱生理曲度存在，$L_{3\sim4}$、$L_{4\sim5}$ 棘突压痛（＋），右侧腹股沟区压痛（＋），VAS 评分 5 分，右侧直腿抬高试验及加强试验（＋）。双侧肱二头肌、肱三头肌及桡骨膜反射正常，双上肢肌力及肌张力正常。双侧屈髋肌群、膝伸肌群、踝背伸肌群、趾长伸肌群、踝跖屈肌群肌力均为 4 级，双下肢肌张力偏高，Ashworth 1+ 级，以伸肌张力增高为主。双侧膝阵挛、髌阵挛（－），双侧膝腱、跟腱反射活跃。双足踝以下针刺觉减退，双踝音叉震动觉消失，双侧 Hoffmann 征、Rossolimo 征、Babinski 征、Gordon 征等病理反射（+-），脑膜刺激征（-），共济运动稳准，有双手及头部震颤不自主运动。

**功能评定**：患者在步行过程中躯干不稳，摇摆明显，偏离步行路径较明显；骨盆灵活性降低，摆动相骨盆上提不足，屈髋不足，躯干代偿明显；下肢呈现痉挛步态——剪刀交叉步态。

步长：55 cm。

Tinetti 平衡与步态量表（Tinetti POMA）：平衡 9 分（满分 16 分），试图起身 1 分，轻推 0 分，转身 360° 1 分；步态 6 分（满分 12 分）。步伐拖地，身体明显左右摇晃，步态轻度偏离中线。（如果得分少于 24 分，表示有平衡功能障碍；如果少于 15 分，表示有跌倒的危险性。）

"起立-行走"计时测试（TUGT）：步行时间 22 秒（＜ 10 秒，可自由活动；＜ 20 秒，大部分可独立活动；20 ～ 29 秒，活动不稳定；＞ 30 秒，存在活动障碍）。

10 米步行计时测试：0.44 m/s。健康老年人＜ 0.7 m/s 表明不良事件（跌倒、住院、需要护理、骨折等）的风险增加。

Berg 评分量表：35 分（21 ～ 40 分，有一定平衡能力，可辅助下步行；41 ～ 56 分提示平衡功能较好）。

Hoffer 步行能力分级：3 级。

6 分钟步行试验：无法完成。

MBI 评分 82 分，基本自理。

**辅助检查**：

1. 腰椎 MRI（2023 年 9 月 19 日）　$L_1 \sim S_1$ 椎间盘变性；$L_{1\sim2}$、$L_{2\sim3}$、$L_{3\sim4}$、$L_{4\sim5}$ 椎间盘膨出，侧隐窝狭窄，神经根受压，硬膜囊受压；$L_{4\sim5}$ 局限黄韧带增厚，$L_{2\sim3}$、$L_{4\sim5}$ 水平椎管狭窄；马尾神经沉降征阳性，马尾终丝神经冗余（病例 21 图 1）。

2. 颈椎 MRI（2023 年 10 月 13 日）（病例 21 图 2）　颈椎退行性变（$C_{3\sim4}$、$C_{4\sim5}$、$C_{5\sim6}$、$C_{6\sim7}$、$C_7 \sim T_1$ 椎间盘突出，以 $C_{4\sim5}$、$C_{5\sim6}$、$C_{6\sim7}$ 椎间盘为著，同水平椎管狭窄；颈椎骨质增生）。

3. 胸椎磁共振平扫（2023 年 10 月 13 日）　$T_{2\sim3}$、$T_{6\sim7}$、$T_{9\sim10}$ 椎间盘突出（病例 21 图 3）。

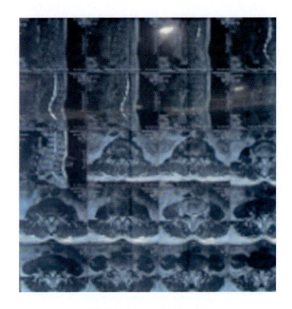

病例 21 图 1　腰椎 MRI

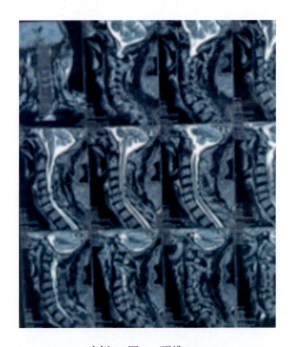

病例 21 图 2　颈椎 MRI

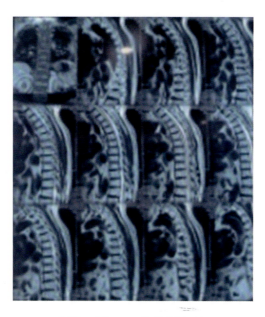

病例 21 图 3　胸椎磁共振平扫

4. 动态心电图（十二导联）＋心率变异　窦性心律，偶发房性早搏，频发室性早搏，全程记录 ST-T 未见异常。心率变异性参数 SDNN 192.82 ms，心率变异性分析：正常。

5. 肌电图　右胫神经 H 反射异常。

6. 脑血管超声　脑血管超声未见明显异常。颈超：双侧颈动脉内膜增厚伴斑块形成（多发），右侧颈动脉狭窄（50% ～ 69%），右侧锁骨下动脉斑块形成。

7. 遗传性痉挛性截瘫相关基因测序检测(81 个基因)　2023 年 12 月 9 日送外检，1 个月后报告示：UCHL1 基因变异，其致病变异可导致常染色体显性遗传性痉挛性截瘫 79A 型伴共济失调（spastic paraplegia 79A, SPG79A）。SPG79A 是一种缓慢进行性神经退行性疾病，以小脑和（或）感觉性共济失调和下肢痉挛为特征，导致步态困难。其他临床特征包括感觉运动神经病和伴有视神经萎缩的视力损害等。该病发病年龄上从儿童期到老年期均有报道，多数患者在成年期(中位年龄为 49 岁)发病。

**疾病诊断**：①遗传性痉挛性截瘫；②高血压 3 级（极高危）；③ 2 型糖尿病；④腰椎间盘突出（$L_{1\sim2}$、$L_{2\sim3}$、$L_{3\sim4}$、$L_{4\sim5}$）；⑤颈椎间盘突出（$C_{3\sim4}$、$C_{4\sim5}$、$C_{5\sim6}$、$C_{6\sim7}$、$C_7 \sim T_1$ 椎间盘突出）；⑥胸椎间盘突出（$T_{2\sim3}$、$T_{6\sim7}$、$T_{9\sim10}$）；⑦脑动脉硬化；

⑧颈动脉斑块形成（双侧颈动脉、右侧锁骨下动脉）；颈动脉狭窄（右侧）；⑨锥体束病变原因待查；⑩头晕待查。

**功能诊断：** ①运动障碍；②肌张力障碍；③平衡功能障碍；④疼痛（腰部及右侧腹股沟区）；⑤感觉障碍；⑥步行能力下降；⑦抑郁状态；⑧ADL基本自理；⑨社会参与能力下降。

## 二、诊疗经过

在全面的入院检查基础上，经过详细康复评估，发现该患者本次就诊，康复方面的主要问题包括双下肢运动功能障碍及疼痛，表现为肌张力、平衡功能障碍。整体康复目标分为短期和长期：短期目标重在通过治疗降低肌张力，缓解痉挛与疼痛，提高步行过程中的平衡协调性。长期目标则着重于提高社会参与水平。在常规康复治疗基础上，采用针对性的康复方案：降张治疗方面，采用口服巴氯芬治疗，并行骨盆控制训练，康复前后的评估显示，肌张力从入院时的1+级降低至1级，缓解了痉挛症状，降低了患者的肌张力，改善了患者下肢的运动耐力、平衡功能及步行能力。疼痛治疗方面，通过针灸、推拿、超短波、肌力训练等疗法得到有效缓解，治疗后VAS疼痛评分从入院时的5分降至2分。

## 三、病例特点及讨论

该病例10年前因劳累后出现腰痛，无双下肢麻木无力、无肢体痉挛等不适，诊断为"腰椎间盘膨出"，于当地医院给予针灸、推拿、理疗等相关康复治疗可好转，期间可反复发作。1年前无明显诱因自觉腰痛加重，伴双下肢疼痛、麻木无力，行走不稳，下肢僵硬，走路呈剪刀步态，易摔倒。行颈椎MRI检查提示$C_3 \sim T_1$各个椎间盘突出，以$C_{4 \sim 5}$、$C_{5 \sim 6}$、$C_{6 \sim 7}$椎间盘为著，同水平椎管狭窄，尽管在当地医院进行了康复治疗，但患者恢复效果欠佳。分析原因，可能有以下几点。

1. 诊断困难　患者以腰痛为首发症状，逐渐出现双下肢麻木无力，行走不稳，下肢僵硬，走路呈剪刀步态，易摔倒，患者多年来反复就医，行颈椎MRI检查后"颈椎间盘突出"诊断明确，结合患者行走不稳、易摔倒症状，考虑与脊髓病变有关，脊髓型颈椎病所致不除外，患者双下肢肌张力高，走路呈剪刀步态，查体合并双踝音叉震动觉消失，磁共振检查除外脊髓炎、脊髓压迫等其他疾病，临床疑诊遗传性痉挛性截瘫，最终确诊依据基因检测。

2. 运动障碍处理不佳　主要表现在步行中身体前倾前冲、步长变短，对平衡功能有很大影响，究其原因可能是双下肢肌张力偏高所致，需要选择正确的康复治疗方法，应当对患者机体功能进行充分评估的基础上，制订以骨盆控制训练为主的康复治疗方案，集中开展骨盆肌肉力量训练以及骨盆灵活性、稳定性和以骨盆控制为重点的步态训练，提高对身体中轴部位的控制能力和在步行过程中的协调、稳定与灵活性。

3. 疼痛处理不佳　腰痛及腹股沟区疼痛在患者行走不稳前出现，持续至今，此病例考虑疼痛最初由腰椎间盘突出引起，突出后脊柱的稳定性和平衡性被打破，腰骶部结构改变，同时力学关系发生紊乱，从而骨盆灵活性降低，躯干代偿引起，疼痛会显著降低患者的康复参与度和生活质量，严重影响患者的日常生活和康复进程，因此，有效的疼痛治疗对患者的康复预后尤为重要，治疗方法主要包括针灸治疗、推拿治疗、物理治疗、药物治疗以及在某些情况下的手术治疗。

肌张力偏高表现为内收肌紧张所致的剪刀步态，需要根据患者的具体症状选择合适的药物和剂量。例如，口服巴氯芬是常用的降张力方法，但需要合适的剂量。痉挛严重时可考虑持续硬膜内巴氯芬泵入治疗。针对该患者的肌张力偏高问题，我们选择口服巴氯芬片 5 mg/ 次 3 次 / 日降低肌张力治疗，经治疗后患者内收肌紧张状态得到缓解。

在处理遗传性痉挛性截瘫患者疼痛及平衡问题时，综合分析和针对性治疗是关键。针对该患者的腰痛及腹股沟区疼痛症状，考虑与两方面因素相关：其一，腰椎间盘、骶髂关节因素，如椎间盘及关节软骨的退变、损伤，引起神经根的受压，骶棘肌肌肉痉挛；其二，可能为大多数腰椎间盘突出症存在"骨盆不正"现象（例如"长短腿"），骶髂关节的损伤会导致腰椎和下肢的结构及功能的失衡，引发下腰背痛和（或）下肢功能紊乱的相关症状。这是脊柱平衡性及稳定性被破坏的结果。若将治疗重点放在错位的骶髂关节上，纠正骨盆失衡，在核心肌群训练中使用悬吊系统进行针对性训练，加强腰腹肌、臀大肌、臀中肌等躯干核心稳定肌群和骨盆周围肌肉力量的训练。为此，患者接受了手法整复和骨盆控制训练。

经过 4 周的康复治疗后，患者运动障碍及腰痛、右侧腹股沟区疼痛症状明显减轻，VAS 评分由 5 分下降至 2 分，患者步长缩短 5 cm；POMA 提高 6 分，其中平衡试验提高 5 分；TUGT 时间缩短 3s；Berg 平衡量表提高 7 分；Hoffer 步行能力提高至 4 级；MBI 评分提高至 95 分，平衡功能及步行能力得到明显提高，身体前倾前冲症状明显改善。这种综合治疗方法显著改善了患者的症状，表明了治疗的有效性。这不仅减轻了患者的疼痛，提高了肢体的平衡协调性及步行能力，而且改善了其生活质量。此案例强调了对遗传性痉挛性截瘫患者进行个性化评估和治疗方案制订的重要性，为进一步的康复治疗和管理提供了宝贵的经验和依据。在今后的康复过程中，持续的监测和必要的调整将对维持治疗效果和进一步提高生活质量至关重要。

## 四、相关问题及分析

根据以上病例资料，我们总结了关于遗传性痉挛性截瘫康复的具有代表性的几方面问题进行讨论，希望有助于提高对类似病例的诊治水平和服务质量。

1. 遗传性痉挛性截瘫的诊断策略及预后是怎样的？

遗传性痉挛性截瘫（hereditary spastic paraplegia，HSP）是一类罕见的、具有高度遗传异质性的神经退行性病变，发病率为 1/50 000 ～ 1/20 000。主要表现为起病隐匿、进展缓慢的进行性双下肢痉挛和肌无力。以皮质脊髓束长度依赖性轴突变性为主要病理特征，表现为双侧皮质脊髓束的轴索变性和（或）脱髓鞘改变，且以胸段病变最为显著。发病机制主要包括：①细胞膜转运功能或内质网形态异常；②轴浆运输异常；③髓鞘形成异常；④线粒体蛋白质异常；⑤脂质代谢紊乱。

HSP 有多种分类方式：①根据临床特点，可将 HSP 的表型初步归为单纯型和复杂型两大类。"单纯型"的表现特点为椎体征，具有孤立的痉挛和仅限于下肢的无力，有轻微的尿急、尿失禁等泌尿系统症状和肢体远端振动感觉受损，除此之外则没有很明显的表现；"复杂型"不仅具有上述特点，还具有其他严重的神经系统症状或其他系统受累，比如智力障碍、认知障碍、构音障碍、共济失调、癫痫、眼肌麻痹、周围神经病变、视网膜变形、锥体外系症状以及肌萎缩等，这些表现又往往构成相关种种综合征。②根据发病年龄，可分为早发型（＜ 35 岁，Ⅰ型）和晚发型（≥ 35 岁，Ⅱ型）。③根据遗传方式，主要分为常染色体显性遗传（AD）、常染色体隐性遗传（AR）、线粒体遗传以及 X 连锁隐性遗传（XLR）。

该类疾病具有临床 / 遗传异质性，基因检测是诊断的金标准。临床诊断主要依据患者的临床表现（双下肢痉挛、无力和步态异常），以及起病年龄、起病方式、既往病史、家族史以及 MRI 等神经影像学证据等，神经系统体格检查多提示双下肢腱反射亢进、踝阵挛和髌阵挛阳性、巴宾斯基征阳性。进一步还需排除继发因素、其他遗传性疾病。依据基因检测结果与临床表现最终可确诊 HSP 不同亚型，本病例根据基因检测结果为常染色体显性遗传性痉挛性截瘫 79A 型伴共济失调（Spastic Paraplegia 79A，SPG79A）。

HSP 一般不会影响患者的生存，但其进行性加重的临床特点会严重影响患者的生存质量，目前尚无有效的方法预防、终止或逆转该疾病，只能通过使用降低肌张力的药物治疗、康复治疗或手术治疗来缓解患者症状。

2. 遗传性痉挛性截瘫患者运动障碍的诊疗方法有哪些？

（1）肌张力障碍的诊疗方法：HSP 是一种遗传性肌张力障碍疾病，其特征是由皮质脊髓束功能障碍引起的进行性痉挛和下肢无力。目前还没有针对 HSP 的特异性治疗方法，治疗完全是对症治疗，旨在减少肌肉痉挛，改善力量和步态，提高日常生活自理能力。目前适用于遗传性痉挛性截瘫的肌张力障碍治疗的方法如下。

1）支持治疗：支持治疗包括心理疏导和支具矫形器的使用。心理疏导需充分与患者及家属沟通，帮助理解疾病的性质，建立对疗效的合理预期。避免过度焦虑、紧张、情绪波动，提高自我控制能力。支具矫形器的使用如踝足矫形器和足跟抬高矫形器，可以帮助患者改善异常姿势，缓解因长期异常姿势带来的疼痛。

2）口服药物治疗：针对肌张力障碍的口服药物包括抗胆碱能药物（如苯海索、多巴胺能药物）、抗癫痫药（如卡马西平和苯妥英钠）、苯二氮䓬类药物（如氯硝西泮和地西泮）、肌松剂（如巴氯芬、抗多巴胺能药物）等，常见不良反应包括头晕、镇静、恶心等，偶有精神障碍、无力的报道。突然停药或快速减量可能导致谵妄、癫痫和肌张力障碍加重等撤药反应。

3）肉毒毒素注射：肉毒毒素是治疗肌张力障碍的有效手段，具有化学去神经支配作用，可迅速消除或缓解肌肉痉挛，改善主动肌与拮抗肌之间的力量平衡，以及肌肉异常或过度收缩引起的疼痛、震颤、姿势异常、运动障碍等表现，显著提升患者的生活质量。一般情况下，肉毒毒素注射后 3～14 天起效，作用持续 3～6 个月。大多数患者在单次治疗数月后疗效减退，为保障长期治疗疗效稳定，需要再次注射以维持疗效，治疗间隔原则上不少于 3 个月，在多次治疗后患者的总体疗效、最佳疗效及最佳疗效的持续时间均优于首次治疗。少数患者临床症状可以长期缓解，有些甚至完全消失，无需再次注射。肉毒毒素的长期治疗被证明是安全有效的，但需要注意肉毒毒素的注射剂量和注射间隔，以降低中和抗体产生的风险。

4）鞘内注射巴氯芬：可用于难治性全身型肌张力障碍的治疗，难治性全身型肌张力障碍主要是获得性肌张力障碍合并痉挛状态的患者可以试用。药物不良反应与口服药物相似。

5）手术治疗：选择性脊神经后根切断术（selective dorsal rhizotomy，SDR）可以显著改善下肢肌肉痉挛。对单纯型 HSP 患者，SDR 是缓解痉挛的一种可行选择，但对复杂型 HSP 患者，SDR 的作用似乎不太理想。包括肌肉离断术和去神经手术在内的手术方法仅限于中度和重度的局灶性肌肉痉挛。

6）物理因子治疗：重复经颅磁刺激治疗可改善 HSP 患者的下肢痉挛、肌肉力量和行走速度，且 rTMS 治疗终止后，疗效持续时间长达 1 个月。经皮脊髓直流电刺激（transcutaneousspinal direct current stimulation，tsDCS）可改善 HSP 患者的下肢痉挛。

7）脑深部电刺激术（deep brain stimulation，DBS）：研究表明，除个别基因类型肌张力障碍外，大部分肌张力障碍患者可以从 DBS 治疗中获益。目前对内侧苍白球（globus pallidus internus，GPI）或丘脑底核（subthalamic nucleus，STN）持续电刺激已应用于多种肌张力障碍的治疗。

2023 年肌张力障碍治疗中国专家共识提出了局灶型或节段型肌张力障碍治疗的基本原则：大多数局灶型或节段型肌张力障碍口服药物与肉毒毒素联合应用可能增加疗效、延长注射间隔，口服药物疗效欠佳，可首选肉毒毒素注射。对累及局灶或节段的早期起病的单纯型肌张力障碍也建议进行左旋多巴的试验性治疗。口服药物和肉毒毒素治疗效果均欠佳的遗传性或特发性单纯型累及节段和颈部的肌张力障碍适合采用 DBS 治疗，其他局灶型肌张力障碍也可以试用 DBS 治疗。康复治疗是局灶型或节段型肌张力障碍有效的辅助治疗手段。

（2）平衡功能障碍的诊疗方法有哪些？

HSP 最初出现的症状和体征是微妙的，伴有腿部僵硬和轻微的步态障碍。尽管该病可能在任何年龄出现，但最初的症状和体征大多出现在 40 岁之前。随着疾病的进展，平衡障碍会出现，这可能会导致跌倒和跌倒相关的伤害。

一般来说，HSP 平衡功能下降主要是由于以下 4 个主要因素：第一个危险因素是痉挛，它会对平衡反应产生直接（负面）影响。由于皮质脊髓对拉伸反射的抑制减少，导致伸展诱导的小腿肌肉活动抑制不足，这可能会导致脚踝的足底屈曲不稳定，使重心（进一步）向后拉，威胁平衡。第二个危险因素是腿部肌肉痉挛所致的肌肉挛缩和关节畸形，虽然腿部肌肉痉挛对脚部平衡能力受损的直接影响可能有限，但这会对执行足部平衡反应和迈步反应的能力产生负面影响。HSP 患者最常见的畸形是马蹄内翻畸形、膝关节屈曲挛缩（由于腘绳肌缩短）和髋内收挛缩（由于髋内收肌缩短）。第三个危险因素是肌肉无力，与其他神经系统疾病一样，HSP 患者容易出现肌少症，并且由于缺乏活动而导致"失用"，从而导致肌肉力量丧失。缺乏活动可能有多种原因，其中之一就是害怕跌倒。失用引起的肌肉无力通常会引发恶性循环，平衡障碍变得更严重，导致跌倒和对跌倒的恐惧，最终导致更多的失用。第四个危险因素是本体感觉降低，导致姿势反应延迟。

1）肌肉痉挛的治疗：痉挛可以用多种治疗方法来治疗（同上述肌张力偏高的治疗）。

2）肌力训练：HSP 患儿不建议高强度的肌力训练，因其往往会加重肌肉痉挛，中低强度的肌肉训练，对维持肌肉力量更为适宜，建议的运动项目有骑自行车、游泳等。

3）步行能力：达伐吡啶（dalfampridine）能改善部分亚型患者的步行能力。使用矫形器，如踝足矫形器和足跟提升器，可加强运动功能和改善异常步态。BoNT-A 联合物理疗法治疗，可以改善步态、步行速度和步长。获得性肌内电刺激（electrical twitch obtaining intramuscular stimulation，ETOIMS）可通过放松肌肉或减轻 HSP 患者的下背部和臀部疼痛，有效地提高步态速度和稳定性。在结合了虚拟现实（virtual reality，VR）技术的跑步机上进行的步态适应性训练，使视觉投影成为踏步目标或障碍物，或许可以改善 HSP 患者的步行能力。机器人步态训练能显著改善 HSP 患者的行走能力和生活质量。针刺及推拿可改善 HSP 患者的平衡能力及步行能力，可提高生活质量。

4）本体功能：机器人步态训练对 HSP 患者的平衡能力和本体感觉有显著改善。利用 VR 进行前庭神经康复训练，对改善患儿的平衡功能有益。结合了悬吊减重系统的 Lokomat 是一种机器人步态矫正器，可以显著改善平衡功能。当平衡障碍严重到经常摔倒时，需使用助行器，最终一些患者可能需要依靠轮椅。

3．遗传性痉挛性截瘫患者疼痛的诊疗方法有哪些？

HSP 患者双下肢痉挛会引发其他非运动性症状，例如背痛（下背痛多见）、腿痛、疲劳和焦虑等情绪问题。这些症状甚至比运动障碍本身更容易造成残疾，尤其是疼痛会极大阻碍患者生活质量的提高和自身功能的改善。

与痉挛相关的疼痛是最常见的疼痛亚型。有报道表明，HSP 患者腿部有烧灼感或感觉迟钝的疼痛，但这种疼痛不会因运动而加剧，这提示存在神经性疼痛。因为在 HSP 中，不仅累及皮质脊髓束，脊髓中的感觉通路也可能会受损。因此，神经变性可能延伸到脊髓丘脑束，这可能会导致疼痛感。目前，腿部疼痛的本质通常被认为是神经疼痛（即烧灼感或刺痛）、痉挛性疼痛（抽筋）或不宁腿（即强烈要求保持腿部移动）引起的。而背痛最常见于下背部，腰痛通常具有持续性，其发病机制似乎与腿痛存在差异。关于研究疼痛双重机制（伤害性与神经性）的报道中称热带痉挛性截瘫［一种由人类 T 细胞嗜淋巴细胞病毒Ⅰ型（HTLV-Ⅰ）引起的脊髓病］后患者的腰痛症状由非神经性疼痛成分占主导地位。同样是以下肢渐进性痉挛为主的 HSP，进一步的影像学也很大程度上表明，腰痛机制是一种源自肌肉骨骼的伤害性疼痛，其原因是下肢长期痉挛，引起步态障碍（剪刀步态：腘绳肌、股四头肌、内收肌、腓肠肌和比目鱼肌的痉挛程度最高。髂腰肌、腘绳肌和胫前肌的无力最为突出）和姿势异常（即骨盆前倾伴腰椎前凸）导致腰椎超负荷。

目前尚无针对 HSP 疼痛治疗的有效方法，其治疗重点是减少痉挛相关的症状并预防继发后果。包括以上提到的多种药物和物理干预措施，旨在降低肌张力，恢复关节间的肌肉平衡，减轻疼痛。主要药物治疗是全身治疗（口服止疼药和药物巴氯芬、左旋多巴或鞘内注射巴氯芬）或局部治疗（例如痉挛小腿肌肉或髋内收肌内注射肉毒杆菌毒素）。除了药物治疗外，物理治疗还可以有效减轻、预防痉挛的生物力学后果，例如通过每天肌肉伸展训练、水疗、康复机器人辅助步行训练、经颅直流电、经颅磁刺激、虚拟现实等方法。

治疗 HSP 后疼痛，需要为患者制订个性化康复方案，为了实现这一目标，可能需要采取跨学科的方法，包括职业治疗师和心理学科的帮助。同时加强患者的自我管理以及家属的支持，可以更好地使患者能够在日常生活中改善慢性痉挛带来的后果。

## 五、病例点评

由于遗传性痉挛性截瘫（HSP）发病率较低，加上其进展缓慢，早期功能障碍一般不严重，很多患者未引起足够重视，且本病和临床上一些继发因素所致的慢性脊髓病变，以及其他遗传性疾病有着相似的临床症状，给临床诊断带来一定难度，故诊断需借助基因检测，基因检测是目前确诊 HSP 的金标准。HSP 发病时间越久，其功能障碍越严重，HSP 早期出现步态异常的患者，在成年之前给予治疗，患者的步态会得到很好改善，干预越晚，其疗效越差。HSP 患者及携带者会有 50% 概率遗传给子女，所以具有 HSP 发病家族史的患者，应对其子女早期行基因检测，一旦确诊 HSP，应定期进行功能筛查，争取做到早发现，早康复，这样才能最大化减少患者功能障碍，提高患者的生活质量。患者通过积极介入康复治疗，功能障碍可以得到一定改善，因此，定期进行全面评估，针对患者的具体需求调整康复方案，以及跨学科团队的密切合作，对于促进患者康复很重要。

该病例属于常染色体显性遗传性痉挛性截瘫 79A 型伴共济失调（spastic paraplegia 79A，SPG79A），合并多种问题，如肢体运动障碍，表现为肢体肌张力偏高、平衡功能障碍，以及疼痛等，既往十余年间于当地医院康复治疗，但其康复疗效不佳，分析原因可能与诊断困难、运动障碍的处理、疼痛管理不佳有关。患者经历了多重康复挑战，处理时应进行综合分析。首先，通过基因检测得以确诊，之后进行针对性的康复方案，对患者运动障碍的改善带来了益处。降低肌张力的治疗结合了药物和非药物手段，体现了一种多模式的干预方法。针对平衡功能障碍的治疗，进行降低肌张力治疗、增强肌力训练、步行能力及本体功能训练，改善了平衡功能，提高患者的行走能力和生活质量。其次，针对疼痛的治疗，针灸、推拿、物理因子、下肢肌力及骨盆控制训练等方法治疗后得到有效缓解。家庭和社会支持在患者康复中起到了至关重要的作用。总体来说，这个病例展示了跨学科团队合作的重要性和康复团队个体化康复评估并治疗的特点。

（病例提供者：张　洁　李泓钰　宁夏医科大学总医院）

（点评专家：朱　宁　宁夏医科大学总医院）

# 参考文献

[1] 孔士琛. 基于"骨盆牵正"手法分期治疗腰椎间盘突出症疗效初探 [D] 南京：南京中医药大学，2019.

[2] De Souza PVS, De Rezende Pinto WBV, De Rezende Batistella GN, et al. Hereditary Spastic Paraplegia: Clinical and Genetic Hallmarks[J]. Cerebellum, 2017, 16（2）：525-551.

[3] Bastani PB, Kordjazi M, Oveisgharan S, et al. A randomized controlled trial of the effect of repetitive transcranial magnetic stimulation of the motor cortex on lower extremity spasticity in hereditary spastic paraplegia[J]. J Clin Neurophysiol, 2021.

[4] Ardolino G, Bocci T, Nigro M, et al. Spinal direct current stimulation（tsDCS）in hereditary spastic paraplegias（HSP）：A sham-controlled crossover study[J]. J Spinal Cord Med, 2021, 44（1）：46-53.

[5] 张墨轩，马凌燕，孟凡刚. 肌张力障碍基因分型及脑深部电刺激术的研究进展 [J]. 中华神经外科杂志，2023，39（08）：852-856.

[6] Scherbakov N, von Haehling S, Anker SD, et al. Stroke induced Sarcopenia: muscle wasting and disability after stroke[J]. Int J Cardiol, 2013, 170：89-94.

[7] Nonnekes J, van Lith B, van de Warrenburg BP, et al. Pathophysiology, diagnostic work-up and management of balance impairments and falls in patients with hereditary spastic paraplegia[J]. J Rehabil Med, 2017, 49（5）：369-377.

[8] Paparella G, Vavla M, Bernardi L, et al. Efficacy of a combined treatment of botulinum toxin and intensive physiotherapy in hereditary spastic paraplegia[J]. Front Neurosci, 2020, 14：111.

[9] Shin S, Park J, Hong J, et al. Improved gait speed in spastic paraplegia: a new modality[J]. BMJ Support Palliat Care, 2020, 10（4）：e41.

[10] van de Venis L, van de Warrenburg BPC, Weerdesteyn V, et al. Improving gait adaptability in patients with hereditary spastic paraplegia（Move-HSP）：study protocol for a randomized controlled trial[J]. Trials, 2021, 22（1）：32.

[11] Servelhere K R, Faber I, Saute J A, et al. Non-motor symptoms in patients with hereditary spastic paraplegia caused by SPG4 mutations[J]. European journal of neurology, 2016, 23（2）：408-411.

[12] Tavares IR, Franzoi AC, Araújo AQ. Low-back pain in HTLV-I-associated myelopathy/tropical spastic paraparesis: nociceptive or neuropathic？ [J]. Spinal cord, 2010, 48（2）：134-137.

# 病例 22  肝移植术后肝性脊髓病的康复

## 一、病历摘要

患者男性，41岁。

**主  诉**：双下肢运动障碍1年余，肝移植术后6个月。

**现病史**：患者于1年余前无明显诱因出现左下肢活动不利，数月内逐渐进展至双下肢，以左侧为著，表现为走路不协调、双腿易绊倒，不伴双下肢疼痛、麻木，不伴二便障碍，不伴头晕、恶心、呕吐，不伴意识障碍。就诊外院考虑肝性脊髓病变，予药物降血氨，以及针灸、神经肌肉电刺激、运动治疗等康复训练。经治疗后患者下肢运动障碍较前略缓解，可在监护下步行。8个月余前患者双下肢运动障碍较前加重，逐渐出现双下肢僵硬，不能行走，未予治疗。患者于6个月前因肝衰竭在全麻下行原位肝移植手术，于5个月余前因门静脉狭窄行门静脉支架置入术，术后双下肢僵硬程度较前缓解。病程中，患者曾多次出现腹腔感染、菌血症，予抗感染治疗后体温、血象恢复正常。病程中曾出现左下肢肌间静脉血栓形成，经抗凝治疗后血栓消失，长期口服利伐沙班抗凝治疗。病程中曾发现双肺肺不张、胸腔积液，经治疗后好转，目前无呼吸困难。病程中多次出现严重贫血，予输血后纠正，目前无贫血。病情平稳后进行康复训练，患者目前双下肢无力、僵硬，可独坐、独立，行走不能。大小便、用厕、转移、穿衣、上下楼、洗澡等日常生活动作需要部分帮助。患者近1周来精神、情绪稳定，无发热，无咳嗽咳痰，无胸闷、气短，睡眠正常，饮食正常，小便正常，大便偶有便秘，需借助药物，体重无明显变化。

**既往史**：18年前诊断为乙肝肝硬化、脾大，同年行脾切除术、贲门周围血管离断术。15年前多次出现消化道出血，主要表现为呕血，于当地医院行三腔两囊管止血及输血等治疗后出血停止，期间曾多次出现肝性脑病。当地医院建议到行肝移植术，拟行亲体肝移植，术中发现门静脉条索状，门静脉血流量少，遂中止肝移植术，行肠部分切除。此后间断黑便，于内镜下行"食管胃底静脉曲张硬化剂＋组织胶"治疗5次。患者肝移植术后有胆汁淤积症，长期口服药物促进胆汁排出。否认高血压、糖尿病、心血管疾病病史;否认其他手术及输血史，否认有输血反应;否认结核、梅毒等传染病及密切接触史;否认食物、药物过敏史。预防接种史不详。

**体格检查**：体温 36.3℃，脉搏 85 次 / 分，呼吸 19 次 / 分，血压 122/91 mmHg。发育正常，营养中等，神志清晰，半自主体位，表情自如，轮椅入室，全身皮肤黏膜无黄染、苍白、发绀、出血点、水肿、肝掌、溃疡、蜘蛛痣。腹部可见 15 cm×20 cm "T" 形手术瘢痕，无瘘管。双侧结膜无苍白、充血、出血或水肿，巩膜无黄染。胸廓无畸形。呼吸动度双侧一致，无呼吸困难，双侧语颤对称，未触及胸膜摩擦感。双肺叩诊清音，肺下界位于右锁骨中线第 6 肋间，双侧腋中线 8 肋间，双侧肩胛下角线第 10 肋间，肺底移动度 7 cm。双侧肺呼吸音清，双侧肺未闻及明显干、湿性啰音，未闻及胸膜摩擦音。心脏检查未见明显异常。腹部平坦，未见胃、肠型及蠕动波，未见腹壁静脉曲张，腹软，无压痛、反跳痛及肌紧张，未触及包块，Murphy 征（-），肝脾肋下未触及，肝肾区叩痛（-）。腹部叩诊鼓音，移动性浊音（-）。肠鸣音 4 次 / 分。

**专科检查**：神志清，精神可，言语自发语流畅，听理解正常，复述正常，命名正常，记忆力、计算力、定向力基本正常。脊柱曲度不能配合，脊柱无压痛、叩击痛。四肢无畸形，关节无红肿及压痛。四肢肌容积下降，未见假性肥大及肌束颤动，双下肢无水肿。双侧踝关节背屈 0° 活动受限，不伴疼痛。感觉平面：左 / 右＝ $T_{12}$/$T_{12}$，脊髓损伤 ASIA 感觉评分：针刺觉 92 分，轻触觉 92 分。双上肢肌力对称正常，双下肢关键肌肌力左 / 右：髂腰肌 2 级 /2 级，股四头肌 3 级 /3 级，胫前肌 0 级 /0 级，踇长伸肌 0 级 /0 级，腓肠肌 1 级 /1 级。脊髓损伤 ASIA 运动评分：左侧 31 分，右侧 31 分。改良 Ashworth 分级：双侧大腿内收肌 1+ 级，双侧伸膝肌 1+ 级，双侧屈膝肌 1+ 级，双侧跖屈肌 2 级，双侧趾屈肌 1+ 级。双侧上肢腱反射对称正常，双侧膝腱反射、跟腱反射（++）。双侧下肢关节位置觉、音叉振动觉减退，无神经痛。双侧髌阵挛（-），双侧踝阵挛（+），不持续。直肠深压觉存在，肛门自主收缩存在，球海绵体反射可引出。双侧 hoffman 征（-），双侧 babinski 征（+）。双侧指鼻试验稳准，双侧轮替试验正常，双侧跟膝胫试验不能配合，闭目难立征阴性。坐位平衡 3 级，立位平衡 1 级，Berg 平衡量表评分 10 分；日常生活活动能力改良 Barthel 指数评分 45 分；Holden 步行能力分级 2 级。轻度抑郁状态。

**辅助检查**：

1. 病理检查　病肝切除标本肝组织小叶结构紊乱，假小叶形成，假小叶周边肝细胞坏死，伴纤维组织增生，多量慢性炎细胞浸润，形成中度界面炎；假小叶内部分肝细胞水样变，少许肝细胞大 - 小泡混合性脂肪变性，部分肝窦扩张；肝动脉断端、胆管断端、左右肝静脉断端及下腔静脉均未见著变，门静脉内膜增厚。综上：大 - 小结节混合性肝硬化，慢性肝衰竭。免疫组化：HBcAg（-）、HBsAg（-）。特殊染色：MASSON/ 网染（假小叶形成）。

2. 腹部 CT（病例 22 图 1）　同种异体肝移植术后、脾脏切除术后表现，门静脉支架置入术后表现，胆管吻合口狭窄，继发肝内外胆管轻度扩张。

3. 腹部 CTA（病例 22 图 2）　同种异体肝移植术后、脾脏切除术后改变，门静脉支架置入术后表现，肝固有动脉局部纤细。

4. 腰椎 MRI（病例 22 图 3）　$L_4/L_5$ 椎间盘膨出，$L_5/S_1$ 椎间盘突出。

5. 电生理检查　双侧腓神经运动传导速度减慢，双侧腓总神经运动传导速度减慢；左侧腓神经 H 反射潜伏期延长。

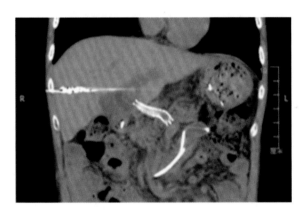

病例 22 图 1　腹部 CT

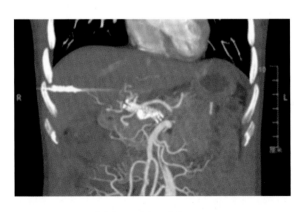

病例 22 图 2　腹部 CTA

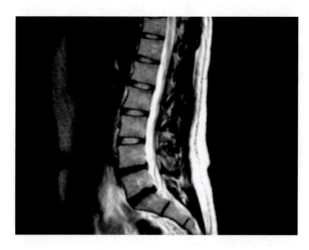

病例 22 图 3　腰椎 MRI

**疾病诊断**：①胸 $_{12}$ 脊髓损伤康复（ASI，C 级，肝性脊髓病）；②肝移植状态；③门静脉支架置入术后；④脾切除术后；⑤肠部分切除术后；⑥贲门血管离断术后；⑦胆汁淤积症；⑧代谢性周围神经病。

**功能诊断**：①双下肢运动障碍；②双下肢感觉障碍；③痉挛；④抑郁状态；⑤日常生活活动能力受限；⑥社会参与能力下降。

## 二、诊疗经过

患者肝移植术后，长期口服抗排异、抗病毒、抗凝、利胆及营养神经等药物，并需长期监测抗排异药物浓度。入院后完善相关检查后，经详细康复评估，患者康复方面的主要问题为双下肢感觉运动障碍、痉挛、抑郁状态。患者的短期康复目标在于维持扩大关节活动度，提高残余肌力，促通感觉，改善肢体痉挛，提高立位平衡控制及下肢负重能力。长期目标侧重于提高患者步行能力，恢复患者日常生活自理能力及社会参与水平。感觉运动方面，在常规康复治疗基础上，予以高压氧、经颅磁刺激等治疗。经治疗后，患者双侧屈髋肌肌力由 2 级提高至 3 级，双侧踝背屈肌力由 1 级提高至 2 级，核心肌力由 2 级提高至 3 级，感觉恢复至与上肢感觉一致。痉挛方面，予口服巴氯芬药物治疗后，并逐渐加量，服用至 15 mg tid 时，患者出现肝功能损伤，遂采用超声引导下 A 型肉毒毒素肌肉注射治疗。康复前后的评估显示，肌张力从入院时的 1+ ～ 2 级降低至 1 级，明显缓解了痉挛症状。抑郁状态为轻度，予以经颅直流电刺激后，患者情绪状态恢复至正常。出院时，患者立位平衡由 1 级提高至 2 级，Holden 步行能力由 2 级提高至 3 级，Berg 平衡量表评分由 10 分提高至 18 分，患者日常生活活动能力明显改善，改良 Barthel 指数评分 45 分提高至 70 分。

### 三、病例特点及讨论

患者中年男性，1 年余前即出现左下肢活动不利，逐渐进展加重，累及双下肢，伴深浅感觉障碍及痉挛。尽管患者病程中曾接受康复治疗，且康复取得部分效果，但效果难以维持，功能障碍随病情加重而加重。更为全面的康复治疗在肝移植手术病情平稳后开展。相较于创伤性脊髓损伤，肝性脊髓病发病率较低（国内报道本病占肝病的 2% ～ 4%，平均为 2.5%），针对这一病例的整个病程，着重关注和讨论肝性脊髓病诊疗和肝性脊髓病患者肢体痉挛的康复。

肝性脊髓病的诊疗：肝性脊髓病是由多种肝病引起的颈髓以下脊髓侧索脱髓鞘病变，呈现肢体缓慢进行性对称性痉挛性瘫痪，常伴有肝性脑病的反复发作。本病诊断目前尚无公认标准，一般认为应有以下依据：①有急慢性肝病史和肝功能异常，可有反复发作的肝性脑病；②可有门体静脉的分流（手术或自分流）；③起病隐匿，发展缓慢，以双下肢为主的进行性不完全性痉挛性截瘫，双下肢肌力减退，肌张力增高，腱反射亢进，锥体束征阳性，一般无肌萎缩、感觉障碍、括约肌功能障碍；④脑脊液正常，肌电图呈上运动神经元损害，大脑基底或脊髓内 MRI 可有异常高信号；⑤ TMS 检查提示运动诱发电位异常；⑥排除脊髓压迫症、脊髓炎、亚急性联合变性、遗传性痉挛性截瘫、运动神经元病、肝豆状核变性等。该患者有慢性肝病病史，且反复出现肝性脑病，表现为双下肢进行性加重的痉挛性瘫痪，伴有感觉障碍。脊髓 MRI 未见明显髓内异常信号。电生理检查提示有周围神经损伤，但脊髓 MRI 提示腰椎间盘突出较轻，不足以压迫神经根引起相应症状。结合患者在病程进展中反复出现的代谢紊乱及血氨等毒性物质体内蓄积，考虑为肝性脊髓病合并代谢性周围神经病。目前对于肝性脊髓病并无确切有效的治疗方案，治疗的关键是原发病及并发症的治疗、改善肝功能、限制蛋白质摄入、降血氨、营养神经等对症支持治疗。积极治疗各种肝病，对于乙型肝炎引起的，积极应用核苷类抗病毒药物如替诺福韦酯、恩替卡韦、阿德福韦酯及拉米夫定等治疗。目前认为低蛋白血症和血氨升高可能是肝性脊髓病的促发因素之一，针对性降血氨治疗可以预防其发生。大剂量的 B 族维生素、肌苷、ATP、辅酶 A 等可以促进神经系统功能恢复。对于肝性脑病合并肝性脊髓病患者，高压氧治疗也有一定疗效。长期肝硬化患者采用经颈静脉肝内门腔分流术积极降门压治疗，可能是增加诱发肝性脊髓病的风险，介入治疗尤其是支架内限流术可改善颈静脉肝内门腔分流术后出现的肝性脊髓病临床症状。也有研究表明血浆置换联合灌流治疗肝性脊髓病可取得较好疗效。尽管肝移植治疗肝性脊髓病仍是一种存在争议的治疗方法，但对许多目前尚无其他满意治疗方法可以逆转的慢性肝病来说是一种公认的有效治疗方法，因为肝移植从根本上解决了肝功能失代偿的问题。肝性脊髓病早期，即未出现任何临床表现或脊髓病变尚未发展成不可逆时，通过原位肝移植可以尽可能提高脊髓病变完全恢复的机会。肝移植进行越早，下肢截瘫症状改善越好，但关于肝移植治疗对其远期疗效并无系统研究，其确切疗效有待于进一步观察。该患者早期的康复治疗效果难以维持的主要原因即原发肝病未能得到有效治疗，待肝移植术后患者从根本上解决了肝功能失代偿的问题。在此基础上又辅以 B 族维生素、高压氧、营养神经等治疗。

针对该患者的肢体痉挛问题，我们在常规康复治疗效果不佳的情况下，首先选择了口服药物治疗。鉴于盐酸乙哌立松、替扎尼定均有肝功能损伤风险，优先考虑口服巴氯芬治疗。初始剂量予以巴氯芬 5 mg tid 口服，逐渐加量，尽管该药物 75% 是经由肾脏排出，但该患者口服剂量增加致 15 mg tid 时即出现肝功能损伤。随后采用 A 型肉毒毒素注射治疗，综合评估后发现患者双侧大腿内收肌、伸膝肌、屈膝肌、跖屈肌、趾屈肌肌张力均升高明显，影响患者肢体运动功能。进一步明确注射靶肌肉和注射剂量后，在超声联合肌电引导下 A 型肉毒毒素注射治疗（病例 22 图 4）。整个康复进程中，患者进行了 3 次肉毒毒素注射治疗，具体治疗方案如下：①双侧比目鱼肌各 100 U，双侧胫骨后肌各 100 U，双侧趾长屈肌各 50 U，共计 500 U A 型肉毒毒素；②双侧半膜肌各 75 U，双侧半腱肌各 75 U，双侧腘绳肌各 50 U，共计 400 U A 型肉毒毒素；③双侧比目鱼肌各 100 U，双侧胫骨后肌各 100 U，双侧趾长屈肌各 50 U，足踇长屈肌 50 U，共计 600 U A 型肉毒毒素。注射过程均顺利，术中无不适，注射后无过敏、肝功能异常等。术后配合康复训练，患者肢体痉挛及步行功能得以改善（病例 22 图 5）。

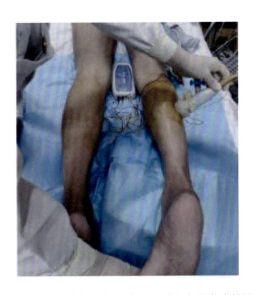

病例22图4　超声联合肌电引导下A型肉毒毒素注射治疗定位

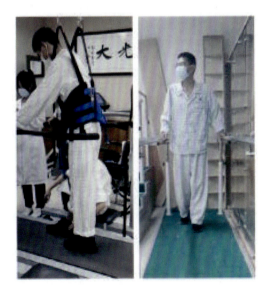

病例22图5　患者第二次注射治疗前后效果

注：治疗前，患者在减重下需他人辅助下迈步（左图）；治疗后，患者可少量辅助下步行（右图）。

在进行肝性脊髓病康复前，综合分析和个体化的针对性治疗是关键。针对该患者肢体功能障碍，发现与两方面因素相关：其一，上神经元损伤，表现为下肢肌张力升高和病理征阳性等；其二，周围神经损伤，电生理检查提示周围神经损伤，肌力降低及感觉异常可能是周围和中枢神经损伤共同的结果。为此，患者接受了肉毒素注射以降低肌张力。注射治疗后患者肌张力降低，同时予加强残余肌力、促通感觉、平衡训练等，患者深浅感觉恢复正常，步态、平衡及步行能力均有所改善，生活质量得以提高。此案例强调了对肝性脊髓病个性化评估和治疗方案制订的重要性，为进一步的康复治疗和管理提供了宝贵的经验和依据。在今后的康复过程中，持续的监测肝功能及抗排异药物浓度，对维持治疗效果和生活质量同样重要。

## 四、相关问题及分析

根据以上病例资料及肝性脊髓病的特点，我们总结了肝性脊髓病康复中三个问题进行讨论，希望有助于提高对类似病例的诊治水平和服务质量。

1. 针对肝性脊髓患者，如何进行有效的康复治疗提高其功能恢复水平？

肝性脊髓病是多种肝脏疾病终末期一种罕见的神经系统并发症，男性占大多数。肝硬化分流术患者一般于分流术后 4 年出现脊髓症状，自然分流患者在发生黄疸、腹痛、肝功能不全症状后 5 年左右出现脊髓症状，患者可有严重肝脏疾病表现，或反复发作的肝性脑病。其发病机制尚不清楚，目前考虑为多种因素共同作用的结果，包括大量的有毒物质（如血氨、硫醇、尿素及部分重金属）绕过肝脏的解毒作用直接进入血液循环；肝脏功能不全及门体分流造成的物质吸收和合成障碍，使体内缺乏对脊髓神经具有保护和营养作用的必需物质（特别是维生素 B 族缺乏）引起脊髓神经损害；病毒性肝炎引起的免疫应答、可溶性免疫复合物在神经系统的沉积及其他原因导致的免疫损伤；长时间的门静脉高压导致胸、腰段的椎静脉丛瘀血，门体静脉分流后，使胸腰段的脊髓发生慢性缺血、缺氧及营养代谢障碍，最终使脊髓变性坏死。该病的神经病理改变以皮质脊髓侧索对称性脱髓鞘为特征，脊髓全长均可受累，并且由颈膨大向下端逐渐加重，以胸腰段最为明显。其临床特征包括：①运动障碍：双下肢无力，步态不稳，失用性肌萎缩，肌力减退，肌张力增高，主要是双下肢痉挛强直；②反射异常：腱反射亢进，常有阵挛，病理反射阳性；③感觉正常：肢体感觉一般正常，痛触觉正常；④括约肌功能正常：一般无大、小便失禁。由于代谢、营养、药物等因素，患者可伴有不同程度的周围神经损伤。

针对肝性脊髓病患者，在生命体征平稳且无康复禁忌的情况下，于病程的任何阶段康复治疗均可被允许，但由于患者病程中各阶段的状态不同，康复治疗方案及康复目标或可不同。在发生肝性脑病时，康复治疗应以降低卧床并发症，预防失用综合征等为目的，而当获得代偿性肝功能后，应尽可能的恢复患者的肢体功能水平，使其尽早的回归家庭与社会。因此制订康复计划以获得有效的康复治疗，需要一个跨学科团队的合作，该团队应包括康复医师、肝脏外科医师、物理治疗师、作业治疗师、言语（吞咽）治疗师、护士和社会工作者等。康复治疗方案的制订前，首先进行全面的康复评估，涵盖患者的认知能力、肢体功能、言语能力、吞咽功能、心肺功能、日常生活活动能力及社会参与水平等多个方面。基于此评估结果，为患者制订适宜的个体化的康复计划。在肝移植术后，患者病情平稳且无康复禁忌的情况下，宜尽早、全面、循序渐进开展康复治疗，综合运用各种治疗方法，在重塑神经功能的同时改善患者的功能障碍。家庭、社会、心理支持等必不可少。同时，康复医师及肝脏外科医师的长期随访也十分重要。

2. 肝性脊髓病肢体痉挛的诊疗方法有哪些？

目前尚无针对肝性脊髓病肢体痉挛的治疗共识与指南。巴氯芬、替扎尼定和丹曲林钠是三种被批准用于治疗脊髓损伤骨骼肌痉挛的药物。替扎尼定为中枢性 $\alpha_2$ 肾上腺素受体激动剂，可通过减少中间神经元兴奋性神经递质的释放发挥肌肉松弛作用，但该药物可有导致肝损伤、肝炎及肝癌风险，应慎用于肝移植患者。丹曲林钠是外周性肌肉松弛药物，可直接作用于肌肉的收缩部位梭外肌纤维，减少骨骼肌肌浆网 $Ca^{2+}$ 的释放，阻碍兴奋 - 收缩耦联，达到松弛肌肉的目的。该药需经肝脏代谢后其代谢产物由肾脏排出体外，禁用于肝肾功能障碍患者，虽未有移植肝患者用药建议，但由于肝移植患者肝代谢能力可能不及健康人肝脏，应慎用于此类患者。巴氯芬主要通过与脊髓传入神经末梢的突触前 GABA 受体结合，阻止兴奋性氨基酸的释放，抑制脊髓的单突触和多突触反射，从而缓解骨骼肌的痉挛状态，降低肌张力，使肌力等得到改善。目前有两种给药途径：口服给药及鞘内注射。由于巴氯芬脂溶性较差，口服后很难通过血脑屏障，所以口服巴氯芬剂量要求较大；鞘内注射可以使药物鞘内高浓度聚集，与口服相比，药物用量明显降低，药效却有较大提高。该药的主要不良反应包括镇静作用、嗜睡、易疲劳、共济失调、神志模糊、呼吸及心血管抑制等。该药主要以原型由肾脏排出，因此对肾功能不全患者给药需要减量。目前尚无对肝功能不全及肝移植患者推荐用药方案，但该类药物可使个别患者出现肝功能损伤，因此用药也应谨慎。

苯酚／酒精注射可使神经发生变性和纤维化，从而破坏神经传导来缓解痉挛，该法可用于治疗局灶性痉挛。但由于该疗法可能对神经造成永久性神经损伤，且苯酚、酒精可能造成移植肝功能损伤，不应作为口服药物治疗失败后的首选治疗。肉毒毒素是由肉毒杆菌产生的强效神经毒素，通过作用于神经肌肉接头，抑制突触前膜乙酰胆碱的释放，最终产生突触前神经肌肉阻滞作用。按照产生抗原的不同分为多型，目前已经进入商品化运用的是 A 型和 B 型，其中我国上市的肉毒毒素均为 A 型，现已广泛应用于医学美容整形、肌张力阻碍、疼痛性疾病、泌尿系统疾病等。A 型肉毒毒素注射治疗已被证实在脑卒中、脑外伤、多发性硬化、脊髓损伤、脑性瘫痪等上神经元损伤后的肢体痉挛治疗方面有明显效果，其安全性往往与注射剂量有关。目前尚未有针对肝性脊髓病或同时合并肝功能损伤或肝炎的脊髓损伤亚组的安全性及有效性研究。此外，神经肌肉电刺激、经颅磁刺激、冲击波、振动疗法等物理因子疗法及适宜的运动也可有效改善脊髓损伤患者肢体痉挛，随着科技的进步，更多有效缓解痉挛、提高肢体运动功能的方法可能会被开发，如机器人辅助步行等。上述康复训练及治疗方法对肝功能无影响，可直接适用于肝移植术后肝性脊髓病患者。

3. 如何制订肝性脊髓病患者肢体肉毒毒素注射方案？

肉毒毒素相对分子质量为 150 000，由相对分子质量为 50 000 的轻链及相对分子质量为 100 000 的重链组成。重链识别并与神经末梢突触前膜上的特异性受体结合；轻链作为锌钛链内切酶水解 N- 乙基马来酰胺 - 敏感因子附着蛋白受体复合体，从而影响突触囊泡与突触前膜融合，阻滞乙酰胆碱等神经递质的释放，引起肌肉松弛、腺体分泌障碍等化学性去神经作用。

注射治疗的效果与配置浓度、注射靶肌肉的选择及精准定位等有关，其中后者最为重要。目前国内外常用的注射定位方法有徒手定位、电刺激定位、超声引导等，不同定位方式在实际应用中各具优势及局限，多种方式联合运用可以提高注射引导的精准性，本例患者采用超声引导联合肌肉电刺激下肉毒毒素注射。组织分布临床试验表明，A 型肉毒毒素肌肉注射后，在注射部位主要以大分子形式存在，经由蛋白酶分解，受限于该产品的特质，目前尚无该制剂活性成分的吸收、分布、生物转化和排泄方面的研究报告。但目前所报道的不良反应及上市后经验中，未提及该制剂对肝功能有影响。尽管未有肝功能损伤报道，但有肺炎的患者接受 A 型肉毒毒素治疗可能有严重不良事件风险，因此对于病毒性肝炎合并肝性脊髓病患者治疗需要谨慎。该患者接受肝移植及 A 型肉毒毒素治疗之前，乙肝病毒感染已得到控制。该治疗方法在推荐剂量下并不会导致全身临床效应。但当患者应用某些损害神经肌肉接头的药物如奎宁、氨基糖苷类抗生素、吗啡等，或合并某些神经肌肉病变如重症肌无力、Lambert-Eaton 综合征、运动神经元病等可能诱发临床上远隔部位的肌无力症状。在充分评估患者无已明确的肉毒毒素注射治疗禁忌并充分告知风险后予患者行 A 型肉毒毒素注射治疗。需根据痉挛模式及程度确定注射方案，在超声引导联合肌肉电刺激治疗下精准定位靶肌肉，单一责任肌内注射剂量不超过 100 U，单次总剂量控制在 600 U 及以内。同时配合功能电刺激、经颅磁刺激、下肢步行机器人及其他康复训练，使患者痉挛得以改善，步行能力及生活能力水平得以提高。A 型肉毒毒素一般于注射后 3 ～ 14 天起效，作用持续 3 ～ 6 个月，起效后患者可减少或停用其他口服抗痉挛药物，两次注射治疗间隔一般不少于 3 个月。

### 五、病例点评

肝性脊髓病是各种肝病终末期少见的神经并发症，以双下肢进行痉挛性瘫痪为主要表现，病理以脊髓侧索脱髓鞘病变为主，常累及胸腰段，影响患者的运动功能。其发病为有毒物质蓄积、营养缺乏、代谢紊乱、脊髓缺血缺氧等多因素共同作用的结果。本病诊断目前尚无公认标准，同时合并周围神经损伤时可有感觉障碍，一般不累及自主神经。肝移植可能是唯一治疗肝性脊髓病的方法，且越早手术，治疗效果可能更好。

对于肝性脊髓病肢体痉挛的治疗，目前缺乏专家共识及指南的指导。选择治疗方案及用药均应考虑对病肝及移植肝功能的影响，任何可能导致肝功能损伤的治疗均应慎用。A 型肉毒毒素是生物大分子，未有研究表明其可导致肝功能损伤，在靶肌肉定位精准的情况下，A 型肉毒毒素肌内注射治疗可能是肝性脊髓病患者肢体痉挛的一种可靠的有效治疗方法。A 型肉毒毒素注射治疗对于不同肝病导致的肝性脊髓病肢体痉挛的安全性及有效性需要进一步的研究予以证实。本病例中，乙肝肝硬化患者在肝移植术进行肝性脊髓病康复效果显著，A 型肉毒毒素注射治疗未出现不良反应，是肝移植术后肝性脊髓病患者进行肉毒毒素注射治疗的初步尝试。此外，肝移植术前及术后肝性脊髓病的康复需要肝脏外科医师、康复医师、康复技师、护士等多学科共同协作完成，监测肝功能及长期随访对患者来说十分重要。

（病例提供者：英小倩　北京清华长庚医院）

（点评专家：李　欣　北京清华长庚医院）

# 参考文献

[1]Hundt H, Fleming JC, Phillips JT, et al. Assessment of hepatic inflammation after spinal cord injury using intravital microsco[J]. Injury, 2011, 42 (7): 691-696.

[2]Perryman SV, Jenkins DD, Streetz KL, et al. Hepatic injury and the kinetics of bone marrow -derived hepatocyte transgene expression[J]. Pediatr Surg, 2008, 43 (8): 1511-1519.

[3] 陈志惠，陈东风. 肝性脊髓病研究进展 [J]. 胃肠病学和肝病学杂志, 2016, 25 (07): 832-834.

[4] 邵娜，杨宇，马芮，等. 肝性脊髓病的研究进展 [J]. 中风与神经疾病杂志, 2017, 34 (11): 1054-1056.

[5]Nardone R, Orioli A, Höller Y, et al.Central motor and sensory conduction in patients with hepatic myelopathy[J].Spinal Cord, 2014, 52: 439-443.

[6]Yin YH, Ma ZJ, Guan YH, et al.Clinical features of hepatic myelopathy in patients with chronic liver disease[J].Postgrad Med J, 2009, 85: 64-68.

[7] 万俊，王倩，李冰，等. 肝性脊髓病 34 例临床特点分析 [J]. 中华消化杂志, 2019, 39 (10): 698-700.

[8] 余思邈，张宁，王睿林，等. 91 例肝性脊髓病临床特点分析 [J]. 胃肠病学和肝病学杂志, 2016, 25 (4): 432-434.

[9] 任书瑶，柏明，祁兴顺，等. 经颈静脉肝内门体静脉分流术的适应证和并发症 [J]. 中华消化杂志, 2014, 34 (1): 62-64.

[10]Caldwell Cary, Werdiger Norman, Jakab Sofia, et al.Use of model for end-stage liver disease exception points for early liver transplantation and successful reversal of hepatic myelopathy with a review of the literature[J].Liver Transpl, 2010, 16: 818-826.

[11]Zhu Zebin, Liu Yang, Wu Wei, et al.Liver Transplantation Reverses Hepatic Myelopathy in Hepatitis B-Related Decompensated Liver Cirrhosis: Case Report and Review of the Literature[J].Transplant Proc, 2022, 54: 158-160.

[12]方露, 谢财忠, 王红星, 等.脊髓损伤后痉挛的机制及其治疗研究进展 [J].中国康复医学杂志, 2020, 35 (01): 112-118.

[13]中华医学会神经病学分会帕金森病及运动障碍学组, 中华医学会神经外科学分会功能神经外科学组, 中国神经科学学会神经毒素分会, 等.肌张力障碍治疗中国专家共识 [J].中华神经科杂志, 2020, 53 (11): 868-874.

[14]姜烨容, 霍然.A 型肉毒毒素的临床研究进展 [J].中华损伤与修复杂志（电子版）, 2017, 12 (04): 298-302.

[15]杨晓颜, 许光旭, 毛雅君, 等.肉毒毒素 A 对肌肉痉挛患者功能康复的作用 [J].中国康复医学杂志, 2005, 20 (09): 675-679.

[16]Tambasco Nicola, Filidei Marta, Nigro Pasquale, et al.Botulinum Toxin for the Treatment of Hemifacial Spasm: An Update on Clinical Studies[J].Toxins (Basel), 2021, 13: 1-11.

[17]Palazón-García Ramiro, Alcobendas-Maestro Mónica, Esclarin-de Ruz Ana, et al.Treatment of spasticity in spinal cord injury with botulinum toxin[J].Spinal Cord Med, 2019, 42: 281-287.

[18]Chun Audrey, Levy Isaiah, Yang Ajax, et al.Treatment of at-level spinal cord injury pain with botulinum toxin A[J].Spinal Cord Ser Cases, 2019, 5: 77.

[19]Bonikowski Marcin, Sławek Jarosław.Safety and efficacy of Botulinum toxin type A preparations in cerebral palsy-an evidence-based review[J].Neurol Neurochir Pol, 2021, 55: 158-164.

[20]Kaymak Bayram, Kara Murat, Tok Fatih, et al.Sonographic guide for botulinum toxin injections of the lower limb: EUROMUSCULUS/USPRM spasticity approach[J].Eur J Phys Rehabil Med, 2018, 54: 486-498.

[21]Yan Xu, Lan Jie, Liu Yancheng, et al.Efficacy and Safety of Botulinum Toxin Type A in Spasticity Caused by Spinal Cord Injury: A Randomized, Controlled Trial[J].Med Sci Monit, 2018, 24: 8160-8171.

[22]Baricich Alessio, Battaglia Marco, Cuneo Daria, et al.Clinical efficacy of botulinum toxin type A in patients with traumatic brain injury, spinal cord injury, or multiple sclerosis: An observational longitudinal study[J].Front Neurol, 2023, 14: 1133390.

[23]中国康复医学会.肉毒毒素治疗成人肢体痉挛状态中国指南（2015）[J].中国康复医学杂志, 2015, 30 (01): 81-110.

[24]肉毒毒素治疗应用专家组, 中华医学会神经病学分会帕金森病及运动障碍学组.中国肉毒毒素治疗应用专家共识 [J].中华神经科杂志, 2018, 51 (10): 779-786.

[25]刘加林, 梁传余, 王力红, 等.肉毒素 A 的副作用及临床中应注意的问题 [J].华西医学, 2004, 19 (04): 703-704.

[26]Dashtipour Khashayar, Pedouim Farzin, Botulinum Toxin.Preparations for Clinical Use, Immunogenicity, Side Effects, and Safety Profile[J].Semin Neurol, 2016, 36：29-33.

[27]陈华，段小娟，冯修远，等.肉毒毒素抵抗的临床研究进展［J］.临床皮肤科杂志，2021，50（01）：58-61.

# 病例23  缺氧缺血性脑病并发双侧偏瘫、左下肢截肢的康复

## 一、病历摘要

患者男性，30岁。

**主　诉**：外伤致左下肢截肢、意识不清1个月余。

**现病史**：患者2022年11月12日因车祸致左下肢开放性损伤出血、意识不清，在当地医院摄片示左下肢多发性骨折，至上海某医院就诊，考虑诊断为左下肢毁损、失血性休克、缺血缺氧性脑病，并予行左下肢截肢手术以及给予输血、补液、扩容等治疗，因截肢创口感染，予11月19日行"左下肢清创＋负压封闭引流术(VSD)"，患者术后一直神志昏迷，长期呼吸机辅助通气不能拔管，且出现肾衰竭及电解质紊乱、无尿，于12月2日行气管切开术，并多次行血透治疗。后生命体征稳定，于12月16日转至江苏省苏北人民医院康复医学科进一步治疗。患者自发病以来，神志不清，鼻饲半流质，体重无明显下降。

**既往史**：既往体健。

**体格检查**：体温36.5℃，心率82次1分，呼吸18次／分，血压126/94mmHg。神志模糊，呼之不应，疼痛刺激可有肢体回缩反应，双瞳孔等大等圆，直径≈3mm，直接、间接对光反射灵敏，双侧鼻唇沟对称，口角无歪斜。颈软，气管居中，气管切开，外接塑料导管一根，未接呼吸机；颈静脉未及有怒张，浅表淋巴结未及有肿大，甲状腺未及有肿大。双肺呼吸音清，未闻及干、湿性啰音，心律齐，未及有病理性杂音，腹平软，无压痛、反跳痛，肝脾肋下未及。肠鸣音正常，未及有气过水音，移动性浊音阴性。

**专科检查**：脊柱无畸形，左大腿残端切口对合良好，呈圆柱状，末梢循环良好，右下肢无明显凹陷性水肿，右下肢 Babinski 征（+）。日常生活活动能力改良 Barthel 指数评分 0 分，余查体不配合，无法完成。

**辅助检查**：头颅 CT（病例 23 图 1）：双侧基底节腔隙性脑梗死。

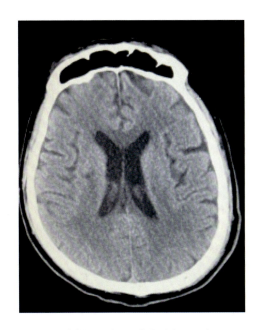

病例 23 图 1　患者头颅 CT

**疾病诊断**：①缺氧缺血性脑病；②左下肢截肢；③左肘关节僵硬；④后天性小腿缺失；⑤左臂丛神经损害。

**功能诊断**：①意识障碍；②认知功能障碍；③双侧偏瘫；④运动功能障碍；⑤日常生活活动能力受限；⑥社会参与能力下降。

## 二、诊疗经过

在全面的入院检查基础上，经过详细康复评估，发现该患者目前主要问题包括意识障碍、日常生活活动能力受限、社会参与能力下降。整体康复目标分为短期和长期，短期重在对患者进行促醒治疗，长期则着重于恢复患者的日常生活自理能力及社会参与水平。在常规康复治疗基础上，采用针对性的康复方案：意识障碍方面，采取金刚烷胺药物治疗、高压氧、正中神经刺激、经颅磁刺激等综合促醒治疗；治疗 23 天后患者苏醒，进一步查体发现患者存在轻度认知功能障碍、肢体运动功能障碍（双侧偏瘫），故针对轻度认知功能障碍，予以丰富康复训练；针对肢体运动功能障碍，予以佩戴临时假肢，加强肌力训练、平衡训练、步行训练等。改良 Barthel 指数评分由入院时的 0 分提升至 60 分，表明患者在日常生活活动能力上的显著进步。

### 三、病例特点及讨论

该病例患者为青年患者，既往无特殊病史，主要问题是车祸导致的意识障碍、轻度认知功能障碍、肢体运动功能障碍，其中意识障碍是主要问题，它直接决定了患者的生活质量，因此，是康复治疗中的首要内容。当然，轻度认知功能障碍、肢体运动功能障碍的康复治疗在患者清醒后仍是重点，它们对提高患者的日常生活活动能力有着非常大的作用。

针对该患者意识障碍的问题，综合评估后，我们发现其处于中昏迷（格拉斯哥昏迷评分 9 分，其中可呼唤睁眼，回答问题可发出声音，有躲避疼痛反应），因此，我们制订了金刚烷胺药物治疗、高压氧、正中神经刺激、经颅磁刺激等综合促醒治疗方案。其中第 1 ～ 2 周服用金刚烷胺 100 mg bid；第 3 周：金刚烷胺 150 mg bid。高压氧舱治疗：压力 2.0 ATA，氧纯度 99%，氧流量 6 L/min，吸氧时间 60 分钟；治疗周期频率：每天 1 次，10 次为 1 个疗程，2 个疗程后，休息 5 天，开始第 3 个疗程；正中神经刺激：部位，定位患者前臂腕关节正中神经，腕横纹上 2 cm 处贴敷皮肤电极。强度电流强度 15 ～ 20 mA，电流刺激强度以观察到患者手指可见轻微收缩。参数，方波，脉宽 300 微秒、刺激 20 秒、间歇 40 秒。刺激频率 50 Hz；治疗周期频率：每天 1 次。经颅刺激治疗：刺激部位为双侧 M1 区；刺激频率（HZ）10 Hz；治疗周期频率：每天 1 次。患者于入院后第 23 天醒来，第 24 天开始可进行简单问答，第 30 天可至康复治疗大厅进行综合康复训练。

针对该患者轻度认知功能障碍的问题。患者进入康复大厅后，重新进行全面评估，发现患者存在轻度认知功能障碍，考虑为缺血缺氧性脑病所致。量表评分：MoCA 评分 22 分，数字广度测试：5 个，Stroop 色词测试（45 秒）：18 个。结合评定结果，考虑予以丰富康复训练综合治疗，主要内容包括：

1. 运动感觉刺激 视觉刺激：利用互联网选择患者感兴趣的读物、影像资料等，进行阅读、观看；每次 10 分钟，每天 1 次。嗅觉刺激：患者闻两瓶不同气味的香水，并尝试说出其气味名称，如错误，则由治疗师纠正；每天香水种类不完全相同；

每次 3 分钟，每天 1 次。触觉刺激：黑色棉布袋中装有不同形状、大小、质地的玩具或物品，患者不能看见布袋中物品，通过瘫痪侧手触摸，说出物品的名称及特征，如错误，则由治疗师纠正；每次 10 分钟，每天 1 次。运动刺激：下肢运动主要通过虚拟现实技术和平板跑步机等共同完成，让患者完成野外行走、森林中采蘑菇、雪地中滑雪等游戏；上肢运动利用橡皮泥制作不同物品、用画笔绘画等；要求瘫痪侧肢体参与运动，健侧肢体可以辅助。每次 20 分钟，每天 1 次。

2. 认知活动　要求患者完成明确的任务，并将多项认知功能结合其中，利用虚拟现实技术，完成以下任务。每次 40 分钟，每天 1 次。①模拟超市购物：购物前给患者一份清单，规定时间内收回清单，患者独自在超市购得所列物品，要求物品数目、品牌等与清单一致；②课堂听课：患者模拟学生在课堂听课，要求患者尽可能记住老师所讲内容，上课过程中，可根据患者情况，加入噪声、飞鸟、他人讲话等场景干扰患者，课后治疗师根据授课内容提问；③牌类游戏：一副由不同颜色、不同图形组成的卡片，由治疗师按照一定规律(图形、颜色或数量) 摆放 3 张卡片，要求患者找出其中规律，摆放出第 4 张卡片。

3. 社交活动　①在运动感觉刺激和认知活动中，治疗师或其他患者，可根据情况加入训练中，与患者进行交流；②进行多人的牌类、棋类等文体游戏；③选择一个近期社会热点话题，与其他多名患者发表自己的观点并讨论。社交活动每次 40 分钟，每天 1 次。经过 4 周丰富康复训练，患者认知功能有所改善，量表评分如下：MoCA评分 28 分，数字广度测试：8 个，Stroop色词测试(45秒)：26 个。

针对该患者肢体运动功能障碍的问题。患者进入康复大厅后，重新进行全面评估，发现患者存在肢体运动功能障碍，考虑为缺血缺氧性脑病所致。查体可见：左上肢肌力 3 级，肌张力正常，左下肢大腿残端切口对合良好，呈圆柱状，末梢循环良好。右上肢肌力肌张力正常，右下肢肌力 3 级。予以佩戴临时假肢，加强肌力训练、平衡训练、转移训练等。经 4 周训练后，患者自行辅助下站立，并可进行床-椅转移(病例 23 图 2)。

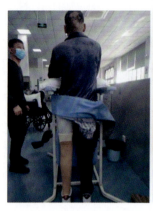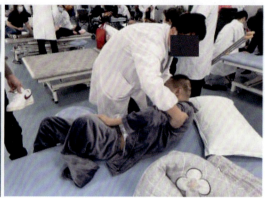

**病例 23 图 2　康复训练**

## 四、相关问题及分析

根据以上病例资料，我们总结了关于缺氧缺血性脑病康复的具有代表性的几方面的问题进行讨论，希望有助于提高对类似病例的诊治水平和服务质量。

1. 缺氧缺血性脑病的意识障碍的诊疗方法有哪些？

意识障碍是缺氧缺血性脑病常见的临床表现，意识障碍按照程度可分为嗜睡、昏睡、浅昏迷、中昏迷、深昏迷。嗜睡：属于轻程度的意识障碍，通常可以被唤醒，唤醒后可正确回答问题，但在停止刺激后，患者可随之进入睡眠状态。昏睡：昏睡为高于嗜睡程度的意识障碍，通常不易唤醒，一般在接触强烈刺激后可出现反应，唤醒后可以睁眼，但无法正确回答问题，可出现含糊不清、答非所问等状态。浅昏迷：浅昏迷可表现为患者呼之不应，随意活动消失，但对强烈的疼痛刺激有反应，同时存在各种生理反射。中昏迷：中昏迷通常表现为对各种刺激没有反应，但不限于强烈的疼痛刺激，同时可减弱角膜及瞳孔反应。深昏迷：深昏迷表现为对各种强弱刺激都无法出现反应，同时生理反射也会消失。体格检查是意识障碍最简单和必要的评估方法，医生需要注意患者的呼吸节律，观察是否存在肢体坠落试验阳性，并评估患者瞳孔对光反射、角膜反射、腱反射以及病理反射等。GCS 是临床常用的昏迷评定量表，此指数是由格拉斯哥大学的两位神经外科教授 Graham Teasdale 与 Bryan Jennett J 在 1974 年所发表。通过对患者睁眼反应、语言反应和肢体活动情况制订了昏迷评分指数，三者分数相加，来综合评定患者昏迷程度，具体内容如下。

睁眼反应（eye opening，E）：①4分，自然睁眼（spontaneous）：靠近患者时，患者能自主睁眼，术者不应说话、不应接触患者。②3分，呼唤会睁眼（to speech）：正常音量呼叫患者，或高音量呼叫，不能接触患者。③2分，有刺激或痛楚会睁眼（to pain）：先轻拍或摇晃患者，无反应后予强刺激。④1分，对于刺激无反应（none）C分：如因眼肿、骨折等不能睁眼，应以"C"（closed）表示。

语言反应（verbal response，V）：①5分，说话有条理（oriented）：定向能力正确，能清晰表达自己的名字、居住城市或当前所在地点、当年年份和月份。②4分，可应答，但有答非所问的情形（confused）：定向能力障碍，有答错情况。③3分，可说出单字（inappropriate words）：完全不能进行对话，只能说简短句或单个字。④2分，可发出声音（unintelligible sounds）：对疼痛刺激仅能发出无意义叫声。⑤1分，无任何反应（none）。

肢体运动（motor response，M）：①6分：可依指令动作（obey commands）：按指令完成2次不同的动作。②5分：施以刺激时，可定位出疼痛位置（localize）：予疼痛刺激时，患者能移动肢体尝试去除刺激。疼痛刺激以压眶上神经为金标准。③4分：对疼痛刺激有反应，肢体会回缩(withdrawal)。④3分：对疼痛刺激有反应，肢体会弯曲（decorticate flexion）：呈"去皮质强直"姿势。⑤2分：对疼痛刺激有反应，肢体会伸直（decerebrate extension）：呈"去脑强直"姿势。⑥1分：无任何反应（no response）。

格拉斯哥昏迷评分法最高分为15分，表示意识清楚；13~15分为轻度意识障碍；9~12分为中度意识障碍；8分以下为昏迷；13~15分为轻型，9~12分为中型；3~8分为重型。分数越低则意识障碍越重。

针对昏迷患者，目前促醒方法较多，主要包括药物治疗、高压氧、正中神经刺激、经颅磁刺激等，但多为多种方案的综合治疗，少有单一治疗。药物促醒治疗选择较多，唑吡坦、巴氯芬等，均有一定的作用，而金刚烷胺是使用较为广泛的药物，有研究报道，它可以改善缺氧后缺氧缺血性脑病患者的额顶叶皮质代谢。高压氧是指在高压（超过常压）的环境下，呼吸纯氧或高浓度氧以治疗缺氧性疾病和相关疾患的方法，是目前治疗缺氧缺血性脑病意识障碍常用的方法。高压氧治疗昏迷状态缺氧患者作用机理主要如下：①高压氧可迅速提高氧分压，改善脑缺血、缺氧，加快脑组织修复。②高压氧可减轻脑水肿。因为高压氧下脑血管处于收缩状态，可使脑血流量下降，减轻脑水肿。③促醒作用。高压氧2个大气压吸纯氧时，椎基底动脉供血可以增加18%，激活脑干上行网状系统，具有促醒作用。④高压氧可建立侧支循环，促进脑功能恢复。⑤高压氧可改善神经细胞轴突生长，促进神经细胞纤维生长速度。正中神经电刺激是临床上治疗昏迷的前沿性治疗手段，其利用低频电流刺激正中神经，信号可通过神经通路传到脊髓、脑干和皮质，兴奋上行脑干激活系统，激发大脑自发分泌神经营养因子和神经递质，增加皮质活动和脑血流量，调整神经元促进中枢结构和功能的整合，最终实现昏迷促醒的作用。经颅磁刺激（transcranial magnetic stimulation，TMS）是一种新型无痛、无创的绿色治疗方法，磁信号可以无衰减地透过颅骨刺激脑神经组织，通过输出两个以上有规律的重复刺激，改变频率使局部大脑皮质功能兴奋或受到抑制，双向调节大脑皮质功能的平衡实现促醒。其促醒机制主要涉及以下几个内容：①对神经递质和受体的影响：TMS可以刺激多种神经递质的释放，如多巴胺（dopamine，DA）、乙酰胆碱、谷氨酸胺等。这些递质是解决记忆障碍、运动障碍、情感障碍有效因素。②对早期基因表达的影响：TMS引起皮质较广泛的 *c-fos* 基因表达增加，近中线结构（纹状体、丘脑、扣带回、室旁核等）尤为显著，在松果体、视网膜及调节生物节律区，有更敏感的转录因子CREB磷酸化形式表达增加。rTMS引起的这种效应更明显。③对脑血流、代谢、内分泌的影响：TMS可以通过不同的参数刺激，改变不同脑区的血流、代谢、兴奋性及内分泌功能发挥治疗作用。④兴奋与抑制作用：高频率、高强度rTMS可产生兴奋性突触后电位总和，导致刺激区神经异常兴奋。低频刺激则相反，低频可抑制神经兴奋，通过双向调节大脑兴奋与抑制功能之间的平衡来治疗疾病。

总的来说，缺氧缺血性脑病导致的意识障碍是大脑皮层及皮层下区域广泛受损所致，所涉及的机制较为复杂，因此，选择多种促醒方法的综合治疗方案，往往能起到较好的治疗效果。

2. 缺氧缺血性脑病所致的认知功能障碍的诊疗方法有哪些？

认知功能障碍是脑部疾病常见的并发症，是多领域认知的功能全面受损，影响20%～40%的脑部疾病幸存者。缺氧缺血性脑病所致的认知功能障碍是由于缺血缺氧导致皮质及皮质下广泛损伤所致，表现为记忆功能障碍、注意力障碍、执行功能障碍等。认知功能障碍对患者的远期影响超过了躯体障碍本身，会导致患者对外界环境的感知和适应困难；同时，认知功能障碍更会进一步加重脑部疾病本身所致的其他功能障碍，这些最终导致了患者自理能力下降，工作能力减退，社会功能受损，心理健康缺陷，加重了患者、家庭与社会的负担。

缺氧缺血性脑病所致的认知功能障碍主要基于临床康复评估和实验室检查。临床康复评估包括相关量表的评估，如 MoCA 量表、注意力量表、执行功能量表等。实验室检查包括 P300 测定、功能核磁检查等。

缺氧缺血性脑病所致的认知功能障碍的治疗基于全面和个体化的方法，涉及药物和非药物干预以及多学科合作。主要的药物干预包括口服药物，如多奈哌齐、加兰他敏和美金刚等，这些药物可以提高患者认知功能，并改善功能状态和生活质量。主要的非药物干预包括常规认知训练、丰富康复训练和经颅磁刺激治疗等。这些干预措施调节神经可塑性，改善神经网络，提高认知功能。具体方法：如在感觉刺激训练中，触摸不同形状、大小、质地的物品，使用不同的工具如画笔和橡皮泥完成任务；在认知活动训练中模拟日常生活的环境完成训练任务，或是在训练的同时加入可以吸引患者的因素；在社交活动训练中通过不同的形式完成任务等。丰富康复训练是基于丰富环境的康复训练方法，目前在临床认知功能障碍的康复方面，已经取得不错的效果。该训练方法不仅提供多感官、运动刺激，还提供训练学习的机会，涉及社会交往、空间探索、自发性躯体活动等多方面功能，极大地提高了人或动物从环境中获取物理刺激和社会刺激的可能性。

因此，丰富康复训练在大脑可塑性和行为改善方面发挥重要作用。经颅磁治疗仪则可通过脉冲磁场作用于大脑神经细胞，刺激大脑神经细胞，能够帮助改善认知障碍，缓解患者的不适症状，提高患者的认知和反应能力。

## 五、病例点评

缺血缺氧性脑病临床上多见于新生儿，而成人常见的原因是心搏骤停、中毒、休克等原因导致的脑组织缺血缺氧，因此这种脑损伤的部位并不恒定，症状表现为多样化、复杂性的特点。而且随着病情的进展，患者功能障碍的主要问题也会发生变化，所以，康复医学团队需及时全面进行评估患者病情，准确地制订康复治疗方案，才能使得患者获得最大的康复收益。

该病例为外伤后休克所致的缺血缺氧性脑病，转至康复医学科后，早期功能障碍主要表现为意识障碍，其原因很可能是缺血缺氧导致的皮质及皮质下的损伤。由于这种损伤多为弥漫性，因此单一的促醒方法效果有限，故康复医学团队使用了药物治疗、高压氧、正中神经刺激和经颅磁刺激等多种训练相结合的综合疗法。

这些训练方法作用机制不完全相同，具有一定的互补性。实践也证明了该种综合疗法有不错的疗效，患者在治疗后第23天即苏醒，提示该促醒治疗方案可用于类似的患者。其次，随着病情的发展，患者的苏醒，其功能障碍的主要问题就成为认知功能障碍、肢体功能障碍。其中认知功能障碍与其他脑部疾病所致的认知功能障碍不同，其损伤的认知亚领域较为广泛，表现出注意障碍、记忆障碍、执行功能障碍等。针对这种情况，康复团队采用了丰富康复训练方法，该方法不是单一的、只针对某个认知亚领域的康复训练，而是涉及注意、记忆、执行等多种认知功能的综合性认知训练方法，对该类患者非常有效。总体来说，这个病例展示了康复医学团队动态全面评估、精准靶向康复的特点。

（病例提供者：王　奎　徐　池　江苏省苏北人民医院）

（点评专家：王　鑫　江苏省苏北人民医院）

# 参考文献

[1]Akçıl EF, Dilmen ÖK, Vehid H, et al.Can Amantadine Ameliorate Neurocognitive Functions After Subarachnoid Haemorrhage？A Preliminary Study[J].Turk J Anaesthesiol Reanim, 2018, 46（2）：100-107.

[2]Catalogna M, Hadanny A, Parag Y, et al.Functional MRI evaluation of hyperbaric oxygen therapy effect on hand motor recovery in a chronic post-stroke patient: a case report and physiological discussion[J].Front Neurol, 2023, 14: 123-241.

[3]Li R, Lu J, Wang M, et al.Ultrasound-Guided Median Nerve Electrical Stimulation to Promote Upper Limb Function Recovery after Stroke[J].Evid Based Complement Alternat Med, 2022, 2022: 3590-3677.

[4]Lv Y, Zhang JJ, Wang K, et al.Determining the Optimal Stimulation Sessions for TMS-Induced Recovery of Upper Extremity Motor Function Post Stroke: A Randomized Controlled Trial[J].Brain Sci, 2023, 13（12）：1662-1677.

[5]Koester SW, Rumalla K, Catapano JS, et al.Modafinil therapy and mental status following aneurysmal subarachnoid hemorrhage: comprehensive stroke-center analysis[J].World Neurosurg, 2024, 15: 12-19.

[6]Ostrowski RP, Stępień K, Pucko E, et al.The efficacy of hyperbaric oxygen in hemorrhagic stroke: experimental and clinical implications[J].Arch Med Sci,

2017, 13（5）：1217-1223.

[7]Li R, Zhang P, Lu J, et al.Case report：Ultrasound-guided median nerve electrical stimulation on functional recovery of hemiplegic upper limb after stroke[J]. Front Neurol, 2023, 14：124-132.

[8]Chen X, Xiu H, Hou Y, et al.High-Frequency Repetitive Transcranial Magnetic Stimulation （HF-rTMS）on Overall Cognition in patients with Post-Stroke Cognitive Impairment：A Systematic Review and Meta-analysis[J].Am J Phys Med Rehabil, 2023, 13：14-22.

[9]Ji Y, Wang X, Zheng K, et al.Incidence and influencing factors of post-stroke cognitive impairment in convalescent young patients with first-ever stroke[J].J Stroke Cerebrovasc Dis, 2024, 33（1）：107511-107522.

[10]Vive S, Zügner R, Tranberg R, et al.Effects of enriched task-specific training on sit-to-stand tasks in individuals with chronic stroke[J]. NeuroRehabilitation, 2023, 23：12-21.

[11]Xin Wang, Yuan Peng, Hongyu Zhou, et al.The Effects of Enriched Rehabilitation on Cognitive Function and Serum Glutamate Levels Post-stroke[J].Frontiers in Neurology, 2022, 13：829090-82102.

[12]Nie L, He J, Wang J, et al.Environmental Enrichment for Stroke and Traumatic Brain Injury：Mechanisms and Translational Implications[J].Compr Physiol, 2023, 14（1）：5291-5323.

# 病例 24　韦尼克脑病的康复治疗

## 一、病历摘要

患者男性，31 岁，大学本科，右利手。

**主　诉**：双下肢活动不利伴麻木 2 个月余。

**现病史**：患者于 2021 年 8 月 13 日因急性胰腺炎复发入住本院消化内科治疗，住院期间反复呕吐，进食量少，以素食为主。入院后第 6 天（2021 年 8 月 18 日），患者出现精神萎靡，嗜睡，言语混乱，进食呛咳，同时出现双侧下肢乏力伴麻木，左侧重于右侧，但双下肢仍可自行抬离床面，并诉排尿困难。急查头颅 MRI 提示胼胝体压部异常信号，考虑可逆性胼胝体压部综合征。次日患者下肢乏力明显加重，不能抬离床面，仅床面小范围平移，双侧上肢运动功能尚可，但远端出现麻木（肘关节以远）。经神经内科会诊后，考虑"急性播散性脑脊髓炎？可逆性胼胝体压部综合征？韦尼克脑病？"，后转入神经内科，予静脉输注丙种球蛋白、补充 B 族维生素、抗感染、补液扩容、纠正电解质紊乱等治疗。后经上海华山医院专家会诊，确诊为"韦尼克脑病"，继续给予对症治疗。后患者意识渐转清，进一步完善肌电图、脑电图，复查头颅MRI。住院期间出现癫痫发作、糖尿病、贫血、电解质代谢紊乱，予以抗癫痫、降糖、补充铁剂、纠正电解质紊乱等治疗后好转。患者神经内科住院期间即给予床边康复训练，包括肢体被动活动、下肢主动肌力训练。训练4天后（2021年9月10日）患者功能逐步恢复，日常交流可，进食无呛咳，近记忆力减退，上肢麻木好转，仅左手掌侧稍麻木，上肢稍力弱，书写困难，双下肢麻木稍好转，双下肢可抬离床面，左重右轻，可独坐，不能独站，二便可，穿衣和进食需家属中等帮助，洗澡、修饰、上厕所、床-椅转移完全依赖。随后，患者出院。2021年10月22日为进一步康复治疗拟"韦尼克脑病"收住入院。患者病程中精神稍欠佳，睡眠正常，大小便正常，体重明显减轻（30 kg左右）。

**既往史**：患者2021年6月4日、2021年8月8日两次因胰腺炎入住消化内科。3年前发现膝关节半月板2级损伤。17年前行阑尾切除术，5年前行扁桃体切除术。无吸烟、饮酒史。

**家族史**：否认家族遗传病史及类似疾病史。

**体格检查**：体温36.8℃，心率65次/分，呼吸14次/分，血压116/71 mmHg。神志清醒，发育正常，营养不良，消瘦面容，体型适中，平车推入，问答切题，查体合作。双肺呼吸音清，未闻及干、湿性啰音，心脏检查未见明显异常，腹部可见陈旧性手术瘢痕，余腹部查体未见明显异常。

**专科检查**：神志清，精神尚可，MMSE评分26分（定向扣3分，言语扣1分），自发语流利，清晰度可，可完成2步指令，阅读、复述可，双侧额纹对称，双瞳等大等圆，直径约2.5 mm，对光反应灵敏，双眼球外展受限，水平眼震，视野检查粗测可，听力正常，双侧鼻唇沟对称，伸舌居中，鼓腮、示齿可，咽反射正常。ROM：双侧肢体被动活动无明显受限。肌张力（改良Ashworth）：双侧肢体肌张力正常。MMT：左侧肢体上肢肌力5级，下肢肌力3级，右侧肢体上肢肌力5级，下肢肌力4级。肌围度：右/左小腿最粗处：28/27 cm，右/左髌骨上10 cm：31.7/31.5 cm，右/左髌骨上15 cm：35.7/34.2 cm。右侧肢体布氏分期（上肢-手-下肢）：Ⅵ-Ⅵ-Ⅴ期，左侧肢体布氏分期：Ⅵ-Ⅵ-Ⅴ期。左侧上肢和双下肢浅感觉减退，右上肢浅感觉正常。双侧肢体深感觉正常。左侧上肢指鼻试验欠稳准，双下肢跟膝胫试验完成欠佳（肌力受限）。左侧肱二头肌反射、膝反射、跟腱反射减退，双侧下肢病理征阴性。坐位平衡 3 级，独站不能，Holden 分级 0 级。FSS 评分 40 分，SDS 评分 39 分，SAS 评分 28 分，生存质量评分 80 分，Barthel 指数评分 30 分（洗澡 0 分，修饰 0 分，穿衣 5 分，进食 5 分，上厕所 0 分，大便 10 分，小便 10 分，床－椅转移 0 分，行走 0 分，上下楼梯 0 分）。

**辅助检查：**

头颅 MRI 平扫＋MRA＋DWI（本院，2021 年 8 月 27 日）　双侧丘脑及双侧顶叶皮层异常信号，考虑韦尼克脑病可能，请结合临床。原胼胝体压部病变未见显示。双侧筛窦炎。头颅 MRA 示双侧胚胎型大脑后动脉（部分型）（病例 24 图 1 至病例 24 图 4）。

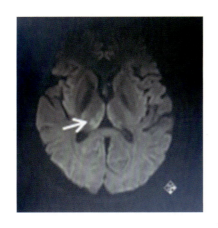

病例 24 图 1　DWT 显示丘脑病灶

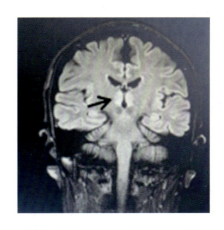

病例 24 图 2　FLAIR 显示丘脑病灶

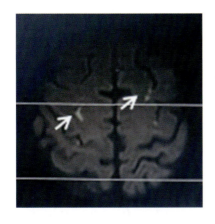

病例 24 图 3　DWI 显示顶叶病灶

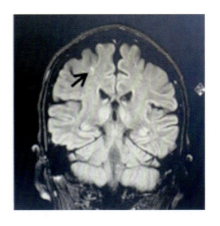

病例 24 图 4　FLAIR 显示顶叶病灶

肌电图（本院，2021年9月1日） 双下肢神经轴索性病变（运动＋感觉）。

肌电图（本院，2021年10月14日） 双下肢多发性周围神经受损轴索及脱髓鞘病变（运动及感觉）。

脑电图（本院，2021年8月26日） 中度异常脑电图（广泛性背景节律减慢，慢波增多）。

脑电图（本院，2021年10月9日） 正常脑电图（α型）。

**疾病诊断：**①韦尼克脑病；②周围神经病；③2型糖尿病；④症状性癫痫（继发性癫痫）；⑤营养不良；⑥贫血；⑦电解质代谢紊乱。

**功能诊断：**①认知障碍；②眼外肌麻痹；③运动障碍；④皮肤感觉减退；⑤共济失调；⑥日常生活活动能力减退；⑦社会参与能力减退。

## 二、诊疗经过

入院后完善相关检查，同时进行详细的康复评定。首先完善认知功能的评估，MoCA评估结果显示总分21分（时间定向扣1分，延迟回忆扣5分，视空间与执行功能扣1分，注意扣1分，语音能力扣1分）。注意功能测验提示患者注意力的广度、选择、转换和分配维度均减退（病例24表1）。Stroop及连线测试，结果提示其执行功能亦受损。Rivermead行为记忆测验第2版（Rivermead behavioural memory test second edition，RBMT-2）结果提示记忆水平重度受损（标准分数8分，筛选分数2分，除路线即时和延迟回忆项目外，其他项目均扣分）。洛文斯顿作业疗法用认知评定成套测验（loewenstein occupational therapy cognitive assessment，LOTCA）结果提示轻度定向障碍、中度思维障碍。

病例24表1 注意功能测验结果

| 项目 | 结果 | 项目 | 结果 |
| --- | --- | --- | --- |
| 注意力广度（数字距测试） | | 注意力选择（划销测验：划去数字3前一个数） | |
| 顺背 | 8 | 净得分 | 23.5分 |
| 倒背 | 5 | 失误率 | 12.96% |
| 注意力维持（划销测验：划去数字3） | | 测试时间 | 171秒 |
| 净得分 | 32分 | 注意力转换（数字符号转换测试） | |
| 失误率 | 0 | 完成数量 | 34 |
| 测试时间 | 158秒 | 注意力分配（听觉连续加法测试） | |
| | | 完成数量 | 21 |

功能核磁共振检查发现患者在完成短时记忆及长时记忆任务时相应脑区的激活较正常对照者减少（病例 24 图 5），反应时延长（患者反应时 1303 ms，对照842 ms），正确数减少（患者正确数 8 个，对照正确数 14 个）。

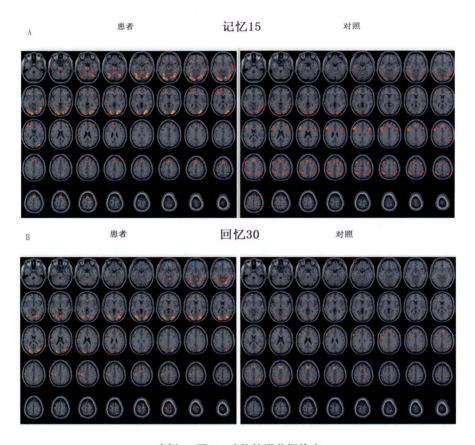

**病例 24 图 5    功能核磁共振检查**

注：A. 展示 15 张目标图片时求患者进行记忆；B. 展示 30 张图片要求患者再认目标图片。

该患者康复方面的主要问题包括认知障碍、眼外肌麻痹、运动障碍、皮肤感觉减退、共济失调。整体康复目标分为短期和长期：根据患者的职业、爱好等相关信息，设定短期目标为改善定向力和短时记忆、实现独立转移与进食穿衣；长期目标为改善注意力和长时记忆、辅助下步行、生活基本自理、能完成超市购物；考虑到患者为青年高学历男性，有独立生活、照顾家庭的强烈意愿，故设定的最终目标为回到正常的家庭生活，重返工作岗位及从事原有的工作。

故对该患者进行针对性的康复方案：认知障碍治疗方面，采取以认知训练为主体，联合了危险因素的管控、生活方式的干预、运动－营养处方的制订及睡眠情绪调整的综合训练模式进行康复干预，同时增加了音乐疗法和重复经颅磁刺激治疗。运动障碍方面，进行躯干核心肌力训练、双下肢肌力和耐力、平衡功能训练、本体感觉训练和步行训练，强化上肢肌力和耐力，并尝试将认知任务与运动任务相结合进行训练。经 2 个月治疗后，患者注意力和记忆力改善，日常生活对于记忆的要求基本可以满足，但测试结果中仍提示存在记忆减退，立位平衡达 2 级，Holden 分级为 1 级，上肢肌力及耐力提高，能够完成 MotoMed 上肢训练中 5 级抗阻活动，可以使用助行器实现家庭性步行，Barthel 指数由入院时的 30 分提升至 85 分（洗澡 0 分，修饰 5 分，穿衣 10 分，进食 10 分，上厕所 10 分，大便 10 分，小便 10 分，床－椅转移 15 分，行走 15 分，上下楼梯 0 分），表明患者在日常生活活动能力上显著进步。出院半年门诊随访中，患者眼肌麻痹已经缓解，可独立步行但步态缓慢拖曳，仍存在记忆减退。出院 1 年半后随访，患者已经回归工作，可开车上下班，可独立带孩子外出游玩，但记忆力较生病前仍有下降。

## 三、病例特点及讨论

韦尼克－科萨科夫综合征（Wernicke-Korsakoff syndrome，WKS）是一种由维生素 B$_1$ 缺乏引起的神经系统疾病，维生素 B$_1$ 的缺乏可以通过神经元能量代谢障碍，神经元细胞膜内外渗透压梯度紊乱，乳酸堆积，谷氨酸受体介导的细胞毒性作用，氧化应激等途径引起神经元选择性受损。韦尼克脑病（Wernicke encephalopathy，WE）是该综合征的急性期，卡尔·韦尼克于 1881 年将其描述为精神状态改变、眼部体征和共济失调的三联征。WKS 的慢性期被称为科萨科夫综合征（Korsakoff's syndrome，KS），于 1887 年被 Sergei Korsakoff 描述为选择性的认知功能障碍，包括近事遗忘、时间及空间定向障碍，而无全面的智能减退。由于可引起大脑皮质、白质、壳核、尾状核、红核、小脑齿状核及皮质、中脑顶盖及下脑桥被盖等多部位的损害而使临床表现复杂化，只有约 1/3 的患者可见典型三联征的所有表现，大多数患者仅有临床三联征中的 1 个或 2 个特征。头颅 MRI 在检出急性间脑和脑室周围病变方面更敏感，典型表现包括导水管和第三脑室周围以及丘脑内侧、延髓背侧、顶盖和乳头体内存在 T$_2$ 及 FLAIR 序列高信号、T$_1$ 低信号。2010 年欧洲神经科学协会联盟发布的诊断标准：营养不足；眼球运动障碍；

小脑功能障碍；精神状态异常或记忆损害。满足 4 条中至少 2 条即可高度怀疑为 WE。对于出现典型临床三联征，并且可以找到明确维生素 $B_1$ 缺乏的诱因，可诊断 WE。

回顾该患者病史，我们发现该患者在 2021 年 6 月初次发生急性胰腺炎后即开始进食素食，2021 年 8 月 8 日胰腺炎复发后，出现频繁呕吐、腹泻，体重减轻 30 kg，急性期表现出典型的三联征，即精神状态异常或记忆损害（注意力、记忆力和定向力障碍、嗜睡）、眼球运动障碍（水平眼震、眼外肌麻痹）、共济失调，符合 WE 诊断标准。头颅 MRI 平扫＋ MRA ＋ DWI 提示双侧丘脑及双侧顶叶皮层异常信号。经急性期治疗后，该患者的功能障碍仍存在，需对其进行康复干预，以改善整体预后。

针对患者认知功能减退，目前尚无专门针对 WKS 认知功能减退的康复指导建议，故参考脑卒中后的认知功能障碍康复方法，采取以认知训练为主体，联合了危险因素的管控、生活方式的干预、运动 - 营养处方的制订及睡眠情绪调整的综合训练模式进行康复干预，同时增加了音乐疗法和重复经颅磁刺激治疗。认知训练采用计算机辅助系统及人工训练，每周 5 天，每天 2 次，每次 30 分钟以上，持续 2 个月。其中针对定向功能障碍，通过提示类工具，让其区分日期、估计时间点。针对注意功能障碍，进行警觉性训练、注意的选择与转移训练，最后进行注意分配与综合训练。记忆功能是我们训练的重点，我们遵循由易到难，循序渐进的康复原则：先从卡片记忆开始练习，包括瞬时记忆、图片配对等，后逐渐增加难度至结合日常生活情景进行训练，如电话留言、前瞻性记忆等，最后将训练效果投射至现实生活，让其记住课程安排、服药情况、完成超市采购等复杂任务。在记忆、注意功能得到改善的情况下，我们增加了执行功能训练，包括抑制控制、定时转换任务的训练。经过 2 个月的认知训练，MoCA 评分 26 分（时间定向扣 1 分，延迟回忆扣 2 分，注意扣 1 分），注意力广度、维持和选择能力正常，转移和分配能力仍稍降低（病例 24 表 2），RBMT-2 测试结果提示较前改善（标准分数 11 分，筛选分数 3 分，记住被藏物品、路线即时和延迟记忆项目得分，其他项目有扣分），但仍存在记忆中度受损。在注意力训练中使用较多的眼动训练和视觉搜索练习，期盼在改善患者注意力功能的同时训练其眼外肌的功能。出院时患者眼外展范围较前改善，无水平眼震。

**病例 24 表 2　注意功能测验结果**

| 项目 | 结果 | 项目 | 结果 |
|---|---|---|---|
| 注意力广度（数字距测试） | | 注意力选择（划销测验：划去数字3前一个数） | |
| 顺背 | 9 | 净得分 | 30.5 分 |
| 倒背 | 8 | 失误率 | 1.61% |
| 注意力维持（划销测验：划去数字3） | | 测试时间 | 162 秒 |
| 净得分 | 30.5 分 | 注意力转换（数字符号转换测试） | |
| 失误率 | 1.61% | 完成数量 | 55 |
| 测试时间 | 140 秒 | 注意力分配（听觉连续加法测试） | |
| | | 完成数量 | 44 |

　　针对患者运动功能障碍，左上肢肌耐力差，浅感觉减退，共济失调，双下肢肌力和浅感觉减退，立位平衡和步行能力减退，进行分阶段训练。

　　第一阶段，作业治疗针对患者坐位下躯干耐力差，双上肢耐力差的问题，予以坐位下各方向抛接球训练、上肢体操棒训练（逐渐加重量）和 ADL 训练（卧位转坐位、床 - 轮椅转移能力、修饰、穿衣等）等；运动治疗针对患者躯干控制差、下肢肌力减退、立位平衡 0 级的问题，予以躯干核心肌力训练（双桥运动、悬吊系统）、股四头肌肌力训练（主要做股四头肌的最大收缩训练）及静态平衡训练法（在任一体位采用加负载的方法刺激姿势反射）。经训练后，患者坐位耐力明显改善，双上肢上举重量增加，修饰、进食、穿衣可以完全自理，股四头肌肌力达 4 级，大腿围度增加 1.5 cm，立位平衡达 1 级，需 1 人帮助可完成床 - 轮椅转移，Barthel 指数增加至 55 分。

　　完善平衡台试验（病例 24 图 6）发现该患者右踝平均轨迹误差（average track error，ATE）差，脚踝后方力量较前方差，脚踝本体感觉及总体力量均较差，建议加强右脚踝力量及本体感觉训练，日常转移及行走注意安全。

　　第二阶段，作业治疗针对上肢协调及腕部灵活性和坐位下躯干耐力欠佳，予以坐位下各方向抛接球训练（上肢负重）、套圈训练、双上肢上举快速拍手训练、

ADL 训练（床 - 轮椅转移能力、坐站转移能力、用厕等）；运动治疗针对踝关节控制差、跖屈受限、无法步行的问题，进行立位下单腿负重及跨步训练、踝关节本体感觉训练（Bobath 球训练和平衡仪器踝关节训练模块）、躯干核心肌力训练（单桥运动和悬吊系统训练）、助行器步行训练等。经训练后，患者坐位耐力接近正常，上肢协调及腕部灵活性明显改善，双侧指鼻试验稳准。

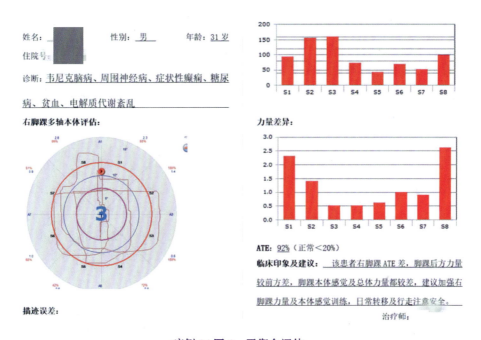

病例 24 图 6　平衡台评估

需少量帮助可以如厕，在助行器下短距离步行，Barthel 指数增加至 70 分，Holden 步行分级 1 级。

第三阶段，作业治疗继续强化上肢力量和腕关节灵活性训练，予以套圈训练（负重）、双上肢上举快速拍手训练（负重）、ADL 训练（坐站转移能力、用厕等）；运动治疗继续针对踝关节控制差、立位平衡差、步行能力弱、对步行训练较恐惧的问题，进行关节本体感觉训练（Bobath 球训练和平衡仪器踝关节训练模块）、股四头肌的最大收缩训练、立位下的抛接球训练、躯干核心肌力训练（悬吊系统训练），并予以心理疏导缓解其过度紧张情绪。经训练后，上肢肌力及耐力提高，能够完成 MotoMed 上肢训练中 5 级抗阻活动，上肢的日常活动和工作恢复病前水平，可以使用助行器实现家庭性步行，可以独立床－轮椅转移、如厕，立位平衡 2 级，Barthel 指数提高至 85 分，对步行的恐惧感稍缓解，但仍不能摆脱助行器。

出院指导时告知患者可通过借助工具及生活事件来提高时间定向能力，可以通过游戏提升自己的注意力和记忆力，鼓励患者尽可能参与到家务活动，尝试走出家门，丰富周围环境，安排出行计划，制订并实施回归工作岗位的准备措施等。日常继续本体感觉训练、躯干核心和下肢肌力训练、步行能力训练。

出院后 1 年半的长期随访发现，该患者的眼肌麻痹和共济失调基本恢复，步行稍拖拽，遗留记忆力减退。大型队列研究中发现，通常患者残留功能缺陷，大多数患者的凝视麻痹可完全恢复；60% 的患者永久存在水平性眼球震颤；约 40% 的患者共济失调恢复，残留缺陷从完全不能行走至缓慢拖拽步态不等；只有约 20% 的患者记忆完全或显著恢复，其余患者存在永久性遗忘综合征。

## 四、相关问题及分析

根据以上病例资料，我们总结了关于韦尼克脑病康复的具有代表性的几方面的问题进行讨论，希望有助于提高对类似病例的诊治水平和服务质量。由于 WKS 的眼肌麻痹和共济失调方面无特殊诊疗措施，故此处不做过多讨论分析，但在诊疗中仍需关注这些障碍并积极干预。

1. WKS 临床诊疗中有哪些需要注意的地方？

超过 90% 的 WKS 病例发生在酒精依赖患者中，表现为精神状态改变、眼部体征和共济失调的三联征。但是由于病灶部位广泛，临床表现复杂化，90% 的病例没有表现出经典三联征。故 2010 年欧洲神经科学协会联盟发布的诊断标准：营养不足；眼球运动障碍；小脑功能障碍；精神状态异常或记忆损害。满足 4 条中至少 2 条即可高度怀疑为 WE。MRI 特征性地表现为乳头体、第三脑室、丘脑中背侧核、中脑导水管周围区域对称性异常信号影，$T_1WI$ 呈低信号，$T_2WI$ 及 FLAIR 呈高信号，DWI 序列病变急性期为高信号，亚急性期为低信号。MRI 检测韦尼克脑病的敏感性仅为 53%，特异性为 93%。值得注意的是，在非酒精性 WKS 患者较酒精性 WKS 患者更多表现出完整的三联征，且 MRI 检测更敏感，这提示非酒精性 WKS 诊断较晚，致使患者出现更具破坏性的神经认知后果。故强调对存在危险因素患者的关注，例如，在接受减肥手术或妊娠剧吐、神经性厌食症、克罗恩病慢性炎症或溃疡性结肠炎患者中；其他不太为人所知的原因包括 HIV、SARS-CoV-2 和其他病毒感染、细菌感染、姑息治疗中的晚期癌症和绝食抗议。一旦出现相关临床表现，需考虑

WKS 的诊断。韦尼克脑病早期，51% 的患者报告感染，感染可能是严重维生素 $B_1$ 缺乏症的前兆；同时感染可增加机体对维生素 $B_1$ 消耗而诱发韦尼克脑病。

2. 维生素 $B_1$ 在 WSK 中如何应用？

对于存在危险因素患者，可以尝试预防性使用维生素 $B_1$，预防性使用维生素 $B_1$ 的证据来源多是针对接受减肥手术的患者，但对于酗酒的住院患者也建议采取预防措施，维生素 $B_1$ 250 mg iv qd 3～5 天。一旦考虑 WKS 诊断，需尽早进行维生素 $B_1$ 治疗。英国皇家内科医学院的建议，维生素 $B_1$ 500 mg iv tid，直至急性 WKS 症状消退。欧洲神经学会联合会建议维生素 $B_1$ 200 mg iv tid，直至症状消退。如果存在低镁血症，患者可能对静脉注射维生素 $B_1$ 无效。建议在开始高碳水化合物饮食之前首先建立维生素 $B_1$ 替代品。由于维生素 $B_1$ 是低风险的，所以积极使用维生素 $B_1$ 是预防长期或持续性神经认知损伤的首选方法。

3. WKS 的认知障碍特点有哪些？

WKS 的认知障碍包括时间定向障碍、记忆减退、执行功能障碍、学习障碍，部分患者对疾病的认识有限（病感失认症），患者本身往往不能认识到他们在日常生活中的问题。也有患者存在严重的行为调节障碍，如毅力缺乏、行为僵化，增加照顾者的负担。轻微的神经认知症状，如冷漠、嗜睡和精神错乱，治疗效果良好，但只有约 20% 的患者记忆完全或显著恢复，其余患者存在永久性遗忘综合征。大约 80% 未经治疗的 WE 患者会发展为 KS，即一种以严重的逆行性失忆、难以正确识别事件的时间顺序、执行功能缺陷（如发起、计划、组织和调节行为方面的问题）为特征的不可逆认知障碍。

4. WKS 的认知障碍治疗方法有哪些？

药物治疗对于 WKS 认知障碍研究比较有限。维生素 $B_1$ 可以阻止 WE 向 KS 发展，但 KS 的获益较小。乙酰胆碱酯酶抑制剂、美金刚等药物已显示出一些益处。亦有研究使用利瓦斯汀治疗并无显著获益。

康复治疗的核心是改善或者维持疾病导致的功能障碍，而不是针对疾病本身。康复治疗的前提是全面地康复评估。由于 WKS 认知损害以记忆力为主，故常规的筛查量表如 MMSE 可能敏感度欠佳，需针对记忆功能、执行功能等认知维度进行全面的评估。部分患者常伴有的精神行为症状，将对认知评估结果产生影响，因此也需要对精神行为症状进行评估。康复干预的主要目的是延缓认知障碍的进一步下降、提高认知水平、改善精神行为症状和提高日常生活能力。干预应该考虑到病程、认知障碍的严重程度、损害的认知域及患者和照顾者的需求等。措施亦可参考脑卒中后认知障碍的干预方法，康复训练包括提高觉醒度、双任务训练、内部补偿策略训练、外部代偿策略或设备的使用、元认知策略、环境改造等。另外可以结合音乐疗法、非侵入性脑刺激（经颅磁刺激与经颅直流电刺激）。干预中需注重丰富环境，尽可能回归家庭和社会生活。

### 五、病例点评

WKS 是一种由维生素 $B_1$ 缺乏引起的神经系统疾病。WE 是该综合征的急性期，表现为精神状态改变、眼部体征和共济失调的三联征。大约 80% 未经治疗的 WE 患者会发展为科萨科夫综合征（Korsakoff's syndrome，KS）。KS 为 WKS 的慢性期，表现为选择性的认知功能障碍，包括近事遗忘、时间及空间定向障碍，而无全面的智能减退。

临床上韦尼克脑病并不多见，且超过 90% 的病例为酒精依赖患者，发生于营养缺乏风险患者非常少见。本病例为青年男性，因两次胰腺炎发作，营养不良导致维生素 $B_1$ 缺乏引起此病。该病例临床症状存在典型的三联征，包括：精神状态异常或记忆损害（注意力、记忆力和定向力障碍、嗜睡）、眼球运动障碍（水平眼震、眼外肌麻痹）、共济失调。头颅 MRI 提示双侧丘脑及双侧顶叶皮层异常信号。经急性期治疗后仍遗留明显功能障碍，康复治疗的核心是改善或者维持疾病导致的功能障碍。

患者入院时明显突出的功能障碍为认知障碍，运动功能包括平衡与协调障碍，同时伴有情绪问题。结合患者自身特点（青年男性，教育水平较高，职业稳定，家庭责任感重），存在非常强烈的重返工作意愿，治疗方案中以认知康复和以改善 ADL 为目的运动康复为核心，同时予以适当的心理支持。具体包括：认知障碍采取以认知训练为主体，联合了危险因素的管控、生活方式的干预、运动-营养处方的制订及睡眠情绪调整的综合训练模式进行康复干预，同时增加了音乐疗法和重复经颅磁刺激治疗。针对患者共济失调，从肌肉无力和本体感觉等角度进行干预，排除假性共济失调原因；以提高 ADL 为出发点，分阶段制订运动疗法和作业治疗方案，提高其核心肌力、肢体肌力和耐力、踝关节控制力、平衡功能和运动协调性；同时关注患者的心理支持。患者出院后居家序贯康复训练亦起到至关重要的作用，从而使得患者最终达到康复目标，回归了家庭和社会生活。总体来说，这个病例展示了全面个性化康复计划的重要性。

（病例提供者：张　瑜　苏州大学附属第三医院／常州市第一人民医院）

（点评专家：张　一　苏州大学附属第三医院／常州市第一人民医院）

# 参考文献

[1]Susan L Perlman.Update on the Treatment of Ataxia: Medication and Emerging Therapies[J].Neurotherapeutics, 2020, 17（4）: 1660-1664.

[2]Kylie M Dingwall, Jennifer F Delima, Paula Binks, et al.What is the optimum thiamine dose to treat or prevent Wernicke's encephalopathy or Wernicke-Korsakoff syndrome? Results of a randomized controlled trial[J].Alcohol Clin Exp Res, 2022, 46（6）: 1133-1147.

[3]Jan W Wijnia.A Clinician's View of Wernicke-Korsakoff Syndrome[J].J Clin Med, 2022, 11（22）: 6755.

[4]Sheng-Han Kuo.Ataxia[J].Continuum（Minneap Minn）, 2019, 25（4）: 1036-1054.

[5]Erik Oudman, Jan W Wijnia, Misha J Oey, et al.Wernicke-Korsakoff syndrome despite no alcohol abuse: A summary of systematic reports[J].J Neurol Sci, 2021, 426: 117482.

[6]Shirshendu Sinha, Archish Kataria, Bhanu Prakash Kolla, et al.Wernicke Encephalopathy-Clinical Pearls[J].Mayo Clin Proc, 2019, 94（6）: 1065-1072.

[7]Yoshiaki Ota, Aristides A Capizzano, Toshio Moritani, et al.Comprehensive review of Wernicke encephalopathy: pathophysiology, clinical symptoms and imaging findings[J].Jpn J Radiol, 2020, 38（9）: 809-820.

[8]Elmukhtar Habas, Kalifa Farfar, Nada Errayes, et al.Wernicke Encephalopathy: An Updated Narrative Review[J].Saudi J Med Med Sci, 2023, 11（3）: 193-200.

[9]Jorge C Kattah, David S Zee.Eye movements in demyelinating, autoimmune and metabolic disorders[J].Curr Opin Neurol, 2020, 33（1）: 111-116.

[10]Marta Fiorentini, Bianca Nedu, Fabrizio Dapoto, et al.When time is brain: a systematic review about Wernicke encephalopathy as a dramatic consequence of thiamin deficiency in hyperemesis gravidarum[J].J Matern Fetal Neonatal Med, 2023, 36（2）: 2223678.

[11]Jair Nova, Sofía Quiles, Benjamín Maldonado, et al.Nonalcoholic Wernicke's encephalopathy[J].Medicina (B Aires), 2023, 83 (1): 175.

[12]Timothy Covell, Waquar Siddiqui.Korsakoff Syndrome.Treasure Island (FL): StatPearls Publishing[J].StatPearls (Internet), 2024.2023 Jan 30.

[13]Erik Oudman, Jan W Wijnia, Janice Bidesie, et al.Young Nonalcoholic Wernicke Encephalopathy Patient Achieves Remission Following Prolonged Thiamine Treatment and Cognitive Rehabilitation[J].J Clin Med, 2023, 12 (8): 2901.

# 病例 25　肝移植术后渗透性脱髓鞘综合征综合康复

## 一、病历摘要

患者女性，45 岁。

**主　诉**：皮肤和巩膜黄染 3 个月，认知减退 2 个月，加重伴四肢无力、言语不清 1 个月余。

**现病史**：患者 3 个月余前无诱因出现乏力、皮肤和巩膜黄染，伴小便色深。2 个月前出现反应迟钝，记忆力减退，就诊外院考虑自身免疫性肝炎、亚急性肝衰竭、肝性脑病、凝血功能障碍等诊断，给予激素、血浆置换、静脉输血、降血氨等治疗，病情无明显好转，并逐渐出现意识障碍，后就诊我院，于 1 个月前全麻下行"同种异体肝移植手术（背驮式）"，手术用时 8 小时 25 分钟，无肝期 30 分钟。术后第 2 天意识转清，可自主睁眼，遵医嘱完成简单指令，四肢力弱，无法抬离床面。患者逐渐出现言语不清，答不切题，强哭强笑，夜间大哭等症状，头颅 MRI 提示脑桥中央髓鞘溶解症可能性大。患者二便不能示意，食欲尚可，夜间睡眠欠佳，体重无明显变化。

**既往史**：既往体健。否认慢性病史；否认传染病史；否认药物及食物过敏史。预防接种史不详。

**家族史**：否认家族遗传病史。

**体格检查**：生命体征平稳。患者神清，查体欠合作。双眼巩膜黄染，未见肝掌及蜘蛛痣。腹平软，腹部无明显压痛、反跳痛，肝脾未见异常肿大，胆囊未触及，腹部叩诊鼓音，腹水征阴性，肠鸣音 3～4 次 / 分。心肺检查无异常。

**专科检查**：构音不清，听理解能完成 2 步指令，答不切题，可复述短句，命名困难，注意力、记忆力、计算力、定向力下降。双侧瞳孔等大等圆，对光反射灵敏，眼球运动无受限，额纹对称，伸舌居中，口角无偏移，咽反射存在，下颌反射亢进，双侧掌颌反射存在，吸吮反射存在，洼田饮水试验 1 级，余颅神经检查不能配合，双上肢肌力 4 级，双下肢肌力 2 级，肌张力正常，双侧腱反射（++），双侧指鼻试验欠稳准，脑膜刺激征阴性，病理征阴性。坐位平衡 0 级，立位平衡 0 级。MMSE 评分 8 分。BBS 评分 0 分。日常生活活动能力评定（改良 Barthel 指数）评分 20 分。

**辅助检查：**

1. 实验室检查　免疫学检查（2021 年 1 月外院）：IgA 3.1 g/L，IgM 2.3 g/L，IgG 37.58 g/L。抗 CMV IgM、CMV IgG(+)。抗核抗体 1∶1000；抗核小体抗体（++）。电解质水平正常。

2. 影像学检查

（1）头颅磁共振成像（2021 年 3 月 19 日本院）：如病例 25 图 1 所示，考虑急性肝性脑病可能性大。

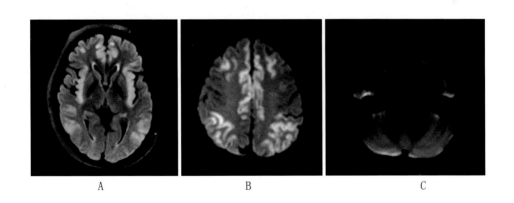

病例 25 图 1　头颅磁共振成像（2021 年 3 月 19 日本院）

注：A：$T_2$ FLAIR 图像：双侧大脑皮层呈稍高信号，双侧大脑半球白质区可见多发斑点状、斑片状呈稍高信号影；B：DWI 图像：双侧大脑皮层可见弥漫多发线性高信号；C：DWI 图像：脑干未见明显异常信号。

（2）头颅磁共振成像（2021年5月10日本院）：如病例25图2所示，考虑脑桥病变–脑桥中央髓鞘溶解症可能性大。

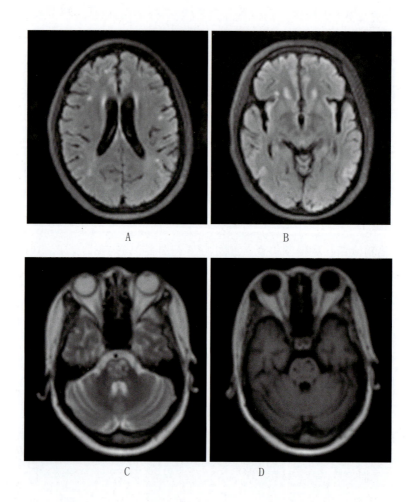

**病例25图2　头颅磁共振成像（2021年5月10日本院）**

注：A、B. T$_2$ FLAIR 图像：双侧大脑半球白质区可见多发斑点状、斑片状异常信号影，T$_2$ FLAIR 呈稍高信号；C、D. 脑桥明显不均匀长 T$_1$WI，长 T$_2$WI 异常信号，小脑实质未见明显异常。

**疾病诊断**：①自身免疫性肝炎；②亚急性肝衰竭；③肝移植术后状态；④肝性脑病；⑤脑桥中央髓鞘溶解征。

**功能诊断**：①四肢运动功能障碍；②构音障碍；③认知减退；④精神障碍；⑤共济失调；⑥平衡功能障碍；⑦日常生活能力受限；⑧社会参与能力减退。

## 二、诊疗经过

结合病史、临床症状、查体、辅助检查，患者自身免疫性肝炎、亚急性肝衰竭、肝移植术后状态诊断明确。患者肝移植术前出现认知减退、意识障碍、实验室检查显示血氨升高，脑电图提示重度异常，头颅 MRI 显示肝性脑病可能性大，肝性脑病诊断明确。患者肝移植术后出现四肢瘫，共济失调，构音困难和强哭强笑等假性延髓性麻痹表现，头颅 MRI 显示脑桥 $T_2$ 和 FLAIR 序列呈高信号，符合脑桥中央髓鞘溶解征诊断。患者近期康复目标为控制精神症状，改善言语及认知功能，改善肌力，提高坐位平衡能力。远期康复目标为提高立位平衡和步行能力，改善交流和生活自理能力，回归家庭及社会。

具体治疗方案如下：

1. 肝移植术后治疗　口服抗排异、保肝、抑酸护胃、补钙等药物治疗。具体用药：吗替麦考酚酯分散片 0.75 g 每 12 小时 1 次；他克莫司胶囊早 3 mg、晚 2.5 mg；醋酸泼尼松片 5 mg qd；甘草酸二铵肠溶胶囊 150 mg tid；熊去氧胆酸胶囊 0.5 g bid；丁二磺酸腺苷蛋氨酸肠溶片 1000 mg qd；艾司奥美拉唑镁肠溶片 20 mg qd；碳酸钙片 0.75 g bid；骨化三醇胶丸 0.25 μg bid。

2. 康复治疗

（1）物理疗法：强化肌力和核心肌群控制训练，包括悬吊训练等；改善肢体协调训练，包括 Frankel 体操、运动认知训练等；提高步行能力训练，包括减重及步行机器人训练等。

（2）作业疗法：日常生活活动能力训练、上肢协调能力训练、认知训练；进行心理支持治疗，指导职业规划及家庭改造。

（3）言语疗法：听理解、命名、书写训练；构音训练包括语音语调训练、冰刺激、电刺激、呼吸及音乐治疗。

（4）神经调控治疗：经颅直流电刺激治疗改善认知及情绪。刺激位点：左侧前额叶背外侧皮质（DLPFC），直流电强度为 2 mA，20 分 / 次，2 次 / 天，每周治疗 5 天，持续 4 周。

（5）其他治疗：加强家属宣教，预防跌倒及坠床等。

3. 治疗后康复评定结果

（1）中期评定（4 周后）：认知改善，可完成简单日常交流，但书写、阅读、计算力仍欠佳。夜间谵妄症状消失。肌力：双上肢 5 级，双下肢 4 级，坐位平衡 3 级，立位平衡 2 级。MMSE 评分 28 分，BBS 评分 36 分，MBI 评分 65 分。可辅助下步行，日常生活部分自理。回归家庭。

（2）随访及转归（4 个月后）：病情平稳，未再出现精神异常，坐位平衡 3 级，立位平衡 3 级，MMSE 评分 29 分，BBS 评分 40 分，MBI 评分 75 分。可独立步行，日常生活大部分自理。回归家庭及社会。

### 三、病例特点及讨论

渗透性脱髓鞘综合征（osmotic demyelination syndrome，ODS）是肝移植术后早期少见且严重的神经系统并发症，其发生率为 0.94%～3.00%，具体发病机制尚不清楚，但普遍认为其与髓鞘脂的丢失及渗透压的改变有明显的相关性。由于机体的脑桥中央白质区较容易受到损伤，形成脱髓鞘病变，故脑桥中央髓鞘溶解征（central pontine myelinolysis，CPM）是最常见的表现方式（78%），其病理特征为脑桥基底部对称分布的神经纤维脱髓鞘，神经细胞和轴索相对完好。而脱髓鞘病变发生在脑桥外称之为脑桥外髓鞘溶解症（extrapontine myelinolysis，EPM）。

ODS 通常发生于快速纠正低钠血症的过程中，也可以发生于高钠血症、慢性酒精中毒、肝移植、糖尿病、低钾血症、垂体手术、肝细胞功能障碍、锂中毒、低磷、化疗与慢性肾衰竭，同时也可以发生于没有低钠血症的患者。其中，酗酒史、低钠血症的快速纠正和肝移植为 ODS 三大高危因素，预后一般较差。ODS 的临床表现与病变部位有关。CPM 的临床表现可能有昏迷、意识障碍、四肢截瘫、闭锁综合征、假性延髓麻痹、运动障碍、精神症状或轻度动眼神经功能障碍。EPM 的临床表现多样，与受累部位有关，可出现不自主运动或帕金森样症状、肌张力障碍和震颤，该患者术后出现四肢瘫、构音困难和强哭强笑等假性延髓性麻痹表现、共济失调，考虑与病灶累及皮质脊髓束、皮质延髓束损害、大脑 - 脑桥 - 小脑的传导束受累有关，为 CPM 典型表现。

2/3 的终末期肝硬化患者在肝移植术前存在不同程度的认知功能异常，本例患者术前存在明显认知减退，考虑与肝性脑病相关。据 Robert 等报道肝移植术后精神并发症出现率为 8%～47%，大多数出现在术后 2 周以内，症状主要表现为躁狂、妄想、幻觉等。研究表明，术前合并肝性脑病患者，血氨、硫醇、短链脂肪酸、苯二氮䓬类物质、7- 氨基丁酸（GABA）类物质、谷氨酸源等物质的蓄积对中枢神经的毒性，则可导致移植后精神症状，患者术后谵妄表现，考虑与此相关。

目前 ODS 的诊断没有统一的诊断标准。头颅 MRI 诊断 ODS 是目前影像技术中最为敏感的。CPM 的病变在中央脑桥，$T_2$ 和 FLAIR 序列呈高信号，病灶形状多种多样，典型表现常为"三叉戟"或"蝙蝠翅"样，脑桥中央髓鞘溶解症可伴有脑桥外髓鞘溶解症，表现丘脑、基底节区域有对称性的 $T_1$ 加权低信号、$T_2$ 加权高信号病灶，本例患者头颅 MRI 符合 CPM 表现。研究表明，DWI 可以在症状出现的 24h 检测 ODS 的扩散系数，因此 DWI 有助于早期诊断。因此，对于可疑的 ODS 患者，需要早期进行 DWI 序列检查，以早期诊断 ODS。由于 MRI 表现可能落后于临床表现长达 4 周，在疾病的早期阶段，脱髓鞘病变部位往往在 CT 和 MRI 无阳性提示，故早期诊断 ODS 相对困难，10 ～ 14 天后重复行 CT 或 MRI 检查可帮助确诊 CPM。肝移植术后 ODS 的治疗尚无统一标准，故应重在预防。该例患者影像学表现较典型，临床表现以脑干病变为主，但电解质正常。对于电解质正常 ODS，更应该引起重视，及早发现和治疗，以免延误病情，影响预后。

渗透性脱髓鞘综合征目前尚缺乏特异性的治疗，以对症治疗及康复训练为主。可试用糖皮质激素、高压氧、血浆置换等，但尚无大样本对照研究。如患者合并低钠血症，临床上要控制补钠速度，血钠水平在最初 24h 内不应增加超过 10 mmol/L，在最初 48h 内不应增加超过 18 mmol/L。对于有渗透性脱髓鞘高风险的患者，血钠水平在任一 24h 内均不应增加超过 8 mmol/L。ODS 引起的临床症状多种多样，确诊 OSD 后应从意识水平、精神认知情绪、运动功能等方面进行全面评估，制订个性化康复方案，旨在全面提高患者功能，回归家庭及社会。

## 四、相关问题及分析

根据以上病例资料，我们总结了关于肝移植术后渗透性脱髓鞘综合征综合康复的具有代表性的几方面的问题进行讨论，希望有助于提高对类似病例的诊治水平和服务质量。

1. 肝移植后渗透性脱髓鞘综合征需要与哪些疾病进行鉴别诊断？

（1）可逆性后部脑病综合征（posterior reversible encephalopathy syndrome，PRES）：PRES 是肝移植术后一种常见的神经系统并发症，PRES 临床表现包括视觉障碍、感觉异常、头痛、失眠、不同程度的意识改变以及癫痫等。脑部 MRI 典型的改变是大脑半球白质，尤其是顶枕部区域，$T_2$ 信号以及液体低衰减反转恢复加权序列呈对称性高强度。

（2）多发性硬化（multiple sclerosis，MS）：MS是一种自身免疫性疾病，免疫系统攻击中枢神经系统的髓鞘，导致神经传导受损，通常具有复发-缓解的病程，患者可能会出现间歇性的症状加重和缓解，通常表现为神经症状的多发性分布，如感觉异常、运动障碍、平衡和协调障碍等。MS的病灶通常是多发性和分散性的，脑部MRI通常显示多个脑白质区域的病变，这些病变分布在大脑半球、脑干和小脑等区域。这些病变呈现为白质的斑块状或斑点状高信号灶，特别是$T_2$加权成像和液体衰减序列中显示更明显。脊髓MRI可显示脊髓白质的病变。这些病变通常呈现为长段或短段的横向扩展病灶，导致脊髓的局部萎缩和变形。MS诊断主要依靠临床表现和神经系统检查，辅助的实验室检查如脑脊液检查和MRI有助于支持诊断。

（3）进展性多灶性白质脑病（progressive multifocal leukoencephalopathy，PML）：PML是由JC病毒感染引起的中枢神经系统疾病，主要累及白质区域，导致髓鞘溶解和破坏。PML通常发生在免疫功能受损的患者中，如艾滋病毒感染者、器官移植患者等，其病程通常是进展性的，症状会逐渐加重，包括运动障碍、感觉异常、认知障碍等，PML在MRI影像学上可见多发性白质病变，呈现为非对称的、多发性的高信号灶。

（4）酒精性脑病：酒精中毒的病史明确，临床分型多，其中急性起病的包括韦尼克脑病、科萨可夫综合征。前者有特征性的三联征：眼肌麻痹、精神异常和共济失调，后者具有认知功能障碍和人格改变。慢性酒精中毒性脑病还有出现酒精性震颤-谵妄状态。头颅MRI的特异性高于90%，故为临床诊断的主要手段。病变呈双侧对称分布，可能涉及基底节区，侧脑室周围，半卵圆中心和皮层下，$T_1$像为低或等信号，$T_2$、$T_2$ FLAIR为高信号。特征性的标志是第三脑室和导水管周围对称性的$T_2$高信号，可帮助与其他疾病相鉴别。胼胝体进行性变性病是慢性酒精中毒的罕见并发症，病灶为脱髓鞘性改变且具有对称性，可发展至桥臂，最常见的发病部位为前联合纤维系统。病理学结果显示胼胝体分层坏死，囊性改变，空洞和分裂，这是脑白质损伤的特征性改变。与ODS的鉴别点在于酒精中毒性脑病的病变不只累及髓鞘，大脑内其他实质成分同样可出现不同程度的损害异常。

2. 渗透性脱髓鞘综合征典型的影像学表现是什么？

脑桥中央髓鞘溶解征的头颅MRI表现为脑桥中央基底部$T_2$加权高信号"三叉戟"病灶，$T_1$加权低信号。脑桥外髓鞘溶解征表现丘脑、基底节区域有对称性的$T_1$加权低信号、$T_2$加权高信号病灶。DWI可以在症状出现的24h检测ODS的扩散系数，因此DWI有助于早期诊断。

3. 渗透性脱髓鞘综合征典型的临床表现是什么？

脑桥中央髓鞘溶解征的临床表现可能有昏迷、意识障碍、四肢截瘫、闭锁综合征、假性延髓麻痹、运动障碍、精神症状或轻度动眼神经功能障碍。脑桥外髓鞘溶解症可出现不自主运动或帕金森样症状、肌张力障碍和震颤、共济失调等。

4. 渗透性脱髓鞘综合征的预后如何？

早期研究数据表明ODS的患者在3个月内的死亡率为90%～100%，近期文献报道中有近50%的患者有良好的预后，28%～39%的患者可完全康复，16%～34%的患者可独立完成日常活动。目前观点认为，如果及时给予治疗并且不出现严重的并发症，如重症肺炎，继发性败血症，肺栓塞，深静脉血栓等，就有生存的希望。入院时的病情评估如GCS评分＞10分、血钠＞115 mg/dL及不伴血钾异常，是良好预后的有效预测因素。然而，由于大多数患者的基础状态不佳和复杂的临床表现，使得该疾病在早期不能被及时识别。因此，很容易造成误诊、漏诊从而延误病情，影响患者的转归。

## 五、病例点评

本例患者肝移植术后合并渗透性脱髓鞘综合征，存在重度肢体运动功能障碍，严重认知障碍，合并精神情绪障碍，康复难度大，周期长。本团队经过全面精准的康复评估，制订了详细个性化康复治疗方案，综合应用了多种新技术，心理支持治疗贯穿康复全过程，并向家属宣教，将康复治疗的理念渗透日常生活中，并予以完整的出院指导，定期随访患者，最大限度提高患者日常生活能力，促进其回归家庭及社会。

（病例提供者：翟晓雪　北京清华长庚医院）

（点评专家：潘　钰　北京清华长庚医院）

# 参考文献

[1]Singh TD, Fugate JE, Rabinstein AA.Central pontine and extrapontine myelinolysis: a systematic review[J].Eur J Neurol, 2014, 21 (12): 1443-1450. doi: 10.1111/ene.12571.

[2]Huq S, Wong M, Chan H, et al.Osmotic demyelination syndromes: central and extrapontine myelinolysis[J].J Clin Neurosci, 2007, 14 (7): 684-688. doi: 10.1016/j.jocn.2006.02.015

[3]Alleman AM.Osmotic demyelination syndrome: central pontine myelinolysis and extrapontine myelinolysis[J].Semin Ultrasound CT MR, 2014, 35 (2): 153-159. doi: 10.1053/j.sult.2013.09.009

[4]Hurley RA, Filley CM, Taber KH.Central pontine myelinolysis: a metabolic disorder of myelin[J].J Neuropsychiatry Clin Neurosci, 2011, 23 (4): 369-374. doi: 10.1176/jnp.23.4. jnp369

[5]Jha AA, Behera V, Jairam A, et al.Osmotic demyelination syndrome in a normonatremic patient of chronic kidney disease[J].Indian J Crit Care Med, 2014, 18 (9): 609-611. doi: 10.4103/0972-5229.140153

[6]Lampl C, Yazdi K, Lampl C, et al.Central pontine myelinolysis[J].European Neurology, 2002, 47 (1): 3-10. doi: 10.1159/000047939

[7]Odier C, Nguyen DK, Panisset M.Central pontine and extrapontine myelinolysis: from epileptic and other manifestations to cognitive prognosis[J].J Neurol, 2010, 257 (7): 1176-1180. doi: 10.1007/s00415-010-5486-7.

[8]Jacob S, Gupta H, Nikolic D, et al.Central pontine and extrapontine myelinolysis: the great masquerader-an autopsy case report[J].Case Rep Neurol Med, 2014, 2014: 745347. doi: 10.1155/2014/745347

[9]Henning Pflugrad, Anita B Tryc, Annemarie Goldbecker, et al.Hepatic encephalopathy before and neurological complications after liver transplantation have no impact on the employment status 1 year after transplantation[J]. 世界肝病学杂志: 电子版（英文版）, 2017, （10）: 519-532.

[10]Akamaru T, Kawahara N, Tim Yoon S, et al.Adjacent segment motion after a simulated lumbar fusion in different sagittal alignments: a biomechanical analysis[J].Spine, 2003, 28 (14): 1560-1566. 10.1097/01. BRS.0000076820.44132.99

[11]郑树森，柯庆宏，梁廷波，等．肝移植患者术后早期精神症状的观察［J］.中华普通外科杂志，2004，19（8）：453-455.

[12]Alleman, Anthony M.Osmotic demyelination syndrome：central pontine myelinolysis and extrapontine myelinolysis[J].Semin Ultrasound Ct Mr，2014，35（2）：153-159.

[13]Abbott R，Silber E，Felber J，et al.Osmotic demyelination syndrome[J].BMJ，2005，331（7520）：829-830. doi：10.1136/bmj.331.7520.829

[14]Wu JW，Wang PN，Lirng JF，et al.Extrapontine Myelinolysis in a patient with Primary Adrenal Insufficiency[J]. Acta Neurol Taiwan. 2014，23（4）：146-152.

[15]Epperla N，Landeck J，Sabbagh S.Osmotic demyelination syndrome[J].WMJ，2014，113（5）：197-198.

[16]闫欣桐，景玮，李玉峰，等. 伴脑皮质层状坏死的渗透性脱髓鞘综合征二例并文献回顾 [J]. 中华临床医师杂志：电子版，2018，12（3）：4. doi：10.3877/cma.j.issn.1674-0785.2018.03.015.

[17]Muhsin SA，Mount DB.Diagnosis and treatment of hypernatremia[J].Best Pract Res Clin Endocrinol Metab，2016，30（2）：189-203. doi：10.1016/j.beem.2016.02.014

[18]Kleinschmidt-Demasters BK，Rojiani AM，Filley CM.Central and extrapontine myelinolysis：then and now[J].J Neuropathol Exp Neurol，2006，65（1）：1-11.

[19]Alleman, Anthony M.Osmotic Demyelination Syndrome：Central Pontine Myelinolysis and Extrapontine Myelinolysis[J].Seminars in Ultrasound，CT and MRI，2014，35（2）：153-159.

# 病例 26　新型冠状病毒感染并发重症 吉兰－巴雷综合征综合康复

## 一、病历摘要

患者男性，74 岁。

**主　诉**：手足麻木、四肢无力伴饮水呛咳 3 周余。

**现病史**：患者 3 周余前无明显诱因出现双侧手指及足趾麻木，进行性加重，逐渐出现四肢无力，坐站不能，伴饮水呛咳、排尿困难、大便失禁、精神差等。完善肌电图及脑脊液检查后诊断吉兰－巴雷综合征（Guillain-Barré syndrome，GBS），予丙种球蛋白冲击、营养神经、留置胃管／尿管等治疗后，双侧手足麻木及四肢无力较前有所缓解，精神好转。期间并发肺部感染、呼吸困难、腹泻、低蛋白血症、贫血、电解质紊乱等，给予抗感染、氧疗、止泻、补充白蛋白、纠正电解质紊乱等治疗后，逐渐改善。现患者双上肢可持物，双下肢可于床面移动，辅助下可维持坐位 2 秒，站立、行走不能，双手远端指节、双足趾仍伴麻木，双手精细功能欠佳，饮水仍有呛咳，留置胃管、尿管。进食、穿衣、转移、如厕、入浴等日常生活动作完全依赖。发病前 2 周出现咳嗽、流涕、低热，自测新冠抗原阳性，对症治疗后好转。无腹痛腹泻，精神尚可，情绪尚可，偶有咳嗽，有痰，自主咳痰无力，无发热，无胸闷，偶伴憋气，鼻饲饮食，睡眠欠佳，药物辅助睡眠，留置尿管，夹闭尿管后有尿意，大便失禁，体重下降约 5 kg。

**既往史：**高血压 30 年，最高血压 160/90 mmHg。平素口服络活喜、氯沙坦钾，血压控制尚可，目前已停用降压药物。30 年前曾有心率增快，自行口服倍他乐克（具体剂量不详），未规范就诊。1 年前首次接种新冠疫苗后出现全身皮疹，外院治疗（地塞米松）后好转，未再接种第二针新冠疫苗；否认接种其他疫苗后出现异常反应。否认糖尿病、高脂血症、房颤、冠心病等慢性病史。否认手术、外伤史；否认传染病史。对磺胺类药物过敏，自诉过敏体质。

**家族史：**否认家族遗传病史及类似疾病史。

**体格检查：**体温 36.1℃，脉搏 78 次／分，呼吸 19 次／分，血压 113/55 mmHg。心律齐，胸式呼吸，呼吸浅快，双下肺呼吸音欠清，自主咳嗽能力差，肋间肌、膈肌、腹肌力弱，腹软，无压痛、反跳痛，肠鸣音活跃，双下肢不肿。

**专科检查：**神清语利，认知正常，眼动充分，未见眼震及复视。双瞳孔等大等圆，直径≈3 mm，直接、间接对光反射灵敏，双侧全面部痛、触觉对称减退。双侧额纹对称，双侧鼻唇沟对称，示齿口角不偏，咽反射减退，味觉正常，鼓腮力弱，伸舌不偏。四肢肌肉轻度萎缩，四肢关节活动度正常。改良 Ashworth 分级：四肢肌张力低下。双上肢近端肌力 4 级，远端 4 级，双下肢近端肌力 1+ 级，远端 4 级，四肢腱反射消失。双侧髌、踝阵挛（-），双侧 Hoffmann 征（-），双侧 Babinski 征（-），四肢轻触觉、针刺觉、音叉震动觉减退。双侧指鼻试验欠稳准、轮替动作笨拙、跟膝胫试验无法配合、闭目难立征不能配合。功能评定：坐位平衡 0 级，立位平衡 0 级，Berg 平衡量表评分 0 分，双手实用性为辅助手 A，洼田饮水试验 4 级，日常生活活动能力改良 Barthel 指数 10 分。营养风险筛查 2002：1 ＋ 3 ＋ 1 ＝ 5 分（有营养风险）。

**辅助检查：**

1. 实验室检查

血气分析：pH（Blood Gas）7.482 ↑，$PCO_2$ 30.6 mmHg ↓，$PO_2$ 77.9 mmHg ↓。

血常规：白细胞 14.80×10⁹/L ↑，红细胞 4.07×10¹²/L ↓，血红蛋白 128 g/L ↓，血细胞比容 37.7% ↓（低），NEUT# 12.49×10⁹/L ↑，NEUT% 84.4% ↑。

感染两项：PCT 0.150 ng/mL ↑，IL-6 21.3 pg/mL ↑。

生化检查：TP 62.7 g/L ↓，ALB 27.5 g/L ↓，Ca 2.09 mmol/L ↓，K 3.2 mmol/L ↓，Na 134.3 mmol/L ↓，Cl 98.2 mmol/L ↓。

脑脊液细胞常规：外观：透明，颜色：无色，红细胞＜1000×10⁶/L，Total Cell 2×10⁶/L，白细胞 2×10⁶/L，PMN% 50.0%，MN% 50.0%。

脑脊液生化检验：葡萄糖（CSF）4.78 mmol/L ↑，氯（CSF）125.0 mmol/L，总蛋白（CSF）2244 mg/L ↑。

脑脊液 IgG 指数及血清蛋白：血清白蛋白（ALB）32.80 g/L，血清免疫球蛋白 G（IgG）27.00 g/L，脑脊液白蛋白（Alb）1320.00 mg/L，脑脊液免疫球蛋白 G（IgG）382.00 mg/L，脑脊液 IgG 指数 0.35%。

痰培养：黏质沙雷菌（大量）。

便培养：芽孢杆菌属（菌量 30%），念珠菌属（菌量 30%），肠球菌属（菌量 40%）。

艰难梭菌 A/B 毒素测定：阳性。

艰难梭菌培养：艰难梭菌（菌量 中量）。

2. 影像学检查

神经节段传导速度测定（2023 年 1 月 12 日，本院）（病例 26 图 1）：双侧正中神经潜伏期延长，CMAP 波幅减低，双侧尺神经、胫后神经、腓总神经潜伏期延长；右侧胫后神经、双侧正中神经可疑波形离散。

神经电生理（2023 年 1 月 12 日，本院）：上下肢周围神经损害（感觉及运动均累及）；四肢 SSR 未引出。

## 北京清华长庚医院
## 肌电图&诱发电位检查报告

姓名：███　　　性别：男　　　　　　年龄：74 岁

病区：10B　　　科别：神经内科　　　诊断：吉兰-巴雷综合征可能

**Motor Nerve Conduction(运动传导):**

| 神经及刺激点 | 潜伏期 ms | 波幅 mV | 分段 | 潜伏期差 ms | 距离 mm | 传导速度 m/s |
|---|---|---|---|---|---|---|
| **Tibial R** | | | | | | |
| Ankle | 7.0↑ | 3.405 | Abductor hallucis-Ankle | 7.0 | | |
| Popliteal fossa | 16.0↑ | 2.785 | Ankle-Popliteal fossa | 9.0 | 410 | 45.5 |
| **Peroneal R** | | | | | | |
| Ankle | 4.7↑ | 3.734 | EDB-Ankle | 4.7 | | |
| Fibuls(head) | 12.0↑ | 3.297 | Ankle-Fibula(head) | 7.3 | 320 | 43.8 |
| Popliteal fossa | 13.7↑ | 3.246 | Fibula(head)-Popliteal fossa | 1.7 | 70 | 41.1 |
| **Tibial L** | | | | | | |
| Ankle | 8.0↑ | 3.699 | Abductor hallucis-Ankle | 8.0 | | |
| Popliteal fossa | 16.6↑ | 3.096 | Ankle-Popliteal fossa | 8.6 | 405 | 47.0 |
| **Peroneal L** | | | | | | |
| Ankle | 5.9↑ | 2.785 | EDB-Ankle | 5.9 | | |
| Fibuls(head) | 12.6↑ | 2.794 | Ankle-Fibuls(head) | 6.7 | 520 | 47.7 |
| Popliteal fossa | 14.3↑ | 2.717 | Fibuls(head)-Popliteal fossa | 1.7 | 75 | 44.1 |
| **Median L** | | | | | | |
| Wrist | 7.6↑ | 3.169↓ | APB-Wrist | 7.6 | | |
| Elbow | 12.0↑ | 2.876↓ | Wrist-Elbow | 4.4 | 250 | 56.3 |
| Axilla | 15.3↑ | 3.249↓ | Elbow-Axilla | 3.3 | 200 | 60.6 |
| Erb's point | 18.1↑ | 2.815↓ | Axilla-Erb's point | 2.8 | 150 | 53.5 |
| **Ulnar L** | | | | | | |
| Wrist | 4.5↑ | 6.654 | ADM-Wrist | 4.5 | | |
| Below elbow | 8.2↑ | 6.725 | Wrist-Below elbow | 3.7 | 230 | 62.1 |
| Above elbow | 10.2↑ | 6.621 | Below elbow-Above elbow | 2.0 | 120 | 60.0 |
| Axilla | 12.2↑ | 6.553 | Above elbow-Axilla | 2.0 | 125 | 62.5 |
| Erb's point | 15.3↑ | 4.941 | Axilla-Erb's point | 3.1 | 180 | 58.0 |
| **Median R** | | | | | | |
| Wrist | 9.9↑ | 1.906↓ | APB-Wrist | 9.9 | | |
| Elbow | 15.1↑ | 1.663↓ | Wrist-Elbow | 5.2 | 230 | 48.0 |
| Axilla | 19.1↑ | 1.334↓ | Wrist-Axilla | 4.0 | 195 | 48.7 |
| **Ulnar R** | | | | | | |
| Wrist | 3.4↑ | 5.446 | ADM-Wrist | 3.4 | | |
| Below elbow | 7.3↑ | 5.124 | Wrist-Below elbow | 3.9 | 230 | 58.9 |
| Above elbow | 9.4↑ | 4.613 | Below elbow-Above elbow | 2.1 | 125 | 59.5 |
| Axilla | 11.8↑ | 4.713 | Above elbow-Axilla | 2.4 | 140 | 58.3 |

病例 26 图 1　神经节段传导速度测定

胸部 CT（2023 年 1 月 12 日，本院）（病例 26 图 2A）：两肺间质性肺炎，两肺间隔旁肺气肿，气管内痰栓，主动脉硬化，冠状动脉硬化。

胸部 CT（2023 年 3 月 14 日，本院）（病例 26 图 2B）：双肺炎症，较前减轻，左侧胸膜增厚、钙化，肺气肿，主动脉硬化，冠状动脉硬化。

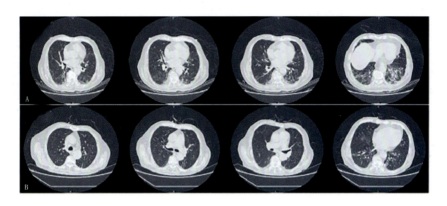

**病例 26 图 2　患者肺炎前后胸部 CT 前后比较**

注：A. 患肺炎时；B. 肺炎好转后。

膈肌超声（2023 年 2 月 22 日，本院）：右侧膈肌呼气及吸气时幅度：2.2 cm（病例 26 图 3A），左侧膈肌活动幅度明显减弱：呼气及吸气时约 0.9 cm（病例 26 图 3B）。

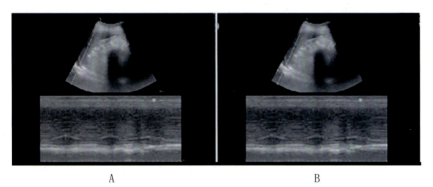

**病例 26 图 3　膈肌呼气及吸气时幅度（2023 年 2 月 22 日）**

注：A. 右侧膈肌呼气及吸气时幅度：2.2 cm；B. 左侧膈肌呼气及吸气时幅度：0.9 cm。

膈肌超声（2023 年 3 月 15 日，本院）：右侧膈肌呼气及吸气时幅度：3.5 cm（病例 26 图 4A)，左侧膈肌呼气及吸气时幅度：2.2 cm（病例 26 图 4B）。

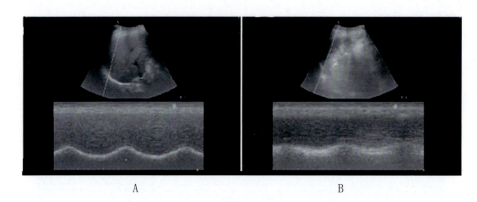

A          B

**病例 26 图 4　膈肌呼气及吸气时幅度（2023 年 3 月 15 日）**

注：A. 右侧膈肌呼气及吸气时幅度：3.5 cm；B. 左侧膈肌呼气及吸气时幅度：2.2 cm。

食管造影术（2023 年 2 月 6 日，本院）：口腔期启动较慢，可见明显误吸（隐性）。

食管造影术（2023 年 3 月 15 日，本院）：口腔期启动顺利，钡剂顺利通过食管，未见误吸。

尿动力学检查（2023 年 3 月 9 日，本院）（病例 26 图 5）：逼尿肌无反射，膀胱顺应性较正常，膀胱测压容积较正常，膀胱感觉存在。

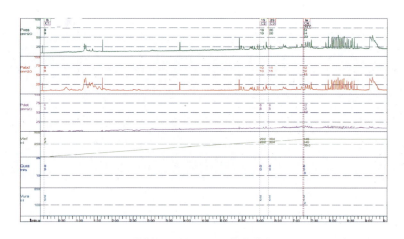

**病例 26 图 5　尿动力学检查**

**疾病诊断**：①吉兰 - 巴雷综合征康复；②混合性周围神经病；③细菌性肺炎（黏

质沙雷菌）；④Ⅰ型呼吸衰竭；⑤伪膜性肠炎（难辨梭状芽孢杆菌肠炎）；⑥慢性腹泻；⑦肠道菌群失调；⑧高血压2级（高危）；⑨窦性心动过速；⑩前列腺增生；⑪低蛋白血症；⑫电解质紊乱（低钾血症、低钠血症、低钙血症）。

**功能诊断：**①四肢运动功能障碍；②四肢感觉功能障碍；③面部感觉功能障碍；④呼吸肌麻痹；⑤吞咽障碍；⑥神经源性膀胱；⑦神经源性直肠；⑧日常生活活动能力受限；⑨社会参与能力受限。

## 二、诊疗经过

入院后完善相关检查，并进行全面的病情评估及康复评定，住院期间出现了肺炎反复以及呼吸衰竭与心律失常的情况，临床治疗方面给予：①一般治疗：高流量鼻导管吸氧，心电监护监测生命体征；继续留置胃管、尿管，监测出入量；定时翻身、叩背、吸痰。②药物治疗：给予营养神经、抗感染、调整肠道菌群、控制心室率、纠正营养不良及电解质紊乱等药物治疗。康复方面，患者存在的功能障碍主要包括四肢运动功能障碍、呼吸功能减退、吞咽障碍及二便障碍。根据患者病情及耐受情况予以分阶段康复，近期康复目标以控制呼吸频率及心率、改善肺炎、部分经口进食、留置尿管过渡为间歇导尿、坐位平衡提高到3级、提高日常生活部分自理为主；远期以提高日常生活完全自理、社区内独立步行、回归家庭与社会为康复目标。根据患者功能障碍予以开展综合康复训练，包括肢体康复、吞咽康复、肺炎康复、呼吸康复、心理康复等，并综合应用多种康复新技术，如神经调控等，经过积极康复1个月后，患者肺炎好转，恢复腹式呼吸模式，恢复自主进食水，恢复自主排尿，肢体麻木及力量较前明显改善，可独站，并可在室内监护下步行，日常生活基本自理，回归家庭。

## 三、病例特点及讨论

患者老年男性，急性起病，发病前2周有新冠病毒感染史，后逐渐出现进行性加重的四肢迟缓性瘫痪，手套、袜套样感觉异常，并伴有饮水呛咳、二便障碍、呼吸困难及心律失常等情况，结合脑脊液及肌电图等检查，吉兰－巴雷综合征诊断明确。患者临床病情及功能障碍相对严重，分析原因有以下几点：①新冠病毒感染史：2020年以来，由于新型冠状病毒的流行，GBS发病率及患病严重程度也有上升的趋势，据报道，与未感染新型冠状病毒的GBS患者组相比，感染新型冠状病毒后的 GBS 临床特征变化更为严重。本例患者发病前 2 周存在新型冠状病毒感染史，而后逐渐出现进行性加重的迟缓性周围性瘫痪，并伴有颅神经损害的症状（面瘫及吞咽障碍等）；②膈肌麻痹：本例患者在早期出现了呼吸功能衰竭的情况，膈肌麻痹是导致的这一后果的主要原因。膈肌是参与吸气的主要肌肉，也是最有力的吸气肌。膈肌麻痹可为单侧或双侧，但双侧膈肌麻痹较少见。在 GBS 患者中，膈肌麻痹的后果常因同时存在其他呼吸肌无力而加重，但其往往可逆。本例患者为单侧膈肌麻痹，这也可能是其呼吸功能恢复较好的原因。但也有 10% ～ 30% 的 GBS 患者会出现需要通气支持的重度呼吸肌无力；③肺炎反复：患者早期在神经内科病房住院期间即有肺炎的情况，转入康复病房后肺炎出现反复，考虑原因有：膈肌麻痹，患者气道自主廓清功能下降，导致痰液积聚，形成痰栓；吞咽障碍，患者存在隐性误吸，早期未严格控制进食方式，导致患者并发吸入性肺炎；④自主神经功能障碍：GBS 的典型临床特征包括进行性对称性肌无力、深腱反射减弱或消失。本例患者除了较为典型的症状外，同时还伴有窦性心动过速、尿潴留等自主神经功能障碍，相对单纯的肢体瘫痪，本例患者的康复治疗存在一定困难，心动过速影响了康复进度。因此，早期对重症 GBS 患者应加强临床评估及治疗，包括神经功能监测、通气状态以及血流动力学监测等，以减少临床并发症的发生。

尽管本例患者临床病情及功能障碍较为严重，但患者的总体预后良好，超出预期，分析原因除了与 GBS 恢复的特点呈单时相自限性疾病以外，考虑还与分阶段、综合地康复治疗有一定关系。本例患者存在肢体、吞咽、呼吸、二便等多种功能障碍，对其进行分阶段、综合的康复治疗尤为必要。本团队结合患者的具体情况，在其不同阶段，制订了不同的康复方案。在每个阶段，经过全面精准的康复评估，制订详细个体化的康复治疗方案，综合应用了多种康复新技术，并将心理支持治疗与健康宣教贯穿于康复全过程，指导患者积极参与康复治疗，为其赢得了宝贵的恢复时间，出院前予以完整的出院指导，最大限度地提高患者日常生活能力，促进其回归家庭及社会。

## 四、相关问题及分析

根据该病例资料，我们总结了关于吉兰－巴雷综合征重症康复的代表性问题进行讨论，希望有助于提高对类似病例的诊治水平和康复质量。

1. 新冠病毒感染与吉兰－巴雷综合征有什么关系？

GBS 通常发生于感染或其他免疫刺激，诱发针对周围神经及其脊神经根的异常自身免疫反应。约 2/3 的 GBS 患者发病前 1～3 周有呼吸道或胃肠道感染史，部分患者发病前期有疫苗接种史、手术、外伤史等。由于病原体（病毒、细菌）的某些组分与周围神经髓鞘的某些组分相似，机体免疫系统发生了错误识别，产生自身免疫性 T 细胞和自身抗体，并针对周围神经组分发生免疫应答，引起周围神经髓鞘脱失，严重病例可出现继发轴突变性。在 COVID-19 大流行之后，相继报道了在 COVID-19 发病后出现 GBS 的患者，COVID-19 可能是一种可导致 GBS 的新的感染。SARS-CoV-2 感染或疫苗接种后的 GBS 发病率较低，据报道，COVID-19 患者中，GBS 的总患病率为 0.15‰。SARS-CoV-2 可通过几种途径引发 GBS，如直接嗜神经性和神经毒性、微血管功能障碍和氧化应激、免疫系统破坏、分子模仿和自身抗体产生。SARS-CoV-2 感染后，该病毒可引起广泛的全身免疫反应，导致无法控制的持续炎症，导致各种神经系统症状。自身免疫反应可通过自身抗体介导的机制触发神经退行性变过程。患有 COVID-19 和 GBS 的患者似乎有更高的重症监护病房入院率，并且在 COVID-19 后的 GBS 患者中脱髓鞘更具侵袭性。

2. 吉兰－巴雷综合征的临床表现有哪些？

GBS 临床类型中最常见的是急性炎症性脱髓鞘性多发性神经病（Acute Inflammatory Demyelinating Polyneuropathy，AIDP），其临床表现可能包括：

（1）肌无力：GBS 中肌无力表现各异，轻则为轻度行走困难，重则为所有肢体、面肌、呼吸肌和延髓肌近乎完全麻痹，具体取决于疾病严重程度和临床亚型。①肢体无力：典型表现是四肢近端和远端弛缓性无力。肌无力通常对称，始于双下肢，但约 10% 的患者始于双上肢或面肌。大多数患者在最严重时会发展为四肢均无力；②颅神经和延髓症状：50% 以上的 AIDP 患者会出现面神经麻痹，50% 的患者最终会出现口咽肌无力。约 15% 的患者会出现眼动无力。10%～30% 的 GBS 患者会出现需要通气支持的重度呼吸肌无力。

（2）深腱反射：约 90% 的患者在就诊时发现上肢或下肢深腱反射减弱或消失。大多数患者在症状发展到最严重时会出现反射减弱。

（3）其他异常：一些 AIDP 患者也可能出现其他神经系统症状和自主神经功能障碍，这些可能是部分 GBS 变异型的突出特征。①感觉异常：超过 80% 的患者报告手足感觉异常，但检查时感觉异常通常较轻。神经根炎症引起的疼痛也可为起病特征，通常位于背部和四肢。②自主神经功能障碍：38%～70%的GBS患者有自主神经功能障碍。2020年一项纳入187例GBS患者的回顾性研究发现，最常见的自主神经症状包括：肠梗阻（42%）、高血压（39%）、低血压（37%）、发热（29%）、心动过速或心动过缓（27%）、尿潴留（24%）。

3.吉兰-巴雷综合征重症康复如何开展？

（1）早期全面评估：①通气状态评估：监测患者的呼吸频率、血氧饱和度、用力肺活量等。连续监测是为了评估进行性加重和机械通气指征。如累及膈肌，可进行膈肌超声进行评估膈肌的厚度及活动度。②血流动力学监测：监测心率、心律、血压和体液状态。③评估吞咽功能：应用洼田饮水实验评估吞咽功能，必要时行吞咽造影检查，明确患者有无隐性误吸，这将有助于进行饮食调整或限制。同时还应评估咳嗽能力，以了解延髓肌无力的程度和误吸及呼吸道并发症的风险。④自主神经功能评估：包括有无肠梗阻、高血压、低血压、发热、心动过速或心动过缓、尿潴留等。⑤康复评定：全面评估患者存在的功能障碍情况，包括肢体功能障碍、二便功能障碍、吞咽功能障碍、心理功能障碍、日常生活活动能力及社会参与能力受限情况等。

（2）早期、分阶段、全面地康复治疗

1）早期康复干预：生命体征平稳后即可开展康复治疗，如患者不便离床，早期可从床旁康复开始。结合本例患者进行具体分析，本例患者早期生命体征相对不平稳，兼顾患者的功能障碍情况，给予分阶段展开：①肢体康复：肢体主要表现为四肢迟缓性瘫痪、感觉异常，可开展良肢位摆放、主/被动活动、中频电刺激、针灸、感觉刺激、床旁康复踏车、翻身训练、坐位保持训练等，以预防并发症、维持关节活动度、预防肌萎缩、增强残余肌力、促通感觉恢复、增强核心肌群、提高坐位平衡等。②吞咽康复：患者主要表现为口舌运动差、饮水呛咳，开展口舌冰刺激、咽缩肌电刺激、口舌运动训练、针灸、门德尔松手法治疗等，改善口舌感觉及运动功能、预防误吸。③肺炎康复：患者自主排痰困难，开展体位引流、辅助震动排痰、咳痰训练、局部超短波治疗。④呼吸康复：患者主要表现为胸式浅快呼吸，咳痰力弱，开展放松训练、膈肌电刺激、腹式呼吸、辅助咳痰训练，以降低呼吸频率、恢复腹式呼吸模式、改善咳痰能力。⑤二便康复：患者主要表现为排尿障碍、大便控制差，开展间断夹闭 - 开放尿管训练、指导盆底肌收缩训练等，以维持膀胱充盈 - 排空功能、改善肛门收缩能力；⑥心理疏导：开展患者及家属支持心理治疗、认知行为治疗和家庭治疗，减轻患者及家属的焦虑情绪；⑦健康宣教：加强营养、皮肤、膀胱、肠道管理，预防疾病反复、营养不良、泌尿系感染等。

2）离床后的全面康复：详细分析患者存在的功能障碍，各个击破。①肢体康复及日常生活活动能力康复：以强化残余肌力、促通感觉恢复、增强核心肌群、提高立位平衡、提高心肺功能、提高转移能力、提高双手精细功能及日常生活活动能力为主要目标，开展抗阻训练、臀桥训练、感觉刺激、针灸、康复踏车、立位平衡、体位转移及步行训练、心肺耐力、运动认知训练、双手精细功能及协调训练、进食 / 洗漱 / 穿衣等日常生活活动能力训练等。②吞咽康复：此期以患者能够自主进食、饮水为主要目标，开展冰刺激、电刺激、口舌运动训练、针灸、调整摄食姿势及性状、进食水训练等。③呼吸康复：此期以恢复腹式呼吸、增强呼吸肌力、提高自主咳痰能力为主要目标，开展膈肌电刺激、呼气肌训练、吸气肌训练、腹式呼吸、自主咳痰训练。④二便康复：此期以恢复部分排尿、排便功能为主要目标，开展膀胱电刺激、经皮脊髓电刺激、直肠生物反馈、盆底肌训练等，辅助以饮水计划及清洁间歇导尿。⑤心理疏导：开展患者及家属支持心理治疗、认知行为治疗和家庭治疗，促进其心理康复。⑥健康宣教：康复治疗避免过度疲劳，加强营养、皮肤、膀胱、肠道管理，预防疾病反复、营养不良、泌尿系感染等。

4. 吉兰 - 巴雷综合征的预后如何？

罹患 GBS 之后的功能恢复需要数周，而且改善的程度因人而异，取决于个体危险因素。

大多数 GBS 患者的远期预后良好。1 年时，约 80% 的患者能够独立行走，超过一半患者完全恢复。不过，超过 10% 的患者持续存在重度运动障碍。5% ～ 10% 的 GBS 患者病程迁延，数月依赖呼吸机，恢复得非常慢且不完全。恢复期的死亡风险最高。一项研究纳入 527 例 GBS 患者，从症状发作到死亡的中位时间为 76 日，最常见的死因是呼吸或心血管并发症。

GBS 恢复差的预后因素包括：年龄＞ 60 岁、迅速出现肌无力（从症状发作到入院的时间＜ 7 日）、入院时存在重度肌无力、需要通气支持、有前驱腹泻、电生理诊断检查发现重度异常。

电生理诊断检查发现的某些特征可以提示预后不良。如果是脱髓鞘型GBS，则功能改善结局一般良好。如果出现继发性轴突变性，或者原发性病变在轴突，如急性运动轴突型神经病（AMAN）型GBS，则恢复结局会更差。在发病后2～4周时开始，针刺检查出现远端复合肌肉动作电位（CMAP）振幅显著降低（＜正常值的20%）和大量纤颤电位，提示轴突变性和预后不良；相反，若检查显示CMAP振幅＞正常值的20%、以脱髓鞘为主的改变（如传导阻滞）和波形离散，则提示脱髓鞘和预后良好。

### 五、病例点评

新冠病毒流行期间，有少部分患者罹患吉兰－巴雷综合征，合并呼吸衰竭及自主神经功能障碍的重症患者少之又少，早期全面的临床评估及康复治疗对此类患者至关重要。该病例感染新冠病毒后2周出现四肢瘫症状，并伴随呼吸衰竭、心率失常、神经源性膀胱/直肠等问题，经过对患者的详细评估后，细化治疗方案，首先稳定生命体征，改善肺炎，再根据患者耐受情况，分阶段、全方面地展开康复治疗，并应用多种康复新技术，使得患者逐渐、逐一的解决功能障碍，最终恢复自主呼吸、恢复自主进食水、恢复自主排尿便，并能够独立步行，回归家庭与社会。

（病例提供者：郭　韵　北京清华长庚医院）

（点评专家：潘　钰　北京清华长庚医院）

# 参考文献

[1]Yusari I GAA, Sudira PG, Samatra D PGP.Clinical characteristics of Guillain-Barre syndrome in COVID-19: a systematic review and meta-analysis of observational studies[J].The Egyptian Journal of Neurology, Psychiatry and Neurosurgery, 2023, 59 (1)：40.

[2]Hugh J Willison B C J P. Guillain-Barré syndrome[J].Lancet, 2016.

[3]Abolmaali M, Rezania F, Behnagh AK, et al.Guillain-Barré syndrome in association with COVID-19 vaccination: a systematic review[J].Immunologic Research, 2022, 70 (6): 752-764.

[4]Palaiodimou L, Stefanou MI, Katsanos AH, et al.Prevalence, clinical characteristics and outcomes of Guillain-Barré syndrome spectrum associated with COVID-19: A systematic review and meta-analysis[J].European Journal of Neurology, 2021, 28 (10): 3517-3529.

[5]Malekpour M, Khanmohammadi S, Meybodi MJE, et al.COVID-19 as a trigger of Guillain-Barré syndrome: A review of the molecular mechanism[J].Immunity, Inflammation and Disease, 2023, 11 (5): e875.

[6]Fokke C, van den Berg B, Drenthen J, et al.Diagnosis of Guillain-Barre syndrome and validation of Brighton criteria[J].Brain, 2014, 137 (1): 33-43.

[7]Chakraborty T, Kramer CL, Wijdicks EFM, et al.Dysautonomia in Guillain-Barré Syndrome: Prevalence, Clinical Spectrum, and Outcomes[J].Neurocritical Care, 2020, 32 (1): 113-120.

[8]Petráš M, Králová Lesná I, Dáňová J, et al.Is an Increased Risk of Developing Guillain-Barré Syndrome Associated with Seasonal Influenza Vaccination? A Systematic Review and Meta-Analysis[J].Vaccines, 2020, 8 (2): 150.

[9]Romio S, Weibel D, Dieleman JP, et al.Guillain-Barre syndrome and adjuvanted pandemic influenza A (H1N1) 2009 vaccines: a multinational self-controlled case series in Europe[J].PLoS One, 2014, 9 (1): e82222.

[10]Soni R, Heindl SE, Wiltshire DA, et al.Antigenic Variability a Potential Factor in Assessing Relationship Between Guillain Barré Syndrome and Influenza Vaccine-Up to Date Literature Review[J].Cureus, 2020, 12 (9): e10208.

# 病例 27　恙虫病脑膜脑炎肢体功能 及抑郁的康复

## 一、病历摘要

患者男性，57 岁。

**主　诉：**左侧肢体活动障碍 2 个月余。

**现病史：**患者 2 个月前野外工作时被虫叮咬后出现发热，具体体温不详，伴全身酸痛、乏力、头晕，无其他不适，自行口服药物治疗（具体不详），症状无明显缓解。

至当地医院就诊时发现左侧大腿内侧见 1.5 cm×1.0 cm 左右圆形焦痂，诊断为"立克次体感染"。予抗感染、补液、保肝等对症支持治疗 2 周后（具体不详），症状较前好转。1 个月前患者突发尖叫、全身抽搐、意识丧失、口吐白沫、双眼上翻、大便失禁，立即给予气管插管呼吸机持续通气。急诊颅脑 CT 示：①双侧侧脑室旁缺血性脑白质改变。②脑萎缩。诊断为"癫痫持续状态、恙虫病、肺部感染、凝血功能不全、肝功能不全、继发性血小板减少"。予抗癫痫、多西环素抗感染（具体诊治不详）等对症支持治疗后，抽搐较前缓解、肝功能恢复正常，但患者仍昏迷状态，反复发热，遂转院至我院重症医学科治疗，诊断为"恙虫病性脑膜脑炎、急性呼吸衰竭、非感染性多器官功能障碍综合征（MODS）（呼吸、中枢、肝、肾、血液）、癫痫持续状态"。予抗感染、降颅压、抗癫痫、抗凝、抑酸护胃、减轻毛细血管渗漏、纠正低蛋白血症等对症支持治疗。患者生命体征平稳，神志清醒，对答切题，无发热、胸闷、呼吸困难、抽搐等，因行走平衡性差收入我科，自患病以来，患者精神、饮食、睡眠尚可，大小便正常，近期体重变化不详。

**既往史**：否认心脑血管、肺、肾、内分泌系统等重要脏器疾病史及传染病史；否认外伤史；否认手术史；否认输血史；无过敏史，不详预防接种史。

**体格检查**：体温 36.2℃，脉搏 105 次 / 分，呼吸 20 次 / 分，血压 133/90 mmHg，左侧大腿内侧一焦痂 1 cm×1 cm（恙虫咬），已脱痂。

**专科检查**：神清，对答切题，言语清晰，查体合作；定向、计算、记忆力正常；颈软、无抵抗，双侧瞳孔等大等圆，d = 3 mm，直接间接对光反射存在，眼球各向活动正常，双眼无凝视，无眼震，视野粗测可；额纹正常，双眼闭眼有力，悬雍垂居中，咽反射可，口腔期吞咽功能障碍，转颈、耸肩有力；鼻唇沟无变浅，伸舌居中；右侧肢体肌力、肌张力、腱反射、深浅感觉正常，左侧肢体肌张力正常，左侧肢体肌力 3 级，左上肢肱二头肌反射（++），肱三头肌反射（++），左下肢膝反射（++），跟腱反射（++），踝阵挛（-）；左侧肢体皮肤痛触觉较对侧无明显减弱；左侧指鼻试验、跟膝胫试验阳性，Berg 评分 29 分，左侧巴宾斯基征（-），脑膜刺激征阴性。床上翻身、起坐、转移及如厕等功能性活动部分依赖家人，日常生活活动能力改良 Barthel 指数评分 42 分；汉密尔顿焦虑和抑郁量表评定患者处于中度抑郁状态。

**辅助检查**：头颅 MRI（病例 27 图 1）示双侧额顶叶部分柔脑膜可疑强化，双侧顶部皮下软组织稍肿胀。病程 17 天腰椎穿刺检查：脑脊液压力 230 mmH₂O，脑脊液常规：外观无色透明，潘氏试验阴性（-），红细胞数 $10 \times 10^6$/L，有核细胞数 $2 \times 10^6$/L，脑脊液免疫球蛋白定量测定：脑脊液 IgM 2.20 mg/L，脑脊液 IgG 37.60 mg/L，脑脊液 IgA 6.35 mg/L，脑脊液生化检测：天门冬氨酸氨基转移酶 34.40 U/L，腺苷脱氨酶 0.9 U/L，丙氨酸氨基转移酶 2.70 U/L，AST/ALT 12.74，葡萄糖 3.43 mmol/L，微量总蛋白 0.350 g/L，微量白蛋白 212.9 mg/L，氯 128.10 mmol/L，磷酸肌酸激酶 2.91 U/L，乳酸脱氢酶 431 U/L，脑脊液 Lac 1.7 mmol/L。脑电图检查示：异常视频脑电图（此次检测清醒及睡眠期，右侧枕、后颞区可见大量棘慢波发放，可波及左侧后头部）。

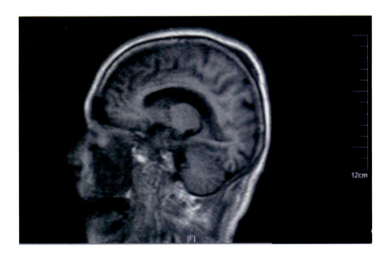

病例 27 图 1　头颅 MRI

**疾病诊断：**①恙虫病型脑膜脑炎；②非感染性多器官功能障碍综合征（MODS）（呼吸、中枢、肝、肾、血液）；③癫痫持续状态。

**功能诊断：**①吞咽障碍；②左侧肢体肌力减弱；③协调功能障碍；④平衡功能障碍；⑤步行功能障碍；⑥抑郁状态；⑦日常生活活动能力受限；⑧社会参与能力下降。

## 二、诊疗经过

在全面的入院检查基础上，经过详细康复评估，发现该患者本次就诊，康复方面的主要问题包括吞咽障碍、平衡协调能力、步行能力及心理方面。康复目标：制订了短期和长期的康复目标。短期目标着重于提高肌力、上肢灵活性、下肢协调性，以及改善平衡和步行能力。长期目标则注重恢复患者的日常生活自理能力和社会参与水平。康复方案：除了常规康复治疗外，采用了针对性的康复方案：唇舌肌训练，动静态平衡训练、步态训练等，针对抑郁症状，采用了药物治疗、心理支持，效果显著，患者的情绪状态和生活质量有显著提升。Berg 评分提升至 50 分，改良 Barthel 指数提升至 74 分。

## 三、病例特点及讨论

1. 病例特点　该病例 2 个月前野外水库工作时被虫叮咬后出现发热、乏力、全身酸痛及头晕，并于发病后 5 天在当地医院确证为"立克次体感染"，予以对症处理后，病情好转。发病后 8 天出现持续性癫痫后，意识昏迷，转入重症医学科，经对症治疗后，患者病情稳定后，因遗留左侧肢体功能障碍，入我科继续行康复治疗。此病例具有以下特点：疫情背景：患者在野外水库工作时被虫叮咬，出现发热等症状。初步诊断为立克次体感染，后发生癫痫持续状态，多器官功能障碍，最终诊断为恙虫病性脑膜脑炎。①多系统受累：该患者病程中涉及多个系统，包括呼吸系统（误吸性肺炎、肺部感染）、神经系统（癫痫持续状态、恙虫病性脑膜脑炎）、心血管系统（心肌酶升高）、肝肾功能不全等，表现为非感染性多器官功能障碍综合征（MODS）；②神经系统受累：头颅 MRI 显示双侧额顶叶柔脑膜可疑强化，脑电图异常提示右侧枕、后颞区大量棘慢波发放。这些发现可能与脑膜脑炎及癫痫状态有关；③脑脊液检查：脑脊液压力升高，IgM 升高，葡萄糖降低，这些指标支持了脑膜脑炎的诊断；④康复需求：患者康复治疗主要关注肌力减弱、平衡功能障碍、日常生活活动能力受限等问题。⑤康复进展：患者在综合的康复治疗下，整体康复状况有显著进展。Berg 评分提升至 50 分，改良 Barthel 指数评分提升至 74 分，反映了患者在日常生活活动能力上的改善。

2. 病例讨论　该病例突出了恙虫病在感染后引起多系统损伤的严重性，需要全面的治疗和康复措施。综合性的康复治疗在患者康复中发挥了积极作用，强调了多专业合作的重要性。针对该患者的肢体肌力、肌张力、肢体活动功能、平衡功能障碍，我们进行了详细的功能评估。①肌力和肌张力：左侧肢体肌力 3 级，右侧肢体肌力正常。双侧肌张力无异常；②平衡能力：Berg 评分 29 分，提示患者有一定的平衡能力，但有跌倒风险，需要在辅助下才能步行。平衡障碍主要体现在无法完成从地上拾物，以及减少支撑面积下的静态和动态动作；③协调能力：左侧肢体指鼻－指指试验和跟－膝－胫试验阳性，提示患者存在左侧肢体协调功能障碍，可能影响平衡能力水平和日常生活活动能力水平；④吞咽功能：患侧舌运动、鼓腮轻度障碍，咀嚼功能评定量表报告显示舌肌和颊肌功能减退，提示存在口腔期吞咽功能障碍；⑤日常生活活动能力：改良 Barthel 指数评分 42 分，提示患者日常生活活动能力水平中度受限，大部分需要他人照护。ADL 首先主要体现在转移能力、个人卫生等方面。

针对患者目前存在的功能障碍，制订患者的康复治疗计划。①躯干稳定控制训练，坐－站转移训练，坐位／站立位抛接球练习；②下肢肌力及稳定性训练。侧卧／站立位臀肌练习，下蹲肌群运动控制训练系统；③平衡训练。Bobath 球坐位控制训练，稳定／不稳定平面单腿站立训练；④步态训练。助行架辅助行走训练，逐渐过渡至无辅助步行训练，脚跟－脚尖直线行走等独立步行训练。考虑到患者在水库工作，需要适应山地行走，加强了患者上下台阶和斜坡行走训练。⑤吞咽功能训练。针对较弱的口舌颜面肌群进行电刺激及主动抗阻运动训练。

对于本例患者的抑郁状态的问题，康复治疗方案的设计旨在综合药物管理和心理干预。药物治疗主要依靠选择性 5- 羟色胺再摄取抑制剂来调节神经递质平衡，缓解抑郁症状。心理治疗主要采用认知行为治疗，积极调整应对策略关键是：①接受已经发生的损伤的现实；②创造高质量的社会支持水平；③具有积极再评价的行为能力；④有计划地进行问题解决。这种多模式干预策略，结合认知行为治疗和必要的社会支持，为患者提供了一个全面的康复环境，不仅关注症状的缓解，也重视患者心理适应和社会功能的恢复。

## 四、相关问题及分析

根据以上病例资料，我们总结了关于恙虫病脑膜炎后遗症期康复的具有代表性的几方面的问题进行讨论，希望有助于提高对类似病例的诊疗水平和服务质量。

1. 恙虫病性脑膜炎患者，如何应对康复缓慢的问题？

患者此次发病，病程短，进展快，但患者经过康复治疗后，肢体肌力、平衡障碍恢复较慢，可能有以下几点：①原发疾病本身：恙虫病型脑膜脑炎是一种严重的病情，涉及中枢神经系统，引起中枢神经系统的炎症和损伤。而神经系统的恢复过程本身就相对较慢，特别是对于严重的神经组织受损，康复需要更长的时间；②多器官功能障碍：患者此次发病，病程短、病情重，同时患者伴随多器官功能障碍（涉及呼吸系统、血液系统、中枢神经系统、肝脏、肾脏），多系统受累进一步增加了康复的复杂性和康复时间，因此需要对患者出现的各系统症状，需要多学科联合诊疗，在康复治疗上各康复治疗小组予以积极配合；③癫痫持续状态：患者曾经历癫痫持续状态，导致神经元的过度激活和脑功能的不稳定。癫痫的管理和治疗也可能对康复的进展产生影响。④心理因素：心理状态对康复有着重要的影响，急性抑郁大多源于生物学因素：损伤的位置、去甲肾上腺素和（或）血清素的耗竭；康复过程中的抑郁可能源于对功能受限的认识越来越清楚；慢性期的抑郁多来源于对肢体残障的负性体验。⑤社会和家庭支持：患者康复的速度不仅取决于患者院内治疗的情况，还取决于可用的康复资源和患者的社会支持系统。患者是否能够获得足够的康复治疗、康复设备以及家庭和社区的支持都会影响康复的效果。并且社会支持在帮助肢体功能受损患者处理抑郁方面发挥着重要的作用。一个全面的康复计划应该包括家庭、社交、专业和社区层面的支持，以确保患者在面对身体功能挑战时能够更好地适应和恢复。提高家庭功能也可以从相互交流中取得启迪和帮助，利于照料者自身情感交流，削弱过重的负性情绪，也有助于减少医疗费用的开支，减轻家庭负担。

2. 恙虫病性脑膜炎后平衡功能障碍的原因有哪些？

恙虫病型脑膜脑炎是由蜱虫叮咬传播的一种疾病，主要由恙虫病立克次体引起。在这种情况下，肌力下降和平衡功能障碍可能与以下几个方面的病理生理变化有关。

中枢神经系统受累：恙虫病型脑膜脑炎可能导致中枢神经系统的炎症和损伤，特别是大脑和脑干区域。这可能会直接影响到与肌肉协调和平衡相关的神经回路，导致肌力下降和平衡功能障碍。

神经肌肉连接问题：神经－肌肉接头是神经冲动传递到肌肉的地方，如果这个连接受到破坏，就会导致肌力下降。恙虫病型脑膜脑炎可能引起神经肌肉接头的炎症，从而影响肌肉的正常功能。

感觉系统问题：平衡功能依赖于感觉系统，包括视觉、前庭系统（内耳平衡器官）、本体感觉等。恙虫病型脑膜脑炎可能导致感觉系统的异常，影响个体对身体在空间中的感知，进而导致平衡障碍。

全身性病理生理变化：恙虫病型脑膜脑炎可能引起全身性病理生理变化，如发热、脱水、电解质紊乱等，这些因素也可能对肌肉功能和平衡产生影响。

在处理肌力下降和平衡功能障碍时，治疗应该综合考虑上述因素。通常情况下，康复治疗、物理治疗和药物治疗等方法可用于帮助患者恢复肌力和改善平衡。具体情况应该根据患者的具体情况设计个性化的康复计划。

3.恙虫病性脑膜炎致肢体功能障碍后，抑郁对患者康复预后的影响及处理方法？

综合治疗、多学科协作和全面关注患者的心理健康是处理肢体功能障碍后抑郁的关键。及早识别和有效处理抑郁症状，有助于提高患者的康复预后和生活质量。肢体功能障碍后出现抑郁对康复预后会产生负面的影响，因为抑郁症状可能妨碍患者的康复进展，降低生活质量，增加康复的时间和难度。影响康复预后的因素：①降低康复治疗的参与度：抑郁可能使患者失去对康复治疗的兴趣，导致康复活动的积极性下降；②影响患者的生活质量：抑郁症状可能使患者对康复过程中的生活变化难以适应，降低生活质量；③加重身体症状：抑郁可能导致身体症状的感知加重，例如疼痛感觉更为突出，从而影响康复锻炼的进行；④社交隔离：抑郁可能导致社交回避和孤立，限制了与康复专业团队、家人和朋友的有效交流。处理方法：①心理治疗：通过认知行为疗法（CBT）、描记疗法等心理治疗形式，帮助患者理解和应对抑郁症状，改变负面思维模式，提高心理韧性；②药物治疗：选择性5-羟色胺再摄取抑制剂（SSRI）或其他类别的抗抑郁药物，以减轻抑郁症状；③康复团队的协作：康复团队应该密切合作，包括物理治疗师、职业治疗师、心理医生等，以确保全面而协调的康复计划；④社会支持：强调社会支持的重要性，鼓励患者与家人、朋友和社区保持联系，以减轻社交孤立感；⑤定期评估：对患者的心理状况进行定期评估，及早发现并处理抑郁症状，调整康复计划以适应患者的心理状态；⑥康复目标的调整：针对患者的康复目标，逐步进行调整，确保目标的设定符合患者的实际情况和心理状态；⑦家庭支持：强调家庭的支持作用，家人的理解和鼓励对患者的康复过程非常重要。

## 五、病例点评

这位 57 岁的男性患者在野外工作时被虫叮咬后出现了一系列症状，最终被确诊为恙虫病型脑膜脑炎，伴有多系统功能障碍。

1. 病因　患者病因是恙虫病感染，这是一种由螨传播的疾病，可以导致多系统受累，包括神经系统、呼吸系统、血液系统等。

2. 临床表现　患者出现发热、全身酸痛、乏力、头晕等症状，最初被误认为是感染性疾病，但后来出现了抽搐、意识丧失等神经系统症状，提示了病情的加重。

3. 多系统受累　患者除了神经系统受累外，还伴有呼吸系统感染、肝功能不全等多系统功能障碍，需要综合治疗和支持。

4. 康复治疗　在康复治疗阶段，患者主要面临吞咽障碍、肢体活动障碍、平衡协调功能障碍等问题。康复目标的设定以改善吞咽功能、提高肢体功能、改善平衡和步态，以及提高日常生活自理能力为主。

5. 抑郁症状　患者存在中度抑郁状态，通过药物治疗、心理支持等方式进行了干预。这对于患者的整体康复非常重要，是康复过程的顺利进行的保障。

6. 神经系统检查　神经系统检查显示左侧肢体肌力减弱，反射异常等症状，需要针对性的康复措施来改善患者的神经功能。综合治疗包括对感染的治疗、脑膜脑炎的处理以及康复治疗。

综上所述，这是一例疾病较为严重、多系统受累的病例，康复治疗需要多学科的协作，针对性地解决患者的康复问题。在继续的康复治疗中，密切监测患者的生理和心理状况，调整康复计划，提高患者的生活质量和社会参与能力。

（病例提供者：栾玉民　徐　婧　朱秋蓉　昆明医科大学第一附属医院）

（点评专家：丁　桃　昆明医科大学第一附属医院）

# 参考文献

[1]Young N, Thomas M.Meningitis in adults: diagnosis and management[J].Intern Med J, 2018, 48（11）: 1294-1307.

[2]Taniguchi Y, Kanno Y, Ando K, et al.Tsutsugamushi disease（scrub typhus）[J].Int J Dermatol, 1992, 31（10）: 693-695.

[3]Wang YC, Li JH, Qin Y, et al.The Prevalence of Rodents Orientia tsutsugamushi in China During Two Decades: A Systematic Review and Meta-Analysis[J].Vector Borne Zoonotic Dis, 2023, 23（12）: 619-633.

[4]Gaieski DF, Nathan BR, O'Brien NF.Emergency Neurologic Life Support: Meningitis and Encephalitis[J].Neurocrit Care, 2015, 23（2）: 110-118.

[5]GBD 2019 Meningitis Antimicrobial Resistance Collaborators.Global, regional, and national burden of meningitis and its aetiologies, 1990-2019: a systematic analysis for the Global Burden of Disease Study 2019[J].Lancet Neurol, 2023, 22（8）: 685-711.

[6]Rose W, Ghosh U, Punnen A, et al.Comparison of Scrub Typhus With and Without Meningitis[J].Indian J Pediatr, 2017, 84（11）: 833-837.

[7]Kakarlapudi SR, Chacko A, Samuel P, et al.Comparison of Scrub Typhus Meningitis with Acute Bacterial Meningitis and Tuberculous Meningitis[J].Indian Pediatr, 2018, 55（1）: 35-37.

[8]Basu S, Chakravarty A.Neurological Manifestations of Scrub Typhus[J].Curr Neurol Neurosci Rep, 2022, 22（8）: 491-498.

[9]Garner J, Berg MVD, Lange B, et al. Physiotherapy assessment in people with neurological conditions-Evidence for the most frequently included domains: A mixed-methods systematic review[J].J Eval Clin Pract, 2023, 29（8）: 1402-1424.

[10]Naik SS, Bedadala MR, Sharma M, et al. Unusual Magnetic Resonance Imaging Features of Scrub Typhus Encephalitis[J].Neurol India, 2022, 70（2）: 760-763.

# 病例 28　运动神经元病所致言语、吞咽障碍的康复

## 一、病历摘要

患者男性，69 岁。

**主诉**：言语不清伴吞咽困难 1 年余。

**现病史**：患者 2019 年年底无明显诱因出现言语不清、吞咽困难，无四肢活动不灵等其他伴随症状，于当地医院神经内科就诊，颅脑 MRI 示：多发腔隙性脑梗死。入院后，给予抗血小板聚集、营养神经、改善循环及代谢等对症支持治疗。2022年 5 月因吞咽困难加重再次入当地医院，颅脑 MRA 示：颅脑及颈部动脉粥样硬化性改变。给予抗血小板聚集、营养神经、改善循环、抗肌无力、抗炎等药物及对症支持治疗。2022 年 11 月至复旦大学华山医院，肌电图检查：脊髓前角细胞和颅神经运动神经核损害，诊断为"运动神经病"，具体治疗不详。后因言语不清伴吞

咽困难、经口进食、饮水呛咳，为求进一步康复治疗，于2023年4月3日入住我科，患者自发病以来精神尚可，情绪低落食欲尚可，睡眠正常，大小便正常，体重下降。目前可独自站立及行走，进食、穿衣、转移、如厕、入浴等日常生活动作可独立完成。

**既往史：**高血压10余年，2型糖尿病10余年，无吸烟、饮酒史。

**家族史：**否认家族遗传病史及类似疾病史。

**体格检查：**体温36.1℃，脉搏92次/分，呼吸21次/分，血压130/75 mmHg。神志清楚，营养中等，轮椅推入病房，双肺呼吸音清，未闻及干、湿性啰音，心脏及腹部检查未见明显异常。

**专科检查：**神志清，精神可，构音障碍，记忆力、计算力基本正常。眼动充分，未见眼震及复视。双瞳孔等大等圆，直径≈3 mm，直接、间接对光反射灵敏，面部痛、触觉对称正常。双侧额纹对称，双侧鼻唇沟对称，示齿口角不偏，咽反射减弱，伸舌无力、饮水呛咳。徒手肌力检查：双上肢近端肌力5级，远端5级，双下肢近端肌力5级，远端5级；改良Ashworth分级：四肢肌张力正常；双侧肢体针刺、轻触、振动觉对称无减退、关节位置觉正常。双侧肱二头肌腱反射、肱三头肌腱反射、桡骨膜反射（++），双侧膝腱反射、跟腱反射（++）、踝阵挛（++），双侧Hoffmann征（-），双侧Babinski征（-）。Holden步行能力分级5级。功能评定：坐位平衡3级，立位平衡3级，日常生活活动能力改良Barthel指数评分100分。

康复评定如下：

1. 主观症状 体重减轻、嗓音异常、流涎、唾液黏稠、口腔卫生差、进食液体及固体食物差、进食速度慢、易呛咳和咳嗽、咀嚼食物差、舌头运送差、吞咽延迟、咽期欠流畅、进食易疲劳。

2. 功能评估 口颜面功能异常，伸舌偏左，舌肌运动减弱，各方向运动不充分、咽反射减弱、吞咽启动延迟、自主咳嗽减弱、咳嗽延迟、自主清嗓减弱、清嗓延迟；发音异常，音质沙哑、软腭提升不充分；唇运动异常，闭唇正常，咂唇、唇拢、呲牙、鼓腮不充分，唇及咬肌力量减弱；下颌运动正常。

3. 洼田饮水试验 Ⅱ级；标准吞咽功能评定量表（SSA）评分25分；吞咽功能分级4级，存在机会误吸；功能性经口摄食量表（FOIS）分级5级，完全经口进食多种质地的食物，但需要特殊的准备或代偿。

**辅助检查：**

1. 颅脑磁共振（2022年5月） 颅脑及颈部动脉粥样硬化性改变。

2. 肌电图检查（2022 年 11 月）　脊髓前角细胞和颅神经运动神经核损害。

**疾病诊断**：运动神经元病。

**功能诊断**：①构音障碍。②吞咽障碍。

## 二、诊疗经过

患者入院后进行完善的检查及详细康复评估，依据患者主要临床表现，制订主要针对患者构音、吞咽障碍的专项训练。整体康复目标分为短期和长期，短期目标：改善吞咽相关器官运动范围和力量，减少饮水呛咳，克服鼻音化，提高发音清晰度；长期目标：经口进食软饭，提高发音清晰度，以口语与他人进行大部分日常生活交流。在常规康复治疗基础上，采用的康复方案如下，针对构音障碍训练：构音器官运动范围／力量／灵活性训练，发音、辨音、构音训练，克服鼻音化训练，呼吸控制训练等；针对吞咽障碍的训练：口腔冰刺激，口腔内电刺激，吞咽相关器官运动功能训练，吸吮冰棒训练，喉上抬训练，下颌抗阻训练，Shaker 训练，直接摄食训练（饮水训练），有效咳嗽训练等。经 2 周余系统康复训练，构音器官运动范围、力量、发音清晰度均较前改善，但是咀嚼时舌头的搅拌能力仍较差（病例 28 图 1、图 2）。

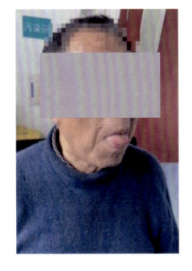
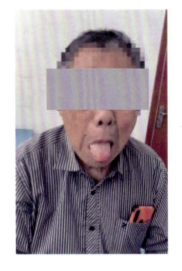

病例 28 图 1　2023 年 4 月 3 日伸舌无力　　病例 28 图 2　2023 年 4 月 19 日伸舌力量改善

### 三、病例特点及讨论

该病例患者 3 年前出现言语不清伴吞咽困难，经过当地医院和复旦大学华山医院的诊断，确认为"运动神经元病"（Motor Neuron Disease，MND）。治疗方案主要包括抗血小板药物、营养神经支持治疗以及改善循环及代谢等对症治疗。入院时，患者仍以言语及吞咽障碍为主诉，未见四肢肌力明显下降。

根据报道，大多数 MND 患者随疾病进展会出现运动言语障碍，如构音障碍。而言语及吞咽功能下降会影响患者的社交活动和人际关系，可能导致孤独感和抑郁感，同时也影响患者的自我形象和自尊心。因此，最大限度地提高沟通和吞咽能力可以减少这些负面情绪。在 MND 疾病早期阶段，构音障碍较轻，痉挛或弛缓是主要的表现，该阶段症状通常不会干扰语音清晰度，可能仅限于语速的下降，发音（声音）质量变化或发音不准确。但随着病情进展，导致言语相关肌肉组织运动减少，音量低 / 语速慢 / 语量少越来越常见，语音的可懂度下降明显。80% ～ 95% 的 MND 患者无法使用自然语言满足日常沟通的需求，并表明需要增强和替代通信（augmentative and alternative communication，ACC）方法。此外，吞咽困难通常是由于嘴唇、舌头和喉咙等用于咀嚼和吞咽的肌肉活动障碍，降低了饮食的安全系数，增加误吸风险。

针对患者的言语及吞咽障碍，我们采用了多种针对性的治疗方法，包括言语训练、吞咽训练、吞咽电刺激、正中神经电刺激和呼吸功能训练。同时，经颅磁刺激针对患者的 Broca 及 Wernicke 等言语功能相关脑区进行干预，从中枢层面改善患者的言语功能。同时，采取认知训练用于维持患者的认知能力。治疗后发现患者的构音器官运动范围、力量和发音清晰度均有所改善，但咀嚼时舌头的搅拌能力仍较差。

综合来看，针对该患者的多方面综合干预可以最大程度发挥其功能潜力，提高生活质量，减少负面情绪的发生。

### 四、相关问题及分析

根据以上病例资料，我们总结了关于运动神经元病康复的具有代表性的几方面的问题进行讨论，希望有助于提高对类似病例的诊治水平和服务质量。

1. 针对运动神经元病伴吞咽功能障碍的患者，提高吞咽能力的有效训练方法有哪些？

吞咽困难是 MND 的一个重要的渐进性症状，其导致的营养不良、吸入性肺炎、窒息及脱水是 MND 患者死亡的主要原因之一。因此，早期干预和全面管理吞咽困难对于降低 MND 患者的误吸风险至关重要。

针对运动神经元病吞咽困难的患者，需要进行全面的评估后方可制订有效的康复训练措施，首先在评估过程中，在对口腔和咽部进行细致评估之前，必须优先进行全面的访谈，综合当前和过去的病史、家庭背景、药物使用和其他相关细节，并进行全面的身心评估。当在检查口腔、咽部和喉部时观察到构音障碍，言语障碍（声音嘶哑、音量低），舌头萎缩和舌头活动受限，口咽功能不全［在发音和（或）吞咽过程中］，局部褶皱运动障碍，咽部收缩减少等，应结合体检结果考虑 MND 的可能性。

吞咽康复的短期和长期目标的制定取决于疾病的进展情况。然而，治疗所有吞咽障碍的关键是保守治疗、药物治疗和康复（吞咽声音和言语）。吞咽训练包括在不使用食物的情况下进行的间接锻炼，如促进吞咽反射的冰按摩、增强喉部抬高的抬头运动（Shaker 运动）、呼吸肌训练和神经肌肉电刺激。相比之下，吞咽训练也可以包括涉及食物使用的直接锻炼，如用力吞咽和多次吞咽。进食过程中使用的某些补偿技术也是吞咽训练中非常常见的组成部分，如下巴收腹动作和头部旋转。最佳干预需要多学科的方法，康复医生、语言病理学家、治疗师、护士、营养师和其他医疗保健专业人员之间的合作。

（1）间接锻炼

促进吞咽反射：冰按摩的原理是通过冰棒轻轻摩擦和按压舌头后部、舌根、舌膜和软腭来刺激神经末梢，触发吞咽反射。这种技术有助于加强咽喉肌肉的收缩和协调，促进吞咽的顺利进行。

加强喉部抬高：阻力练习和抬头练习（Shaker 练习）。

阻力练习和抬头练习（Shaker 练习）旨在通过增加喉部的运动幅度和力量来加强喉部抬高的能力。抬头练习包括平躺，抬头看脚趾，同时保持肩膀向下 60 秒，并重复 3 次。这有助于改善喉部的活动范围和肌肉力量。

呼吸肌训练：旨在增强呼吸肌肉的力量和耐力，提高吞咽过程中的呼吸控制和支持能力。这对于改善说话、吞咽和咳嗽功能都具有重要意义。

咳嗽反射运动：可以增强喉部和呼吸肌肉的收缩力量，加强气道的保护功能，从而降低误吸的风险。这有助于提高吞咽和咳嗽之间的协调性。

神经肌肉电刺激：作为一种非侵入性疗法，旨在通过电刺激促进吞咽肌肉的协调性、感觉反馈和运动时机。通常与其他治疗方法结合使用，以提高吞咽功能。

（2）直接锻炼

用力吞咽：是一种在吞咽过程中主动增加肌肉需求的训练方法。持续在颈部施加力量，并将喉部保持在最大抬高的位置，有助于招募更多运动单位，增强吞咽肌肉的力量和耐力。

多次吞咽：涉及一系列重复的吞咽动作，旨在提高口咽腔中的药物或食物的清除效率，增强多块肌肉的协调能力和力量。

交替吞咽：通过交替吞咽固体食物和液体食物来增加吞咽的多样性和灵活性，促进吞咽过程中食物和液体的顺利通过。

补偿吞咽动作：

下巴收腹动作：通过将下巴向胸部收拢，增加咽部压力，引导食道中的食物和液体，降低误吸的风险，促进推注运动的进行。

头部旋转：一种补偿技术，通过旋转头部来改善吞咽困难患者的吞咽。这有助于转移食物和液体，降低气道吸入的风险。

声门上吞咽：一种在吞咽过程中防止误吸的技术。通过在吞咽前和吞咽过程中屏住呼吸自愿关闭声带，然后立即咳嗽，防止吸入并清除吞咽后的残留物。

2. 吞咽障碍康复评定方法有哪些？

在诊断吞咽障碍时，不仅需要关注明显的症状，还要注意那些症状不明显的情况，即所谓的"不显性"吞咽障碍。吞咽动作的分期对于评估吞咽障碍的类型至关重要，通常可以将吞咽障碍分为以下几种类型。

口腔准备期及口腔期障碍，主要表现为开口、闭唇困难，流口水，食物从口中洒落，咀嚼费力，以及食物向口腔后部推进困难。口腔控制食物的能力降低可能导致食物过早进入咽部，甚至发生吞咽前吸入。

咽期障碍，主要表现为吞咽时食物逆流入鼻腔，误入喉及气管引起呛咳，以及吞咽后食物残留在咽壁、会厌谷和梨状窝，随时有可能溢入喉及气管而引起呛咳。严重情况下可能导致食物吸入（或误咽）引起呼吸困难和肺部问题。

食管期障碍，包括食管平滑肌蠕动障碍、环状咽肌和食管、胃括约肌的弛缓不能或关闭不全，导致吞咽后胸部憋闷或吞入食物反流至口咽部。

　　在进行吞咽障碍的评定时，应仔细了解病史、观察进食情况。常用洼田饮水试验及反复唾液吞咽试验，必要时做吞咽造影检查，这是目前诊断吞咽障碍的金标准。

　　洼田饮水试验：让患者按习惯喝下一定量的温水，根据饮水过程中是否出现噎呛等情况来进行分级评定，以进一步了解患者的吞咽功能状态。患者坐位，让其按习惯喝下温水 30 mL，根据饮水结果进行分级。Ⅰ级：能 1 次喝完，无噎呛；Ⅱ级：分 2 次以上喝完，无噎呛；Ⅲ级：能 1 次喝完，但有噎呛；Ⅳ级：分 2 次以上喝完，仍有噎呛；Ⅴ级：频发呛咳，难以全部喝完。对于Ⅱ、Ⅲ级患者，处理的重点是给予进食方法的指导，Ⅳ、Ⅴ级患者则需进行积极的康复治疗。

　　反复唾液吞咽试验：检查者观察患者反复吞咽唾液的情况，以评估吞咽反射的功能。观察喉结和舌骨随着吞咽动作的移动情况，来判断吞咽动作的完成程度。患者取坐位或卧位，检查者将手指放在患者的喉结（甲状软骨）及舌骨处，嘱患者尽量快速反复吞咽唾液，如因口腔干燥无法吞咽时，可在舌面上滴水再让其吞咽，如感觉喉结和舌骨随着吞咽动作越过手指上、下移动，即为吞咽动作完成。一般情况下，应观察 30 秒，确认完成的吞咽次数。高龄患者能完成 3 次即可，少于 3 次即为吞咽反射引发低下，这常是假性球麻痹等功能性吞咽障碍的主要表现。

　　根据各种检查结果，康复医生可以对吞咽障碍的类型和严重程度做出评估，并制订相应的治疗计划。

　　3. 电刺激在改善言语、吞咽功能方面的应用如何？

　　言语治疗中，电刺激是一种通过改变构音障碍患者的行为来改善言语功能的治疗方法。这种治疗利用生物体上的电刺激，通过使神经元去极化并释放神经递质来产生效果。根据使用的电流类型，神经递质可以引发不同的组织反应。

　　神经肌肉电刺激疗法（neuromuscular electrical stimtJlation，NMES）和经皮的神经电刺激疗法（ transcuataneous electrical nerve stimulation，TENS）是两种常见的电刺激治疗方法。NMES 通过引起肌肉收缩来改善肌肉功能，而 TENS 则通过缓解疼痛、增加血液循环和放松肌肉来产生效果。这些治疗中，通常会使用具有正极和负极的电极，放置在待刺激的区域上，设备产生电流，并通过控制频率参数、脉冲宽度和强度来调节治疗效果。在确定了治疗目的后，根据具体的治疗目标选择电流和其他参数。例如，针对镇痛或收缩、激活的肌肉纤维类型、电刺激的持续时间以及对特定肌肉或肌肉群有效所需的电流强度等。研究表明，NMES 可以改善声带运动，提高声学特征评估，已成功用于声带麻痹的患者治疗。而 TENS 对功能性发音困难患者也有积极效果，可通过释放神经递质缓解疼痛、增加血液循环和肌肉放松，降低肌肉疼痛强度、吞咽困难程度和肌肉电活动的百分比。同时，TENS 可能增加脑干吞咽中心的感觉输入，促进吞咽动作的启动和呼吸道的保护。这种周期性的感觉刺激可能也会诱导皮层的神经可塑性，从而进一步改善吞咽功能。

因此，电刺激作为一种研究广泛的吞咽障碍康复方法，在言语治疗中发挥着重要作用。

4. 关于 MND 期间言语训练有哪些争论？

针对 MND（运动神经元疾病）患者的言语训练存在一些争论和不同的观点，其中一些研究质疑了传统的言语康复策略。以下是一些关于 MND 期间言语训练的争论和建议。

口腔锻炼的有效性争议：有研究指出，由于 MND 是一种退行性疾病，增加口腔肌肉组织力量或活动性的言语治疗策略可能并不具备长期的效果。因此，一些研究建议避免强调口腔锻炼，而是鼓励患者将精力放在更实际、节约能量的言语任务上。

言语练习与节能策略的对比：有人认为，MND 患者及其护理人员往往认为口腔锻炼可以提高说话和吞咽的力量和灵活性。然而，研究表明这种方法的效果可能有限，因为 MND 患者的肌肉功能会逐渐减弱。因此，言语干预更应侧重于节约能量、避免疲劳，而不是增加口腔锻炼的工作量和使用量。

改善环境对言语的影响：有研究建议 MND 患者应该学会避免不利的讲话 / 听力环境，例如在嘈杂的环境中说话时提高音量可能会增加疲劳，并对言语理解造成困难。因此，建议在安静的环境中与他们交谈，这有助于减轻他们的言语负担。

辅助和替代沟通（ACC）策略的使用：随着疾病的进展，MND 患者的语音可能变得难以理解。因此，许多患者转向使用辅助和替代沟通（ACC）策略来弥补语音沟通的缺失，这包括使用符号、文字或其他辅助工具来帮助他们与他人进行沟通。

综合来看，言语训练对于 MND 患者仍然是一个复杂的问题，需要综合考虑疾病的进展、患者的个体情况以及有效的康复策略。在制订治疗方案时，应该根据最新的研究和临床经验来确定最合适的方法，以帮助患者最大限度地保持言语功能和生活质量。

## 五、病例点评

MND 作为是一种渐进性的疾病，国内外目前缺乏特异性的有效治疗手段。因此在干预 MND 的过程中，临床医生的目标通常不是从根本上改善疾病的损伤。相反，治疗的重点是最大限度地发挥剩余功能，并通过改变环境和教育患者周围的关键人员，确保 MND 患者有机会发挥最佳功能。

在 MND 治疗中，授权患者就其生活方式、治疗和治疗目标做出现实、知情的决定是至关重要的。提供适当的心理支持使患者及其家人能够对生活方式做出必要的调整也是如此。尽管 MND 没有治愈方法，但康复可以帮助患者继续独立、安全地发挥功能，控制症状，甚至过上充实的生活。因此，康复对 MND 患者至关重要，因为它使他们能够在面对这种致命性疾病的情况下发挥最大潜力。

随着时间的推移，随着医学研究的进展，有望开发出更多的治疗方法来延缓MND 的进展并延长患者的寿命。因此，在照顾 MND 患者时，康复可能会变得更加重要。MND 的多学科评估与协调康复团队通常包括医生、物理治疗师、职业治疗师、言语语言病理学家、呼吸治疗师、护士和社会工作者等。这种综合方法通过整合不同的专业技能集，提供连续性和一致性的康复干预，从而帮助患者最大限度地适应并应对 MND 带来的挑战。

（病例提供者：王永慧　曲玉娟　邢相欣　山东大学齐鲁医院）

（点评专家：岳寿伟　山东大学齐鲁医院）

# 参考文献

[1] 高玉敬. 运动神经元病致吞咽障碍患者的康复护理 [J]. 河北医药，2014，（8）：1254-1255.

[2] 周维金. 吞咽障碍康复治疗的基本方法 [J]. 中国康复理论与实践，2002，8（10）：584-585.

[3] 罗君，卢祖能. 肌萎缩侧索硬化症的研究进展 [J]. 中国康复，2010，25（6）：477-480.

[4] Sia T, Connors KA, Morgan P. Physical Activity in People With Motor Neuron Disease: Validity of the Physical Activity Scale for the Elderly as a Measuring Tool[J]. Arch Phys Med Rehabil, 2023, 104（1）：102-107.

[5] Hunter MD, Robinson IC, Neilson S. The functional and psychological status of patients with amyotrophic lateral sclerosis: some implications for rehabilitation[J]. Disabil Rehabil, 1993, 15（3）：119-126.

[6] Majmudar S, Wu J, Paganoni S. Rehabilitation in amyotrophic lateral sclerosis: why it matters[J]. Muscle Nerve, 2014, 50（1）：4-13.

[7] Feldman EL, Goutman SA, Petri S, et al. Amyotrophic lateral sclerosis[J]. Lancet, 2022, 400（10360）：1363-1380.

[8] Simmons Z. Rehabilitation of motor neuron disease[J]. Handb Clin Neurol, 2013, 110：483-498.

[9] Kiousi V, Arnaoutoglou M, Printza A. Speech and language intervention for language impairment in patients in the FTD-ALS spectrum[J]. HELL J NUCL MED, 2019, 22 Suppl 133-146.

[10] Cobble M. Language impairment in motor neurone disease[J]. J Neurol Sci, 1998 , 160 Suppl 1: S47-52.

[11] Morris ME, Perry A, Bilney B, et al. Outcomes of physical therapy, speech pathology, and occupational therapy for people with motor neuron disease: a systematic review[J]. Neurorehabil Neural Repair, 2006, 20（3）：424-434.

[12] da Silva MA, Mangilli LD. Transcutaneous electrical nerve stimulation in speech therapy rehabilitation of voice and swallowing function in adults-a systematic review[J]. Clin Exp Dent Res, 2021, 7（6）：1131-1143.

[13] Almeida ANS, Cunha DAD, Ferreira SLS, et al. Effect of Electrical Stimulation on the Treatment of Dysphonia: A Systematic Review[J]. J Voice, 2022, 36（5）：650-660.

[14] 谢华顺，马芙蓉，樊东升，等. 21 例伴构音障碍的肌萎缩侧索硬化症患者嗓音特征分析 [J]. 北京大学学报（医学版），2014，46（5）：751-755.

# 病例 29　肌萎缩侧索硬化康复病例

## 一、病历摘要

患者男性，56 岁。

**主　诉**：进行性四肢活动、呼吸、吞咽及言语功能障碍 16 年。

**现病史**：患者于 16 年前无明显诱因出现左手持物无力，伴"虎口"区肌肉萎缩，从远端至近端逐渐肌肉萎缩、无力。2007 年 8 月肌电图示神经源性损伤，2007 年 9 月北医三院诊断为肌萎缩侧索硬化症，予利鲁唑口服及经颅磁刺激等治疗。肢体无力逐渐加重并蔓延，于病程 2 年出现行走费力，进食及饮水呛咳，言语含糊不清。上述症状逐渐加重，病程 3 年无法行走，轮椅生活，渐出现自发言语不能，吞咽不能，行胃造瘘术；病程 4 年（因肺部感染入院），发现呼吸肌无力行气管切开、呼吸机辅助通气。目前眼动自如，头颈、四肢均无主动运动，气管切开并呼吸机辅助通气，卧床 10 余年未坐起，ADL 完全依赖，为进一步康复收入院。

**既往史**：2 型糖尿病病史 5 年，对症治疗予口服"拜糖平"及"磷酸吡格列酮"血糖控制不佳。半月前发现发作性血压升高、心率增快，予对症治疗，后出现低血压、停药。曾先后诊断为"胸腔积液、泌尿系感染、高脂血症、糖尿病周围神经病变、糖尿病肾病、左下肢肌间静脉血栓"。

**家族史**：否认相关疾病家族史。

**体格检查**：血压 143/80 mmHg，体温 36.5℃，呼吸 16 次 / 分，心率 85 次 / 分。

**专科检查**：神清，气切状态（呼吸机辅助通气 PAC 模式）、胃造瘘进食、留置导尿，营养不良（BMI 15.2）。发声不能，听理解可，可眼动或睁闭眼示意。双侧瞳孔等大同圆，直径约 3 mm，光反射灵敏，眼动自如，辐辏反射正常。张口、鼓腮、咀嚼、转颈、耸肩等均不能，仅可微小幅度微笑、皱眉。余颅神经查体不配合。双侧肩关节被动前屈、外展 90° 及外旋受限，前臂旋后受限，双侧腕关节屈伸受限，掌指关节、指间关节屈曲受限；双侧髋关节屈曲 100° 受限，双侧跟腱挛缩。全身肌肉萎缩，四肢肌张力低，四肢及躯干均无主动运动。双侧肱二头肌、肱三头肌、桡骨膜反射、膝腱反射、跟腱反射消失，髌阵挛、踝阵挛阴性。双侧病理征阴性，双侧掌颏反射阴性，吸吮反射阴性。感觉查体、指鼻试验、跟膝胫试验及 Romberg 征不配合。

**辅助检查**：肌电图（2007 年 8 月，北医三院）示左正中神经、左尺神经 CMAP 减低，左侧胫前肌神经源性损伤。下肢血管超声（2022 年 7 月 16 日，北京博爱医院）：左下肢肌间静脉血栓形成。胸部 CT（2022 年 7 月 25 日，北京博爱医院）：双肺纹理增粗。右侧胸腔积液。

**疾病诊断**：①运动神经元病（肌萎缩侧索硬化）；②气管切开术后（呼吸机辅助通气）；③胃造瘘术后；④高脂血症；⑤型糖尿病；⑥左下肢肌间静脉血栓；⑦胸腔积液（右侧）；⑧泌尿系感染。

**功能诊断**：①言语功能障碍；②吞咽功能障碍；③呼吸功能衰竭；④运动功能障碍；⑤二便功能障碍；⑥日常生活能力减退；⑦社会参与能力减退。

## 二、诊疗经过

入院后进行全面检查。相关治疗方案见下面：四、相关问题及分析。

## 三、病例特点及讨论

肌萎缩侧索硬化（amyotrophic lateral sclerosis，ALS）是一种累及上下运动神经元的进行性神经系统变性病，是成人运动神经元病中最常见类型，年发病率为 2/100 000 ～ 3/100 000。以进行性上、下运动神经元损害为主，临床以进行性发展的骨骼肌无力、萎缩、肌束颤动、延髓麻痹和锥体束征为主要临床表现，部分 ALS 患者可伴有不同程度的认知和（或）行为障碍等额颞叶受累的表现，直至呼吸麻痹而死亡为特征，平均生存期 3 ～ 5 年。ALS 的发病机制尚不明确，遗传因素、氧化应激、兴奋性毒性损害、线粒体功能障碍及神经营养的缺乏等被认为可能与运动神经元变性相关。目前缺乏有效治疗手段，药物治疗主要是延缓病情进展，但效果有限。故此康复治疗及多学科管理在 ALS 的症状性治疗中起着至关重要的作用，强调早期诊断，早期治疗，包括营养管理、呼吸支持、心理及对症等综合治疗，其管理主要目标是提高患者的生活质量及延长其生存期。

ALS 各亚型临床表现具有很大的异质性，生存期差异也很大。延髓起病型生存期较短，肢体起病型生存期较长。有 10% ～ 20% 的 ALS 患者生存期超过 5 年，5% ～ 10% 的患者生存期超过 10 年。此患者病程 16 年，目前除面部少量肌肉有微弱活动，躯干、肢体及呼吸肌均已经没有主动运动，需呼吸机维持，处于 ALS 第 5 期（英国 Roche 5 期分期）。随着病程进展，生存时间延长，患者表现出更多的少见临床症状。

目前存在主要问题：①发作性心率血压异常升高，考虑为交感神经发作性兴奋症状。ALS 患者自主神经系统受损的异常症状虽然并不突出，但受损证据逐渐增多。据文献报道，晚期病例表现为血压波动，包括阵发性高血压发作伴心动过速，可有血浆去甲肾上腺素升高，为自主神经系统功能障碍、交感神经过度活动所致。盐酸坦索罗新是一种长效、选择性 $\alpha_1$-肾上腺素受体阻滞剂，可作用于中枢神经系统，诱导外周节后神经末梢释放 NE 的减少，从而改善交感和副交感神经活动之间的平衡而减少发作性血压心率波动；②泌尿系统功能障碍，患者近一个月以来反复出现泌尿系感染、尿潴留及尿失禁症状，也是自主神经功能受损的表现，加之尿道外括约肌功能逐渐丧失导致下尿路功能障碍，进而引发泌尿系统感染。长期留置导尿势必增加泌尿系感染机会，此患者不能耐受；而患者难以规律进食水使得间歇导尿也难以实施，考虑症状会逐渐加重，因而最终采取膀胱造瘘术解决排尿问题。下一步仍应积极防治泌尿系统感染；③言语障碍：唇舌等构音器官运动不能，不能发声。病程中期曾使用眼控仪交流，但是随着病情进展眼控设备不能有效识别眼动。患者家属使用独创的交流方式，将拼音按声母和韵母各分为五组，并组内排序，根据患者眨眼动作确定字母后拼读出关键字词进行交流。④吞咽障碍：吞咽不能，目前经胃造瘘进食。口腔分泌物误吸风险高，易引发反复肺部感染。入院后予手法被动活动舌部、口周及颜面部肌肉，促通口腔内及咽喉部感觉以改善患者自发吞咽功能而尽量减少唾液误吸。加之精细化护理适时吸痰，积极防治肺部感染。⑤呼吸衰竭：呼吸肌无力，呼吸机辅助呼吸 12 年。目前使用 PAC 模式，关注潮气量等参数指标，维持血氧在正常范围；⑥运动功能障碍：四肢及躯干肌萎缩无力，运动完全不能，长期卧位，各脏器功能逐渐衰竭。入院后维持扩大关节活动度，牵拉呼吸辅助肌肉以扩大肺容量。逐渐升高坐位和站立位角度（起立床），改善肺部通气血流比，改善心血管功能及肌肉骨骼功能。轮椅坐位训练，推出室外，改善心理状态和丰富生活感受；⑦营养不良：ALS 患者休息时肌肉交感神经活动增加，使之处于高代谢状态，加之各种原因造成进食量下降而导致营养不良。予常规饮食外在常规饮食 $[25 \sim 30\,\mathrm{kcal/(g \cdot d)}]$ 基础上加用高能量营养补充（约 900 kcal/d）能量摄入，延缓病情进展；⑧日常生活完全依赖：目前阶段康复目标是减少照护人员的身心压力，通过药物和康复管理等方法稳定患者脏器功能和生命指标，积极防治并发症，改善患者心境以减轻陪护人员负担；⑨社会参与能力减退：目前患者虽然身体障碍严重，但认知功能尚可，可通过护理人员与外界交流，心理状态良好，热心参与社会活动。患者及家属多年前共同创办公益组织，为ALS病友提供物质、精神、医疗帮助及社会支持，充分体现了患者自身和社会价值，也增强患者继续积极生活的动力。但因运动、言语及呼吸等功能障碍，限制患者进一步参与社会。

### 四、相关问题及分析

根据以上病例资料我们初步总结了关于ALS康复及管理的代表性问题进行讨论，希望有助于提高对类似病例的诊治水平和服务质量。

1. ALS患者的康复原则是什么？防治并发症的关键是什么？

进行多学科管理，延缓病情进展，积极防治并发症，改善患者及家庭成员/陪护生活质量。康复过程中定期评估呼吸、吞咽功能和营养状态以减少并发症的发生。

（1）定期饮水试验检测吞咽功能，每3个月测量体重和BMI监测营养状况。适当改变食物的稠度、使用口服营养补充剂，如果发生吞咽困难/误吸风险增加或体重/BMI下降应考虑胃肠造瘘。当FVC高于预测值的50%时放置胃肠造瘘可减少发生并发症。

（2）高热量和高碳水化合物饮食改善营养指标并可能延长生存时间。

（3）定期监测呼吸功能，当出现端坐呼吸，或用力吸气鼻内压＜40 cmH₂O或最大吸气压力＜60 cmH₂O，或夜间血氧饱和度降低或FVC低于75%时时使用无创通气；当患者咳嗽无力时（咳嗽呼气气流峰值低于270 L/min），应使用吸痰器或人工辅助咳嗽，排除呼吸道分泌物；随着ALS病情进展、无创通气不能维持血氧饱和度＞90%、二氧化碳分压＜50 mmHg或分泌物过多无法排出时，可以选择有创呼吸机辅助呼吸。

2. ALS患者运动康复治疗原则及康复计划制订？

建议定期进行拉伸和活动范围训练，以控制痉挛、疼痛和预防挛缩；可以被动、辅助主动和主动进行伸展和关节活动范围练习；在早期ALS中，有规律的中等强度运动可能有益于改善功能和生活质量。对于有能力的患者，应建议进行个性化的运动计划，包括力量和有氧训练。运动后疲劳或疼痛应在30分钟内消除，且不影响日常活动；否则应调整锻炼计划。

3. ALS 患者呼吸康复的要点是什么?

呼吸康复的特定干预措施的实施,包括吸气肌训练,增加肺容量训练和手动辅助咳嗽,是改善呼吸预后指标和提高 ALS 患者生存率的有效措施。如果呼吸肌控制微弱,可使用设备辅助咳痰。

4. 帮助 ALS 患者进行沟通的方法有哪些?

沟通方法包括面对面和远程沟通,例如使用电话、电子邮件、互联网和社交媒体。由言语及语言治疗师进行评估,提供满足患者需求的辅助设备,以最大限度地参与日常生活活动并保持生活质量。使用初级技术,例如字母、文字或画板,以及高级技术,例如基于个人电脑或平板电脑的语音输出通信辅助设备。还可以使用复杂的高科技设备(如眼动设备等)以帮助患者交流。

## 五、病例点评

ALS 在临床上属于罕见病,无特异性诊断标志物,早期诊断有一定困难,一旦确诊基本为中晚期,且作为进展性疾病康复方法有限,使得 ALS 康复在我国发展较晚。目前认为一旦确诊为该疾病应尽早启动多学科管理和积极康复治疗。一方面应定期进行神经功能、呼吸功能、吞咽功能及营养状态评估,在适当的时机予呼吸、进食方式辅助并增加高热量饮食以积极防治并发症、延长患者生命期限,改善生活质量。另外进展性疾病康复具有挑战,大运动剂量有可能加速神经元损伤,目前提倡适当牵拉肌肉训练,根据情况进行中等强度有氧运动和抗阻运动,但仍需要更多循证医学证据。不同辅助设备的应用可以帮助患者在不同疾病状态下适当移动及沟通等功能。ALS 患者及家属心理支持至关重要,建立相应护理机构予照护家属喘息时间,应预先规划临终关怀环节。

该病例属于 ALS 终末期,合并多种问题,如自主神经功能紊乱、运动、呼吸、吞咽、构音及营养障碍,需要多种设施维持生命。但患者认知功能相对保留,心理状况积极乐观、家庭及社会支持丰富,为患者延长生命期限、提高生活质量提供了强大支持。经过全面脏器及功能状态评估,在患者可以耐受的前提下适当维持并改善呼吸及吞咽功能,积极防治并发症;辅助患者坐起、站立以改善心肺功能,并丰富患者生活环境及生命感受。总体来说这个病例展示了 ALS 全面个体化康复和多学科合作管理的理念,为进一步开展 ALS 康复临床及研究具有较大意义。

(病例提供者:芦海涛　中国康复研究中心)

(点评专家:何静杰　中国康复研究中心)

# 参考文献

[1] 中华医学会神经病学分会肌萎缩侧索硬化协作组.肌萎缩侧索硬化诊断和治疗中国专家共识2022[J].中华神经科杂志，2022，55（6）：581-588.doi：10.3760/cma.j.cn113694-20211212-00877.

[2]Tandan R, Levy EA, Howard DB, et al.Body composition in amyotrophic lateral sclerosis subjects and its effect on disease progression and survival[J].Am J Clin Nutr, 2022, 115（5）：1378-1392.

[3]Park JW, Kim M, Baek SH, et al.Body Fat Percentage and Availability of Oral Food Intake：Prognostic Factors and Implications for Nutrition in Amyotrophic Lateral Sclerosis[J].Nutrients, 2021, 13（11）：3704.

[4]Cleary S, Misiaszek JE, Wheeler S, et al.Muscle Lung volume recruitment improves volitional airway clearance in amyotrophic lateral sclerosis[J].Nerve, 2021, 64（6）：676-682.

[5]Merico A, Cavinato M, Gregorio C, et al.Effects of combined endurance and resistance training in Amyotrophic Lateral Sclerosis: A pilot, randomized, controlled study[J].Eur J Transl Myol, 2018, 28（1）：7278.

[6]Silva ST, Souza AA, Pondofe K, et al.Physical therapy for the management of motor symptoms in amyotrophic lateral sclerosis: protocol for a systematic review[J].BMJ Open, 2022, 12（11）：e063689.

[7]Kalron A, Mahameed I, Weiss I, et al.Effects of a 12-week combined aerobic and strength training program in ambulatory patients with amyotrophic lateral sclerosis: a randomized controlled trial[J].J Neurol, 2021, 268（5）：1857-1866.

[8]Plowman EK, Tabor-Gray L, Rosado KM, et al.Impact of expiratory strength training in amyotrophic lateral sclerosis: Results of a randomized, sham-controlled trial[J] Muscle Nerve, 2019, 59（1）：40-46.

[9]Miller RG, Jackson CE, Kasarskis EJ, et al.Quality Standards Subcommittee of the American Academy of Neurology.Practice parameter update: the care of the patient with amyotrophic lateral sclerosis: drug, nutritional, and respiratory therapies（an evidence-based review）: report of the Quality Standards Subcommittee of the American[J].Academy of Neurology.Neurology, 2009, 73（15）：1218-1226.

[10]Lazovic M, Nikolic D, Boyer FC, et al.Evidence-based position paper on Physical and Rehabilitation Medicine practice for people with amyotrophic lateral sclerosis[J].Eur J Phys Rehabil Med, 2022, 58（2）：271-279.

[11]Ohno T, Shimizu T, Kato S, et al.Effect of tamsulosin hydrochloride on

sympathetic hyperactivity in amyotrophic lateral sclerosis[J].Auton Neurosci, 2001, 88 (1-2)：94-98.

[12]Baltadzhieva R, Gurevich T, Korczyn AD.Autonomic impairment in amyotrophic lateral sclerosis[J].Curr Opin Neurol, 2005, 18 (5)：487-493.

[13]Lazovic M, Nikolic D, Boyer FC, et al.Evidence-based position paper on Physical and Rehabilitation Medicine practice for people with amyotrophic lateral sclerosis[J].Eur J Phys Rehabil Med, 2022, 58 (2)：271-279.

[14]Shoesmith C, Abrahao A, Benstead T, et al.Canadian best practice recommendations for the management of amyotrophic lateral sclerosis[J]. CMAJ, 2020, 192 (46)：E1453-E1468.

[15]Van Damme P, Al-Chalabi A, Andersen PM, et al.European Academy of Neurology (EAN) guideline on the management of amyotrophic lateral sclerosis in collaboration with European Reference Network for Neuromuscular Diseases (ERN EURO-NMD) [J]. Eur J Neurol, 2024, 31 (6)：e16264. doi：10.1111/ene.16264. Epub 2024 Mar 12. PMID：38470068.

[16]Urushitani M, Warita H, Atsuta N, et al.The clinical practice guideline for the management of amyotrophic lateral sclerosis in Japan-update 2023[J]. Rinsho Shinkeigaku, 2024, 64 (4)：252-271. doi：10.5692/clinicalneurol.cn-001946. Epub 2024 Mar 23. PMID：38522911.

# 病例30 肝豆状核变性病言语障碍康复

## 一、病历摘要

患者女性，16岁。

**主　诉：**双手活动不利1年，言语不清3个月余。

**现病史：**患者1年前无明显诱因出现双手不灵活、写字变小，随后半年逐渐出现双手震颤和笨拙、握笔书写困难、双手小指不自主翘起，症状缓慢进展，无明显记忆力和注意力减退、情绪不稳、运动迟缓、步态异常等。遂于当地医院神经内科就诊，完善相关检验检查结果提示：谷丙转氨酶26U/L，谷草转氨酶25.2U/L，碱性磷酸酶102 U/L，γ-谷氨酰转肽酶57 U/L（参考值6～26U/L），总胆红素11.6μmol/L，直接胆红素6.0μmol/L，铜蓝蛋白4.0mg/dL（参考值16.0～

45.0 mg/dL），全血铜 535.5 μg/L（参考值 800～1290 μg/L），甲状腺功能未见明显异常。双眼裂隙灯检查：可见 KayserFleischer 环，宽约 3 mm。颅脑 MRI 提示：双侧豆状核、尾状核头、脑干对称性异常信号，$T_1WI$ 呈低信号，$T_2WI$ 及 flair 呈高信号；轻度脑萎缩。上腹部 CT 平扫：肝硬化可能，脾脏增大。脑电图无异常。增强全外显子组检测提示：患者 ATP7B 基因存在复合杂合变异。根据患者临床表现，结合检验结果、影像学结果和基因检测检查结果，外院诊断为肝豆状核变性，自 2022 年 10 月开始予青霉胺治疗，从每天 3 粒（0.375 g）始用，2022 年 11 月开始每天 6 粒（0.75 g）。3 个月余前（2022 年 12 月）患者逐渐开始出现言语不清，于我院神经内科就诊，予停用青霉胺，2023 年 1 月开始使用曲恩汀治疗（0.25 g，每日 2 次），配合葡萄糖酸锌、利可君、奥拉西坦、辅酶 $Q_{10}$、多烯磷脂酰胆碱（易善复）、补充维生素等药物治疗，双手运动、言语不清较前稍有改善。患者目前仍存在双手活动不利、双手小指上翘姿势、写字困难、言语不清，影响日常学习和生活，目前休学在家。为进一步康复治疗，拟以"肝豆状核变性病"收住我科。患者自发病以来，精神状态良好，情绪稳定，睡眠正常，大小便正常，体重无明显下降。

**既往史**：平素身体健康状况良好。否认外伤、手术、输血史；否认肝炎等传染病史。

**家族史**：否认家族遗传病史及类似病史。

**月经史及婚育史**：13 岁初潮，月经不规律，近半年无月经，未婚。

**体格检查**：体温 36.6℃，心率 75 次/分，呼吸 20 次/分，血压 105/68 mmHg，身高 170 cm，体重 49 kg，体重指数（BMI）17 kg/m²。发育正常，营养中等，神志清楚，精神状态良好，自主体位，查体合作。全身皮肤及黏膜无发绀、黄染、苍白，全身浅表淋巴结未触及肿大。头颅五官无畸形，巩膜无黄染，睑结膜无出血、水肿，双眼裂隙灯下可见 K-F 环。心肺检查未见明显异常，腹部平软，肝、脾脏肋下未触及。

**专科检查**：高级神经功能未见明显异常。构音不清，主要表现音调单一，音量下降，鼻音明显，言语交流有困难，双手肌张力 1 级、肌力正常，余四肢肌张力、肌力正常，步态基本正常。双侧指鼻试验、跟膝胫试验欠稳准。双手用力时可见轻微动作性震颤，未见其他不自主运动。四肢腱反射正常，病理征阴性。功能评定：MMSE 评分 30 分、MoCA 评分 30 分、坐位平衡 3 级、立位平衡 3 级；简易上肢功能检查评估：右手 68 分、左手 65 分；日常生活活动能力改良 Barthel 指数评分：95 分。

**辅助检查：**

颅脑 MRI：双侧壳核、尾状核、脑干 $T_1WI$ 呈低信号，$T_2WI$ 及 Flair 呈高信号。符合肝豆状核变性影像表现（病例30 图1）。

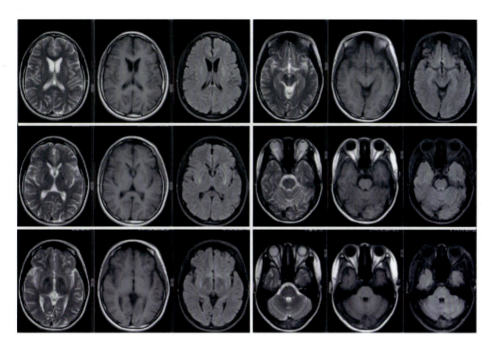

**病例30 图1　患者颅脑磁共振影像**

上腹部 CT：肝硬化可能；脾脏增大。

肝胆胰脾普通彩超检查：符合肝硬化声像图。脾大，脾脏长轴 13.0 cm、厚 4.8 cm，未见异常回声。

24h 尿铜含量 279.7 μg/24 h；24 h 尿锌含量 9.14 mg/24 h。

家族基因检测：患者本人为 NM_000053.4：c.3446G ＞ A（p.Gly1149 Glu）和 NM_000053.4：c.3007G ＞ A（p.Ala1003 Thr）突变，患者母亲为杂合突变 NM_000053.4：c.3446G ＞ A（p.Gly1149 Glu），父亲为杂合突变 NM_000053.4：c.3007G ＞ A（p.Ala1003 Thr），妹妹不携带突变基因。

**疾病诊断：**①肝豆状核变性病；②肝硬化；③脾功能亢进。

**功能诊断：**①构音障碍；②手功能障碍；③日常生活能力轻度功能缺陷；④社会参与水平受限。

## 二、诊疗经过

入院后完善相关化验及检查，因患者血常规提示血小板偏低（$54×10^9/L ↓$），请神经内科会诊后建议曲恩汀减量，定期复查尿铜、尿锌、血常规，根据尿铜、尿锌变化调整药量。结合会诊意见，予以减少1次曲恩汀，予改善铜代谢、护肝、补充维生素、减少震颤症状等药物对症治疗。

经过详细的康复功能评估，发现该患者本次主要的功能障碍包括手功能障碍和构音障碍。整体康复目标分为短期和长期目标，短期目标主要是提高双手精细功能，改善构音功能；长期目标是帮助患者尽早回归学校。

在常规康复治疗的基础上，采用针对性的康复方案，包括佩戴着矫形器进行超轻黏土训练，训练手部精细运动，增加训练趣味性；手指爬吸管训练，训练手指间运动和张力协调；同时予以言语训练改善患者的构音障碍。经过两周训练得到很好治疗效果，患者得以重返学校。本文中重点介绍构音障碍康复诊疗部分。

患者目前存在的构音问题有：①呼吸功能方面：呼吸肌肌力下降，用力吸气时，辅助呼吸肌参与较多，咳嗽效力减弱；②发音功能方面：患者说话费力，拖长音，音调单一，中度呼吸音；③共鸣方面：有鼻音；存在鼻腔共鸣；④构音功能方面：患者下颌张合控制能力欠佳，舌头和下颌的分离运动不充分，下颌、唇、舌的交替运动不协调，元音和辅音存在轻度歪曲，构音清晰度和流畅度下降。⑤韵律节奏方面：患者响度变化大，重音和音调异常，发声长短不一，节奏和重音构置错误，与人交流时言语启动困难，启动缓慢，呈爆破样发声，言语不连贯，属于混合型构音障碍。

针对患者的言语问题，我们制订了相应的言语训练方案。除了使用低频脉冲电治疗加强肌肉力量，应用感应电刺激针对性加强舌肌力量预防舌肌萎缩。最重要的是，针对患者呼吸、发音、共鸣、构音和韵律5个方面的问题制订了针对性的构音训练方案。第一，呼吸训练包括呼吸肌力量和耐力训练，呼吸训练器训练和利用蜡烛和纸片进行呼吸控制训练；第二，为了促进发音启动和持续发音，嘱深吸气后发元音a，并尽可能长时间维持；第三，鼻音矫正训练使用用力发音法，通过发音促进软腭上抬；第四，下颌、唇、舌的交替运动训练；第五，音调训练是在掌握发元音a的基础上进行升调和降调的a以及啭音；最后是重音、节奏构置训练，利用节拍器加强患者对说话节奏的控制。

经过两周的训练，患者吸气时辅助呼吸肌参与减少，咳嗽效力提高，发音时费力音减少，音调单一的情况有所改善，鼻音减少，鼻腔共鸣的情况有所改善。构音方面：下颌张合控制能力提高，下颌、唇、舌的交替运动协调性提高，构音清晰度和流畅度都有所提高；韵律方面：节奏和重音构置有所改善，言语连贯性提高。构音障碍影响程度量表从训练前114分提高到148分；嗓音障碍主观听感知评估的5个评估项目都有所改善；嗓音障碍指数 VHI 总分从29分降低到26分；Praat 语音学评估的结果显示，发音时长明显延长，从训练前的7.31秒提高到15.65秒；发长音发音响度从82 dB 提高到90 dB；阅读响度从69 dB 提高到77 dB，独白响度从61 dB 提高到68 dB；基频范围明显扩大，训练前是261～283 Hz，训练后是113～350 Hz。

### 三、病例特点及讨论

患者主要表现为1年前无明显诱因出现双手不灵活、写字变小，随后半年逐渐出现双手震颤和痉挛、握笔书写困难，双手小指不自主翘起，言语不清，症状缓慢进展。本章节讨论构音障碍康复。

患者构音障碍的特点包括了呼吸力量差、呼吸控制欠佳；发音障碍、鼻腔共鸣明显、构音不清、韵律障碍几个方面，属于混合型构音障碍。

1. 针对呼吸肌力量不足，做呼吸力量训练和控制呼吸的训练。
2. 针对发音障碍、说话费力拖长音，做促进发音启动和持续发音的训练。
3. 针对鼻腔共鸣，做鼻音矫正训练。
4. 针对构音不清，做下颌、唇、舌交替运动训练，促进准确发音。
5. 针对韵律障碍，做音调训练，以及重音与节奏控制训练。

在治疗前后，对患者的发声情况及主观感受等方面做了全面评估，可以看到患者音量、基频、节律、主观感受等方面都有改善，言语可理解度明显提升，社会交流能力明显提高。康复训练帮助患者重新获得社会交流能力，出院后停止休学，重返学校，继续了高中生活。

### 四、相关问题及分析

根据以上病例资料，我们总结了关于肝豆状核变性疾病言语障碍康复的几方面代表性问题进行讨论，希望有助于提高对类似病例的诊治水平和服务质量。

1. 肝豆状核变性构音障碍的特点

肝豆状核变性（hepatolenticular degeneration，HLD）由英国 Kinnear Wilson 在 1912 年首次报告而得名，故又称威尔逊病（Wilson's disease，WD），属于一种常染色体隐性遗传疾病，由 13 号染色体上编码铜转运蛋白的 ATP7B 基因突变引起。ATP7B 基因突变引起的铜转运障碍导致过量的铜在肝脏和其他组织（如脑、角膜、肾脏、关节等）中蓄积，故临床上患者常以一系列神经精神表现、肝肾损害、骨关节病、角膜色素（Kayser-Fleischer ring，KF）环等为主要表现。WD 患者神经系统的常见表现包括肌张力障碍、震颤、肢体僵硬和运动迟缓、精神行为异常等，早期症状可轻微，进展缓慢，可有阶段性缓慢缓解或加重，也可快速进展，在数月内导致严重失能，尤其是年轻患者。WD 患者的肌张力障碍早期为局灶性、节段性，逐渐发展至全身性，可严重影响患者日常活动能力，通常随着疾病进展而恶化，晚期常并发肢体严重痉挛。其中局灶性表现包括眼睑痉挛、颈部肌张力障碍（斜颈）、书写痉挛，以及呈现出夸张笑容的肌张力障碍性面部表情（痉笑面容），而声带、发音肌肉或吞咽肌肉的局灶性肌张力障碍可出现发音困难、构音障碍或吞咽困难和流涎。

构音障碍是 WD 患者最常见的神经系统症状，85%～97% 有神经系统症状的 WD 患者会出现构音障碍，而以构音障碍作为首发症状的 WD 患者比例可高达 46%。WD 构音障碍的病理生理学机制可能与铜沉积引起的基底神经节回路、脑干或小脑的改变有关，也可能是由于多个大脑结构之间的功能连接障碍所致。WD 构音障碍多数属于运动性构音障碍，主要由于口、颜面、舌肌等肌肉僵硬、咽肌麻痹、声带肌协调运动差等多种因素造成。临床上根据神经系统损害部位和语言发音特点可将构音障碍分为痉挛型、弛缓型、运动过弱型、运动过强型、共济失调型和混合型共 6 种类型。痉挛型是由于上运动神经元损伤造成构音肌群肌张力增高和肌力减弱，表现为说话缓慢费力、音量控制差，舌、唇运动欠灵活，常伴有吞咽障碍。弛缓型是由于下运动神经元损伤造成构音肌群肌张力过低，表现为说话音调低，声母及韵母常表达错误，鼻音过重，常合并进食呛咳。运动过弱型是由于锥体外系病变导致，表现为发音低平，音调单一，甚至有颤音和口吃，运动不恰当伴有流涎。运动过强型也是由于锥体外系受损所致，表现为说话长短、快慢不一、元音及辅音歪曲、音量异常和不适宜的停顿。共济失调型是由于小脑、脑干内传导束病变导致构音肌群运动范围及方向控制能力差，表现为发音不准，爆发性语言，声音高低、强弱、速度异常，音素拖延、停顿延长呈吟诗样。混合型表现为多种类型构音障碍组合，以痉挛型表现较为显著。WD 患者构音障碍以混合型最为多见，表现为痉挛、共济失调、运动减退和张力障碍成分的不同组合，每种类型构音障碍也可以单独出现。

2. 肝豆状核变性构音障碍的评估方法

目前尚无针对 WD 患者构音障碍的特定评估方法，关于构音障碍的评估，国内外也无统一标准。Frenchay 构音评定（Frenchay dysarthria assessment，FDA）量表是临床上用于评估构音障碍的最常用评估方法，该量表由 Enderby 等学者于 20 世纪 80 年代编制，并于 2008 年进行了版本更新（FDA-2），我国河北省人民医院康复中心张清丽和汪洁等根据汉语特点，对 FDA 量表进行了修改和改良。改良后的 FDA 量表包括反射、呼吸、唇、颌、软腭、喉、舌、言语共 8 个大项每项按照严重程度分为 a～e 五个等级，其中 a 级为正常、e 级为最严重。国内另一个常用的评估方法是中国康复研究中心汉语构音障碍评定法，此法是由中国康复研究中心的李胜利等人参照日本的构音障碍检查法，并结合国内汉语普通话发音特点制定而成。该评定方法由两部分组成：第一部分是构音器官评定，包括呼吸、喉部、口、硬腭、舌、下颌和反射等功能检查；第二部分是构音评定，包括会话、单词检查、音节复述检查、文章水平检查和构音类似运动检查，可以兼顾运动性和器质性构音障碍的评估。除了临床的量表评估，也可以使用仪器设备对构音器官及构音功能进行评估，以便客观地、精确地评估患者构音器官的生理及病理状态，如纤维喉镜检查、肌电图检查、喉空气动力学检查、鼻流量测定、多参数声学分析等。

3. 肝豆状核变性构音障碍的治疗方法

长期低铜饮食及规范的驱铜治疗是治疗 WD 构音障碍最基本的治疗方法，但有 40% 的 WD 患者尽管接受了驱铜治疗，神经系统症状仍然持续存在。当患者合并肌肉僵直等运动障碍表现时，选用能改善锥体外系症状的药物对症治疗，构音障碍可能也会得到不同程度的改善。

药物之外，言语康复训练仍是改善 WD 患者构音障碍的重要治疗方法。由于 WD 通常会影响多个大脑结构，包括基底神经节、小脑、脑干等，因此 WD 患者会表现出各种类型的构音障碍，在大多数 WD 患者中，构音障碍的表型与 WD 的临床症状相同。在临床治疗中，首先应明确 WD 患者构音障碍的类型，再根据不同的构音障碍表现制订不同的训练方案，以提高康复效果。如在痉挛型构音障碍患者中，言语训练应侧重于放松技巧；在共济失调型构音障碍患者中，则可以重点采用改变语速和韵律的技术；而对于运动过弱型的构音障碍患者，建议增加发声的响度从而改善发音质量。总体而言，运动性构音障碍的治疗重点是增加响度、降低语速和改善发音。励 - 协夫曼言语治疗（Lee Silverman voice treatment，LSVT）是针对帕金森病言语障碍开发的且具有长期效果的康复技术，其治疗效果已经得到了大量研究结果证实。相关研究表明除帕金森病患者以外，LSVT 训练对其他神经系统疾病（如中风、脑外伤、多发性硬化症、共济失调、唐氏综合征和帕金森综合征）的言语障碍患者也产生了积极的影响。本例患者训练过程中我们也利用了 LSVT 技术的元素，起到很好效果。

总之，充分分析患者构音障碍的组成因素，制订针对性治疗方案，各个击破，促进整体提高，会对患者产生很好的治疗效果。对于合并严重构音障碍的 WD 患者，也推荐使用一些辅助设备或技术（如书写板、手势、计算机、手机等）进行有效沟通进而改善患者的生活质量。值得注意的是，这类方法的应用可能会受限于患者的认知功能缺陷或者运动功能障碍。

### 五、病例点评

肝豆状核变性病作为一个神经遗传病，也是运动障碍性疾病，患者有很多锥体外系损害的临床表现，既往主要是神经内科的药物治疗，但是对于一些已经形成的运动障碍、言语障碍很难起到非常好的治疗效果。本病例患者的构音障碍严重影响了她的社会交往能力，使得曾经年级第一名的高中生不得不因病休学。在进行充分的言语功能评估后，我们针对其呼吸、发音、构音（唇舌运动）、共鸣、韵律的各个环节进行了细致的分析，制订每一个部分的针对性训练方案，做呼吸训练、持续发音训练、下颌、唇、舌交替运动训练、鼻音的矫正训练、音调训练，以及重音与节奏构置训练，起到了很好的治疗效果。治疗前后从嗓音障碍程度、声学分析、嗓音障碍对社会心理影响等多个方面进行评估，都显示了很好的功能、活动、社会参与方面的提高。患者出院后回归校园生活，继续高中学习。因为脑部铜沉积的影响，虽然治疗后患者的构音仍然同正常人有很大不同，但是她的交流能力已经有明显改善，言语障碍对个人的影响（DIP 评分）也大幅度降低。通过这类疾病的康复展现，我们希望更多的临床医生和运动障碍疾病患者可以关注到康复治疗，在药物治疗基础上寻求专业的康复训练，从功能上得到提高。

另外，对于肝豆等运动障碍性疾病的患者而言，完全恢复是不太可能的，我们要做的是"授人以渔"，教会患者正确的自我锻炼方式方法。"不求与人相比，但求超越自己"，这是为神经遗传和变性类疾病患者树立客观的康复目标，也是指导患者以更积极的心态和勇气面对疾病。

（病例提供者：戴广燕　李咏雪　中山大学附属第一医院）

（点评专家：陈　曦　中山大学附属第一医院）

# 参考文献

[1]Ala A, Walker A P, Ashkan K, et al.Wilson's disease[J].Lancet, 2007, 369（9559）：397-408.

[2]中华医学会肝病学分会遗传代谢性肝病协作组．肝豆状核变性诊疗指南（2022 年版）[J]．中华肝脏病杂志, 2022, 30（1）：9-20.

[3]中华医学会神经病学分会神经遗传学组．中国肝豆状核变性诊治指南 2021[J]．中华神经科杂志, 2021, 54（4）：310-319.

[4]Lorincz MT.Neurologic Wilson's disease[J].Ann N Y Acad Sci, 2010, 1184：173-187.

[5]Poujois A, Pernon M, Trocello J M, et al.Dystonic Dysarthria in Wilson Disease：Efficacy of Zolpidem[J].Front Neurol, 2017.8：559.

[6]Enderby P.Disorders of communication：dysarthria[J].Handb Clin Neurol, 2013, 110：273-281.

[7]Hefter H, Samadzadeh S.Effective Treatment of Neurological Symptoms with Normal Doses of Botulinum Neurotoxin in Wilson's Disease：Six Cases and Literature Review[J].Toxins（Basel）, 2021, 13（4）：241-250.

[8]Litwin T, Dusek P, Antos A, et al.Tackling the neurological manifestations in Wilson's disease-currently available treatment options[J].Expert Rev Neurother, 2023, 23（12）：1249-1259.

[9]Członkowska A, Litwin T, Chabik G.Chapter 10-Wilson disease：neurologic features, in Handbook of Clinical Neurology, A[J].Członkowska and M.L.Schilsky,

Editors, 2017, Elsevier.101-119.

[10]Litwin T, Dušek P, Członkowska A.Chapter 18-Symptomatic treatment of neurologic symptoms in Wilson disease, in Handbook of Clinical Neurology, A[J].Członkowska and M.L.Schilsky, Editors, 2017, Elsevier.211-223.

[11]Li Y, Tan M, Fan H, et al.Neurobehavioral Effects of LSVT® LOUD on Auditory-Vocal Integration in Parkinson's Disease: A Preliminary Study[J].Frontiers in Neuroscience, 2021, 15 (181): 624801-624812.

[12] 李咏雪，谭茗丹，范豪，等．励－协夫曼言语治疗对中国帕金森病患者言语功能的影响 [J]．中华物理医学与康复杂志，2020（03）：245-248.

# 病例 31  弥漫性轴索损伤的康复治疗

## 一、病历摘要

患者男性，58 岁。

**主　诉**："因车祸致认知障碍 3 个月余"于 2023 年 11 月 22 日入院。

**现病史**：患者 2023 年 8 月行走时被小车撞倒，当即昏迷，否认抽搐、口吐白沫，当即 120 急救车送至贵州医科大学附属医院急诊外科积极抢救治疗，因病情危重转至神经外科 ICU 住院治疗，约 10+ 天后患者可睁眼，不能说话，住院期间反复发热、痰多、不能自主呼吸，予以抗感染、气管切开、鼻饲饮食等处理，脱离呼吸机辅助呼吸后转出至急诊外科进一步治疗，2 个月前因言语障碍、认知障碍，需行康复治疗，转入康复科住院行康复治疗，20 天后病情好转，神志模糊，存在言语欠清、双下肢活动受限、睡眠欠佳、认知功能下降、日常活动依赖，于贵州省人民医院康复医学科门诊就诊，遂以"认知功能障碍"收入我科。患者发病以来精神差，饮食差，小便如常，大便如常，体重无明显改变。

**体格检查**：胸廓正常，肋间隙正常，胸廓无畸形，双肺呼吸音清，未闻及细湿啰音；心率齐，各瓣膜未闻及杂音。腹部平坦，无压痛、反跳痛及肌紧张。

**专科检查**：患者部分指令不能完成、未能命名、说出物品用途，不知道此时身在何处，反应迟钝、不能计算，双下肢活动稍受限，日常活动依赖。查体：神志模糊，认知功能下降，言语欠清，双侧瞳孔圆形等大，直径约 3 mm，光反射灵敏。右鼻唇沟稍变浅。气管切开部位见陈旧性手术瘢痕，愈合可。脊柱无侧弯及后凸畸形，下腰椎棘突、棘突旁轻压痛。右髋部附近无明显青紫，右髋部压痛存在，右髋关节及右下肢活动受限，左髋部及左下肢活动稍受限，双踝关节活动可，下肢肢体远端感觉、血运可。上肢肌力 5 级，上肢肌张力可；左下肢肌力 4+ 级，肌张力可；右下肢肌力 3+ 级，肌张力可。各生理反射存在，病理反射未引出。康复评定（初期）：MMSE 简易智能精神状态检查评分：5 分，存在认知功能障碍。徒手肌力测定（MMT）：左下肢肌群肌力 4 级，右侧髂腰肌肌力 3- 级，右下肢肌群肌力 3 级。言语失用评定：词序：正常，口颜面失用评定：动作摸索、鼓腮、吹气、咂唇、缩拢嘴唇、摆舌、吹口哨力度均减弱。日常生活活动能力改良 Barthel 指数评分 10 分，重度依赖。

2023 年 12 月 18 日出院。出院时情况：患者言语清晰，与人交流词不达意，听懂部分指令，未能命名、能说出物品用途，记忆力稍差，能记得管床医生名字及住院地址。自诉视物不清，无头痛、头昏，无胸闷、胸痛，无畏寒、发热等不适。可下床自主行走。查体：生命体征平稳。神志清楚，认知功能下降，言语清晰，右鼻唇沟稍变浅，双侧瞳孔圆形等大，直径约 3 mm，腹部平坦，无压痛、反跳痛及肌紧张。心肺查体未见明显异常。双上肢肌力正常，双下肢肌力正常，肌张力可。双髋关节活动稍受限。各生理反射存在，病理反射未引出。

康复评定（末期）：MMSE 简易智能精神状态检查评分 14 分，存在认知功能障碍。徒手肌力测定（MMT）：双下肢肌群肌力 5 级，言语失用评定：元音词序正常、词复述摸素；口颜面失用评定：动作、鼓腮、吹气、咂唇、缩拢嘴唇均正常，摆舌、吹口哨力度均减弱。日常生活活动能力改良 Barthel 指数评分 90 分，轻度依赖。

**辅助检查：**

2023 年 8 月 21 日颅脑 CT 平扫诊断意见：①脑挫裂伤并颅内多发血肿形成，大者位于右侧枕叶，约 21 mm×43 mm，周围水肿带，颅脑实质密度不均，弥漫性轴索损伤待排，建议病情允许后 SWI 检查；②颅内多发蛛网膜下腔出血，脑室积血，大脑镰、小脑幕硬膜下少许积血；③左侧额顶部头皮肿胀并血肿形成，鼻部、左眼眶周、颜面部软组织肿胀并局部异物残留及少些积气；④左侧鼻骨骨折可能（活动伪影较重，影响骨折观察）；⑤双侧筛窦黏膜增厚鼻咽腔内少许分泌物。

2023 年 11 月 24 日复查颅脑 CT 平扫三维成像诊断内容（病例 31 图 1）对比

2023年10月26日头颅CT：幕上脑积水及双侧脑室周围脑白质斑片状低密度影，弥漫性轴索损伤待排，建议MRI＋DWI进一步检查。双侧额部硬膜下积液可能。脑室系统增宽，双侧脑室显著，脑积水？

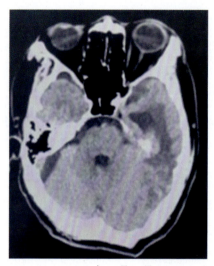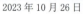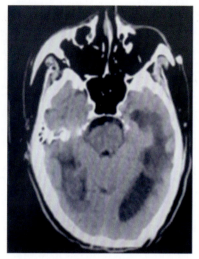

2023年10月26日      2023年11月24日

病例31图1   2023年11月24日复查颅脑CT平扫三维成像

**疾病诊断**：①多发脑挫裂伤；②弥漫性轴索损伤；③原发性脑干损伤；④骨盆骨折（右侧髂骨翼、耻骨上下支骨折、耻骨联合处、右侧髋臼、左侧髂骨）；⑤蛛网膜下腔出血；⑥面部皮肤裂伤；⑦全身多发软组织损伤；⑧肺部感染；⑨右肾挫伤；⑩毒血症；⑪血小板减低；⑫肺气肿；⑬双肺散在小结节；⑭甲腺右叶密度减低；⑮电解质紊乱；⑯急性胃黏膜损伤；⑰腹膜后出血；⑱$L_{2\sim3}$下右侧横突骨折；⑲$L_{4\sim5}$双侧横突骨折；⑳左侧骶髂关节脱位；㉑双肺挫伤；㉒右锁骨骨折；㉓失血性休克；㉔低蛋白血症；㉕过敏性皮炎；㉖左小腿肌间静脉血栓；㉗幕上脑积水；㉘双侧额部硬膜下积液。

**功能诊断**：①运动障碍 ；②认知功能障碍；③言语功能障碍；④日常生活活动能力下降。

## 二、诊疗经过

患者为车祸伤，病情危重，生命征不稳定，予止血、预防癫痫、补液、输血等治疗，患者腹部 CT 提示腹膜后多发积血，于 2023 年 8 月 22 日 23 时 10 分至 8 月 23 日 0 时 10 分于介入科行腹腔动脉、右侧动脉造影术，肝右动脉分支血管右侧臀上动脉栓塞术，术后转入神经外科 ICU 救治，因血氧饱和度下降，予床旁气管插管，予抗感染，因意识昏迷，氧合较差。2023 年 8 月 29 日行气管切开，继续予抗感染、预防癫痫，化痰，抑酸护胃、脱水降颅压、止痛、保肝等对症支持治疗，留取痰液培养结果提示铜绿假单胞菌及产气肺炎克雷伯杆菌，多重耐药感染，予头孢哌酮钠舒巴坦钠联合替加环素抗感染治疗，经治疗后患者一般情况好转，转入急诊外科进一步诊治，转入后髋部制动，经多学科会诊协助诊治，颅内多发出血及多发骨折采取非手术治疗。予促进苏醒、营养神经、促进骨折愈合、对症止痛、护胃、补液及营养支持等治疗，自主咳嗽好，随后拔除气管导管，患者存在认知功能障碍、肢体活动受限、日常生活能力重度依赖，为进一步诊治转入康复医学科康复治疗，予认知功能障碍训练、运动疗法、耐力训练、平衡功能训练、关节松动训练、作业疗法;面神经功能训练、电子生物反馈疗法、低频脉冲电治疗、言语训练、磁疗;予预防癫痫、抗过敏、抗凝、活血化瘀、纠正贫血、改善精神症状药物治疗。因需继续康复治疗及患者家属要求，于 2023 年 11 月 22 转入贵州省人民医院康复医学科继续康复治疗，康复评定后，康复目标：近期目标，提升患者认知功能、言语功能；维持及提升下肢肌力、改善关节活动度。远期目标，减少日常活动依赖，提高生活质量，回归家庭。予良肢体位摆放，静脉血栓栓塞预防护理；利伐沙班片抗凝、复方硫酸亚铁叶酸片改善患者缺铁贫血、奥氮平片、酒石酸唑吡坦片改善睡眠治疗；盐酸多奈哌齐片改善认知功能；养血清脑颗粒活血通络；鹿瓜多肽注射液促进骨生长；注射用血栓通改善脑部血循环。康复治疗，予认知功能障碍训练改善患者认知功能，运动疗法改善患者运动功能，有氧训练提高患者心肺有氧能力，耐力训练提高患者运动耐力，平衡功能训练提升患者平衡功能，关节松动训练维持各关节活动度、防止挛缩，作业疗法提升患者日常生活能力；面神经功能训练改善患者右侧面神经瘫痪，电子生物反馈疗法联合低频脉冲电治疗于面颊肌提高患者面部肌肉收缩，超声波治疗头颅改善患者认知及意识，予磁疗促进骨盆骨折愈合。中频脉冲电治疗、磁疗、偏振光照射、蜡疗、刺激肌肉收缩，拟于高压氧治疗，但患者家属拒绝高压氧治疗。

康复前后的评估显示，MMSE 简易智能精神状态检查仍存在认知功能障碍，评分从 4 分上升到 14 分，认知能力得到改善。徒于肌力测定（MT）：肢体肌群肌力 5 级，恢复正常，能正常行走。言语失用评定：元音词序正常、词复述摸索；口颜面失用评定：动作、鼓腮、吹气、咂唇、缩拢嘴唇均正常，摆舌、吹口哨力度均减弱。日常生活活动能力改良 Barthel 指数评分从 10 分上升到 90 分，轻度依赖，日常生活活动能力明显改善。

### 三、病例特点及讨论

该病例患者因车祸入院，明确外伤史，多发伤，病情危重，昏迷，伴随双下肢运动障碍、言语功能障碍、认知功能障碍，日常生活能力下降，经积极治疗后，病情好转，神志清楚，骨折愈合可，可自主下床行走。尽管经过积极康复治疗四月，患者出院时仍存在认知功能障碍，日常生活能力轻度依赖。分析原因：①患者瞳孔变化，住院期间出现发热，预后不佳，与陈广鑫、邹咏文等研究创伤性脑弥漫性轴索损伤的临床特征和影响预后的诸因素相一致；②康复方案不当：有效的康复方案需要基于对患者功能障碍的综合评估。如果方案过于通用，没有针对性地解决患者的具体问题，那么康复的效果可能会受限。这包括个性化的康复治疗计划，以及根据患者的合并症调整干预措施；③社会和家庭支持：社会和家庭的支持是康复过程中不可缺少的一环。家庭成员的配合和支持，社会服务的辅助，都可以提高患者的康复效率和生活质量。康复不仅仅是医疗行为，还包括社会参与和家庭互动。这些支持有助于患者体会亲情，保持心情舒畅，恢复自信，从而促进恢复。

针对该患者的康复治疗问题，存在认知功能障碍、面神经功能障碍、肢体活动受限、日常生活能力重度依赖，康复治疗选择予认知功能障碍训练改善患者认知功能，请高压氧科会诊拟行高压氧治疗，患者家属表示拒绝高压氧治疗。运动疗法改善患者运动功能，有氧训练提高患者心肺有氧能力，耐力训练提高患者运动耐力，平衡功能训练提升患者平衡功能，关节松动训练维持各关节活动度、防止挛缩，作业疗法提升患者日常生活能力；面神经功能训练改善患者右侧面神经瘫痪，言语训练改善患者言语功能障碍，电子生物反馈疗法联合低频脉冲电治疗于面颊肌提高患者面部肌肉收缩，经颅磁刺激及超声波促醒，予磁疗促进骨盆骨折愈合；药物治疗：予预防癫痫、抗过敏、抗凝、活血化瘀、纠正贫血、改善精神症状药物治疗，予盐酸多奈哌齐片改善认知功能；养血清脑颗粒活血通络。采用针对性的康复方案：改善认知功能治疗方面，采取听觉刺激、视觉刺激。

对于该患者的认知障碍问题，药物治疗主要依靠奥氮平片、酒石酸唑吡坦片改善睡眠；盐酸多奈哌齐片改善认知功能；养血清脑颗粒活血通络。头颅超声波、经颅磁刺激通过非侵入性地刺激大脑的特定区域，旨在恢复大脑功能改善认知功能。通过多模式干预，为患者提供了一个全面的康复计划。

## 四、相关问题及分析

根据以上病例资料，我们总结了关于脑外伤后弥漫性轴索损伤康复治疗的具体代表性几个方面问题进行讨论，希望有助于类似病例的诊治水平和服务质量。

1. 针对弥漫性轴索损伤患者,如何进行有效的康复治疗提高其功能恢复水平?

弥漫性轴索损伤（diffuse axonal injury，DAI）主要见于交通事故、高处坠落致头部外伤，伤后存活时间差异较大，随着对 DAI 超早期病理生理过程认识的加深以及影像学技术和生物标志物的发展，对 DAI 进行早期诊断已成为可能，根据其病理生理特点进行早期治疗，对降低 DAI 病死率和提高患者生存质量具有重要意义，弥漫性轴索损伤是在特殊外力作用下脑内发生的以神经轴索断裂为特征的一系列病理生理变化。其临床表现为病情危重，昏迷时间长，伤残率及病死率高，占重型颅脑损伤的 28% ~ 42%，在死亡患者中占 29% ~ 43%，是导致颅脑损伤患者神经功能障碍、植物状态和死亡的主要原因。

针对 DAI 患者，入院后神经外科危重患者常规措施：24 小时动态监护、吸氧、脱水、止血、抗感染及营养支持治疗。保持呼吸道通畅，常规给氧，出现呼吸困难及低氧血症者立即行气管插管或气管切开，呼吸机辅助呼吸，维持正常血氧饱和度；监测电解质、血糖，维持水电解质平衡，保持内环境稳定；患者有手术指征：①颅内高压症状和体征较明显；②CT 提示第三脑室和基底池严重受压或消失；③中线结构移位，尽快行开颅血肿清除手术治疗。

积极防治脑水肿，采用冬眠合剂及冰毯子、冰帽进行亚低温治疗；使用减轻细胞内钙超载引起的轴索肿胀药物；使用促进轴索再生、神经细胞修复以及神经通路重建药物；早期应用纳洛酮直至清醒；早期改善微循环，积极防治并发症，预防感染，预防应激性溃疡；尽早予以高压氧及积极的康复治疗，促进脑组织功能恢复，改善肢体功能，提高患者的生存质量。

DAI 患者进行有效的康复治疗，以提升改善功能水平，应当遵循以下步骤：第一步，进行全面的康复评估，涵盖患者的认知能力、肢体功能、言语能力、吞咽功能、日常生活能力及社会参与水平等多个方面。第二步，基于此评估结果，为患者制订康复计划，考虑到患者病情特殊，康复计划执行需要康复团队的合作，包括康复医师、康复治疗师、护士和家属陪护等。早期介入是关键，早期康复可以更好地利用神经可塑性，从而更好地获得康复治疗效果。康复治疗应当是持续和循序渐进，根据患者进步逐渐增加康复治疗的难度，以便功能保留并逐渐改善。康复治疗方法应当综合运用：包括物理治疗、作业治疗、言语治疗、吞咽治疗、认知功能训练和心理辅导，具体取决于患者的病情及家属的需求。第三步，家庭的支持对于康复过程同样至关重要，将家庭成员纳入康复计划，并利用社区资源，有助于在家庭和社区环境中促进患者的康复。适当的辅助技术和设备应用，如运动辅助器、认知训练设备等，可支持患者更加独立。参与生活技能训练，包括自理、家务管理等。定期评估患者的进展并调整康复计划。

总的来说，DAI 患者的康复治疗是一个多方面、跨学科协助的过程，需要根据个体化的治疗计划进行，患者、家庭及康复团队之间需要紧密合作，以达到最佳的康复效果。早期检测和管理 DAI 可以早期制订康复计划，康复治疗干预改善其功能水平，还可以减少治疗费用和护理负担等。

2. 弥漫性轴索损伤意识障碍的诊疗方法有哪些？

DAI 是在特殊外力作用下脑内发生的以神经轴索断裂为特征的一系列病理生理变化，导致意识障碍，其临床表现为病情危重，昏迷时间长。DAI 的诊断主要基于临床检查和康复评估。临床表现包括：

（1）意识状态：伤后立即持续昏迷，可伴有去脑强直，或去皮质强直发作，恢复慢。少数患者有中间清醒期，可能与 DAI 的程度较轻有关，昏迷原因主要是大脑广泛性轴索损害，使皮质与皮质下中枢失去联系。

（2）瞳孔表现：部分诊断为 DAI 的患者，入院时有瞳孔改变，表现为一侧或双侧瞳孔散大，光反应消失，或同向凝视等。GCS 评分低的患者常有瞳孔改变。

（3）偏瘫症状：Barris 报道 44.7% 患者可出现程度不同的偏瘫，而 CT 却很少有相应部位局灶性改变，认为偏瘫的出现可能是运动传导途径产生。

（4）颅内压情况：DAI 患者虽然临床症状严重，但有相当数量的患者并无颅内压增高症，Graham 报道 71 例无颅内压增高的闭合性脑创伤患者尸检中发现 DAI 29 例，占 41%。

（5）合并症：可单独存在，也可合并其他类型脑损伤，包括脑挫裂伤、颅内血肿等。

康复评定包括认知功能障碍的评定、感知障碍的评定、行为障碍的评定、言语障碍的评定、运动障碍的评定、日常生活活动能力的评定以及其他功能障碍的评定。评估认知能力、肢体功能、言语能力、吞咽功能、日常生活活动能力等方面。

DAI 病理为脑深部轴索断裂，呈卵圆形球状物，CT 及 MRI 是诊断 DAI 常用的影像工具，影像学有较典型的表现：表现脑肿胀、脑室、脑池受压减小或闭塞，损伤部位主要在脑的中轴，即灰白质交界区或脑的深部、基底节、胼胝体、脑干、大脑脚等处，可见散在点状或片状出血灶，以多发性为主，直径 $\leqslant 2\,cm$，均不构成血肿，无占位效应。SWI、DTI 联合 DTT 是 DAI 病灶检出的敏感方法。

MRI 平扫（病例 31 图 2）显示脑深部白质散在斑片状稍长 $T_1$、$T_2$ 信号，DWI 呈弥散受限，SWI 可见脑表面及深部白质多发微出血。

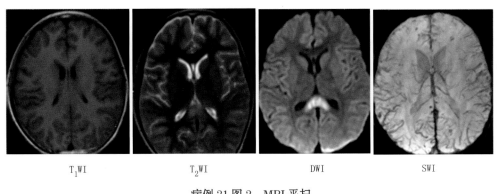

| $T_1WI$ | $T_2WI$ | DWI | SWI |

病例 31 图 2　MRI 平扫

DAI 的治疗基于全面和个体化的方法，涉及药物和非药物干预以及多学科合作。临床上迄今无治疗 DAI 的有效药物和措施。主要的药物干预包括：使用钙拮抗剂，尼莫地平减轻细胞内钙超载引起的轴索肿胀；使用神经节苷酯促进轴索再生、神经细胞修复以及神经通路重建；早期应用纳洛酮直至清醒；改善微循环，养血清脑颗粒活血通络。积极防治并发症，预防感染，预防应激性溃疡；尽早予以高压氧及积极的康复治疗，促进脑组织功能恢复，改善肢体功能，提高患者的生存质量。

随着对 DAI 超早期病理生理过程认识的加深，许多有可能干预病变进展的药物及措施已在动物实验中证实并开始应用于临床，需长期神经营养及保护，弥漫性轴索损伤发生以后，可以继发一系列非特异性的改变，如缺血、水肿、高颅压及氧自由基损伤等。同时，炎症反应的参与也将病变升级为系统性的病理过程。因此，仅仅针对轴索损伤的治疗是不够的，而应该从整体出发，进行长期的神经营养和保护。对弥漫性脑损伤的鼠模型给予生理量的孕激素干预后，明显降低了轴索损伤发生的概率，同时改善了运动及认知功能。邓武生等对收治的 70 例 DAI 患者随机应用神经节苷脂联合醒脑静治疗较对照组有明显疗效。伴随着免疫疗法、细胞移植、基因治疗等治疗方法的应用，具有潜在的治疗研究前景。

中医科认为，气虚血瘀证为 DAI 各种病理生理变化的基本病机之一，应用益气活血类中药可能通过促进血管内皮细胞增殖和新生血管的形成，发挥脑保护作用。针灸治疗通过调整脏腑功能、疏通经络、醒脑开窍等促进 DAI 患者苏醒及肢体功能障碍恢复。有研究者创立"醒脑开窍"针刺法是目前公认的针刺促苏醒方案，并早已通过实验和临床得以论证。

康复治疗：采用认知功能训练，训练每天 1 次，每次 30 分钟，磁疗、超声波、经颅磁刺激每天 1 次，每次 20 分钟，同时进行高压氧治疗，每天 1 次。

3. 弥漫性轴索损伤的偏瘫康复治疗方法有哪些？

DAI 患者可出现不同程度的偏瘫，而 CT 却很少有相应部位局灶性改变，认为偏瘫的出现可能是运动传导途径产生。脑的可塑性与功能重组理论是神经康复的理论基础，康复治疗与药物治疗不同，是一种主动学习的过程，是影响脑可塑性的重要的因素。脑损伤后，脑组织可以通过轴突发芽，离子通道改变，潜伏通路的启用，未受损组织系统代偿等方式进行功能重组。脑外伤数周到数月大脑皮质出现明显的功能和结构变化，包括病灶周围及远隔部位，还可以观察到病灶周围及相关皮质兴奋性增高。

中枢神经系统中有大量突触存在，正常情况下，只有一部分突触激化而处于活动状态，另一部分处于备用状态，这部分突触的阈值很高，只有当中枢神经系统受损后，才激活部分处于备用状态的突触，使其发挥代偿作用；另有一些轴突末梢还可能出现轴突发芽，其阈值也会随着使用程度的改变而被激活，形成旁路，上述新的突触联系若不被经常使用，则有可能渐渐退缩、消失。因此，脑外伤患者通过及时的早期康复训练能加速脑侧支循环的建立，促进病灶周围组织或使健侧脑细胞的重组或代偿，极大地发挥了脑的可塑性。同时，通过肢体活动可促使相应皮层脑血流量增加，从而改善脑组织的缺血缺氧状态，使半暗带内脑细胞得以存活，这为脑的重塑和功能重组提供了基础。由于神经细胞损伤后不能再生，某些神经通路中断不能再接通，因此，功能的恢复有赖于神经系统的代偿功能。但功能的代偿一般不会自动发生，有赖于学习和训练，有效的康复治疗就是让患者进行功能的再学习和训练。

通过康复治疗，还可以大大减少肌肉萎缩，增大关节活动度，防止关节挛缩畸形的发生，这是任何药物所不能替代的。神经肌肉电刺激治疗瘫痪侧肌肉，按一定程序模拟正常活动，除直接锻炼肌肉外，通过募集作用使主动肌与拮抗肌恢复动态平衡，避免"失用综合征"和抑制"误用综合征"的产生，从而促进正常运动模式的恢复和形成。如果康复治疗不及时、不正确，且关节活动度不足，可使患者在恢复过程中出现肌肉萎缩、关节挛缩、骨质疏松、肩痛及肩－手综合征等，以及其他全身性并发症，如肺炎、尿路感染等。

DAI 的偏瘫康复评定包括肌力测定评定、运动功能评定、肌张力评定、平衡功能评定、步态分析、感觉功能评定等，可以使用相关的量表和工具来测量这些参数，如 Brunnstrom 分期、徒手肌力测定（MMT）评定、berg 平衡量表、改良 Ashworth 量表、Penn 分级法、Clonus 分级法、Fugl-Meyer 量表、Carr-Shepherd 运动功能评定、姿势控制（PASS）量表等。

康复治疗：采用运动疗法、耐力训练、平衡功能训练、每项训练每天 2 次，每次 30 分钟，作业疗法、手功能训练，每项训练每天 1 次，每次 30 分钟。物理治疗：如超短波、磁疗、中频、低频、每项训练每天 2 次，每次 30 分钟，康复工程：如 CPM 机、机器人及支具，防止肢体挛缩、变形，辅助功能活动，每项训练每天 2 次，每次 30 分钟。

（4）弥漫性轴索损伤的认知功能障碍康复预后的影响及处理方法有哪些？

在中重度 DAI 患者中，约 65% 会出现长期的认知功能障碍，是 DAI 患者致残的重要原因之一。目前，临床上对 DAI 患者认知功能障碍的认知仍不足，通过 MMSE、MoCA、第 2 版洛文斯顿 LOTCA。评估 DAI 患者治疗前后的认知功能状态，目前常采用简易智能精神状态检查量表（MMSE）评分标准：每 1 项正确为 1 分，错误为 0 分，总分范围为 0～30 分，正常与不正常的分界值与教育程度有关：文盲（未受教育）组减 17 分，小学（受教育年限≤6 年）组≤20 分，中学或以上（受教育年限＞6 年）组≤24 分。分界值以下为有认知功能缺陷，分界值以上为正常。

有学者认为发病后 3 个月为早期康复期，但一般将颅脑损伤后 1 个月以内进行的康复治疗称为早期康复治疗。认为丘脑、额叶、颞叶损伤的患者一般认知功能障碍更常见，更为严重。Leunissen 等认为认知功能依赖完整的额叶 - 纹状体 - 丘脑环路，而 DAI 导致皮层下萎缩与白质微结构改变，这与神经元丢失、轴索损伤和执行功能障碍有关。Dobryakova 等认为 DAI 可能导致有效连接改变，以及从事任务性能的区域之间的超链接，这是认知功能障碍发生的潜在病理机制。

目前治疗措施有限，认知功能障碍导致记忆力、注意力、执行功能和语言能力的下降，这些能力对于学习新技能和执行日常活动至关重要。通过给予药物如奥氮平片、酒石酸唑吡坦片改善睡眠治疗达疗程；盐酸多奈哌齐片改善认知功能；应积极进行早期系统性康复治疗，采用认知功能训练，每项训练每天 1 次，每次 30 分钟，经颅磁刺激每天 1 次，每次 20 分钟，同时进行高压氧治疗，每天 1 次，每次 2 小时，持续治疗 6 个月。

目前已有文献报道早期系统性康复治疗对脑卒中后认知功能障碍有效，能降低致残率，对颅脑损伤引起的认知障碍也在研究中，Neville 等认为反复经颅磁刺激是创伤性脑损伤者神经康复的新工具，能用于 DAI 患者的认知功能改善康复，是一种安全的工具。近年来国内有少量文献关注高压氧治疗对轻中型颅脑损伤引起的认知功能障碍的疗效。俞晓翔等研究显示，DAI 患者早期进行系统性康复治疗能改善脑组织结构与功能，促进 DAI 患者认知功能、心理恢复，提高其日常生活能力，但研究样本数量偏少，分组也不细，有待于进一步大样本、多中心进行探讨。

## 五、病例点评

弥漫性轴索损伤是一种常见的脑外伤疾病，是最严重的原发性损伤之一。常容易被忽视个性化的康复治疗。大多数患者通过药物治疗联合康复治疗可以获得显著改善，但少部分患者可能因康复计划不够针对性或缺乏适时调整而进展缓慢。因此，定期全面评估，针对患者的具体需求调整康复方案，以及跨学科团队的密切合作，促进患者康复。

　　该病例为明确外伤史，多发伤，弥漫性轴索损伤合并多种问题，如意识障碍、认知障碍及运动障碍等，经过 4 个月的康复治疗，总体康复疗效尚可，但认知功能恢复还不够满意，分析原因可能与颅脑损伤程度有关、治疗时间短相关。首先，需要多学科密切合作，是保证患者生命征稳定，为后续康复治疗提供保障。其次，针对性的 DAI 管理，患者、家庭及康复团队之间需要紧密合作，保持积极乐观心态，增强患者自信心，相互配合，从而使疾病恢复。此外，结合了药物和非药物联合手段，是一种干预方法。总体来说，这个病例展示了全面个性化康复计划和跨学科团队合作的重要性。

　　DAI 患者病情危重，死亡率、致残率高。其预后除了入院时 GCS 评分、瞳孔改变、年龄及脑损伤部位等有关外，与伤后早期积极的综合治疗更是密不可分。所以对 DAI 只要救治得当，经过综合治疗，可显著提高 DAI 患者的日常生活能力，减少病残率的。

（病例提供者：徐洪良　贵州省人民医院）

（病例点评者：陶　陶　贵州省人民医院）

# 参考文献

[1] 陈广鑫，邹咏文，刘敏，等 . 创伤性脑弥漫性轴索损伤的临床特征和影响预后的诸因素 [J]. 中国急救医学，1996, 2（16）：17-20.

[2] Shakeri M.Boustani MR.Pak Nd a/.Effect of proges-terone administration on prognosis of patients with diffuse axonal in jury due to severe head trauma [J]. Neurosurgery quarterly, 2013, 115（10）：2019-2022.

[3] 邓晓松，赵云飞，王腾，等 .32 例弥漫性轴索损伤诊治临床分析 [J]. 安徽医学，2012, 33（1）51-52.

[4] 邓武生 . 神经节苷脂联合醒脑静治疗弥漫性轴索损伤 [J]. 医学信息，2015（13）：1-2.

[5] 王崇谦，丁鹏，牟临杰，等 . 颅脑损伤后内源性神经干细胞增殖与迁移中的基质细胞衍生因子 [J]. 中国组织工程研究，2012, 16（6）：998-1002.

[6] 周路桥·罗富强，彭虎 . 中西医结合治疗弥漫性轴索损伤 31 例临床研究 [J]. 中医药导报，2014, 20（2）：24-27.

[7] 吕加希. 电针结合西医对重症脑外伤昏迷患者的促醒作用临床效果评价 [J]. 中医药导报，2013，19（12）：79-81.

[8]National Kidney Foundation.K/DOQI clinical practice guidelines for bone metabolism and disease in chronic kidney disease[J].Am J Kidney Dis,2003,42(4S3):S1-S201.

[9] 王洪财，王波定，陈茂送，等. 弥漫性轴索损伤联合损伤效应机制的探讨 [J]. 中华神经医学杂志，2014，13（5）：446-450.

[10 邓元央，黄海能，张高炼，等，脑外伤偏瘫患者早期综合康复的临床研究 [J]. 中国现学杂志，2008，18（4）：510-511.

[11] 姚顺，宋健，黄河，等. 弥漫性轴索损伤意识障碍患者的脑默认网络研究 [J]. 中华神经外科杂志，2015，31（11）：1135-1140.

[12]Dobryakova E, Boukrina O, Wylie GR.Investigation of information flow during a novel working memory task in individuals with traumatic Brain Injury[J].Brain Connect，2015，5（7）：433-441.

[13]Neville IS, Hayashi CY, El Hajj SA, et al.Repetitive transcranial magnetic stimulation （rTMS） for the cognitive rehabilitation of traumatic brain injury （TBI） victims: study protocol for a randomized controlled trial[J].Trials，2015，5（16）：440.

[14] 俞晓翔，沈和平，王耿焕，等. 早期系统性康复治疗对弥漫性轴索损伤患者认知功能障碍的影响 [J]. 全科医学临床与教育，2019，17（9）：847-849.

# 病例 32　脊髓亚急性联合变性伴神经病理性疼痛及焦虑障碍患者的康复

## 一、病历摘要

患者男性，43 岁，维吾尔族，农民。

**主　诉**：渐进性肢体疼痛麻木、行走困难 17 个月。

**现病史**：患者自诉于 2018 年 12 月出现顽固性腹泻，呈水样便，每日数次。期间感足底发凉，走路不稳似踩棉花，站立时偶有足底针刺样疼痛。1 个月后因腹泻持续不缓解就诊于当地医院消化科，诊断为"功能性腹痛综合征、脓毒血症、中度蛋白质 - 能量营养不良、肺部感染"，予以补液及补充维生素、抗炎治疗后大便恢复正常出院，但肢体不适仍逐渐加重，出现足底持续烧灼样疼痛，下肢麻木并逐渐往上蔓延至腹部。双下肢乏力，行走摇摆费力。2019 年 7 月前去当地医院神经内科就诊，诊断为"脊髓亚急性联合变性"，给予甲钴胺静脉滴注、维生素 $B_1$ 肌内注射、叶酸口服后疼痛稍有好转，可扶持行走出院。出院后因各种原因未能持续规律服药，近 5 个月停药后疼痛波及双脚，双上肢也出现麻木。翻身困难，双下肢可抬离床面，双踝关节主动运动差。可独坐，需在两人搀扶下才能站立，但站立时患者身体前屈，不能独自行走，转移、如厕、入浴等日常生活作大部分需要他人辅助，严重影响了正常生活和劳作。2020 年 4 月 29 日为进一步诊治收住我院神经内科，5 月 5 日以"脊髓亚急性联合变性"转入康复科。病程中，患者神志清，精神差，情绪不稳，烦躁，易激惹，食欲可，夜间因疼痛睡眠欠佳，小便多，大便成形。身体明显消瘦，近一年体重下降 20 kg。

**既往史：**高血压 1 年，最高血压 180/100 mmHg，一直服用苯磺胺酸氨氯地平片。否认传染病、精神病、职业病史。

**家族史：**否认家族遗传病史及类似疾病史。

**个人史：**小学文化程度。无化学、放射、有毒物质接触史。无冶游、吸毒史。吸烟、饮酒 25 年，每天吸烟 10 支左右，一年中偶饮白酒 100 ~ 300 mL。

**体格检查：**血压 135/80 mmHg，身高 178 cm，体重 55 kg，轮椅推入。静脉血栓 caprini 风险评估：4 分（中危），改良 Wells 评分：2 分（瘫痪、近期卧床≥3 天）。

**专科检查：**神志清，双侧瞳孔等大等圆，对光反射存在，伸舌居中。$T_8$ 平面以下、双手腕关节以下痛温觉减退，双足底感觉过敏。髋关节以下震动觉、位置觉、关节运动觉消失。四肢肌张力正常，双上肢肌力 4 级。双下肢臀大肌肌力 2 级，臀中肌肌力 3 级，髂腰肌、股四头肌肌力 4 级，腘绳伸肌肌力 4- 级，踝背伸及跖屈肌力 3 级。四肢精细运动欠佳，快复轮替笨拙，指鼻试验不准确、跟膝胫试验欠稳准，Romberg 征阳性。腹壁反射：左侧存在，右侧消失。四肢腱反射对称存在，左侧 Babinski（+），右侧 Babinski（-）。功能评定：VAS 评分：6 分（双足）；MMSE 23 分、MoCA 19 分；汉密顿焦虑量表（HAMA）15 分；坐位平衡Ⅲ级，立位平衡 0 级；Berg 平衡量表 4 分；日常生活活动能力改良 Barthel 指数评分：50 分（修饰、穿衣、如厕、转移可部分完成，平地走、上下楼梯、洗澡均不能完成）。

**辅助检查：**

1. 化验　血常规：白细胞 $6.23×10^9$/L，红细胞 $5.49×10^{12}$/L，血红蛋白

含量 162.00 g/L，血小板计数 224.00×$10^9$/L。贫血四项：促红细胞生成激素 12.20 mIU/mL，血清维生素测定（$B_{12}$）91.00 pg/mL，血清叶酸 4.52 ng/mL，铁蛋白 91.50 ng/mL，血同型半胱氨酸 > 50.00。内因子抗体：阴性。白蛋白测定 38.00 g/L，球蛋白 28.60 g/L，白球比 1.33，尿素氮 8.44 mmol/L，肌酐 53.50 μmol/L，BUN/CR 0.16。脑脊液：常规，潘氏试验（-）。生化，蛋白 0.49 g/L。细胞学、病毒学全套、改良抗酸染色、阿利新兰染色均（-）。血 + 脑脊液：AQP4 + MBP + MOG 抗体、寡克隆区带、副肿瘤综合征抗体、虎红试验 + 布病抗体滴度、细菌培养均（-）。

2. 眼底照相　视网膜动脉硬化二期（双眼）。

3. 电生理检查　心电图起立试验阴性。肌电图：NCV：周围神经纤维髓鞘、轴索受损，EMG：神经元性损害。VEP：双眼分别刺激，O1、Oz、O2 记录：N75、P100、N135，各波波形分化差，潜伏期波幅正常。SEP：左右胫后神经分别刺激，Pf、L3、C3'、C4' 记录：Pf、L3、N33、P38、N48，各波波形分化差、波形未引出。

4. MRI 检查（病例 32 图 1）　$T_{1\sim7}$ 脊髓见条片状 $T_2$ 高信号影，加强后未见明显强化。

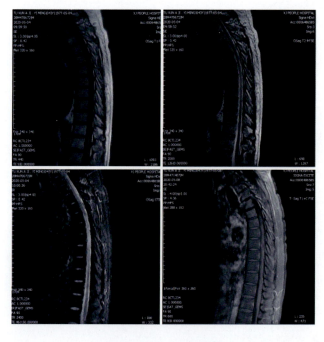

病例 32 图 1　MRI 检查

**疾病诊断**：①脊髓亚急性联合变性；②蛋白质－能量营养不良；③维生素 $B_{12}$ 缺乏症；④高同型半胱氨酸血症；⑤高血压 2 级。

**功能诊断**：①双下肢运动障碍；②感觉性共济失调；③平衡功能障碍；④神经病理性疼痛；⑤焦虑障碍；⑥日常生活活动能力减退；⑦社会参与能力下降。

## 二、诊疗经过

入科后在全面问诊、检查评估基础上，发现患者主要存在 3 个方面问题，即原发病持续进展；全身状态不良；伴存运动、感觉、情感障碍。针对上述问题展开康复团队与相关科室多学科综合治疗（multidisciplinaryteam，MDT）讨论。患者及家属期望通过此次康复治疗改善患者的疼痛及走路问题，结合患者目前病情制订康复目标及康复计划：近期目标：缓解疼痛，改善焦虑、营养状态，防治并发症，改善平衡协调能力。远期目标：恢复患者的日常生活自理能力及社会参与水平。向患者及家属告知以上内容，并对患者的承受能力（如需要的经费、配合情况、家庭环境等）进行确认及沟通后，给予全面营养支持，并在常规康复治疗基础上实施综合临床干预方案：针对疼痛及焦虑给予药物治疗联合物理因子疗法，包括微波和重复经颅磁刺激，治疗后患者体重增加 4.1kg，疼痛及情绪状态有所好转，VAS 评分由 6 分降至 2 分，HAMA 评分由 15 分减至 10 分。针对感觉性共济失调进行感觉、骨骼肌力量、平衡及协调功能训练，辅以反重力跑台进行步行能力训练；站立平衡达到 1 级后，再辅以 pro-kin 平衡测试及训练系统进行平衡功能训练。治疗后患者睁闭眼运动轨迹面积及长度明显改善，立位平衡从 0 级提升到 II 级，双下肢肌力提高 1～2 级：臀大肌肌力 4 级，臀中肌肌力 4 级，髂腰肌、股四头肌、腘绳肌肌力 4 级，踝背伸、跖屈肌力 4- 级，改良 Barthel 指数评分由 50 分进步至 65 分（主要体现穿衣、转移、行走等方面），日常生活活动能力有所改善，血同型半胱氨酸下降接近正常。15 天后患者出院。

## 三、病例特点及讨论

患者周围神经、脊髓后索、锥体束，神经系统多部位受累导致多功能受损。定性神经系统变性疾病，病情进展时间长，药物治疗不连续，康复治疗缺如；同型半胱氨酸升高；感觉较运动障碍更重，这些均增加了功能转归的难度。不良的营养状况又影响人体正常的生理功能，造成耐受力和康复动力减退；伴发的疼痛及焦虑也会显著降低患者的康复参与度和生活质量。这三者互为因果，与前述因素叠加，影响总体康复进程。另外，康复不仅仅是医疗行为，还包括社会参与和家庭互动。这些支持有助于患者重建自信，提升康复效率和促进整体恢复。综上所述，现治疗在终止原发病进展的同时，感觉性共济失调及运动障碍为患者面临的主要康复问题，伴有的营养不良、神经末梢疼痛及焦虑是影响患者康复效果的不利因素。治疗重在整体治疗：改善营养、疼痛及焦虑状态，提高感觉运动功能。

1. 健康宣教及预防并发症

（1）与患者及家属沟通。解释疾病有关知识，帮助患者了解病情，降低对疾病的焦虑，通过倾听、鼓励、支持等技巧向患者传递积极情绪，树立信心，提高康复的互动性和治疗的依从性。

（2）进行静脉血栓栓塞症相关知识宣教。患者下肢深静脉血栓形成风险评估中危。同型半胱氨酸高，肢体运动障碍，肌肉泵功能低下，双下肢血运差，活动减少都是易栓因素。应定期复查凝血功能并进行基础预防和物理预防：①基础预防：改变生活方式，戒烟，多饮水（＞2500 mL/d）；被动运动：对小腿 - 大腿进行按摩；主动运动：指导患者进行踝泵运动。②物理预防：使用间歇充气加压装置，利用机械性原理促使下肢静脉血流加速以降低下肢深静脉血栓的发生率。

（3）防治关节挛缩。患者下肢活动不利，中枢及周围神经损伤并存，进行肢体全关节活动度的主被动活动以保持关节活动度。

（4）安全防护、防跌倒、坠床宣教。

2. 营养科、临床心理科、神经内科、康复医学科 MDT 讨论制订综合治疗方案

（1）营养支持治疗：B 族维生素缺乏可导致共济失调和精神异常症状。纠正营养不良，改善膳食结构，给予富含 B 族维生素的食物，如粗食、蔬菜和动物肝脏。三餐包含鸡蛋、干果、水果、蔬菜、主食。戒酒。给予特制酸奶 400 g/ 天改善肠道菌群；补充维生素 D，提高肠黏膜屏障功能，防治肠易激及腹泻。治疗维生素 $B_{12}$ 缺乏症及高同型半胱氨酸血症：①甲钴胺注射液 1000 μg 入壶滴注每日 1 次；维生素 $B_1$ 100 mg，肌内注射每日 2 次；叶酸片 5 mg，口服 每日 3 次。

（2）疼痛治疗：联合药物及物理因子治疗患者神经病理性疼痛：①普瑞巴林 75 mg 每日 2 次，口服。②微波疗法：利用鞍型辐射器进行非接触式体表照射。选择微热量（功率密度 88 ～ 220 W/cm$^2$），每次 10 分钟，每日 1 次，10 次 1 个疗程。

（3）心理干预：患者睡眠障碍，焦虑情绪明显。采用联合治疗：①药物治疗：苯二氮䓬类药物抗焦虑作用强，起效较快，能改善睡眠，不良反应较小，一般治疗时间不超过 2 ～ 3 周。但患者病史已久，长期大量使用容易产生药物依赖和突然撤药时出现戒断症状。此外，该药还有肌肉松弛作用，可能导致患者容易摔倒、骨折等，对患者目前功能状态不利。故首选五羟色胺再摄取抑制剂盐酸舍曲林抗焦虑治疗，提高安全性及有效性。② rTMS 治疗，靶点为右侧 DLPFC，选择"8"字形线圈、低频刺激（1 Hz、90% MT）治疗，连续给予每次 1500 脉冲的刺激，20 分 / 次，每周 5 次，4 周为 1 个疗程，分别于治疗前和治疗后 2 周、4 周采用 HAMA 评定治疗效果（患者治疗 2 周后出院）。

（4）康复治疗（病例 32 图 2）：强化感觉训练：给予全身震动、位置训练、毛刷等增加感觉刺激输入，促进运动输出；给予感觉统合训练，提高手、眼、肢体协调能力。

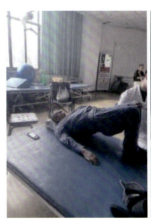 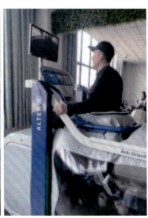 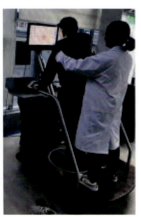

本体感觉训练　　　　　　反重力跑台训练　　　　pro-kin 平衡训练系统

**病例 32 图 2　康复训练**

平衡协调训练原则：支撑面积由大变小；稳定极限由大变小；从静态平衡到动态平衡；逐渐增加运动的复杂性；从睁眼到闭眼；时间逐渐延长。

1）常规康复训练：①从桥式运动向站立训练过渡。通过桥式运动训练腰背肌、提高骨盆控制能力、躯干肌力和平衡能力。通过重心转移进行站立位下肢和躯干运动控制能力训练，在平行杠内治疗师双手置于患者髋关节处，嘱患者作前倾、后倾、左倾、右倾、左旋及右旋等动作。并逐步减少支持，注意在站立起始位双下肢同时负重。其髋膝部从有支持逐步过渡到无支持；②前庭功能训练：患者双足与肩同宽站立，双手扶杠保持平衡，直视前方目标，逐渐使支撑面变窄至双足间距离缩短至 1/2 足长；③协调功能训练：在进行非实用性作业活动训练的基础上采取：轮替动作练习：双上肢交替上举、交替前伸、前臂旋前旋后，双手交替掌心拍掌背。双下肢交替伸膝，坐位时交替踏步、足尖拍地练习；定位、方向性练习：指鼻、对指等。以低负荷、重复多次的训练，逐渐增加运动强度，延长训练时间等以增加患者耐力。

2）反重力跑台训练：利用下肢正压支撑、计算机控制调节减重、摄像头捕捉步态信息，使患者通过视觉反馈矫正异常步态，根据步行能力个性化调整训练方案：每天 20 分钟，减重从 60% 到 20% 逐渐过渡，每周 6 天，连续 2 周。另外，跑台气囊环绕腰部，使得力作用点与人体重心位置接近，不仅提高了设备的安全性，也减少了患者的恐惧心理，增强了康复训练的信心。

3）pro-kin 平衡测试及训练系统：通过患者控制自身重心移动来达到控制平衡的目的。嘱患者着棉袜站立于平衡板上，双脚中轴分别置于 A2 和 A8 标志线处，脚尖分开 30°，脚后跟并拢。双手可扶持两边扶手站稳，家属可在身后保护患者安全。静态训练：点击电脑上的"稳定性极限"模块，患者站在板上看着电脑屏幕，用脚控制训练台的轻微运动，将屏幕上的光标控制到指定位置。动态训练：切换为动态，并将阻力值调到 5。患者将一只脚放在训练板上，另一只脚放在地上，保持上半身静止。看着电脑屏幕，根据屏幕上的光标指示，控制平衡板通过踝关节的大振幅运动，使屏幕上的光标到达指定位置。每天 1 次，每次 20 分钟，每周 6 天，连续 10 天。治疗前后进行 30 秒睁眼闭眼静止稳定性测试，比较红（睁眼）绿（闭眼）轨迹面积、长度，分析静态平衡改善情况。

## 四、相关问题及分析

根据以上病例资料，我们总结了关于本案例具有代表性的几方面问题进行讨论，希望有助于提高对类似病例及功能障碍的诊治水平和服务质量。

1. 如何科学有效地改善亚急性脊髓变性患者的康复结局？

脊髓亚急性联合变性（subacute combined degneration of the spinal cord，SCD），是由于维生素 $B_{12}$ 的摄入、吸收、结合、转运或代谢障碍导致体内含量不足而引起的中枢和周围神经系统变性的疾病。病变主要累及脊髓后索、侧索及周围神经等，病变部位主要在颈髓和胸髓。临床表现为双下肢深感觉缺失、感觉性共济失调、痉挛性瘫痪及周围性神经病变等。早期诊断并及时治疗是改善本病预后的关键，如能在起病 3 个月内积极治疗，多数可完全恢复；若充分治疗 6 个月至 1 年仍有神经功能障碍，则难以恢复。不经治疗神经系统症状会持续加重，甚至可能死亡。年龄 > 50 岁、四肢 SEP 异常、贫血、高同型半胱氨酸等因素与神经功能损害程度相关。SCD 患者的康复可能需要综合多种治疗方法。每个患者的情况都是独特的，治疗计划应根据个体的需求和能力进行制订。

（1）物理治疗：力量训练、感觉训练、平衡协调训练、步态训练是常见方法。旨在通过各种物理手段，如肌肉强化及耐力训练等来改善肌肉力量；感觉统合训练来提高身体对感觉信息的处理能力，更好地感知身体在空间中的位置；本体感觉训练来提高人体对自身位置、动作及力量的内在感知，为进行其他运动和活动提供更好的基础；平衡训练来提高身体在各种姿势和动作下保持平衡的能力，提升反应速度，对身体失衡状态快速做出反应；协调性是由本体感觉反馈所控制的自动反应，通过多次的练习，神经系统可以自发地控制肌肉的运动，让肢体动作变得圆滑自如。在进行物理治疗时，要逐渐增加运动的强度和难度，注意正确的姿势和动作技巧，避免过度用力或造成额外的伤害。

（2）职业治疗：侧重于日常生活技能的训练，包括穿衣、洗澡、转移、行走等。根据患者的具体需求和能力，可能会使用适应性工具和技术，如辅助器具、特殊的抓握工具、助行器等，来进行特定的功能训练，帮助患者完成日常生活活动。

（3）神经康复：旨在促进神经系统的恢复和功能改善。包括神经肌肉电刺激、TMS 等。根据患者的情况选择治疗的频率和强度。

（4）营养支持：确保摄入足够的营养对于神经系统的康复很重要。改善膳食结构，饮食中应包含富含维生素 $B_{12}$ 的食物，如肉类、鱼类、奶制品等。补充维生素 $B_{12}$ 可以通过饮食调整、口服或注射维生素 $B_{12}$ 补充剂来实现。

（5）定期评估和调整：康复治疗是一个持续的过程，需定期评估患者身体功能的进展，包括感觉功能、运动能力、平衡步态等方面的评估。根据评估结果，调整治疗计划，以确保治疗的有效性和适应性。

（6）健康教育和自我管理：患者和家属需要了解疾病的特点、治疗计划和自我管理的重要性。接受关于疾病的相关教育，包括遵医服药，保持良好的作息、正确的姿势等。

（7）社会心理支持：疾病可能对患者的心理和情绪产生影响，心理支持是康复的重要组成部分，应提供专业心理支持，包括心理咨询、支持小组或与亲友的交流等。

需要强调的是，亚急性脊髓联合变性的康复治疗是团队治疗，需要患者、家属和多学科医疗团队的共同努力。

2．感觉性共济失调的康复治疗技术及其进展？

针对平衡与步态功能异常患者的临床康复主要以 Bobath 神经发育治疗主导的常规康复训练为主。

（1）平衡和协调训练：平衡训练侧重重心控制，以粗大、整体动作为主，可进行平衡板、单脚站立、足跟至足尖行走等练习。协调功能训练侧重与动作的灵活性、稳定性和准确性，以远端关节的精细动作、多关节的共同控制为主，主要训练肢体交替运动，及定位、方向性活动。

（2）步态训练：通过步态分析和矫正训练，改善步行姿势和稳定性。

（3）眼球运动训练：通过眼球追踪、注视练习等，提高眼球的运动控制和协调能力。有助于提高身体的空间感知和平衡能力。

（4）物理治疗：通过肢体的伸展、收缩、旋转等运动，增强肌肉力量和灵活性。利用物理因子治疗缓解肌肉紧张和疼痛。

（5）感觉训练：利用触觉、听觉、视觉等感官刺激，提高感觉信息的处理和反应能力。利用本体感觉反馈设备或练习，增强对身体位置和运动的感知。

（6）认知训练：进行注意力、记忆力、思维能力等方面的训练，改善认知功能。

（7）日常生活活动训练：培养患者独立完成日常生活中的各种活动，如穿衣、洗漱、转移、行走等；并且训练患者逐渐适应不同的环境和条件。

这些康复治疗技术可以帮助患者改善症状，提高生活质量。同样需要注意的是，每个人的病情和身体状况都不同，具体的治疗方案还需要根据患者的具体情况和病情严重程度来制订。

随着科学技术的发展，基于上述原理的平衡康复技术发展迅速，通过设备还能动态给予患者反馈，帮助其调整动作和姿势。这些新的手段包括视觉反馈平衡测评训练系统、数字化跑台、虚拟现实技术、神经调控技术、康复机器人等。

pro-kin 视觉反馈平衡训练：步态是包括皮质、皮质下和脊柱区域在内的网络的调节活动，患者可通过视觉信息输入增加和平衡系统对姿势摇摆的各种动态信息进行反馈，激活大脑中枢综合感知和调控运动的感觉传导通路，促进大脑皮层神经回路的重组，通过进一步调整身体对重心的控制，使患者的平衡失调状态得到修正。提升完成动态稳定性任务的能力，增强姿势稳定性训练的有效性，改善躯体和四肢的左右对称性及协调运动，提高步态速度。

跑步机训练：旨在提高步态速度和耐力。研究表明利用跑步机进行康复训练有助于改善步态缺陷，提高患者的平衡和姿势控制。反重力跑台在此基础上通过计算机控制精细改变气囊内的压力调节减重，让者能够更早开始正确的步态练习，帮助恢复腿部的力量和协调性。

虚拟现实技术：利用计算机和传感技术生成一个具有多种感官刺激的虚拟境界，提供沉浸式的康复训练，增加训练的真实性和趣味性。通过设计针对性的平衡训练游戏或其他任务性训练，使患者在做这些游戏的过程中进行平衡训练。提高患者的参与度和训练效果。

神经调控技术：①经颅直流电刺激 tDCS：通过放置电极在头皮上，施加微弱的直流电，来调节大脑皮层的兴奋性。例如在治疗感觉性共济失调时，可以将正极放置在负责运动控制的大脑区域，负极放置在对侧头皮，来增强运动相关区域的神经活动，提高患者的平衡和协调能力；② rTMS：利用高强脉冲磁场刺激大脑皮层。可以用于改善感觉性共济失调患者的运动功能。通过调整刺激参数,如频率、强度和刺激部位，可以刺激相关神经通路，促进神经可塑性，从而改善步态不稳、手部协调困难等症状。例如在感觉性共济失调患者中，可以使用 rTMS 来增强小脑或丘脑等与平衡和协调相关的区域的活动；③深部脑刺激：将电极植入大脑深部，以直接刺激特定的神经区域。在某些情况下，DBS 可用于治疗严重的感觉性共济失调。④迷走神经刺激（VNS）：通过刺激迷走神经，调节大脑的神经活动。可能对改善感觉性共济失调患者的平衡和步态有帮助。⑤周围神经刺激：例如刺激腿部或手部的神经，以改善这些部位的运动控制和协调性。

康复机器人技术：康复机器人可以辅助患者进行各种训练，如平衡训练、步态训练等，提供更加个性化的治疗。增加 SCD 患者下肢运动过程中髋、膝关节的能量及支撑、摆动力矩，提高步行功能。

脑机接口技术：通过脑机接口设备，将大脑信号转化为控制信号，帮助患者进行康复训练。

基因治疗和干细胞治疗：虽然还处于研究阶段，但这些新兴技术为感觉性共济失调的治疗带来了新的希望。

3. 神经病理性疼痛对疾病康复进程的影响及其物理因子治疗方法有哪些？

神经病理性疼痛（neuropathic pain，NP）是由躯体感觉系统损伤或疾病导致的疼痛，主要表现为自发性疼痛、痛觉过敏、痛觉超敏及感觉异常，具有发病率高、预后差的特点。2020年全球NP患病率高达7%～10%，以此数据推算，我国目前NP的患者或超千万。NP发生时，有害和无害刺激的反应被病理性放大，约有22%的患者表现为慢性病程，在损伤痊愈或病灶去除后，疼痛仍可能反复持续，是临床治疗上的难题之一。NP严重影响患者的生活质量，对患者造成沉重的经济和心理负担，当疼痛变得持续或严重时，会影响涉及情绪唤起和认知调节相关的大脑网络，不仅会影响患者的工作和生活，还会增加其患抑郁、焦虑等情感障碍的比率。目前临床上治疗NP的方式主要包括药物疗法、介入疗法及物理疗法，其中物理疗法包括物理因子疗法、运动疗法和手法治疗。多数NP患者疼痛程度较重，药物不能完全控制。研究证明物理因子疗法对NP具有良好的治疗作用。激光疗法、超声波疗法、电疗法等都是临床传统的NP治疗技术。随着科技的进步，物理因子治疗NP的机制会得到更多的认证，也可为其广泛应用及推广提供了有力的依据。研究表明高频电疗法可以增加病变周围组织的伸展性、降低肌张力、降低感觉神经元的兴奋性、干扰痛觉冲动的继续传导、提高疼痛阈值，从而缓解患者症状。动物实验证明超短波可通过抑制炎症反应，减少IL-1α、IL-1β等炎症因子的产生，增加神经营养因子BDNF和血管内皮生长因子ⅦGF的表达，促进周围神经的修复再生，从而治疗周围神经损伤导致的NP。近年来rTMS和tDCS等神经调节技术也被越来越多地用于治疗NP。也有采用脊髓电刺激（spinal cordstimulation，SCS）治疗NP，对疼痛位于四肢，特别是下肢的NP患者测试效果较好。

4. 如何有效处理康复医疗中并存的焦虑障碍？

焦虑障碍正逐渐成为影响人类健康的精神疾病之一，对人类的身心健康危害很大。病理性焦虑症状伴有主观痛苦的感觉，并且影响其社会功能。目前改善焦虑障碍及焦虑症状的临床治疗方法主要包括药物治疗、心理治疗、物理治疗等。药物治疗中选择性5-羟色氨再摄取抑制剂和5-羟色胺去甲肾上腺素再摄取抑制剂为一线用药，心理治疗以行为认知治疗为主。虽然研究表明两种治疗方法可取得一定的治疗效果，但临床上仍有超过50%的患者无法通过药物治疗得到缓解，一方面原因是患者治疗依从性差；另一方面由于焦虑障碍复杂的生理机制所致，因此寻找新的治疗方法非常重要。近年来，神经精神领域的学者们对使用非侵入性脑刺激来增强神经功能和减轻焦虑症状的研究正在增长，采用rTMS治疗焦虑障碍谱系疾病均取得了令人满意的疗效，可用于治疗焦虑症状。在临床实践中rTMS作为一种新型的物理治疗方案，具有操作简单、无创、安全性高等优点，为临床治疗多种疾病提供了更多的选择机会。作为一种新型的神经网络调节技术，rTMS治疗可通过磁场产生特有的物理效应，来调节紊乱的大脑网络。目前rTMS改善焦虑症状的相关研究已趋于成熟，并且不同频率都有涉及。研究发现低频rTMS联合药物治疗相较于单用药物治疗起效更快，疗效更佳。

## 五、病例点评

目前尚缺乏与SCD康复治疗相关的文献报道。早期药物干预和积极的康复治疗，可收获较好疗效。但若肢体无力麻木时间较长，可能发生不可逆性神经缺损。该患者的功能障碍较严重，不利因素多。尊重神经发育规律的康复治疗技术仍然是基础的康复手段。正常人在维持身体平衡和姿势的过程中，足底皮肤的触觉、压觉和踝关节的本体感觉输入起了主导作用。该患者足底皮肤感觉减退、下肢本体感觉输入完全消失，人体失去了感受自身重心和支持面情况的能力，姿势的稳定性就会受到影响，表现为感觉性共济失调。适当的感觉输入，前庭系统、视觉调节系统、躯体本体关节系统、大脑平衡反射调节、小脑共济协调系统、肌肉的力量在人体平衡的维持上都起了重要的作用，训练时需要全面考量。下肢反重力跑台不仅能提升躯干控制的稳定性、下肢运动及平衡功能，还能提升患者的自主应变能力；pro-kin平衡训练系统可为患者提供附加治疗，通过增加视觉反馈，提高躯干的稳定性和姿态控制，有效提高步态异常患者行走、平衡及自我保健的能力。这些都为SCD的康复治疗提供了更多的延伸。NP及焦虑则为影响转归的不利因素，需积极有效干预。在患者整个康复医疗过程中，全面个性化康复计划和跨学科团队合作十分重要，体现了多模式、更全面的干预方法。家庭和社会支持也在康复中起到了至关重要的作用。研究表明病程较长的SCD患者在第6个月随访时预后较差，遗憾的是该患者后期失访，无法长期跟踪。从该病例不难看出，尽管神经系统变性疾病对公共卫生具有重要意义，但目前仍缺乏行之有效的特定治疗方法。这为神经系统变性疾病的康复提出了新的挑战。

（病例提供者：徐　海　新疆自治区人民医院）

（点评专家：谢　荣　新疆医科大学第六附属医院）

# 参考文献

[1] 董梦琪，侯苗苗，李新毅，等.63例脊髓亚急性联合变性患者治疗效果的短期电生理随访研究 [J]. 中国实用神经疾病杂志，2023，26（1）：30-35.

[3]CHEN X，WANG R，HUANG X，et al. The Level of Serum Pepsinogen in Diagnosing and Evaluating the Severity of Subacute Combined Degeneration Due to Vitamin $B_{12}$ Deficiency[J].Front Neurol，2021，12：604523.

[3]TAN LYC，SENG AWP.Whippet abuse resulting in Subacute Combined Degeneration of the Spinal Cord[J].Am J Phys Med Rehabil，2022.

[4] 林巧茂，李阔，项宁. 视觉反馈平衡训练对脑卒中患者认知功能相关静息态脑网络的影响 [J]. 中国实用神经疾病杂志，2022，25（03）：347-354.

[5]Vos LA，Prins MR，Kingma I.Training potential of visual feedback to improve dynamic postural stability[J].Gait Posture，2022，92：243-248.

[6]Hyun SJ，Lee J，Lee B H.The Effects of Sit-to-Stand Training Combined with Real-Time Visual Feedback on Strength，Balance，Gait Ability，and Quality of Life in Patients with Stroke：A Randomized Controlled Trial[J].Int J Environ Res Public Health，2021，18（22）.

[7] 岳寿伟，巩兰兰. 神经病理性疼痛的物理因子进展 [J]. 中国康复医学杂志，2022，37（1）：5-9.

[8]Zhao Y，He J，Yu N，et al. Mechanisms of dexmedetomidine in neuropathic pain[J]. Frontiers in Neumscience，2020，14：330.

[9]Langley PC，van Litsenburg C，Cappelleri JC，et al. The burden associated with neuropathic pain in Western Europe[J]，J Med Econ，2013，16（1）：85-95.

[10]Yu C，Peng RY.Biological effects and mechanisms of shortwave radiation：a review[J]. Mil Med Res，2017，4：24.

[11] Pang CJ，Tong L，Ji LL，et al. Synergistic effects of ultrashort wave and bone marrow stromal cells on nerve regeneration with acellular nerve allografts[J]. Synapse，2013，67（10）：637-647.

[12] 邓丽，韩柏. 重复经颅磁刺激治疗广泛性焦虑障碍的研究进展 [J]. 中国健康心理学杂志，2022，30（10）：1571-1575.

[13]Cui H，Jiang L，Wei Y，et al. Efficacy and safety of repetitive transcranial magnetic stimulation for generalized anxiety disorder：A meta-analysis[J]. General Psychiatry，2019，32（5）：e100051.

# 病例 33　帕金森病比萨综合征的康复

## 一、病历摘要

患者女性，69 岁。

**主　诉：**左侧上肢静止性震颤 5 年，站立时躯干右倾 3 年。

**现病史：**患者 5 年前因"左侧上肢静止性震颤"就医，诊断为"原发性帕金森病"，予左旋多巴口服，左上肢静止性震颤有所缓解。3 年前开始出现左侧腰痛，家务劳动时加重，躯干逐渐向右侧倾斜，角度逐渐加大，疼痛逐渐加重，外院神经科予加用盐酸普拉克索（森福罗）口服，无明显缓解。病程中，无跌倒，无小便不畅，无便秘，无头晕、头痛，无突发呕吐。体力明显减小。无明显体重减轻或增加。无睡眠困难。未自服其他药物。

**既往史：**无脑卒中、糖尿病、高血压病史；无其他神经及肌肉疾病病史；患者无手术史、冶游史；无药物及食物过敏史。

**家族史：**兄弟姊妹无帕金森及其他疾病家族史。

**婚育史：**患者育有 1 子，身体健康。

**体格检查：**体温 36.5℃，脉搏 80 次 / 分，血压 135/80 mmHg，呼吸 20 次 / 分。

**专科检查：**患者神志清，精神可，对答切题，查体合作，头向左侧倾斜。双侧瞳孔等大等圆，直接间接对光反射灵敏，视野无缺损，无复视。听力可。伸舌居中，味觉可，进食进水无呛咳，咽反射可。嗅觉减退，声音响度降低，呼气时间 10 秒，下颌静止性颤动。双上肢时有静止性震颤，站立时较坐位时加重。站立时躯干右倾约 20°，卧位时侧倾消失，无冻结步态，步速减慢，单腿站立维持时间均小于 5 秒。无晨暮差异，无服药后开关现象。患者心肺听诊无特殊，腹部触诊无特殊。

康复功能评定：统一帕金森病评定量表（unified parkinson's disease rating scale，UPDRS）：精神行为情绪 2 分、日常生活活动 7 分、运动 22 分、治疗并发症 0 分，共 31 分；修订 Hoehn 和 Yahr 分期（Modified Hoehn-Yahr Staging）为 3 期（轻～中度双侧疾病，某种姿势不稳，可独立生活），中文版 MMSE 评定 29 分，蒙特利尔认知评估北京版 [Montreal cognitive assessment（MoCA）Beijing version] 25 分。四肢关节活动度可，肌力可，无明显肌张力改变，步态可，无冻结，独立步行 200 米后因左侧腰痛不能继续。改良 Barthel 指数评估 95 分，上下楼梯失 5 分，BBS 评分 38 分，担心跌倒评估量表（activities-specific balance confidence scale，ABC scale）50%。

**辅助检查：**

1. 脊柱 X 线检查  腰段左凸，上下端椎为 $L_3$、$L_5$ 椎体，顶椎为 $L_4$ 椎体，Cobb's 角 18.1°；胸腰段右凸，上下端椎为 $T_{12}$、$L_2$ 椎体，顶椎为 $L_1$ 椎体，Cobb's 角 22.9°。$T_{10} \sim L_2$ 椎体稍左旋，$L_3$、$L_4$ 椎体稍右旋。侧面观示胸曲增大，腰曲消失，骨盆入射角 59.1°，见病例 33 图 1。

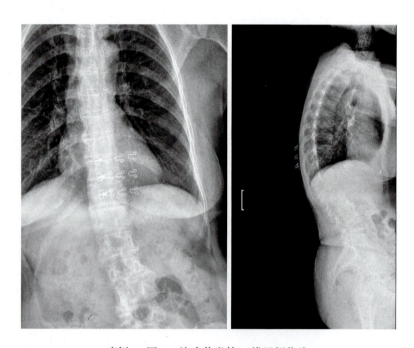

病例 33 图 1  治疗前脊柱 X 线正侧位片

2. 表面肌电图检查  患者左侧 $L_3$ 平面多裂肌、胸最长肌、腰髂肋肌表面肌电信号较右侧明显增高，前屈时激活程度加重，后仰时减轻。

3. 针肌电检查  左侧 $L_3$ 平面多裂肌、胸最长肌、腰髂肋肌、腰方肌肌电信号较右侧明显增高。

4. 肌肉超声检查  患者左侧 $T_7$ 平面胸最长肌、胸髂肋肌、$L_3$ 平面胸最长肌面积大于右侧同平面对应肌肉，见病例 33 表 1。

| 肌肉 | 左侧 | | | 右侧 | | |
|---|---|---|---|---|---|---|
| | 厚度（cm） | 宽度（cm） | 深／宽比例 | 厚度（cm） | 宽度（cm） | 深／宽比例 |
| $T_7$ 棘肌 | 0.45 | 0.85 | 0.52 | 0.56 | 0.92 | 0.60 |
| $T_7$ 横断面棘肌 | 1.17 | 1.56 | 0.75 | 1.12 | 1.25 | 0.89 |
| $T_7$ 胸最长肌 | 0.75 | 1.01 | 0.74 | 0.57 | 1.27 | 0.44 |
| $T_7$ 背阔肌 | 0.61 | – | – | 0.62 | – | – |
| $T_7$ 胸髂肋 | 0.89 | 2.34 | 0.38 | 0.44 | 3.17 | 0.13 |
| $L_3$ 多裂肌 | 1.07 | 3.09 | 0.34 | 1.67 | 3.28 | 0.50 |
| $L_3$ 胸最长肌 | 0.55 | 2.34 | 0.23 | 0.46 | 3.45 | 0.13 |
| $L_3$ 腰髂肋 | 0.83 | 1.63 | 0.50 | 1 | 1.54 | 0.65 |
| $L_3$ 腰方肌 | 0.84 | 3.32 | 0.25 | 1.05 | 2.63 | 0.39 |
| 臀大肌 | 2.9 | – | – | 2.94 | – | – |
| 臀中肌 | 2.31 | – | – | 2.75 | – | – |
| 臀小肌 | 1.05 | – | – | 0.9 | – | – |

**疾病诊断：**①原发性帕金森病。②比萨综合征（Pisa syndrome，PS）Ⅱ型。

**功能诊断：**①脊柱侧弯（腰左胸腰右型）；②运动功能障碍；③平衡功能障碍；④左腰痛日常生活部分依赖；⑤活动与参与功能障碍。

## 二、诊疗经过

完善入院常规及特殊检查，了解患者帕金森病运动及非运动症状。二级护理，低盐低脂饮食，药物方面给予左旋多巴及盐酸普拉克索片改善帕金森病症状，并进行各项康复功能评定。根据结果设定近期目标为：明确脊柱畸形责任肌，进行利多卡因试验及肉毒素注射，改善脊柱倾斜角度及平衡功能，减轻腰部疼痛，步行 500 米以上；远期目标为：提高核心肌群肌力，加强脊柱稳定，日常生活完全自理，独立步行 2 千米以上，防止跌倒。康复基本原则是全面评估、责任肌定位注射、综合运动能力提高。检查后，经过分析，考虑左侧 $L_3$ 平面椎旁肌为责任肌，予利多卡因试验：2% 利多卡因 5 mL，用生理盐水稀释 1 倍，共 10 mL 注射液，分别注射到左侧 $L_3$ 平面多裂肌、胸最长肌、腰髂肋肌、腰方肌，每块肌肉各 2.5 mL，注射后 10 分钟，患者躯干右倾角度减少约为 8°，诉可轻松向左弯腰，症状有明显缓解。后予肉毒素注射：肉毒素 100 U，生理盐水 3 mL 溶解，分别注射到左侧 $L_3$ 平面多裂肌、胸最长肌、腰髂肋肌、腰方肌，每块肌肉 0.75 mL，4 天后，患者脊柱倾斜症状明显改善，接近利多卡因试验疗效。但患者肉毒素注射后 4 天起，出现非注射侧即右侧下肢前外侧的持续、放射性疼痛，站立时明显，迈步时加重，卧位疼痛消失，影响步行，立位时脊柱倾斜较前明显改善，查体时，当将 $L_3$ 棘突向右旋转后，患者下肢疼痛立即消失，1 天后反复，再次旋转仍有效，疗效维持时间逐步增长，1 周后，疼痛几乎完全消失。后予躯干体操、花生球上骨盆及躯干灵活性及稳定性训练、双下肢力量训练等。过程中，进行中期评定及末期评定。肉毒素注射后 10 天时中期评定：统一帕金森病评定量表分数分别为 0 分、3 分、10 分、0 分，共 13 分，较前减少 18 分，主要来源于第三部分的改善，Berg 平衡量表 25 分，担心跌倒评估量表 30%，一次性独立步行距离增加为 500 米，躯干右倾角度约 9°，左侧注射肌肉表面肌电信号较前明显降低，右侧胸、腰段肌电信号增强，见病例 33 图 3。肉毒素注射 5 周后末期评定：患者躯干右倾角度 11.0°（病例 33 图 2C）。左侧注射肌肉表面肌电信号较中期评定时升高，且右侧多裂肌肌电信号较前增强，见病例 33 图 3。UPDRS 量表：运动减少 10 分，余无变化。修订 Hoehn 和 Yahr 分期、MMSE 评定、MoCA 评定无变化。改良 Barthel 指数评估 100 分。BBS 评分 52 分，较前提高 14 分，ABC 量表 70%，改善 20%。可步行 1000 米以上，步行过程中无明显腰痛。在肉毒素注射后 14 周随访时，患者躯干右倾角度为 8.7°（病例 33 图 2D）。超声下肌肉形态：治疗后各阶段无明显变化。一年后随访，患者躯干倾斜角度未明显增大（病例 33 图 3）。

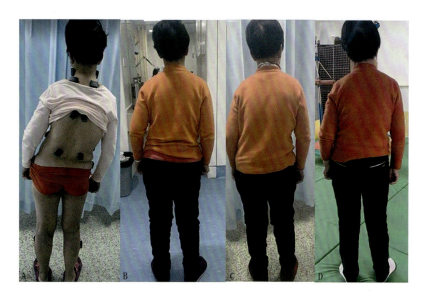

病例 33 图 2　患者注射治疗前后脊柱畸形情况变化

注：A. 注射前躯干右倾 18.5°；B. 利多卡因注射后，躯干右倾 9.4°；C. 肉毒素注射后 5 周，躯干右倾 11.0°；D. 注射后 14 周随访，躯干右倾 8.7°。

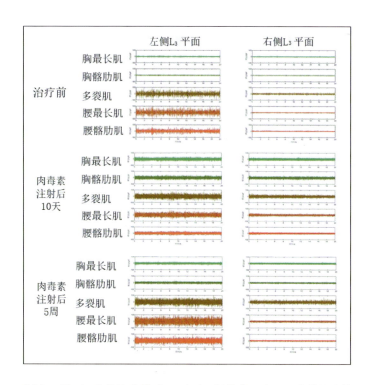

病例 33 图 3　患者治疗前后 $L_3$ 平面双侧椎旁肌表面肌电信号比较

## 三、病例特点及讨论

该病例是神经科及康复医学科的疑难疾病，发病率低，国内外治疗经验不足，但本病例在我院得到了顺利的治疗，随访疗效好。我科总结患者的诊疗过程，主要有以下 5 项特点。

1．正确地诊断及鉴别诊断是判断疾病类型和明确治疗思路的前提。从患者运动障碍症状及发病进展来看，多巴胺能药物有明确疗效、肢体的静止性震颤及嗅觉减退症状，符合原发帕金森病诊断标准；此外，脊柱畸形起始时间、立位倾斜大于 10° 但卧位时角度消失，以及表面肌电信号对侧增高，这些特征符合帕金森病 PS Ⅱ 型诊断标准。

2．注射为主、运动为辅的科学治疗思路是提高疗效及减少无效治疗的保证。肉毒素注射是帕金森患者肌肉僵直引起姿势步行障碍的常见治疗方法，这是由于左旋多巴对帕金森继发姿势障碍如脊柱畸形的疗效并不明确。而精准而有效的肉毒素注射是疗效的保证。在本病例中，本团队也以此为治疗的主导思想。

3．责任肌的精准定位是治疗的核心。帕金森病使身体肌肉相继受累，本病例具有帕金森病的典型"轴性症状"，考虑由椎旁肌控制障碍引起。但责任肌的定位是精准注射治疗的前提，所以，责任肌的定位，成为患者入院后的首要任务，这也是关乎治疗成败的决定性因素。

4．多种精准客观的评估方法为锁定责任肌提供了必要的分析资料。在本病例中，本团队综合运用了多种精准的评估手段：高频超声可判断椎旁肌形态；表面肌电可识别椎旁肌激活特征；针肌电可以识别腰方肌等深层肌的激活情况；脊柱 X 线可观察椎体变形情况从而推断椎体受力的改变。

5．肉毒素注射后，椎体位置的快速改变有可能形成新的神经根卡压症状，应及时进行处理。在本病例中，患者 $L_3$ 棘突长期处于右旋状态，而注射后，棘突突然发生恢复性左旋，压迫了改变位置的神经根，所以，及时的整脊手法治疗，可以缓冲注射后迅速改善所带来的疼痛，使患者症状逐步过渡。

## 四、相关问题及分析

根据以上病例资料，我们总结了关于帕金森病 PS 康复过程中具有代表性的问题进行讨论，希望有助于提高对类似病例的诊疗水平和服务质量。

1. 帕金森病 PS 是什么？如何诊断及分型？

帕金森病是一种进展性的神经变性疾病，姿势障碍是本病的重要特征，也是导致患者跌倒致残的最重要原因之一，严重影响了患者生活质量。姿势障碍主要包括探颈、前屈、PS 和脊柱侧弯。其中 PS 主要表现为脊柱向一侧倾斜，同时出现活动障碍及腰部肌肉疼痛。PS 目前仍主要采取药物治疗，但药物治疗及运动治疗效果均不佳，极易致残。

帕金森病患者中有 8.8% 出现 PS，站立位时躯干向一侧倾斜 10° 以上，但在卧位时，倾斜却并不出现。PS 的患者会出现严重的步行、活动困难，在脊柱倾斜的过程中，患者难以维持平衡，导致卧床。目前认为，PS 的病理机制有两个，一是中枢机制，由于基底节运动网络功能的缺失，导致过度的运动激活和本体感觉受损；二是外周机制，即脊柱骨关节改变及脊柱旁肌肉病变导致。在过去的研究中，研究者逐渐观察到身体的倾斜可能与腹外斜肌及脊柱旁肌肉的高激活有关。表面肌电图可鉴别疾病的分类与分型，还应综合运用 X 线、高频超声、针肌电图、功能量表等进行评估。PS 根据肌肉激活的部分，被分为两种类型：Ⅰ型为过度激活肌肉和身体倾斜方向相同；Ⅱ型则相反，Ⅱ型在临床中更多见，主要受累肌肉被认为是腰髂肋肌。本病例亦为Ⅱ型表现，但受累的肌肉除了左侧的腰髂肋肌以外，还可能包括多裂肌、胸最长肌腰段、腰方肌其中的一块或多块。除了肌肉的病理变化以外，PS 患者的骨骼也会发生变化，主要体现为脊柱倾斜，前屈，但在本例中，可以观察到患者具有明显的侧弯与棘突旋转。然而，两种类型的发病机制仍不清楚。

2. 帕金森病 PS 责任肌如何定位？

多裂肌、胸最长的肌束跨越 2~4 个椎体，呈叠瓦状排列，在腰段，起于一侧横突，止于其上 2~4 个椎体的棘突基底部，它们的紧张性牵拉可使椎体倾斜、向对侧旋转，如病例 33 图 1 所示，本病例中的 $L_3$ 椎体的倾斜、旋转即符合该特征；而左侧腰髂肋处于被拉长的代偿状态，可能为继发性控制异常的肌肉，其高激活可能原因是离心收缩的后激活增强效应。肉毒素不仅有利于责任肌的放松，还有利于改善腰髂肋等肌肉的代偿。患者在肉毒素注射后出现非注射侧下肢前外侧的持续、放射性疼痛，考虑与 $T_{10}$~$L_2$ 椎体与 $L_3$、$L_4$ 椎体旋转方向不同有关，反向旋转导致了 $L_2$~$L_4$ 神经根发出的股神经的压迫。$L_3$、$L_4$ 椎体与其上节段的旋转方向相关可能是由于这一节段棘肌、回旋肌的缺失有关。患者的疗效与 $L_3$ 的棘突旋转是同时出现的，这说明病变的肌肉为内侧椎旁肌如回旋肌或多裂肌。而表面肌电信号增高的左侧肌肉，考虑处于防止脊柱倾斜的代偿性激活状态。

然而，帕金森病 PS 责任肌并不仅仅见于椎旁肌，还可能是腹肌、髂腰肌等，所以，在临床中，才会出现两种看似矛盾的类型，即一部分患者表面肌电信号的一侧和倾斜侧为同一侧，而另一部分患者则相反。所以，在每一例帕金森病 PS 患者的诊疗过程中，我们应该仔细分析多个临床表现及各项检查结果，综合地定位责任肌。除此以外，当我们有怀疑的肌肉，但仍不能确定时，还可以进行利多卡因试验，来验证猜想。

3. 帕金森病 PS 治疗原则及疗效如何？

治疗原则：全面评估为基础、控制障碍肌肉肉毒素注射为核心、整脊及运动康复训练为辅助。表面肌电图有助于诊断与分型，深层肌肉可以用针肌电辅助鉴别，X 线有助于识别骨骼的变化，高频超声可鉴别肌肉形态，但治疗前后变化的敏感性不足，帕金森的综合量表及运动、姿势相关评估量表有助于全面了解患者功能。应结合多种评估，全面分析，才能定位、定量地进行诊疗。本病例的临床转归为脊柱倾斜角度减小到理想状态，疗效维持 1 年以上；治疗后，注射肌肉表面肌电信号较前明显降低，右侧对应肌肉表肌信号增强；所以非患侧肌肉功能得到了明显改善，这也是疗效能够持续的重要原因。肉毒素注射 4 天后出现右下肢前外侧痛，$L_3$ 棘突旋转调整后疼痛逐渐消失，这说明有针对性的整脊治疗能缓冲脊柱形态快速调节所带来的疼痛，使患者安全过渡到健康状态，除此以外，患者由于脊柱畸形而造成的力量、平衡等问题，也应在后续的综合运动训练中逐一康复。

## 五、病例点评

本案例是苏州大学附属第二医院神经科与南京医科大学附属苏州医院的合作案例，经过我们综合的诊治，患者取得了长期的良好效果。这对于此类患者的诊疗具有重要的借鉴价值。帕金森病 PS，是神经科的治疗难点，虽然其发病率并不高，但却十分影响患者的生活质量。在过去，我们发现药物调整并不能使此类患者获得理想疗效。后来，我们神经科与康复医学科的合作，打开了我们诊疗的视角，也为这些患者带来了希望。迄今为止，我们合作的案例已经越来越多，我们对运动控制障碍的肌肉如何导致脊柱畸形也越来越清楚。相信以不久的将来，我们还会以此为基础，更加深入地去研究帕金森姿势障碍的机制。希望有一天，我们将会在神经科和康复科的合作的基础上，为帕金森病继发脊柱畸形，甚至是其他原因所致的脊柱畸形，带来新的解决思路和方法。

（病例提供者：侯　莹　南京医科大学附属苏州医院 / 苏州市立医院）

（点评专家：毛成洁　苏州大学附属第二医院）

# 参考文献

[1]Cutrona Carolina, Marchet Francesco, Costanzo Matteo, et al. Exploring the Central Mechanisms of Botulinum Toxin in Parkinson's Disease: A Systematic Review from Animal Models to Human Evidence[J]. Toxins (Basel), 2023, 16: undefined.

[2]Xie Haoyu, Liu Yadi, Schmidt Cindy, et al. Therapeutic Effect and Side Effects of Pharmacotherapy in Patients With Parkinson Disease and Myasthenia Gravis: A Systematic Review of Case Reports and Case Series Studies[J]. Clin Ther, 2024, undefined: undefined.

[3]Rigon Leonardo, Genovese Danilo, Piano Carla, et al. Movement disorders following mechanical thrombectomy resulting in ischemic lesions of the basal ganglia: An emerging clinical entity[J]. Eur J Neurol, 2024, undefined: e16219.

[4]Doherty KM, Van de Warrenburg BP, Peralta M C, et al. Postural deformities in Parkinson's disease[J]. Lancet Neurol, 2011, 10 (6): 538-549.

[5]Geroin C, Squintani G, Morini A, et al. Pisa syndrome in Parkinson's disease: electromyographic quantification of paraspinal and non-paraspinal muscle activity[J]. Funct Neurol, 2017, 32 (3): 143-151.

[6]Deutschlander AB. Treatment with istradefylline for postural abnormalities in Parkinson's disease[J]. Neurol Neurochir Pol, 2019, 53 (4): 239-241.

[7]Susan Standring. 格氏解剖学：临床实践的解剖学基础 [M]. 丁自海，刘树伟，等，译. 41 版. 济南：山东科学技术出版社，2017：741-743.

[8]Hessel AL, Lindstedt SL, Nishikawa KC. Physiological Mechanisms of Eccentric Contraction and Its Applications: A Role for the Giant Titin Protein[J]. Front Physiol, 2017, 8 (70): 1-14.

# 病例 34　面肌痉挛术后并发吞咽障碍综合康复

## 一、病历摘要

患者男性，81 岁。

**主　诉**：面肌痉挛术后并进食困难、呛咳 1 天。

**现病史**：患者近 10 年来左眼睑不自主抽动并逐渐蔓延至左侧面部、口角，呈进行性加重，期间先后予以药物、肉毒素注射、针灸等治疗，效果均不理想，于 2023 年 7 月 22 日入住我院神经外科，完善面神经 MRI 提示：左侧三叉神经桥前段池与局部血管关系密切，头颅 MRI 未见异常，于 2023 年 7 月 24 日在全麻下行经枕下乙状窦后入路行显微血管减压术（microvacular decompression，MVD），手术操作规范，术中可见迂曲粗大的小脑后下动脉（posterior inferior cerebellar artery，PICA），压迫面神经根部，呈祥状从神经根部通过并压迫神经根出脑干区（root exit zone，REZ），另有左侧椎动脉位于 PICA 后上方，予以松解后分层减压，将其分别抬起并推移 REZ，见面神经压迹，将 Teflon 棉置于血管与脑干之间，术中监测技术评估脑干听觉诱发电位正常，面部异常肌肉反应消失，水密缝合硬脑膜，间断缝合肌肉和皮下组织，皮内连续缝合皮肤。术后第 1 天患者即出现吞咽障碍，表现为食物咽下困难、呛咳，予以鼻饲管进食，行头颅 MRI 检查无明显异常，并邀请康复医学科会诊行康复综合评估和治疗。患者精神尚可，情绪低落，饮食依靠鼻饲管，睡眠欠佳，大小便正常，体重无明显下降。

**既往史**：既往有高血压，血压最高达 170/100 mmHg，服用北京降压灵治疗，血压控制范围正常。否认糖尿病、冠心病等慢性病。

**家族史、个人史**：无特殊。

**体格检查**：体温 36.3℃，脉搏 90 次 / 分，呼吸 20 次 / 分，血压 136/78 mmHg。神志清楚，对答切题，查体合作，言语稍含糊，声音略嘶哑，营养中等，步入病房，双肺呼吸音清，未闻及干、湿性啰音，心脏及腹部检查未见明显异常。

**专科检查**：神志清，精神可，未见明显面肌抽搐，口颜面功能和喉部功能评估：口：感知觉减退、向右歪斜、流涎、上抬运动稍差；唇：抬高及收缩运动稍差；舌：

上抬运动稍差；喉：上抬 1 横指；软腭：上抬运动稍差；咽反射：消失；咳嗽反射：消失。反复唾液吞咽实验 30 秒内完成 1 次，分级饮水实验 1 mL 即呛咳，洼田饮水实验无法完成，进食评估调查问卷（eating assessment tool-10，EAT-10）评分：34 分，喉上抬过 1 横指。改良曼恩吞咽能力评估量表（mann assessment of swallowing ability，MASA）为 76 分；功能性经口摄食分级量表（grading standard of functional oral intake scale，FOIS）：1 级；Rosenbek 渗透 / 误吸量表分级：6 级；焦虑自评量表（SAS）：56 分（轻度焦虑）；NRS2002：3 分（有营养不良风险）。

**辅助检查：**

1. 头颅 MRI 示 $T_2$/FLAIR 脑白质深部异常高信号，Fazeas 分级 I 级，其余未见异常。

2. 面神经 MRI 提示左侧三叉神经桥前段池与局部血管关系密切；吞咽造影检查（videofluoroscopic swallowing study，VFSS）：舌运送及控制不足，软腭上抬可，未见反流，吞咽启动延迟，舌喉复合体运动不足，会厌翻转不良，喉关闭不及时，咽蠕动及咽收缩不足，环咽肌失弛缓（病例 34 图 1）。

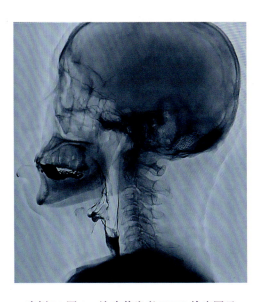

病例 34 图 1 治疗前患者 VFSS 检查图示

注：可见 UES 未开放，食团无法下行通过。

**疾病诊断：**①面肌痉挛术后；②高血压 3 级。

**功能诊断：**①口咽期吞咽功能障碍；②构音障碍；③活动与参与受限。

## 二、诊疗经过

我科康复前移团队的医生及治疗师协同神经外科查房，接到了该病例的会诊诉求，在全面的检查基础上，经过详细康复评估，发现该患者康复方面的主要问题是口咽期的吞咽功能障碍，同时患者对手术效果产生质疑，情绪焦虑，极度担心吞咽问题对其日常生活造成的影响，要求康复前移团队早期介入，协助解决患者的诉求。所以，患者整体康复目标应该分为短期和长期，短期目标在于提高口颜面的运动及感觉功能，减少流涎，改善吞咽时序性；诱发咽反射，促进吞咽启动，提高气道保护能力，减少渗漏及误吸；改善发音清晰度；提高患者康复治疗信心和依从性，消除焦虑情绪；远期目标应着重改善环咽肌开放的幅度和及时性；实现部分性状食物的经口进食，提高进食安全性，拔除鼻饲管。具体康复治疗方案包括以下几个方面。

1. 营养管理　按照患者每日所需热量 9211～12 979 kJ，简易换算成需鸡蛋 100 g、瘦猪肉 200 g、鱼肉 100 g、米饭 300 g、蔬菜 500 g，或同等热量和营养成分的其他种类食物，分三餐指导家属使用搅拌机将其制作成糊状食物，经持续留置鼻饲管注入，并根据患者的评估结果，及时调整进食方式，可经口进食时，参考欧洲吞咽障碍协会推荐的体积－黏度吞咽试验要求，指导家属每次以 5 mL 为安全进食容积进食，进食速度以前一口吞咽完成后再进食下一口为宜。水的摄入按照 200～300 mL/ 次分次注入鼻饲管，4～5 次 / 天，每次间隔 3 小时，根据患者的吞咽功能可以采取间歇鼻饲管注水的方式，每次注水量可视三餐食物中液体量做相应增减。

2. 吞咽行为治疗

（1）口腔感觉训练：对口腔内进行本体感觉、味觉和冷刺激等。

（2）口腔运动训练：口腔器官运动体操。

（3）Shaker 训练法：让患者仰卧于床上，尽量抬高头，但肩不能离开床面，眼睛看自己的足趾，重复数次。

（4）气道保护性训练：采用声门上吞咽法。

3. NMES 于舌骨上肌群（suprahyoid muscles，SM）　使用 VitalStim 神经肌肉电刺激仪（Chattanooga Ltd，美国），治疗前先用 75% 的医用酒精清洁受试者

颈部皮肤，酒精过敏者改为生理盐水，减少干扰及增加导电性。治疗电极置于颈前正中线两侧，颏下和舌骨上部之间（病例34图2），电刺激强度以患者感受到电极下肌肉收缩且能耐受的最大量为限。

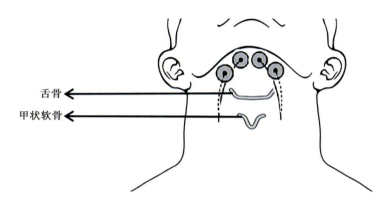

舌骨

甲状软骨

病例34图2　VitalStim 神经肌肉电刺激仪电极片摆放位置示意图

4. BD 同步 NMES 于 SM　治疗前拔除鼻饲管，用14号球囊导管自患者鼻腔插入食管，在食管入口处，根据患者的扩张情况由少到多分别注水（注水量见病例34表1），当患者感受舌骨下肌群电流刺激强度最大的时候做吞咽动作将球囊咽下，然后治疗师将球囊轻轻拉出，并反复多次，间歇性牵拉食管上括约肌（upper esophageal sphincter, UES），达到循序渐进扩张 UES 的目的。

病例34表1　导管球囊扩张术分次注水量统计表

| 治疗分次 | 球囊注水量（mL） | | | | | | |
|---|---|---|---|---|---|---|---|
| 第一次 | 3 | 4.5 | 5.5 | 6 | 6 | 6.5 | 6.5 |
| 第二次 | 6 | 6 | 6.5 | 6.5 | 7 | 7 | 7.5 |
| 第三次 | 7 | 7 | 7.5 | 7.5 | 8 | 8 | 8.5 |
| 第四次 | 7 | 7.5 | 7.5 | 8 | 8 | 8.5 | 9 |
| 第五次 | 7.5 | 8 | 8.5 | 8.5 | 9 | 9 | 9.5 |

5. 康复护理　根据中国居民膳示指南的推荐，合理制订进食计划，指导患者家属糊状食物制备方法，并经鼻饲管注入，根据患者的吞咽功能评估和耐受情况，经口进食时，指导患者安全进食，及时进行口腔护理；加强心理疏导，树立战胜疾病的信心，提高康复治疗依从性。

6. 治疗前后对比　如病例 34 表 2 所示。

**病例 34 表 2　治疗前后对比**

| 项目 | | 治疗前（2023 年 7 月 25 日） | 治疗后（2023 年 8 月 15 日） |
|---|---|---|---|
| 吞咽功能筛查 | 反复唾液吞咽实验 | 30 秒内完成 1 次 | 30 秒内完成 4 次 |
| | 改良洼田饮水实验 | 1 mL 即呛咳 | 2 级 |
| | EAT-10 | 34/40 | 3/40 |
| | 焦虑自评量表（SAS） | 56 分（轻度焦虑） | 25 分（无焦虑） |
| | 营养状况 | 鼻饲管进食；NRS2002：3 分（有营养不良风险） | 经口进食；NRS2002：2 分（无营养不良风险） |
| 临床吞咽评估 | 口颜面功能和喉部功能评估： | 口：感知觉减退、向右歪斜、流涎、上抬运动稍差<br>唇：抬高及收缩运动稍差<br>舌：上抬运动稍差<br>喉：上抬 1 横指<br>软腭：上抬运动稍差<br>咽反射：消失<br>咳嗽反射：消失 | 口：口角歪斜及流涎改善，感知觉改善<br>唇、舌、软腭：运动改善<br>喉：上抬 2 横指<br>咽反射：左侧迟钝<br>咳嗽反射：正常 |
| 摄食评估 | FOIS | 1 级：不能经口进食 | 6 级：完全经口进食不需要特殊的准备，但有特殊的食物限制 |

## 三、病例特点及讨论

面肌痉挛（hemifacial spasm, HFS）是一种常见的原发性颅神经疾患，发病率约为 11/100 000。经枕下乙状窦后入路行显微血管减压术（microvacular decompression, MVD）是该病的首选治疗方法，文献报道其术后的后组颅神经麻痪发生率为 8%～10%，其中舌咽神经麻痹会并发术后吞咽障碍，临床发生率约占 0.2%，以呛咳、误吸、咽下困难为主要表现。相关病例康复治疗的报道甚少。该病例经康复评估发现存在咽反射消失、环咽肌失弛缓、食团渗漏和误吸、舌喉复合体运动不足、会厌翻转不良，喉关闭不及时，咽蠕动及咽收缩不足等问题，是以咽期为主的神经源性吞咽障碍。结合上述特点和相关文献报道，制订以 BD 同步 NMES 于 SM 为主的综合康复治疗方法，该方法相关研究较少。其中，BD 已被证实适用于各种神经系统疾患导致的 UES 功能障碍，并且我们采用经鼻插入的方式，避免导管经口插入而对该病例舌运动的进一步限制，国外研究发现，BD 改善吞咽功能有两种途径：一种是被动扩张，以机械性牵拉增加肌肉的顺应性，促进部分肌纤维的延展，从而降低 UES 的开放阻力；另一种途径是主动扩张，在牵拉球囊时患者配合用力吞咽，可以诱发 SM 主动收缩，使舌喉复合体向前上移位，使 UES 被牵拉，以促进其开放，通过刺激局部肌肉及训练 UES 的开放关闭，激活两侧大脑皮质，重建皮质与脑干吞咽中枢之间的反射，从而促进吞咽功能恢复。另外，基于神经肌肉电刺激逆转募集模式，即利用神经肌肉电刺激优先募集更快速有力的 II 型骨骼肌纤维的特点，在本病例中进行导管球囊扩张时同步应用 NMES 刺激 SM，使其在电刺激后快速收缩牵拉 UES 开放，同步应用两种治疗方法的意义在于，一方面，利用其机械扩张和牵拉 UES 的机制，以达到叠加促进 UES 开放的目的；另一方面利用 NMES 的正向肌肉训练效应及改善被刺激区域的血液循环的机制，在球囊扩张时同步予以 NMES 于 SM，弥补病例 SM 肌力减退所致的舌喉复合体运动不足、咽蠕动及咽收缩能力减退等问题。经治疗后患者的吞咽功能明显改善，VFSS 检查与治疗前比较，可见 UES 开放度增加，食团可顺利下行通过（病例 34 图 3），环咽肌失弛缓、舌喉复合体运动不足、会厌翻转不良等问题均得到明显改善，MASA 量表评估患者由 76 分提高至 95 分，主要在咳嗽反射、咽反射、软腭功能方面有所提升，FOIS 分级可达到完全经口进食不需要特殊的准备，仅在饮水时有呛咳的水平，Rosenbek 渗透／误吸量表分级提高了 4 级（病例 34 图 3）。此前，有国外学者联合导管球囊扩张与 NMES 对鼻咽癌放疗后吞咽障碍患者治疗后发现其吞咽功能较单一方法更能有效提升患者的吞咽功能，说明该方法用于治疗吞咽障碍是有效的。综上，虽然 MVD 治疗 HFS 后并发吞咽障碍病例较少见，一旦发生则会严重影响患者的日常生活质量。临床上开展以导管球囊扩张术同步神经肌肉电刺激舌骨上肌群为主的综合康复可能是一种能快速解除患者痛苦，行之有效的治疗方法。

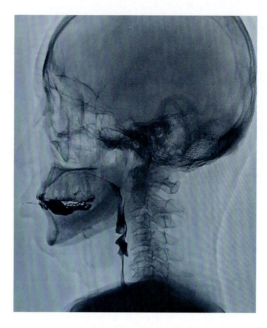

病例 34 图 3　治疗后患者 VFSS 检查

注：可见 UES 开放，食团可顺利下行通过。

## 四、相关问题及分析

根据以上病例资料，我们总结了关于面肌痉挛术后并发吞咽障碍综合康复可能存在的几方面问题进行讨论，希望有助于提高对类似病例的诊治水平和服务质量。

1. 针对面肌痉挛术后并发吞咽障碍患者，如何进行有效的康复治疗提高其功能恢复水平？

如果面肌痉挛术后患者即出现呛咳、误吸、咽下困难等吞咽障碍的表现，我们应该考虑术后并发舌咽神经麻痹等所致，早期识别和规范化评估可以更加有效的制订综合康复方案，提高其吞咽功能恢复水平。建议这部分患者如果出现吞咽障碍的表现可以通过反复唾液吞咽试验、饮水试验、EAT-10 等评估功能进行筛查，当发现存在吞咽困难时则需要进一步完成临床吞咽功能评估，即包括全面的病史评估、口颜面部及喉功能评估、进食评估以及仪器评估等，从不同的角度全面的评估吞咽障碍的程度及性质，并且充分了解吞咽障碍所合并的误吸、营养不良、心理障碍等问题，基于此评估结果，为患者量身定制康复计划，考虑到患者个体化的需求和康复目标。康复计划的执行需要一个多学科团队的合作，该团队应包括外科医生、康复医师、言语（吞咽）治疗师、心理治疗师、营养管理师、作业治疗师和护士等。早期介入是关键，把康复前移模式融入 MDT 团队，充分发挥多学科协作和早期介入优势，加快患者术后康复进程，尽早逆转各种功能障碍，有利于纠正患者不良心理状态，另外，早期康复可以更好地利用神经可塑性，从而促进更好的康复结果。

2. 面肌痉挛术后并发吞咽障碍的诊疗方法有哪些？

面肌痉挛术后的后组颅神经麻痹发生率为 8% ~ 10%，其中舌咽神经麻痹会并发术后吞咽障碍，临床发生率约占 0.2%，以呛咳、误吸、咽下困难为主要表现，患者往往需要被迫转变为鼻饲管进食方式，所以对于该类患者来说，首先要关注的是营养管理的问题，我们需要根据患者的活动和消耗情况决定摄入食物的总热量，然后再来计算所构成营养成分的比例，根据评估结果决定所给予食物的性状、膳食的合理调配等。另外，口腔训练是恢复吞咽功能的基础训练方式，包括口腔感觉刺激（味觉、温度觉和本体感觉等）、口腔运动训练（口腔器官运动体操、舌肌训练、Shaker 训练法等），NMES 是一种可以通过大脑皮层感觉运动的神经调控机制，改善咀嚼、舌的感觉及功能活动的方法，特别针对无力肌肉可以强化训练，还同时具有进行感觉刺激的效果，帮助恢复喉上抬运动控制、延缓肌肉萎缩、改善局部血流。对于环咽肌失弛缓所致食物咽下困难的问题，BD 治疗是一种公认的有效方法，通过适当大小的球囊导管经鼻孔或口腔插入食道，在食管入口处，用分级注水或注气的方式充盈球囊，通过间歇性牵拉环咽肌，激活脑干与大脑的神经网络调控，恢复吞咽功能。将 BD 与 NMES 同步应用能够充分利用 BD 的机械扩张和牵拉 UES 的机制，以达到叠加促进 UES 开放的目的，另一方面利用 NMES 的正向肌肉训练效应及改善被刺激区域的血液循环的机制，在球囊扩张时同步予以 NMES 于吞咽肌群，弥补由于吞咽肌群肌力减退所致的舌喉复合体运动不足、咽蠕动及咽收缩能力减退等问题。

## 五、病例点评

面肌痉挛术后并发吞咽障碍在临床上比较少见，但对患者的日常生活影响较大，可能造成患者严重心理障碍，早期识别和全面评估，针对患者的具体需求调整康复方案，以及 MDT 团队的密切合作，对于促进患者康复很重要。该病例吞咽障碍程度较重，将康复前移模式与 MDT 诊疗融合，充分发挥多学科协作和早期介入优势，加快患者术后康复进程，并且在此过程中把球囊导管扩张术与神经肌肉电刺激同步应用，在较短的周期内有效解决了患者的神经性吞咽障碍问题，显著提高了患者的进食安全性和有效性，使患者成功拔除鼻饲管，充分体现了 MDT 协作和早期康复介入优势，并且以功能问题为导向，全面、精准康复评估指导康复治疗方案的制订落实。

（病例提供者：张　谦　贵州医科大学附属医院）

（点评专家：吴　霜　贵州医科大学附属医院）

# 参考文献

[1]Chaudhry N, Srivastava A, Joshi L.Hemifacial spasm: the past, present and future[J].J Neurol Sci, 2015, 356（1-2）：27-31.

[2]Luzzi S, Del Maestro M, Trovarelli D, et al.Endoscope-Assisted Microneurosurgery for Neurovascular Compression Syndromes: Basic Principles, Methodology, and Technical Notes[J].Asian J Neurosurg, 2019, 14（1）：193-200.

[3]Blue R, Li C, Spadola M, et al.Complication Rates During Endoscopic Microvascular Decompression Surgery Are Low With or Without Petrosal Vein Sacrifice[J].World Neurosurg, 2020, 138：e420-e425.

[4]Sindou M, Mercier P.Microvascular decompression for hemifacial spasm: Outcome on spasm and complications.A review[J].Neurochirurgie, 2018, 64（2）：106-116.

[5]Cuellar ME, Oommen E.Objective physiological measures of lingual and jaw function in healthy individuals and individuals with dysphagia due to neurodegenerative diseases[J].MethodsX, 2021, 19（8）：101461.

[6]Chojin Y, Kato T, Rikihisa M.Evaluation of the Mann Assessment of Swallowing Ability in Elderly Patients with Pneumonia[J].Aging &Disease, 2017, 8（4）：420-433.

[7]Rosenbek JC, Robbins JA, Roecker EB, et al.A penetration-aspiration scale[J].Dysphagia, 1996, 11（2）：93-98.

[8]窦祖林.吞咽障碍评估与治疗[M].北京：人民卫生出版社, 2017：219-239, 261-263.

[9]Wang SS, Lay S, Yu HN, et al.Dietary Guidelines for Chinese Residents

（2016）：comments and comparisons[J].J Zhejiang Univ Sci B，2016，17（9）：649-656.

[10]Wei X，Yu F，Dai M，et al.Change in Excitability of Cortical Projection After Modified Catheter Balloon Dilatation Therapy in Brainstem Stroke Patients with Dysphagia：A Prospective Controlled Study[J].Dysphagia，2017，32（5）：645-656.

[11]Arenaz Búa B，Olsson R，Westin U，et al.Treatment of cricopharyngeal dysfunction：a comparative pilot study[J].BMC Res Notes，2015，8：301.

[12]Zhang Q,Wu S.Effects of Synchronized Neuromuscular Electrical Stimulation（NMES）on the Submental Muscles During Ingestion of a Specified Volume of Soft Food in Patients with Mild-to-Moderate Dysphagia Following Stroke[J].Med Sci Monit，2021，27：e928988.

[13]Long YB，Wu XP.A randomized controlled trail of combination therapy of neuromuscular electrical stimulation and balloon dilatation in the treatment of radiation-induced dysphagia in nasopharyngeal carcinoma patients[J].Disabil Rehabil，2013，35（6）：450-454.

# 病例 35　面神经炎的康复

## 例1：

### 一、病历摘要

患者女性，54岁。

**主　诉**：左眼睑闭合不全，口角歪斜1天。

**现病史**：患者1天前吹风后出现左侧眼睑闭合不全，口角歪斜。食物滞留患侧齿颊间隙，饮水从口角漏出，不能做皱眉、闭目、示齿、鼓腮等动作，面部麻木。无发热恶寒，无咳嗽咳痰，无耳鸣，无言语不清等。病后未予特殊处理，患者自发病以来精神可，饮食睡眠正常，大小便正常，近期体重无明显下降。

**既往史**：否认特殊疾病史。无吸烟、饮酒史。

**家族史**：否认家族遗传病史及类似疾病史。

**专科检查**：神清，言语清晰，自知力、定向力、判断力、记忆力正常。外耳道无异常。双侧瞳孔等大等圆，无水平及垂直性震颤，左眼睑闭合不全。左额纹、鼻唇沟变浅，左侧眼裂大，口角向右歪斜，伸舌居中，咽反射存在。左侧面部自主运动、表情功能减退。舌前 2/3 味觉障碍。

**辅助检查**：头颅 CT 提示未见异常。肌电图提示、面神经传导速度测定：左面神经未变性纤维约达 39%，中度，提示左侧传出型损害（面神经）。

**疾病诊断**：面神经炎（Bell 麻痹）。

**功能诊断**：面部肌群运动功能障碍、味觉障碍。

## 二、诊疗经过

在入院检查基础上，经康复评估，发现该患者本次就诊，康复方面的主要问题包括面部表情肌群运动功能障碍、舌前 2/3 味觉障碍、焦虑。整体康复目标分为急性期（2 周）和恢复期（1 个月内），急性期药物配合局部外治。药物以抗病毒、消除面神经炎症、水肿，改善局部循环为主；外治采用 FES、热敷、局部穴位注射、针灸、闪罐等；配合高压氧治疗，恢复期主要是表情肌功能训练，配合高压氧、针灸，有效控制面肌痉挛和防止面肌萎缩。康复 2 周后，患者面部肌群障碍恢复，面部表情自然，患侧额纹鼻唇沟基本正常，眼睑闭合、蹙眉、张口、鼓腮、进食活动未见异常，味觉恢复，治愈出院。

### 例 2：

## 一、病历摘要

患者女性，65 岁。

**主　诉**：右侧面部疼痛伴右眼睑闭合不全、口角歪斜、眩晕 20 余天。

**现病史**：患者 20 余天前劳累后出现咽痛、右侧眼睑闭合不全、口角歪斜，伴右侧耳后、枕后疼痛。在当地医院拟诊急性扁桃体炎，予消炎抗感染治疗，后因右侧面部疼痛控制不佳，出现疱疹，无法饮食，四肢乏力，肺栓塞转入上级医院就诊，诊断为亨特综合征，予抗病毒、补钾护胃、营养神经、消炎止痛、改善循环等对症治疗，患者右侧面部及右耳疱疹消退，但疼痛未减轻，仍口角歪斜，右侧眼睑闭合不全伴严重眩晕呕吐，四肢乏力，为求进一步治疗至我院。患者自发病以来精神差，情绪低落，进食诱发疼痛，食后呕吐，20 余天因剧烈疼痛无法入睡，大便硬，3～4 日 1 次，近期体重有所下降。

**既往史**：有慢性胃炎、颈椎病病史。

**专科检查**：神清，言语低微。双侧瞳孔等大等圆，对光反射灵敏，右侧眼睑闭合不全。右侧额纹，鼻唇沟变浅，右侧眼睑增大。口角向左歪斜，伸舌不配合，咽反射存在；右侧面部感觉过敏，局部皮肤紧绷，右侧面部及右颈部触痛、压痛明显，右侧面部自主运动、表情功能减退，舌前 2/3 味觉障碍。

**辅助检查**：头颅 CT 提示双侧基底节钙化。肌电图、面神经传导速度测定：右侧面神经未变性纤维约达 42%，轻度，提示右侧传出型损害（部分面神经）（病例35 图 1）。

**疾病诊断**：①面神经炎（亨特综合征）；②低钾血症；③慢性胃炎；④带状疱疹后遗神经痛；⑤肺炎；⑥肺栓塞。

**功能诊断**：面部表情肌群运动功能障碍、感觉障碍、味觉障碍、疼痛。

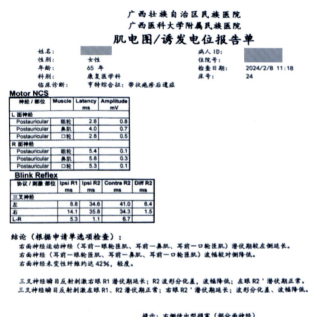

病例 35 图 1　肌电图报告

## 二、诊疗经过

患者本次康复方面的主要问题有疼痛、眩晕、呕吐、乏力；面部表情肌群运动功能障碍、感觉障碍，舌前 2/3 味觉障碍，抑郁。急性期康复目标以两周内止痛、止吐、改善眩晕，纠正电解质紊乱为主，患者入院眩晕明显，呕吐，无法进食，间歇性鼻饲易诱发反复呕吐，予插胃管对症处理，家属诉口服止痛药物后，患者胃脘部疼痛，呕吐明显，拒绝使用止痛口服药物，故止痛以局部外治为主，药物静滴以护胃、补钾、营养神经为主。恢复期以提高免疫力，表情肌功能训练为主，以促进肌纤维收缩和血液循环，强化肌肉对神经支配，配合高压氧、针灸治疗。康复 4 周后，患者疼痛基本消失，正常进食，行动自如，感觉障碍恢复，面部表情自然，患侧额纹鼻唇沟基本正常，眼睑闭合、蹙眉、张口、鼓腮、进食活动未见异常，味觉恢复，治愈出院。

## 三、病例特点及讨论

病例 1 为临床典型、常见的面神经炎，患者经历气候急剧变化，出现口角歪斜，眼睑闭合不全，无明显并发症，电生理检查提升提示损伤部位低，经过规范治疗，恢复较快，预后良好。

病例 2 发病前有劳累病史，免疫力下降，后出现口角歪斜伴眩晕、咽痛、呕吐，短时间内因剧烈疼痛、呕吐、进食不足，导致低钾血症；长时间卧床，血液瘀滞，导致肺栓塞；在当地就诊，恢复效果欠佳。分析原因，可能含以下几点：①诊断不当：本例患者早期患者口角歪斜伴面部、咽部、耳后疼痛，带状疱疹病毒抗体（+），为亨特综合征典型表现，初期误诊为急性扁桃体炎，基底节区钙化，未及时抗病毒及激素治疗，未结合外治及康复治疗，疱疹病毒进一步侵犯，面神经炎症水肿明显，内耳前庭及规管受累，出现眩晕呕吐；疼痛剧烈，患者不欲进食，无法入睡，出现低钾血症、失眠，免疫力进一步下降，而长期卧床则诱发肺栓塞等一系列并发症。简而言之，早期对疾病的诊断认识不足；②治疗不当：在诊治过程中，需要根据患者的具体症状选择合适的药物和剂量，不当的处理可能包括药物选择不准确、剂量不足、治疗方法选用不当，治疗时间不够等。应根据患者的症状及反馈及时调整治疗方案。如患者前期治疗使用偏振光局部治疗后面部发热，碰触疼痛感明显，应及时使用脱水药及改用超声治疗，调整后症状当即缓解；③疼痛综合管理的多学科合作未形成合力。患者早期在外院内科、神经内科住院，曾多学科会诊，但单位时间内治疗方式较单一，导致疼痛多以口服药物为主，疼痛控制不加，且消化道症状加重；④心理因素：心理状态对康复有着重要的影响。疼痛控制不理想及面瘫后社交因素影响患者的情绪状态，导致焦虑加重，失眠，甚至抑郁，早期心理疏导和适当的抗焦虑药物使用可以加快康复进程；⑤营养因素：患者的营养支持对于疾病的后期康复有着密不可分的关系。

病例 2 患者，早期抗病毒治疗尤其重要，可预防带状疱疹病毒进一步感染，局部神经炎症水肿症状加重。疼痛问题的处理上，评估发现患者右侧茎突后压痛明显，右侧耳周、面神经各分支行经的部位疼痛发作时，面部耳后耳中皮肤发红，局部神经水肿症状凸显，我们选择脱水药＋超声＋针灸＋局部注射治疗，先使用 20% 甘露醇注射液 125 mL，静脉滴注，q12 h，结合超声波消炎（病例 35 图 2），配合针灸、局部注射治疗。具体操作如下：常规消毒后，耦合剂涂抹于耳周及患侧面神经分布区域，超声波予 0.7 cm 深度小剂量治疗 15 分钟，每天 2 次；局部注射（病例 35 图 3）具体操作：消毒，结合穴位多点注射盐酸利多卡因注射液 3 mL ＋维生素 $B_{12}$ 注射液 1 mL ＋维生素 $B_1$ 注射液 2 mL，每天 1 次，综合治疗后 VAS 疼痛评分从 10 分下降至 4 分，患者可少量经口进食并停止呻吟入睡。此案例提示我们老年患者、慢性胃炎患者，疼痛药用的选择和管理及治疗方法对患者的康复预后尤为重要，治疗方法主要包括物理治疗、药物外治、中医中药治疗等，康复科在此疾患治疗中具有良好优势，为康复治疗和管理面神经炎提供了宝贵的经验和依据。

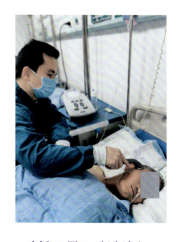

病例 35 图 2　超声消炎

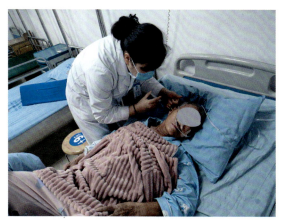

病例 35 图 3　局部注射

## 四、相关问题及分析

1. 针对面神经炎患者，如何进行正确的诊断和预判？

面神经炎的诊断主要基于症状、体征以及神经电生理检查及康复评估结果。症状为起病急，口角歪斜、说话漏风，食物滞留患侧齿颊，流涎等。体征包括患侧额纹消失，鼻唇沟变浅，眼裂增大；蹙眉不能，眼睑闭合不全，鼓腮不能等方面，检查方法包括瞬目反射及面神经运动传导测定、神经电图、面肌肌电图等，其中瞬目反射是面神经炎患者早期诊断的敏感指标，面神经运动传导测定、神经电图、面肌肌电图可早期确诊病情，评估预后。康复评估主要为各类功能评估量表，对面神经功能进行定性或半定量的评估和诊断。此外，CT/MRI 等影像学检查，可排除其他疾病所致面神经麻痹。

轻中度患者 2 周至 3 月可痊愈，发病 3 个月以上的中重度患者将进入后遗症期，会出现面肌痉挛及抽搐、面肌倒错、鳄泪征等。一般年轻人疗程短，预后好；老年人疗程较长；若合并有糖尿病、动脉硬化、高血压、心肌梗死等，则多数恢复不全。另外，不同类型的面神经炎预后与治疗时长也不同，流行病学调查发现贝尔面瘫预后较好，亨特综合征治疗时间较长，手术外伤、肿瘤、代谢性疾病所致的周围性面瘫预后较差。

2. 面神经功能的神经电生理检查如何把握？

用于评估面神经功能的电生理检查有神经电图（ENG）、肌电图（EMG）、瞬目反射、面神经 F 波、神经兴奋性检查（NET）、最大刺激试验（MST）等。根据面神经功能损伤电生理评估中国专家共识（2022 版），EMG 是评估面神经功能、检测神经再生的重要依据，瞬目反射可用于定位中枢或周围损伤。

在面神经损伤急性期（2 周内）：若患侧 ENG 波幅下降＜ 90%，或在损伤后 7～10 天能够诱发瞬目反射的 R1，建议继续药物保守治疗。贝尔麻痹或创伤导致的急性面瘫，若 14 天内 ENG 波幅下降≥ 90% 且 EMG 活动消失，提示预后差，建议行面神经减压术治疗。

在面神经损伤恢复期（2 周至 3 个月）：EMG 检查中记录到纤颤电位和正锐波，则提示神经变性，在损伤后 4～6 周，EMG 若出现小波幅、长时程的多相再生电位，表明神经再支配。EMG 募集相不断增加提示神经恢复，面瘫后 3 周内的瞬目反射 R1 和 R2 缺如提示预后不良。

在面神经损伤后遗症期（3 个月以上），建议根据检查结果，综合评估面神经各分支损伤的程度和范围，进行个体化手术治疗。

3. 面神经炎的治疗对策有哪些？

（1）急性期康复目标：病因治疗，减轻神经水肿，补充营养，纠正代谢障碍，为神经再生创造一个良好的环境。

药物治疗：泼尼松龙或地塞米松减轻炎症水肿；阿昔洛韦或伐昔洛韦抗病毒；前列地尔、地巴唑改善局部血液循环；甲钴胺、胞磷胆碱、维生素 B 族营养神经；中药牵正散或者小续命汤加减，并予眼药护眼。

非药物治疗：可选用超短波、激光疗法、热敷、红外线照射、高压氧、中医疗法（针灸、闪罐、艾灸、局部穴位注射）等，治疗时要注意温度适宜，避免烫伤。若患者感觉丧失，应选脉冲短波或脉冲微波治疗。此外加强心理疏导，稳定情绪，减少用眼，睡觉眼罩护眼；面部避免吹风受寒，忌疲劳。

（2）恢复期康复目标：促进神经再生、恢复运动和感觉功能，预防肌肉萎缩。

药物治疗：维生素 B 族、地巴唑、甲钴胺、单唾液酸神经节苷脂、神经生长因子等。

非药物治疗：物理治疗可选用低频脉冲电流、调制中频电流或直流电，电流强度要小、刺激时间要长；或选用脉冲短波、脉冲微波、脉冲磁疗，平均输出功率 20 W，每次治疗 20 分钟，1 次 / 天。面部表情肌康复训练以增强神经 - 肌肉反应灵敏性，减少面部僵硬和联带运动，具体为枕额肌额腹、眼轮匝肌、提上唇肌、颧肌、提口角肌、口轮匝肌和下唇方肌的轻柔按摩和肌肉模拟训练，表情协调训练。针灸及高压氧治疗。

（3）后遗症期：延缓、减轻失神经肌肉萎缩，可行"面 - 副神经或面 - 膈神经"吻合手术治疗。

## 五、病例点评

面神经炎又称特发性面神经麻痹（Bell 面瘫）。好发于春、夏季节，临床以面部自主运动、表情功能减退或丧失，面神经和面部表情肌营养障碍为主要表现，重度患者会因面神经轴突坏死、崩解、脱髓鞘病变导致神经错位再生，引起面部连带运动，严重影响患者容貌、个人尊严和社会形象。临床上面神经麻痹可以是一个单独的疾病，也可以是某个疾病的症状，也可以和别的疾病共病，相互影响。无论哪种情况，对于初诊患者，都需要完成诊断、评估和给出正确治疗方案，才能保证疗效稳定、可重复、可预测，这就要求康复科医师知识足够全面，且有动力和耐心去学习和研究。

病例 1 为 Bell 面瘫，病种单一。病例 2 为亨特综合征，合并多种问题，患者反复出现呕吐、眩晕、疼痛，不欲进食。分析其原因，既有亨特综合征导致的眩晕，也有慢性胃炎摄入大量止痛药物的不良反应，加上肺栓塞，患者的康复面临多重挑战，诊疗过程需考虑各种治疗的不良反应及患者的需求，如 5 mg 的地塞米松对于疼痛患者而言可能作用不显著，而对于老年失眠的患者，足以导致 2～3 晚的失眠加重；如年轻人担心后期面部表情不够自然，影响社交，老年人担心大量激素使用后的骨质疏松、胃炎等，可见药物和非药物多模式的干预方法以及跨学科团队密切合作的重要性。

（病例提供者：磨雪玲　广西壮族自治区民族医院）

（点评专家：龙佳佳　广西壮族自治区民族医院）

# 参考文献

[1] 卜云芸，陈琳，戴宜武，等. 中国特发性面神经麻痹神经修复治疗临床指南（2022版）[J]. 神经损伤与功能重建，2023，18（01）：1-12. doi：10.16780/j.cnki.sjssgncj.20220639.

[2] 邓玉琴，沈德驹，李简书，等. 瞬目反射及面神经运动传导测定、神经电图、面肌肌电图对面神经炎早期诊断、治疗、预后的价值评估 [J]. 中国现代药物应用，2023，17（16）：22-26. doi：10.14164/j.cnki.cn11-5581/r.2023.16.006.

[3] 贾荣荣，高燕军，金薇，等. 基于面神经增强曲面重建技术诊断面神经炎 86 例临床分析 [J]. 陕西医学杂志，2020，49（10）：1314-1317.

[4] 中华医学会神经外科学分会神经生理监测学组. 面神经功能损伤电生理评估中国专家共识 [J]. 中华神经外科杂志，2022，38（6）：541-549.

[5] 陈芸梅，刘艳，黄秋雨，等. 周围性面瘫患者的面神经功能训练专家共识 [J]. 华西口腔医学杂志，2023，41（06）：613-621.

[6] 陈陈沛，裴青娴，谭愿. 三叉神经运动分支移植在面瘫修复中的应用 [J]. 中华耳科学杂志，2022，20（3）：458-462.

[7] 陈浩然，郑一，李捷，等. 针灸治疗贝尔面瘫临床预测模型的构建与验证 [J/OL]. 中国针灸：1-12[2024-02-17].https：//doi.org/10.13703/j.0255-2930.20230730-k0003.

# 病例 36　炎症性臂丛神经损伤的康复治疗

## 一、病历摘要

患者男性，65 岁。

**主　诉**：右肩部疼痛 3 个月余，加重伴右上肢无力 1 个月余。

**现病史**：患者 3 个月余前无明显诱因出现右侧肩部疼痛，呈牵拉样阵痛，每次持续数分钟后缓解，夜间明显，影响睡眠，无活动受限，无上肢麻木及放射痛，无头晕、头痛等不适。就诊于当地医院，未明确病因，予以中医针灸、刮痧、拔罐等治疗，疼痛缓解不明显。治疗 1 周后患者出现右侧上肢内侧散在红色疱疹，范围自手腕部至肩关节，疼痛较前加剧，呈针刺样神经痛，持续不缓解，夜间影响睡眠，确诊为"带状疱疹"，予以抗病毒治疗后疱疹改善，疼痛缓解不明显。1 个月余前患者症状进一步加重，出现右上肢无力，表现为上肢抬举不能，肩关节前屈、外展、外旋不能，右侧肩部肌肉萎缩，无上肢麻木及放射痛，无头晕、头痛，无关节弹响等不适。就诊于北京某医院，考虑"臂丛神经炎"，予以口服甲钴胺、加巴喷丁等对症治疗，经治疗后疼痛稍缓解。2 周前患者就诊于我院神经内科，完善臂丛神经核磁、超声、电生理等相关检查，明确诊断"臂丛神经炎"，予维生素 $B_1$、甲钴胺肌营养神经，普瑞巴林改善神经痛，七叶皂苷钠神经消肿，超声引导下臂丛神经阻滞等治疗，患者疼痛较前缓解。目前患者右上肢无力，不能抬举过肩，肩关节外展、前屈、外旋活动受限，患者穿衣、吃饭等日常生活需要部分辅助。患者自发病以来无发热，无咳嗽咳痰，无胸闷气短，无腹痛腹泻，精神尚可，情绪低落，饮食正常，睡眠正常，大小便正常，体重无明显下降。

**既往史**：高血压 10 年。无吸烟、饮酒史。

**家族史**：否认家族遗传病史及类似疾病史。

**体格检查**：体温 36.3℃，脉搏 95 次/分，呼吸 20 次/分，血压 135/75 mmHg。

**专科检查**：右肩无明显红肿，皮温正常，右肩峰前外缘压痛（+）；右侧三角肌、冈上肌、冈下肌、肱二头肌、肱三头肌肌肉萎缩，肌容积下降。关节活动度：右上肢各关节被动活动度均未见受限。徒手肌力：右肩关节前屈、外展、外旋肌群肌力 2 级，屈肘、伸肘肌力均为 3 级，余肢体肌力 5 级。右上肢肌张力下降，腱反射减弱。右上肢肩部疼痛，VAS 3 分，右上肢浅感觉减退。双侧 Hoffmann 征阴性，双侧病理征阴性。右上肢共济试验不能配合。ADL 评分 40 分。

**辅助检查：**

1. 臂丛神经核磁检查　提示右侧臂丛神经上干及中干略增粗、信号略增高，右侧臂丛神经炎可能（病例 36 图 1）。

2. 臂丛神经超声检查　提示右侧臂丛 $C_5$、$C_6$ 神经根粗细不均、束带样改变——符合神经炎改变（病例 36 图 2）。

3. 神经电生理检查　右上肢神经源性损害（臂丛上干损害）。

4. 膈肌超声检查　右侧膈肌呼气及吸气时无明显活动。左侧膈肌呼气及吸气时幅度＞5 cm，吸气与吸气末膈肌最厚处约 0.46 cm；右侧膈肌麻痹左侧膈肌代偿性活动度增加（病例 36 图 3）。

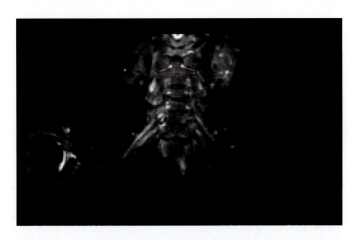

病例 36 图 1　臂丛神经核磁检查

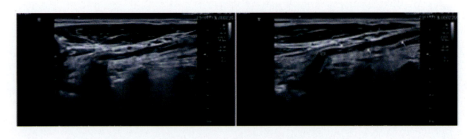

病例 36 图 2　臂丛神经超声检查

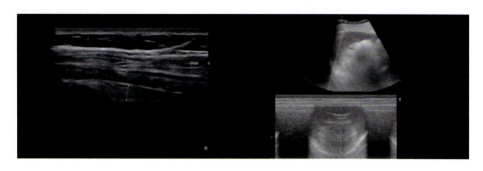

病例 36 图 3　膈肌超声检查

**疾病诊断**：①右侧臂丛神经损伤康复；②右侧臂丛神经炎（上干　带状疱疹感染）；③膈肌麻痹（右侧）；④带状疱疹后神经痛。⑤高血压。

**功能诊断**：①右上肢运动障碍；②右上肢感觉障碍；③日常生活活动能力受限；④社会参与能力受限。

## 二、诊疗经过

在全面的入院检查基础上，经过详细康复评估，发现该患者本次就诊，康复方面的主要问题包括右上肢感觉运动障碍、膈肌麻痹，整体康复目标分为短期和长期。短期目标：维持肩关节被动活动度，缓解肩周疼痛，提高上肢肌力，改善肌肉萎缩，促通感觉，改善膈肌功能，提高 ADL 能力。长期目标：上肢近端肌力、疼痛改善，日常生活完全自理，回归家庭和社会。采用运动疗法，维持被动关节活动度，增强残余肌力，强化肩周肌群，防止肌肉萎缩，改善呼吸功能，提高心肺功能，增强肌肉耐力，提高日常生活能力。建立 OT、PT、心理、传统医学、护理、营养，康复医师多学科康复治疗小组，定期召开康复评价会。运动疗法具体主要开展：关节活动度训练、肌力训练、感觉刺激、呼吸训练、ADL 能力训练、健康宣教、上肢康复踏车等。物理因子治疗：中频电刺激促进运动感觉恢复、预防肌肉萎缩，改善周围神经系统病变；干扰电改善肩周疼痛。传统医学：开展针灸治疗，促通感觉输入，改善神经传导。配置矫形器及辅助用具：根据病情可酌情佩戴肩吊带，预防肩关节脱位，由于肩周肌力不足无法完成部分 ADL 内容，按需配置长柄支具；心理疏导：开展患者及家属支持心理治疗、认知行为治疗和家庭治疗，促进其心理康复。护理与卫教：生命体征监控，加强营养、皮肤等管理，督促康复治疗实施，加强疾病宣教，加强心理疏导，出院随访管理。康复治疗 1 周后，患者的疼痛 VAS 评分由 3 分降至 2 分，但右上肢运动功能进步不显著，增加臂丛神经经颅磁刺激对患者相关神经进行功能调控。康复治疗 1 个月后，患者右上肢肩周肌力由入院时的 2 级升至 3 级，肘部肌力由 3 级升至 4 级。治疗后 VAS 疼痛评分从入院时的 3 分降至 1 分。改良 Barthel 指数由入院时的 40 分提升至 70 分，表明患者在日常生活活动能力上的显著进步。

### 三、病例特点及讨论

该患者为带状疱疹引起的臂丛神经炎，给予带状疱疹对症治疗 1 个月后，疼痛未明显缓解，且进一步出现了上肢无力的症状，并开始出现肌肉萎缩。本案例患者入院时主要留存上肢运动功能障碍、感觉障碍、疼痛、膈肌麻痹、日常生活活动能力和社会参与能力受限。该病例特点为带状疱疹诱发的臂丛神经炎，带状疱疹的特点是潜伏在背根神经节中的水痘 - 疱疹病毒重新活化，可引起多种神经系统并发症，如带状疱疹后神经痛、脑膜炎、格林巴利综合征、周围神经麻痹等。研究显示，其中运动神经元受累的病例占 2% ～ 3%。但国内外文献报道的由带状疱疹引起的严重运动麻痹的案例并不多见。根据现有的国内外病例报告显示，从出现水疱到肢体无力的潜伏期从 1 ～ 4 个月，平均为 2 ～ 3 周。带状疱疹性瘫痪对上肢的影响多于下肢，尤其是 $C_5$、$C_6$ 段。

此外，本案例中臂丛神经炎除了引发相应上肢的感觉运动功能障碍外，还导致了患者单侧膈肌的麻痹。研究显示，少数患者中，臂丛神经炎的症状发作可能累及臂丛以外的神经，包括腰骶丛神经、膈神经和喉返神经。单侧或双侧膈神经麻痹引起的症状性膈功能障碍通常无明显症状，所以通常难以发现，但在大约 7% 的神经痛性肌萎缩病例中会出现症状性膈功能障碍，也可能见于有合并症（如肥胖）或基础心肺疾病（哮喘、肺炎、慢阻肺等）患者中。最常见的症状是劳力性呼吸困难、睡眠障碍和端坐呼吸。该类患者中，体格检查一般不具有特异性，胸片检测的敏感性在双侧受累时欠佳。仰卧位和坐位肺量计检查更敏感，存在单侧膈肌麻痹时，常见限制性通气障碍。常显示 FVC、肺活量（vital capacity, VC）和肺总量（total lung capacity, TLC）下降，伴 $FEV_1$/FVC 比值（> 70%）和 DLCO 正常或升高，仰卧位时更明显。此外，超声经鼻吸气试验也可以观察到膈肌的异常运动情况，通常可使用 M 型超声观察到膈肌的反常太高或无运动，除了膈肌活动度，超声还可评估膈肌的厚度。在本病例中，接诊医生就是采用膈肌超声确定该患者右侧膈肌在患者呼吸时无明显活动，而左侧膈肌代偿性活动度增加。

## 四、相关问题及分析

根据以上病例资料，我们总结了关于臂丛神经损伤康复的具有代表性的几方面的问题进行讨论，希望有助于提高对类似病例的诊治水平和服务质量。

1. 带状疱疹诱发的臂丛神经炎的病理生理改变过程是怎样的？

臂丛神经病变的病理基础和组织学改变随基础病因的不同而有所差异，包括压迫、横断、缺血、炎症、代谢异常、肿瘤形成以及放射治疗。以上的因素会导致神经根伸长甚至撕脱，临床和电生理学检查可以分析发生的病理生理现象：神经缺失、轴突挛缩和神经旋转。据推测，带状疱疹诱发的臂丛神经炎症（可能导致小血管闭塞）可造成臂丛神经病急性发作（但机械原因相关的除外）。神经内小血管（神经滋养血管）闭塞所致缺血比大血管闭塞所致缺血更常见。缺血引起局部轴突损伤，神经的近端凋亡，随后是再生（在神经元存活的情况下）和远端沃勒氏病变。这些过程会导致一系列结构和电学改变，导致肌肉萎缩，最终损害大脑皮层对患肢的感觉-运动表征。此时，肌电图（EMG）可通过重新记录颤动电位，发现有关自发和不协调肌肉活动的数据表现。然而，对此类炎症反应的诱发过程病理生理尚不明确，但有研究显示这种感染中出现的运动障碍很可能是由于病毒感染从背根神经节延伸到前运动根，这一过程远早于病毒再激活。轴突的生长速度约为每天 1 mm，因此，轴突到达运动终板的时刻决定了神经肌肉接头的恢复，而肌肉的完整性、需要达到的距离或患者的年龄和健康状况都会对其产生影响。轴突再髓鞘化过程对于恢复损伤神经的功能至关重要。

2. 臂丛神经炎后的无创神经调控技术方案有哪些？

臂丛神经损伤常导致其分布区域的感觉运动缺失，30% ～ 90% 的患者有神经病理性疼痛。由于神经纤维的再生速度极其缓慢，其支配肌肉在得到神经再支配前通常已萎缩，因此在周围神经损伤早期积极重新建立再生轴突和相应靶肌的突触联系、防止靶肌失神经萎缩尤为重要。本案例中，臂丛神经炎导致的感觉运动功能障碍和疼痛问题都可以通过神经调控技术得到一定的改善。

臂丛神经炎导致的感觉运动功能障碍，本质是受损神经的功能连续性出现中断或出现异常的神经病理学变化，从而导致该神经支配的肢体出现运动、感觉障碍。

外周神经损伤也会诱发感觉 - 运动区域的皮质重塑，这一点已被功能磁共振成像分析所证实。大脑灰质的缺失与运动恢复过程的困难相关，因此促进外周和脑部感觉运动区的恢复是关键策略。TMS 主要利用磁场作用于人体，兴奋受损神经组织，促进神经轴突再生，加速受损神经功能恢复，因此可用于治疗周围神经损伤。目前研究普遍认为，高频率、高强度的磁刺激可增加兴奋性突触后电位总和，导致刺激部位神经元异常兴奋（病例 36 图 4）。本案例中使用的将 "8" 字线圈置于患肢三角肌后侧。具体治疗方案：频率 30 Hz，刺激时间 0.2 秒，间隔 15 秒，脉冲串重复 80 次，强度为 100% 运动阈值。

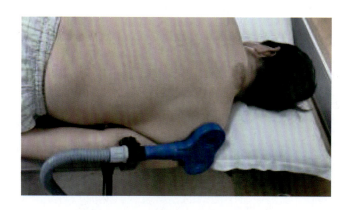

病例 36 图 4　采用 TMS 进行腋神经刺激

在本案例中，神经痛可能是由于疱疹和臂丛神经损伤双重因素导致的。研究显示，臂丛神经损伤后的神经病理性疼痛（Neuropathic pain after brachial plexus injury，NPBPI）影响到 30% ～ 90% 的患者，其发生原因是神经传导失调，即感觉传入输入缺失，最常见于臂丛神经撕脱或完全损伤时的神经节前病变。疼痛通常很剧烈，主要位于前臂和手部，表现为持续的烧灼感，伴有急性疼痛阵发性发作。由于慢性疼痛是中枢神经系统和周围神经系统可塑性变化不足的结果，对分布式运动网络中功能相连的区域进行重复经颅磁刺激可以缓解疼痛，这一结果在一些神经生理学和神经影像学研究中也得到了支持。研究表明，对分布式运动网络的功能连接区域进行重复经颅磁刺激可显著缓解疼痛，特别是对丘脑核团、边缘系统、脑干核团和脊髓等广泛的神经元网络的活动进行调控，能更有效地缓解疼痛。2020 年指南的一项指南指出，使用高频 rTMS 在对侧初级运动皮质给予磁刺激治疗神经源性疼痛为 A 级证据。

3. 臂丛神经损伤导致的膈肌麻痹的预后和处理方法有哪些?

大多数臂丛神经炎后单侧膈肌麻痹的患者，如患者无明显呼吸症状或轻度症状，如没有新发或基础肺疾病，一般预后较好，麻痹的临床意义较小，建议定期临床观察，并尽量治疗基础疾病。但大多数臂丛神经炎所致膈肌神经损伤可能需要 1 年或更长时间才能获得部分或完全缓解。虽然即使膈肌功能不能恢复的患者一般也能正常生活，但膈肌作为最主要的吸气肌，参与了约 80% 的呼吸过程，在通气量需求增加时（如运动或体力劳动）可能出现呼吸急促。所以，对于像本病例的轻中症状患者可接受相应的康复治疗及膈肌力量训练，以期加快膈肌运动功能的恢复。膈肌的训练包括膈肌经皮神经肌肉电刺激、运动疗法、太极和柔韧性训练。其中经皮神经肌肉电刺激，即膈肌电刺激，主要是指不通过心肺系统的情况下进行肌肉的电刺激和收缩，研究显示，NMES 可能改善患者的肢体肌力和运动功能，并减轻呼吸困难。运动疗法包括腹式呼吸、缩唇呼吸、吹气球、渐进抗阻吸气肌训练等。太极作为一种伴随深呼吸的缓慢节律性运动，较常规训练方法，可显著改善患者的功能能力和肺功能。柔韧性训练主要是通过姿势和胸廓活动度来改善呼吸功能，但目前研究结果尚不充分。

## 五、病例点评

本病例展现了带状疱疹诱发的臂丛神经炎所带来的多方面挑战，特别是感觉运动功能的受损、剧烈的神经痛以及膈肌麻痹的问题。在治疗过程中，除了常规的抗病毒治疗外，针对受损神经的恢复、疼痛管理以及呼吸功能的维护成为了治疗的关键点。臂丛神经炎导致的感觉运动功能障碍，其根本原因在于神经传导的连续性中断或异常。这不仅影响了神经所支配的肢体功能，还可能诱发中枢神经系统的重塑，进一步增加了治疗的复杂性。在治疗策略上，本案例采用了经颅磁刺激（TMS）的方法，通过磁场作用于人体，兴奋受损的神经组织，促进神经轴突的再生和功能的恢复。TMS 的应用为神经损伤的治疗提供了新的途径，特别是在促进外周和脑部感觉运动区的恢复方面显示出其独特的优势。与此同时，本案例中患者还出现了膈肌麻痹的情况。膈肌作为呼吸的主要肌肉，其功能障碍严重影响了患者的呼吸功能和生活质量。对于膈肌麻痹的治疗，除了针对原发病因的治疗外，还需要关注呼吸功能的维护和康复。在这个过程中，TMS 也可能发挥一定的作用。

通过调整刺激的参数和部位，TMS 有可能促进膈肌神经的再生和功能恢复，从而改善患者的呼吸功能。另外，本案例中患者所经历的神经痛也是一个重要的治疗难点。神经痛的原因可能包括疱疹病毒对神经的直接损伤以及臂丛神经损伤后的神经传导失调。对于神经痛的治疗，除了药物治疗外，还需要考虑采用更多元化的疼痛管理策略。在这个方面，TMS 和 rTMS 等神经调控技术也显示出其潜在的应用价值。通过调控神经元的兴奋性和神经元网络的活动，这些技术有可能从根本上改变慢性疼痛的病理生理过程，为患者带来更好的疼痛缓解效果。

综上所述，本病例不仅展示了带状疱疹引发的臂丛神经炎的复杂临床表现和治疗挑战，还突出了 TMS 等现代神经调控技术在神经损伤修复、疼痛管理以及呼吸功能维护中的重要应用。这些技术的应用为临床医生提供了更多有效的治疗选择，也为患者带来了更好的康复希望。在未来的临床实践中，我们可以进一步探索和优化这些技术的应用方案，以更好地服务于患者的健康需求。

（病例提供者：马　迪　北京清华长庚医院）

（点评专家：徐　泉　北京清华长庚医院）

# 参考文献

[1]Cruz-Velarde JA, Muñoz-Blanco JL, Traba A, et al.Segmental motor paralysis caused by the varicella zoster virus. Clinical study and functional prognosis[J].Rev Neurol, 2001, 15-18.

[2]Siddalingappa K, Lokanatha K.Segmental motor paralysisof the right upper limb in herpes zoster Indian[J].J DermatolVenereol Leprol, 2006, 72：252.

[3]Le Pimpec-Barthes F, Hernigou A, Mazzella A, et al.Dynamic magnetic resonance imaging in unilateral diaphragm eventration: knowledge improvement before and after plication[J].Thorac Dis, 2019, 11：3467.

[4]Ismail A, Rao DG, Sharrack B.Pure motor Herpes Zoster induced brachial plexopathy[J].J Neurol, 2009, 256：1343-1345.

[5]Chung CK, Yang LJ-S, McGillicuddy.Practical Management of Pediatric and Adult Brachial Plexus Palsies[J].Elsevier Saunders, 2012, 1-32, 173-211, 220-33.

[6]Ciaramitaro P.Italian network for traumatic neuropathies traumatic peripheral nerve injuries: Epidemiological findings, neuropathic pain and quality of life in 158 patients[J].J. Peripher.Nerv, 2010, Syst.15, 120-127.

[7]Bhandari PS, Sadhotra LP, Bhargava P, et al.Multiple nerve transfers for the reanimation of shoulder and elbow functions in irreparable $C_5$, $C_6$ and upper truncal lesions of the brachial plexus[J].Indian Journal of Neurotrauma, 2008, 5（2）：95-104.

[8]Klomjai W, Katz R, Lackmy-Vallée A.Basic principles of transcranial magnetic stimulation (TMS)and repetitive TMS (rTMS)[J].Ann Phys Rehabil Med, 2015, 58(4)：208-213.

[9]Ciaramitaro P.Italian network for traumatic neuropathies traumatic peripheral nerve injuries: Epidemiological fndings, neuropathic pain and quality of life in 158 patients[J].J. Peripher.Nerv.Syst, 2010, 15：120-127.

[10]Santana MV.High prevalence of neuropathic pain in the hand of patients with traumatic brachial plexus injury: Acrosssectional study[J].Arq.Neuropsiquiatr, 2016, 74, 895-901.

[11]Lefaucheur JP, Aleman A, Baeken C, et al.Evidence-based guidelines on the therapeutic use of repetitive transcranial magnetic stimulation (rTMS)：an update（2014-2018）[J].Clin Neurophysiol, 2020, 131：474-528.

# 病例 37　一氧化碳中毒后的腓总神经损伤康复

## 一、病历摘要

患者女性，41 岁。

**主　诉**：左下肢疼痛、活动不利半年余。

**现病史**：患者于 2020 年 11 月 7 日在酒店关门窗烧炭被人发现后呼叫 120 送往我院急诊，当时意识清醒，全身乏力，右上肢、左下肢不能举起，以左下肢为主，无大小便失禁，无恶心、呕吐，无胸闷、气促，无腹痛、腹胀等不适。急诊 2020 年 11 月 8 日查血肌酐 74.8 μmol/L，肌酸激酶 62778.8 U/L，乳酸脱氢酶 4196.1 U/L，丙氨酸氨基转移酶 116.1 U/L，天门冬氨酸氨基转移酶 670.5 U/L。血常规：白细胞 $19.98×10^9$/L，中性粒细胞 88.1%，碳氧血红蛋白 3.5%。诊断为"一氧化碳中毒、急性心肌损伤"。建议患者住院治疗，但患者坚持要求离院。出院后患者左下肢乏力较前加重，伴肌肉酸痛明显，2020 年 11 月 10 日再次就诊我院急诊，完善头颅 CT 未见明显异常。血肌酐 54 μmol/L，肌酸激酶 62385 U/L，乳酸脱氢酶 2060 U/L，丙氨酸氨基转移酶 129.6 U/L，天门冬氨酸氨基转移酶 670.5 U/L，考虑诊断为"一氧化碳中毒、横纹肌溶解综合征"，急诊收入肾内科，予以补液水化、碱化尿液、营养神经、改善脑循环、抗血小板聚集等综合药物治疗；高压氧及理疗促进肢体乏力恢复，后转入神经内科继续治疗好转后出院。患者后转至多家外院康复科住院行抗抑郁、促眠药物治疗，予以运动、关节被动活动、神经肌肉电刺激、针灸推拿、电子生物反馈等综合康复治疗，但左小腿仍疼痛、活动不利，且出现肿胀、轻微触碰及活动时疼痛明显等症状。2021 年 3 月 2 日双下肢静脉彩超提示：左小腿肌间静脉血栓，予以抗凝治疗，2021 年 3 月 13 日复查彩超未见血栓。后因左下肢疼痛肿胀于 2021 年 3 月 24 日完善左胫腓骨下段骨关节／软组织 MRI 平扫结果提示：①左胫骨下段后方软组织血肿多考虑，建议治疗后复查或必要时增强扫描；②左小腿肌肉软组织弥漫性水肿；③左小腿内下侧皮下软组织水肿。患者经治疗后右上肢第 4 指、第 5 指指尖麻木好转，左下肢乏力较前好转后出院，仍遗留有左小腿及左足疼痛，不能触碰，拄拐行走，跛行步态，步行耐力差，睡眠差，为求进一步诊治，门诊拟以"一氧化碳中毒后遗症"收入我科。近期患者精神可，左小腿及左足疼痛明显，不能触碰，拄拐行走，跛行步态，步行耐力差，睡眠欠佳，胃纳可，二便正常，体重未见明显减轻。

**既往史**：患有重度抑郁病史 1 年余，在我院神经内科住院期间服用"阿米替林 12.5 mg bid"控制情绪。自诉外院专科医生经评估已治愈，目前未服用相关药物。长期失眠病史，每天入睡 3 ～ 4 小时，易早醒。否认高血压、糖尿病、冠心病、哮喘等慢性疾病史；否认结核、病毒性肝炎等传染病史。无重大外伤、输血及手术史。无食物及药物过敏史。

**体格检查**：患者发育正常，营养中等，神志清楚，自主体位，自然面容，查体合作，跛行，步行入院。全身皮肤黏膜无黄染、瘀点、瘀斑、皮疹及出血点等，无肝掌、蜘蛛痣等。全身浅表淋巴结无肿大。头颅无畸形，眼睑无水肿，巩膜无黄染，结膜无出血，双侧瞳孔等大等圆，对光反射正常存在，眼球运动正常，耳廓无畸形，无异常分泌物、乳突无压痛。鼻通畅无畸形，无异常分泌物。咽无充血，双侧扁桃体无肿大。颈软，无颈静脉怒张，气管居中，双侧甲状腺未及肿大。胸廓对称，无畸形，胸骨无压痛，胸廓扩张度对称，无胸膜摩擦感，叩诊呈清音，双肺呼吸音清，未闻及干、湿性啰音。心前区无隆起，无抬举样搏动，无震颤及摩擦感。心界不大，心率 89 次 / 分，心音有力，心律齐，各瓣膜听诊区未闻及病理性杂音。腹平，腹肌软，肝脾肋下未及，全腹无压痛、反跳痛，移动性浊音（-），肠鸣音正常。余见专科查体。

**专科检查**：左小腿及以下浅感觉及本体感觉减退。左小腿肌肉萎缩，左下肢近端肌力 4 级，左踝背伸肌力 2- 级，趾屈肌力 1 级，其余肢体活动、感觉可。左小腿外侧皮肤散在红点。左足下垂。生理反射存在。左侧肱二头肌、肱三头肌（++）、桡骨膜（++）、膝腱反射（+）、跟腱反射（+），左霍夫曼、踝阵挛（-），左侧 Babinski 征未引出。右肱二头肌、肱三头肌、桡骨膜、膝腱反射、跟腱反射（++），右霍夫曼征、巴彬斯基征、踝阵挛（-）。日常生活能力部分依赖。VAS 评分 7 分。

**辅助检查**：

2020 年 11 月 8 日：血肌酐 74.8 μmol/L，肌酸激酶 62778.8 U/L，乳酸脱氢酶 4196.1 U/L，丙氨酸氨基转移酶 116.1 U/L，天门冬氨酸氨基转移酶 670.5 U/L。

2020 年 11 月 10 日：血肌酐 54 μmol/L，肌酸激酶 62385 U/L，乳酸脱氢酶 2060 U/L，丙氨酸氨基转移酶 129.6 U/L，天门冬氨酸氨基转移酶 670.5 U/L。

2020 年 11 月 10 日：头颅 MRI 平扫示：①双侧尾状核及豆状核 $T_2$ 及磁共振成像液体衰减反转恢复序列（fluid attenuated inversion recovery，FLAIR）信号略增高考虑 CO 中毒所致轻度脑改变；②胼胝体压部异常信号，可逆性胼胝体压部综合征多考虑，建议随诊复查；③鞍上池下疝；④双侧筛窦及蝶窦轻度炎症；左侧下鼻甲肥大。

2020 年 11 月 24 日：神经电生理、肌电图示：①右上肢、左下肢轻 - 中度损害电生理表现，累及运动、感觉纤维，以下肢为重。②四肢肌电图未见明显异常，请结合临床及相关检查，建议 3 ～ 4 周后复查。

2021 年 3 月 24 日：左胫腓骨下段骨关节 / 软组织 MRI 平扫示：①左胫骨下段后方软组织血肿多考虑，建议治疗后复查或必要时增强扫描；②左小腿肌肉软组织弥漫性水肿；③左小腿内下侧皮下软组织水肿。

**疾病诊断：**①一氧化碳中毒性周围神经病；②后天性足下垂；③运动功能障碍（左足踝）；④痛觉超敏（左小腿、左足）；⑤感觉障碍（左小腿、左足）；⑥睡眠障碍；⑦抑郁状态；⑧日常生活活动能力受限；⑨社会参与能力下降。

## 二、诊疗经过

患者入院后完善常规检查，了解患者全身情况，因痛觉过敏而拒绝行神经传导、肌电图复查。二级护理，普通饮食。药物方面给予普瑞巴林镇痛、甲钴胺营养神经、舒乐安定助眠。入院后根据患者功能障碍情况，对其进行康复评定会，包括各项功能状态的评定：疼痛、运动功能、日常生活活动能力、心理状态和社会参与能力评定。根据评定结果，设定康复目标：近期目标是通过住院康复治疗，缓解左下肢疼痛，改善睡眠及情绪，逐渐提高左小腿肌力及左踝关节活动度，促进步态功能和日常生活活动能力能力恢复，脱拐行走。远期目标是通过系统康复治疗消除疼痛，行走自如，回归家庭与社会，同时后天性足下垂健康宣教。

根据患者的痛觉超敏问题，给予激光治疗、针灸及梅花针叩刺，以及维生素 $B_{12}$ 穴位注射、中药熏药等中西医结合康复治疗；针对左下肢运动功能障碍，虽制作了踝关节矫形支具，但因痛觉过敏而拒绝佩戴，康复治疗给予神经肌肉电刺激、肌电生物反馈疗法、步态训练、有氧训练、关节被动活动等维持并扩大关节活动度，增加肌力，改善患侧下肢负重，提高步行能力训练等。针对患者的睡眠抑郁问题，给予药物联合经颅磁刺激治疗。患者住院康复期间，定期接受功能和病情的康复评估，经治疗后患者 VAS 评分下降至 4 分，左踝关节背伸跖屈活动仍差，左足下垂，左膝关节以下感觉减退，左小腿及以下乏力、麻木、刺痛感稍改善，下蹲不能，下蹲时左足跟腱处牵扯痛，跛行步态，独立行走及上下楼梯，睡眠一般。汉密尔顿抑郁量表评定提示抑郁状态较前明显改善。

后期门诊及居家康复阶段：患者出院后仍定期门诊治疗，继续予缓解疼痛、改善左下肢肌力及调整步态等处理；患者因跛行步态，致右侧腰臀部及右膝关节疼痛，查体提示左侧臀大肌、臀中肌、臀小肌肌肉萎缩，肌力 3 级，左侧髂胫束紧张压痛明显，右侧腰骶部肌肉紧张压痛，右膝关节内侧压痛；治疗上手法、理疗激活左侧臀肌及增加肌力训练，缓解髂胫束痉挛，松解右侧紧张肌肉；患者因步态问题跌倒扭伤右膝关节、右踝关节多次，门诊对症处理后均能缓解。后疼痛缓解后于 2021 年 5 月 10 日复查提示：左下肢神经源性损害：左侧腓总神经、胫神经运动传导异常，左侧腓浅神经、腓肠神经感觉传导异常；左侧胫前肌、腓骨短肌、腓肠肌、胫骨后肌、股二头肌长短头肌电图呈神经源性损害。2021 年 12 月随访患者诉左小腿无疼痛，无肌肉萎缩，感觉稍差，垫步行走，无右侧腰痛及膝关节疼痛。情绪稳定开朗，睡眠良好。

## 三、病例特点及讨论

1% ～ 2% 中、重度一氧化碳中毒（carbon monoxide poisoning，COP）患者在神志清醒后发现其周围神经损伤，如面神经麻痹、喉返神经损伤等，少见长神经损伤。该患者因急性 COP 导致横纹肌溶解，后遗周围神经损伤，导致左下肢疼痛及运动功能障碍，随后出现右侧腰骶部疼痛、右膝关节疼痛和扭伤等并发症。尽管在当地多家医院经过了康复治疗，患者的恢复效果欠佳。分析原因，可能有以下几点：①康复方案不当：有效的康复方案需要基于对患者功能障碍的综合评估。如果方案过于通用，没有针对性地解决患者的具体问题，那么康复的效果可能会受限。这包括个性化的运动治疗计划，以及其他根据患者的合并问题调整的干预措施；②疼痛管理不足：左小腿以下疼痛发生在患者 COP 后，外周神经损伤会减弱脊髓抑制性神经元的抑制作用，导致非伤害性的触觉刺激也能够激活痛觉传递神经元及投射神经元，表现为痛觉超敏现象。疼痛会显著降低患者的康复参与度和生活质量，严重影响患者的日常生活和康复进程，因此，有效的疼痛管理对患者的康复预后尤为重要，治疗方法主要包括物理治疗、药物治疗、中医针灸中药等治疗；

③心理因素：心理状态对康复有着重要的影响。抑郁状态不仅影响患者的情绪状态，还可能影响其康复动力和效果。心理治疗和适当的药物治疗可以帮助改善心理状况，如抗抑郁药和认知行为疗法、中医中药等；④社会和家庭支持：社会和家庭的支持是康复过程中不可或缺的一环。家庭成员的鼓励和帮助，社会服务的辅助，都可以提高患者的康复效率和生活质量。康复不仅仅是医疗行为，还包括社会参与和家庭互动。这些支持有助于患者重建自信，加强社会联系，从而促进整体恢复。

针对该患者的疼痛超敏问题，我们在普瑞巴林药物治疗、激光照射左侧腓总神经体表投影点的同时，配合调神镇痛针法治疗。经住院治疗3周后，患者疼痛VAS评分降至4分，明显缓解。后经门诊间断治疗1年余患者左下肢疼痛基本消失。

在处理患者右侧腰骶部及右膝关节痛问题时，综合分析和针对性治疗是关键。针对患者的右侧腰骶部及右膝关节疼痛，根源在于左侧足背屈肌无力，左侧骨盆由于重力的作用有向下偏移的趋势，右侧臀中肌及腰方肌代偿性地维持骨盆处于正常水平，长期异常过度的肌肉收缩势导致右侧腰骶部肌肉的疲劳损伤。治疗上应首先促进足背屈肌肉力量的恢复。其次，针对骨盆倾斜引起的腰腿痛的情况，应用骨盆复位手法纠正骨盆的错位，正位后的骨盆需要周围肌群的协同收缩维持稳定，因此核心肌群稳定性训练及针对左侧臀肌群的强化训练必不可少。最后在通过阻力训练来增加神经可塑性的适应性，达到步态正常化的效果。患者2023年5月最后1次随访时左足仍有下垂，足背屈肌力3-级，跖屈肌力1+级，建议患者足踝外科就诊行矫正手术治疗，患者满意治疗效果，拒绝手术治疗。

对于本例患者的抑郁状态的问题，患者既往有重度抑郁病史1年余，曾服用"阿米替林"控制情绪，自诉外院专科医生经评估已治愈，目前未服用相关药物。在心理干预的基础上，使用调神解郁针法，并使用经颅磁刺激作为辅助治疗手段，这种多模式干预策略，结合认知行为治疗和必要的社会支持，为患者提供了一个全面的康复环境，不仅关注症状的缓解，也重视患者心理适应和社会功能的恢复。

## 四、相关问题及分析

根据以上病例资料，我们总结了关于COP后神经损伤康复的具体代表性几方面问题进行讨论，希望有助于提高对类似病例的诊治水平和服务质量。

1. COP后功能障碍如何诊断与评估鉴别？

COP是临床上常见的急性疾病，其临床表现为头痛、头晕、昏迷甚至死亡，死亡率为 1% ～ 3%，COP 最多引起受损的脏器是心脏和大脑，由于大脑组织对缺氧的耐受性低，因此当 COP 后极易引起脑组织损伤。大部分患者经适当治疗后可痊愈，但仍有部分患者留有神经精神后遗症，临床上称为一氧化碳中毒性脑病或持续性神经精神后遗症。重度 COP 患者来到医院时大多昏迷合并脑水肿、肺水肿、休克、上消化道应激性溃疡出血等，其预后受一氧化碳暴露时间、抢救治疗是否及时、是否有基础病等因素影响。COP 后迟发性周围神经损伤很少见。相当一部分患者在治疗后出现长期的神经和情感后遗症。除运动功能障碍，还会出现特发性的认知感觉障碍、言语吞咽障碍、听理解障碍及心理障碍。另外，COP 后长期严重的局部压迫可导致骨筋膜室综合征，多发生于前臂掌侧及小腿部位。心肌梗死、脑梗死、下肢深静脉血栓、肺栓塞等并发症的报道逐渐增多。少数患者可并发耳鸣、耳聋、视神经损害等。严重者可同时并发多脏器功能障碍甚至死亡。

　　COP 患者可利用四项评分标准：GCS、Barthel 指数评分、MMSE、改良的肌张力（Ashworth）评分对预后进行量化判定。

　　2. 针对 COP 后神经损伤患者，如何进行有效的康复治疗提高其功能恢复水平（分阶段康复、功能障碍的康复治疗）？

　　临床证据表明，基于运动范围（ROM）、肌肉力量等级和疼痛的改善，物理治疗成为周围神经损伤后运动功能康复的积极趋势。COP 后神经损伤康复治疗可以分为不同阶段，并根据患者的功能障碍进行针对性的治疗。以下是不同阶段康复治疗建议。

　　CO 中毒，携氧能力降低、细胞呼吸链受损和免疫调节过程可能导致心肌和中枢神经组织损伤，即使在一氧化碳结合的血红蛋白（COHb）降低后也是如此。所以应针对呼吸系统进行治疗，包括氧疗和纠正呼吸功能障碍。早期运动促进肌肉力量和关节灵活性的恢复，可以进行简单的主动和被动运动锻炼。通过物理因子疗法，如电疗、光疗、气压疗法、冲击波疗法，帮助患者减轻疼痛、增加血液循环和促进肌肉恢复。再根据受影响的神经和功能障碍，进行针对性的感觉和运动训练，以促进神经再生和功能恢复。最后再通过日常生活能力及职业康复评定进行日常生活中的功能和职业训练，维持患者的功能水平和康复成果。

　　COP 分为三级，根据病情程度可分为轻度、中度、重度。目前文献报道下肢周围神经病变是 COP 的已知并发症。

轻度中毒：血液 COHb 浓度达 10% ~ 20%，患者可出现剧烈头痛、头昏、四肢无力、恶心、呕吐或轻度至中度意识障碍，但无昏迷。该阶段可对患者进行吸氧、高压氧等纠正组织缺氧，通过物理治疗如坐站转换训练、上肢训练、松弛训练改善肢体功能，经颅直流电刺激及光疗改善认知障碍。

中度中毒：血液 COHb 浓度达 30% ~ 40%，患者口唇呈樱桃红色，上述症状加重，出现兴奋、判断力减低、运动失调、幻觉、视力减退、意识模糊或浅昏迷。该阶段对患者进行失眠治疗、神经营养支持等保护脑细胞的措施。通过针灸、推拿、物理治疗如体位摆放训练等手段促进微循环，促进巩固记忆的再建立等康复。

重度中毒：血液 COHb 浓度达 30% ~ 50%，患者意识障碍程度达深昏迷或去皮质状态，或存在脑水肿、休克、严重心肌损害、肺水肿、呼吸衰竭、上消化道出血、椎体系或锥体外系损害体征。对重度中毒患者应进行良肢位摆放，肢体正常功能和结构的维持，多感官刺激促醒治疗，外骨骼康复机器人治疗、物理因子治疗、针灸，以及对症治疗。

3. 周围神经损伤后痛觉超敏的诊疗方法有哪些？

异常性疼痛，又称痛觉超敏（非伤害性刺激而引起的疼痛）和痛觉过敏（对伤害性刺激的疼痛敏感性增加）是神经性疼痛患者的突出症状。两者均见于各种周围神经病和中枢性疼痛疾病。异常性疼痛和痛觉过敏根据诱发疼痛的方式分为机械性（动态、点状、静态）与温度性（冷、热）刺激。在临床实践和研究中，痛觉超敏一词主要用于轻微运动刺激引起的疼痛（机械动态痛觉超敏），而痛觉过敏一词用于其他形式的机械性疼痛。在机械性异位痛的情况下，即使是温和的机械刺激，如轻微弯曲也会引起严重的疼痛。神经性疼痛患者通常报道机械性和热性过敏。

外周神经损伤后痛觉超敏的评估和诊断，遵循神经性疼痛基本诊断方法，即根据分级系统：基于患者病史、体格检查和验证性测试。首先了解患者神经性疼痛的具体病史，可使用标准化筛查工具区分神经痛和伤害性疼痛，如神经性疼痛症状调查表（NPSI）、疼痛检测（Pain Detect）、ID-pain 和 DN4，根据患者报告的疼痛质量的口头描述符对神经性疼痛进行分类。体格检查包括检查触发点、绘制异常区域，并确定超敏的强度，常采用床边试验（BSE）或定量感官测试（QST）。异常疼痛描记法是一种新的机械性异常性疼痛临床评估的标准化临床检查程序，用于绘制皮肤异常疼痛区域。动态机械异常性疼痛（DMA）尚未报道量化 DMA 面积的标准化方法，Dahan 等人新开发定量动态痛觉描记法（QDA），用于测量 DMA 面积占身体表面的百分比。

标准化床边检查应包括以下组成部分：触觉（轻轻地在皮肤上涂抹棉絮）、针刺觉（尖锐针刺刺激）、压力觉（对肌肉和关节的温和压力造成的深度疼痛）、温度觉（例如，金属物体保持在 20℃ 或 40℃ 测量冷或热的反应）、振动（使用调音叉）和时间总和。反应应分为正常、减少或增加。刺激诱发的（阳性）疼痛类型被分为痛觉过敏或痛觉超敏，并根据刺激的动态或静态特征进行分类。当存在时，异位性痛觉或痛觉过敏可以通过测量受影响的强度和区域来量化。一般认为，应在最大疼痛区域进行评估，并尽可能以对侧区域作为对照。

定量感觉测试是一种心理物理测试方法，通过校准刺激和主观感知阈值，调查被试者或患者的躯体感觉系统的功能状态和临床症状的严重程度。只有当已知测试刺激不激活任何痛觉感受器时，才应该使用痛觉超敏这个术语，通常是指轻微移动触觉刺激的动态触觉异常觉，如轻刷皮肤。因此在调查时，首先，应该测试一个临床上未受影响的镜像身体区域，该区域应该位于相反的疼痛或测试区域。接下来是对疼痛／测试区域本身的测试。为了确定皮肤的机械性疼痛敏感性和轻触觉刺激下可能存在的动态机械性异常痛，常采取一组弗雷长丝、针刺激器来测试点状机械性、针尖、软刷和棉垫来测试动态机械性。测试对象被要求使用 0 ～ 100 的数字刺激感知（0：无疼痛；100：可以想象到的最严重的疼痛）。任何动态机械性异位痛的程度都是在相同的测试程序中确定的。机械疼痛敏感性计算为针刺激的所有个体数值的几何平均值。动态机械性异位痛被确定为轻触摸刺激的所有个体数值的几何平均值。

药物治疗是神经病理性疼痛治疗手段的主体。鲜少有研究能够特异性解决诱发性疼痛的治疗问题，主要是在研究药物治疗神经变性疼痛中报道药物对异常性疼痛与痛觉过敏的作用，三环类抗抑郁药、阿片类药物、大麻素、5-羟色胺－去甲肾上腺素再摄取抑制剂、拉莫三嗪、美西律、利多卡因凝胶以及 A 型肉毒毒素可以缓解动态机械性痛觉超敏、冷性超敏或针刺样痛觉过敏。肉毒杆菌毒素（BoNT）最近已成为一种有前景的神经病理性疼痛治疗策略。

鉴于药物干预的功效有限且不良反应较多，心理与生理性调节有助于改变外周神经损伤患者的异常性疼痛现象。认知行为、物理和职业治疗以及新的方法，如分级运动成像（包括镜像疗法），已被证明可以减轻疼痛。神经调节是一个快速发展的神经技术领域，通过向体内输送物理能量，对中枢或周围神经系统提供调节作用。深部脑刺激、运动皮层刺激、脊髓刺激、经皮神经电刺激、重复经颅磁刺激、经颅直流电刺激、经颅聚焦超声等物理神经调节方法通过有创或无创的方式，都被列为在相应作用部位治疗疼痛的候选方法。重复经颅磁刺激，克服表面和植入式电极的局限性被认为是治疗不同来源的慢性神经病理性疼痛的一种可行的非侵入性选择，且具有良好的结果。

4．抑郁对周围神经损伤康复预后的影响及处理方法有哪些？

抑郁是外周神经损伤后常见的心理症状，PNI 患者的临床抑郁症状发生率高得惊人，接近 40%，是普通人群报告的 2 倍多，范围为 10% ～ 20%。

报道指出外周神经损伤后的总体生活质量的 60% 以上的变化是由抑郁症状引起的，并且抑郁这一类严重的负面情绪，通常都与术后的疼痛、残疾程度、患者满意度相关联，抑郁程度越高，残疾程度越高，治疗满意度越低，越容易出现疼痛的情况。

外周神经损伤后抑郁的诊断主要根据病史、病程特点及体格检查和实验室检查，依照相关的精神疾病诊断分类标准而确定。通过病史采集和临床表现进行初步评估，如患者出现早醒、食欲减退、体重下降、性欲减退及抑郁心境晨重夜轻等生物学特征有助于诊断症状，进而使用标准化抑郁评估量表，如汉密尔顿抑郁量表评估患者抑郁程度。建议对所有的外周神经损伤患者筛查抑郁，并转诊患者进行心理或精神的咨询或治疗，尤其是针对可能需要进行手术干预的患者。同时对识别此类患者的抑郁情况可能存在一定难度，因为他们可能表现出隐瞒抑郁的倾向，害怕因诊断出的精神疾病可能带来的社会耻辱感。

治疗外周神经损伤后抑郁的方法分为药物治疗和非药物治疗两大类。药物治疗主要包括抗抑郁药，例如选择性 5- 羟色胺再摄取抑制剂、5- 羟色胺－去甲肾上腺素再摄取抑制剂、三环及四环类抗抑郁药和可逆性 A 型单胺氧化酶抑制剂。非药物治疗包括社会支持、人际关系疗法和问题解决疗法等心理疗法，这些方法有助于患者认识并改变消极思维模式，提高应对压力和社会适应能力。此外，无创神经调控技术，如经颅磁刺激和经颅直流电刺激，也可用于调节与抑郁相关的脑区，以改善症状。

因此，治疗外周神经损伤后抑郁需要及时而全面的干预，涉及由外科医生、康复科医生、精神科医生、心理学医生、康复治疗师、护士、社会工作者等组成的多学科团队。定期评估患者的心理状态和康复进展，调整治疗方案以到达回归社会或重返工作岗位的需求，以确保患者享有更高的生活满意度。

5. 如何进行整体观下的步态调整？

在腓总神经损伤的病患中，患者在行走时常表现为背伸足部的肌肉无力，在步态周期中的摆动期会因为足廓清功能的丧失而使脚趾拖拽地面从而导致摔倒。为了应对这一功能缺陷，机体往往会选择将身体的大部分重量分配给健康侧的下肢，显然这是不符合人体最佳的重量分配规律的。

人体的正常姿势是基于身体重量的合理分配。在双侧下肢不平衡支撑力的影响下，承重力较小的一侧骨盆由于重力的作用有向下偏移的趋势，得益于臀中肌以及腰方肌的作用，可代偿性地维持骨盆处于正常水平（垂直支撑作用）。然而这种代偿是有代价的。

首先，臀中肌、腰方肌的代偿作用不是无限大的，长期异常过度的肌肉收缩势必会加速肌肉的疲劳甚至损伤，肌肉损伤可能需要数天才能恢复，这显然超过了机体的自我修复能力。在这种情况下，机体常常表现为肌肉功能长期受损和迟发性肌肉酸痛。

其次，一旦超过肌肉的最大限度，肌肉便不再能够维持这种畸形的稳定，髋外展肌无力（即臀中肌）会导致行走站立阶段同侧髋内收角度的增加，骨盆则表现为倾斜向对侧。骨盆作为承上启下的重要结构，一旦产生歪斜势必会改变脊柱的正常形态，从而导致脊柱侧弯。

此外，髋关节内收和内旋的增加会导致膝关节中心相对于足部向内侧移动。由于站立时踝关节固定在地面上，膝关节的向内运动导致胫骨外展和足部内旋，最终结果是动态膝关节外翻。过度髋关节内收、内旋会导致限制膝外翻的软组织的拉伤（即内侧副韧带、内侧髌股韧带和前交叉韧带）。在跳跃着陆过程中，无力的臀肌无法充分促进身体重心的减速，个体可能通过更多地依靠股四头肌和股四头肌韧带和髌韧带来吸收冲击力来补偿。这也可能导致前交叉韧带损伤。

髂胫束起源于髂骨前缘的外唇和髂前上棘的外缘，并插入胫骨外侧的远端。髂胫束在髋关节内收角度增加及膝关节内翻力矩增加时会增加其拉伤的风险，因为这种结构在抵抗这一力矩方面起着重要的作用。而这两者恰好是髂胫束综合征的最强预测因素。此外，股骨过度内旋会导致髌股关节运动学的改变。研究表明，股骨相对于胫骨的异常运动会导致髌股接触面积减少并增加关节应力。髋关节内收和（或）胫骨外展导致的膝关节外翻过多还会增加Q角（从髌骨中点到胫骨结节连线与股四头肌牵拉力线相交之角）。据报道，Q角增加10°会导致髌股关节外侧的峰值接触压力增加45%，从而增加个体罹患髌股关节疼痛的可能性。

运动对许多大脑区域和系统产生急性和慢性神经系统影响，诱导人类及动物有益的神经可塑性，会触发各种神经生物学机制。这些神经生物学机制是复杂的，会产生长期的神经变化。即对于腓总神经损伤的病患康复过程中，运动性能的提高通常伴随着中枢神经系统的神经可塑性适应。阻力训练会诱导对于腓总神经损伤的病患的神经可塑性，从而改善其整体的步态调节。

以上的情形真实发生在本例中，根据以上分析，治疗上提示我们患者的整体性与局部性的有效统一。首先，问题的出发点是由于足背屈肌无力，治疗上应首先促进足背屈肌肉力量的恢复，这点在上文已详细介绍，不再赘述；其次，针对已经产生骨盆倾斜的情况，应用骨盆复位手法纠正骨盆的错位，正位后的骨盆需要周围肌群的协同收缩维持稳定，因此稳定性训练以及针对薄弱肌群的强化训练必不可少。此外，针对髌骨的不平衡的力线也需重点纠正，除了臀肌的强化训练以抵消阔筋膜张肌的代偿性收缩以外，股四头肌内侧头的强化训练也是必不可少的；然后在通过阻力训练（也可以分散注意力来增加阻力）来增加神经可塑性的适应性，达到步态正常化的效果。

## 五、病例点评

COP引起心脑功能的损伤是临床常见的并发症之一，但由于中毒后导致横纹肌溶解综合征继而周围神经损伤的病例甚为少见。大多数COP患者经过高压氧，结合药物治疗、物理疗法可以获得显著改善。但极少部分神经损伤患者可能因康复计划不够针对性或缺乏适时调整而进展缓慢。因此，定期进行全面评估，针对患者的具体需求调整康复方案，以及跨学科团队的密切合作，对于促进患者康复很重要。该病例属于COP后腓总神经损伤，合并多种问题，如疼痛超敏、后天性足下垂及抑郁状态等，当地多家医院康复治疗，但其康复疗效不佳，分析原因可能与疼痛管理与康复方案不当有关。患者经历了多重康复挑战，处理时应进行综合分析。首先，药物治疗是疼痛超敏治疗的主体，鲜少有研究能够特异性解决诱发性疼痛，利用调神镇痛针法为主的中西医结合治疗止痛效果显著；其次，因足下垂导致右侧过度代偿引起腰骶部及右膝关节疼痛问题，从整体观角度处理紧张痉挛的肌群，激活强化薄弱肌群并配合患者主动功能锻炼，显著改善了患者的步态和生活质量。此外，抑郁状态的治疗结合了药物和非药物手段，体现了一种多模式的干预方法。家庭和社会支持在患者康复中起到了至关重要的作用。总体来说，这个病例展示了全面个性化康复计划和跨学科团队合作的重要性。

（病例提供者：万义文　深圳大学第二附属医院）

（点评专家：陈尚杰　深圳大学第二附属医院）

# 参考文献

[1]Colloca L, Barsky AJ.Placebo and Nocebo Effects[J].N Engl J Med, 2020, 382（6）：554-561.

[2]Madeline E Moberg, Erin B Hamilton, Scott M Zeng, et al.GBD 2021 Carbon Monoxide Poisoning Collaborators. "Global, regional, and national mortality due to unintentional carbon monoxide poisoning, 2000-2021: results from the Global Burden of Disease Study 2021"[J]. The Lancet.Public health, 2023, 8（11）：839-849.

[3]The Lancet Public Health.Carbon monoxide poisoning: largely preventable[J].Lancet Public Health, 2023, 8（11）：827.

[4]急性一氧化碳中毒诊治专家共识组，潘树义.急性一氧化碳中毒诊治专家共识[J].中华物理医学与康复杂志，2022，44（6）：481-486.

[5]Jüttner B, Busch HJ, Callies A, et al.S2k guideline diagnosis and treatment of carbon monoxide poisoning[J].Ger Med Sci, 2021, 4（19）：13.

[6]Cao H, Tan X, Liu Z, Zhao L, et al.The Effect of Adding Transcranial Direct Current Stimulation to Hyperbaric Oxygen Therapy in Patients With Delayed Encephalopathy After Carbon Monoxide Poisoning[J].A Randomised Controlled Trial. Front Neurol, 2021, 12：719765.

[7]Liu, Chuan-Ching, et al. "Effects of intravascular laser phototherapy on delayed

neurological sequelae after carbon monoxide intoxication as evaluated by brain perfusion imaging: A case report and review of the literature" [J]. World journal of clinical cases, 2021, 9 (13) : 3048-3055.

[8] Dent, Matthew R, et al. "Carbon Monoxide Poisoning: From Microbes to Therapeutics" [J]. Annual review of medicine, 2024, 75: 337-351.

[9] Aoshima K, Yamaoka H, Nakamura S, et al. Right Hemiplegia Following Acute Carbon Monoxide Poisoning[J]. Cureus, 2021, 13 (7) : e16738.

[10] Turgeman Dahan N, Vatine JJ, Weissman-Fogel I, et al. Quantitative Dynamic Allodynograph-A Standardized Measure for Testing Dynamic Mechanical Allodynia in Chronic Limb Pain[J]. Sensors (Basel) , 2023, 23 (18) : 79-89.

[11] Yu K, Niu X, He B. Neuromodulation Management of Chronic Neuropathic Pain in The Central Nervous system[J]. Adv Funct Mater, 2020, 30 (37) : 190-199.

[12] Attia M, McCarthy D, Abdelghani M. Repetitive Transcranial Magnetic Stimulation for Treating Chronic Neuropathic Pain: a Systematic Review[J]. Curr Pain Headache Rep, 2021, 25 (7) : 48.

[13] Heinzel JC, Dadun LF, Prahm C, et al. Beyond the Knife-Reviewing the Interplay of Psychosocial Factors and Peripheral Nerve Lesions[J]. J Pers Med, 2021, 11 (11) : 1200.